개정 증보
2판

YouTube
김희영의 널스토리
Nurs'tory

보건연구사

역학
보건
행정

고득점을 위한 필수선택

- 보건연구사 이론 및 문제풀이 완성
- 최신 출제유형에 대비한 맞춤식 강화
- 단원별 내용과 필수 내용 심층적 해설
- 출제유형 완벽분석 문제풀이

김희영 편저

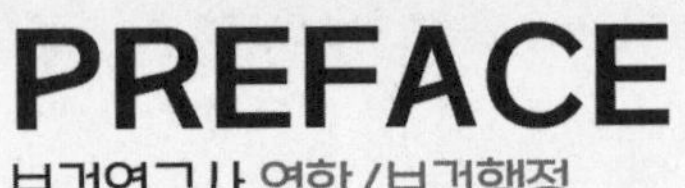

PREFACE
보건연구사 역학/보건행정

"김희영" 2024년도 시행 보건연구사 시험대비, 『역학』 2차 개정판을 내면서...

옥스퍼드 사전에서 정의하는 역학(Epidemiology)은 "특정 국가에서 건강 관련 상태 또는 사건의 발생 및 분포에 대한 연구이며, 그러한 상태에 영향을 미치는 결정요인에 대한 연구와 건강 문제를 통제하기 위한 지식의 적용을 포함한다." 라고 정의하고 있습니다. 즉 역학이란 인간 개개인이 아닌 집단 내에서 발생하는 질병의 원인, 발생 양상, 유행의 추세를 예측하며, 예방 대책을 강구하고, 관리대책을 수립 및 평가하는 학문으로 정의하고 있습니다.

역학은 환자는 물론 지역사회의 건강한 사람을 모두 포함한 인구집단을 대상으로 이들에게서 발생하는 생리적 상태 및 이상 상태에 대해 빈도와 분포를 기술하고, 이들 빈도와 분포를 결정하는 요인들을 원인적 연관성 여부를 근거로 밝혀냄으로써 효율적인 예방법을 개발하는 학문으로써, 집단병리학으로 정의되기도 합니다. 그러므로 역학에 있어서 보건연구사의 역할은 특정한 질병에 걸릴 위험이 많은 집단을 밝혀내어 그 원인을 알아내고 예방조치를 실시하는 데 있으며, 보다 구체적인 역할 내용으로는 "기술적 역학, 원인 규명, 유행의 감시, 연구전략 개발, 보건사업 기획 및 평가 등"으로 구분해서 볼 수 있습니다.

코로나 바이러스 등과 같은 유행성 감염병이 세계적으로 유행하는 최근의 Pan-Demic과 같은 극박한 상황에서는 국제적 · 사회적으로 감염병 예방을 위해서는 역학의 중요성이 더욱 더 중요해지고 있다고 할 수 있습니다. 특히 사회나 국가가 선진국으로 진입할수록 보다 선진화된 역학 연구 및 조사를 통해서 예방접종에 대해 지속적으로 안내하고, 유행병 발생 시 전염 범위를 최소화하며, 외부(중앙재난안전대책본부, 질병관리청 등)와의 긴밀한 협조도 체계적으로 진행 될 수 있도록 해야 합니다.

실례로 제20대 대통령으로 당선된 윤석열 정부는 2023년도 보건복지부 및 질병관리청 부문 국정 과제로 "① 감염병 대응체계 고도화, ② 바이오 · 디지털헬스 글로벌 중심국가 도약, ③ 지속 가능한 복지국가 개혁, ④ 국민 맞춤형 기초보장 강화, ⑤ 사회서비스 혁신을 통한 복지 · 돌봄 서비스 고도화, ⑥ 100세 시대 일자리 · 건강 · 돌봄체계 강화, ⑦ 안전하고 질 높은 양육 환경 조성, ⑧ 장애인 맞춤형 통합지원 통한 차별 없는 사회 실현, ⑨ 필수의료 기반 강화 및 의료비 부담 완화, ⑩ 예방적 건강관리 강화"를 선정하여 2023년도 보건복지부와 질병관리청의 기본 방향을 새롭게 제시하고 있습니다. 따라서 현재 2023년 보건복지부의 업무계획에서도 "① 촘촘하고 두터운 약자복지 확대, ② 생명 · 건강을 지키는 필수의료 강화, ③ 지속가능한 복지개혁 추진, ④ 보다 나은 미래 준비"를 4대 핵심 추진과제로 선정하였지만 이 또한 실행과정에서 다시 새롭게 대폭적인 정책적 변화가 있을 것으로 예상되고 있습니다.

특히 본 저자가 현재 지도하고 있는 공중보건의료 현장에서도 매년 수시로 '의료법, 응급 의료법, 감염병 예방법, 검역법, 국민건강보험법, 국민건강증진법, 노인장기요양법, 지역보건법 등' 대부분의 의료관계 법규가 대폭적인 개정이 이루어지고 있음을 직접 목격하고 있는 바, 향후 보건연구사 시험의 출제경향 또한 실제 공중보건의료 현장에서 일어나고 있는 실천 사례 중심의 시험문제 출제가 증가되는 등의 많은 변화가 있을 것으로 예상되고 있습니다.

따라서 역학이 지향하는 본래 의미를 먼저 충분히 이해하고, 실제 현장사례와 연계해 문제의 핵심을 파악하고 해결방안에 공감할 수 있는 내공을 쌓지 않은 채, 단순히 암기위주의 학습 방법만을 고집한다면 계속적으로 시험난이도가 높아지고 경쟁률도 높아져만 가는 보건연구사 시험에서 반드시 실패하고야 말 것임을 경고합니다.

이에 따라 금번 "김희영" 2024년 시행 보건연구사 시험대비 역학 2차 개정판 교재에서는 이 같은 보건연구사 시험 환경변화에 적극 대처하고자 가장 최근에 바뀐 정부의 보건정책 뿐만 아니라 가장 최근에 개정된 법규내용을 적극 반영하고자 노력하였습니다.

- 첫째, 각종 자료나 법규의 인용에 있어서 가장 최근에 개정되었거나 새롭게 신설된 정책내용을 최대한 반영한 가장 최신의 것을 사용함으로써 자료의 신뢰도를 한층 높이고자 하였습니다.
- 둘째, 금번 2차 개정판 교재에서는 최근 기출 된 보건연구사 문제를 엄선, 추가 반영함으로써 수험생들로 하여금 보건연구사 출제경향을 이해하며 학습하는 데 도움을 드리고자 노력하였습니다.
- 셋째, 연구사를 준비하는 수험생들이 특히 어려워하는 보건행정 부분을 쉽게 요약정리함은 물론, 심화내용을 추가하여 행정부분 전체의 학습이해도를 보다 더 높이고자 노력하였습니다.
- 끝으로, 수험생 지원 차원에서 유튜브 "김희영의 널스토리"를 오픈하여 매주 핵심이론 영상 강좌를 제공하고 있으니 반드시 '구독'하여 동냥공부를 하다 보면 본인도 모르게 지식이 상식화 되고, 시험 합격은 물론 최종 면접에도 많은 도움이 될 것입니다.

시험이 쉽지 않다는 말을 자주 합니다. 특히 최근 공무원 시험의 응시인원 또한 증가하고 경쟁률도 높아지고 있을 뿐만 아니라 더욱더 전문적인 지식을 요구하고 있어 보건연구사 공무원 진출이 더욱 어려워지고 있는 것이 사실입니다. 하지만 수험생의 길!, 수많은 선배님들이 지나간 길입니다. 비록 지금 이 순간이 혼자 견디고 극복해 나가야만 하는 외로운 과정으로만 느껴지겠지만 결코 혼자가 아니라는 사실을 명심하시기 바랍니다. 끝까지 자신을 믿고 노력하여 치열한 경쟁 속에서 반드시 합격의 결실을 맺으시기 바랍니다.

끝으로 역학을 공부하는 많은 수험생들에게 이 책이 역학의 기본을 확고히 하고, 보건연구사 고시합격의 지름길이 되기를 진심으로 기원하며, 이같이 수험생들에게 진정으로 도움이 되는 최고의 베스트셀러 수험서가 될 수 있도록 물심양면으로 애써주신 마지원 편집부와 대방열림고시학원에게 진심으로 감사를 드립니다.

편저자 김희영

CONTENTS

보건연구사 역학/보건행정

PART 01 역학 및 감염병 관리

PART 02 보건통계

PART 03 보건행정

CONTENTS

보건연구사 역학/보건행정

PART 04 보건기획과 보건의료정책

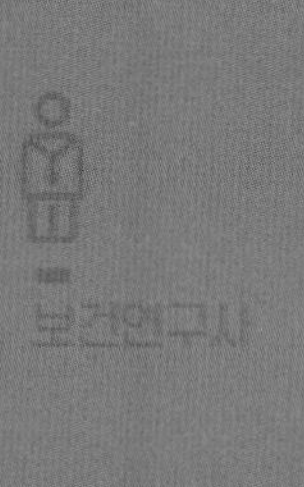
보건연구사

보건연구사 역학·보건행정

PART

01 역학 및 감염병 관리

CHAPTER 01

건강과 질병

1 건강의 정의

(1) WHO 정의

① 1948년 건강이란 “단순히 질병이 없거나 허약하지 않은 상태를 뜻하는 것만이 아니라 신체적 · 정신적 · 사회적 안녕이 완전한 상태에 놓여 있는 것이다.”라고 정의하였다.

㉠ **신체적 안녕** : 신체의 크기와 모양, 감각의 예민성, 질병에 대한 감수성, 신체기능, 회복능력, 특정 업무의 수행능력

㉡ **정신적 안녕** : 학습능력, 합리적 사고능력과 지적 능력

㉢ **사회적 안녕** : 사회에서 그 사람 나름대로의 역할을 충분히 수행하는, 사회생활을 영위할 수 있는 상태로써, 사회에서 자신에게 부과된 사회적 기능을 다한다는 뜻

② 1998년 집행이사회에서 영적인 안녕과 역동성의 개념 추가에 대한 의견이 제기되었으나 총회에서 인준되지 않았다.

(2) 학자들의 건강의 정의

① Claude Bernard(1813~1878), Cannon(1871~1945) : 외부환경의 변동에 대하여 내부환경의 항상성이 유지되는 상태이다.

② Dunn : 건강-불건강의 연속선 개념을 제시하면서 “건강은 최적의 건강상태가 가장 기초가 되는 개념”이라고 하였다. 각각의 사람은 자신에게 가능한 안녕상태, 즉 최적의 기능 상태를 가지고 있으며, 사소한 건강결함 몇 가지가 있다고 하더라도 일상생활을 유지할 수 있다.

③ Wylie : 유기체가 외부환경조건에 부단히 잘 적응해 나가는 상태이다.

④ Sigerist(1891~1957) : 자연, 문화 및 습관의 제약 하에서 일정 리듬 속에 살고 있는 우리들의 신체가 생활상의 요구에 잘 견디고 여러 가지 생활 조건의 변화에 대하여 일정 범위 내에서 신속히 적응할 수 있도록 내부 제 기관의 조화와 통일이 유지되는 상태이다.

⑤ Clark : 병인, 환경, 숙주의 3원론을 제시했다.

⑥ Wilson : 의학 기술로 판단하기에 아무런 이상이 없고 심리적으로도 문제가 없으며 사회적으로 훌륭히 일을 해낼 수 있다고 생각되는 사람도 본인이 충족감을 느끼지 못하고 살보람을 찾지 못한다면 건강하다고 할 수 없다는 건강의 주관적 측면을 강조하였다.

⑦ Milton Terris : 상병이나 불구의 결함이 없을 뿐 아니라 신체적 · 사회적 안녕 및 가능할 수 있는 능력의 상태이다.

⑧ Walsh : 자신이 특수한 환경 속에서 효과적으로 자신의 기능을 발휘할 수 있는 능력이다.

⑨ Parsons(1902~1979) : 각 개개인이 사회적인 역할과 임무를 효과적으로 수행할 수 있는 최적의 상태이다.

⑩ Newman : 단순히 질병이 없다는 것만으로 건강이라 할 수 없고 모든 자질, 기능, 능력이 신체적으로나 정신적으로 또는 도덕적인 면에서도 최고로 발달하고 완전히 조화된 인간만이 진실한 건강이다.

⑪ Blaxter : 적극적인 건강과 소극적인 건강을 구분하였다.

㉠ **적극적인 건강** : 신체적으로 적정함을 의미하거나 정신적으로나 사회적으로 안녕한 상태를 의미

㉡ **소극적인 건강** : 아픈 증상이 없거나 질병이 없는 것을 의미

⑫ 뒤보(Rene Dubos) : 건강을 "환경에 대한 적응에서 사회적 · 정신적 · 생물학적 건강과 관련된 삶의 질"로써 5개의 구성요소로 이루어져 있다고 하였다.

구분	내용
신체적 건강	신체의 크기와 모양, 감각의 예민성, 질병에 대한 감수성, 신체기능, 회복능력, 특정 업무의 수행능력 등과 같은 것들이 이에 속한다.
사회적 건강	다양한 사회적 적응능력과 사회적 기능을 수행할 수 있는 대인관계 능력이라고 볼 수 있다.
정신적 건강	스트레스에 적응해 나아가는 능력, 건전한 사고능력을 가진 상태이다.
정서적 건강	적절한 시기에 감정표현을 할 수 있는 감정조절 능력이 이에 포함되는데, 정서적인 면에서 자기 감정관리가 안녕한 상태로써 남을 잘 이해하고 용서할 줄 알며 이웃을 사랑하는 태도를 가진다.
환경적 건강	외부환경에 대한 평가 및 환경상태를 보존, 보호, 증진하기 위한 역할이 이에 포함된다.

⑬ C. L. Anderson의 건강의 분류

구분	내용
제1도 건강	완전무결하게 건강한 사람은 아니나 최고수준의 건강을 소유하고 있다. 이른 아침부터 활기있고 싱싱하게 신체기능을 발휘할 수 있으며 효과적이고 기쁨에 넘치는 생활을 하는 데 필요한 기운을 온종일 계속할 수 있다.
제2도 건강	병이 없고 기능장애를 가져오거나 결함을 찾아낼 수 없다. 일상생활을 효과적으로 해낼 수 있다든지 생의 환희를 느끼는 데는 아무런 지장이 없다.
제3도 건강	정상적인 범위에 들면서 병이 없고, 신체기능 장애를 일으킬만한 결함은 없다 할지라도 활동적인 사회생활에 필요한 신체적인 생활력과 힘이 부족하다.
제4도 건강	만성감염증이나 기질적 장애를 갖고 있으므로 각자의 생활력이 낮아진 데다가 심리적인 부담까지 주고 있다. 건강을 회복하기 위해 먼저 해야 할 일은 근본적으로 질병 상태를 판정하는 데 필요한 진찰과 치료를 즉시 받는 것이다.
제5도 건강	병이 있음이 확실하고 신체상 어떤 기능장애가 있어 요양하거나 안정을 취하는 사람들도 있다. 여기에 속하는 사람들은 환자임에 틀림없으므로 의사의 치료를 받아야만 한다.

⑭ Smith의 건강모형

㉠ **임상적 모형** : 연속선상의 한쪽 끝에는 질병의 증상이나 징후가 있는 상태이고, 반대편 끝은 질병의 증상이나 징후가 없는 상태이거나 불구가 없는 상태로 이를 '건강'이라고 보았다.

㉡ **역할수행 모형** : 건강의 기준을 적절한 역할수행으로 보아 그 자신의 역할을 효과적으로 수행하면 '건강'하다고 보고, 자신의 업무수행을 방해하는 무력을 '질병'으로 보았다.

㉢ **적응 모형** : 건강은 유기체가 그의 물리적 · 사회적 환경과 효과적인 상호작용을 할 수 있는 상태, 즉 적응적 행위를 할 수 있으면 '건강', 적응에 실패하면 '질병'이라고 보았다.

㉣ **행복 모형** : 건강을 일반적인 안녕과 자아실현까지 확대하여 자아실현을 완성시키는 잠재력이 현실화되거나 실현된 상태를 '건강'으로 보았고, 생리학적인 상태의 치료가 안전하지 않아서 자아실현을 저해하는 상태를 '질병'으로 보았다. 여기에서 임상 모형과 역할수행 모형은 유기체의 안정성 유지가 초점이고, 적응 모형과 행복 모형은 변화와 발전을 지향하는 모형이다. 특히 후자의 두 모형은 보건의료의 영역을 확대시키고 보건의료인들이 개인의 삶의 질에 관심을 갖도록 만들었다.

모형	건강의 의미	질병의 의미
임상적 모형	불구, 질병의 증상, 징후가 없을 때	불구, 질병의 증상, 징후가 있을 때
역할 수행론	최고의 성과와 함께 사회적 역할 수행	역할 수행의 실패
적응론	풍족한 유기체가 환경과 융통성 있게 작용을 지속	환경으로부터 유기체 소외
행복론	안녕과 자아실현	무기력

⑮ Anderson모형

㉠ **소인성 요인**(Predisposing Factor) : 질병발생 이전에 존재하는 것이다. 보건의료정책이나 보건사업에 관계없이 개인의 의료이용에 영향을 미치는 변수로써 성, 연령, 교육수준, 결혼상태 등을 말한다.

ⓐ **인구학적 변수** : 성, 연령, 결혼상태 등

ⓑ **사회구조적 변수** : 직업, 교육정도, 인종 등

ⓒ **개인의 건강 믿음** : 질병과 보건의료에 대한 태도

㉡ **가능성 요인**(Enabling Factor) : 개인의 의료이용을 가능하게 하여 의료서비스에 대한 필요를 충족시키는 요인이다. 소득, 의료보상 수혜 등의 개인적 변수와 의료기관과의 거리, 의료이용 소요시간 등의 지역변수들이 포함된다.

ⓐ **가족자원** : 가구소득, 재산, 의료보험 등

ⓑ **지역사회자원** : 의료자원, 의료기관까지의 교통시간

㉢ **필요요인**(Need Factor) : 개인이 인식하는 요구로 상병의 존재나 상병 발생을 인지하는 것을 말하는 데, 이용 상 가장 직접적인 요인이 될 수 있다.

ⓐ 환자가 느끼는 필요(Perceived Need=Want)

ⓑ 의학적 필요(Evaluated Need=Need)

⑯ **캐슬**(Stanslav V. Kasal)**과 콥**(Beatrix Cob)**의 건강행위**

㉠ **아픔의 행태**(Illness Behavior) : 스스로 아프다고 생각하는 사람이 의사의 조언을 얻고 관련된 행동을 하는 행위로써, 생물학적 과정이 아니라 이차적인 사회 · 심리적 과정이다.

㉡ **환자치료 행태**(Sick Role Behavior) : 치료를 받는 과정에서 치료지침에 대한 반응을 말하는데, 지침을 순응하는 지를 알아보는 것이다.

㉢ **예방보건 행태**(Preventive Health Behavior) : 스스로 건강하다고 믿고 있는 사람들이 증상이 없을 때 질병을 발견하거나 예방하기 위하여 체중 조절, 지방섭취 기피, 금연, 예방접종과 같은 예방 행위를 찾는 것이다.

⑰ **건강에 영향을 미치는 요인**(Lalonde, 1974)

㉠ 생활습관(50%)

㉡ **환경**(20%) : 물리적 환경요인뿐만 아니라 그가 소속된 가정 환경, 학교 환경, 산업체 환경, 지역사회 환경도 포함된다.

㉢ 유전(20%)

㉣ 보건의료 서비스(10%)

(3) 건강개념의 변천

① 신체 개념(19세기 이전) → 심신 개념(19세기) → 생활 개념(20세기) → 생활수단 개념

> **Point**
>
> **생활수단 개념**
>
> ① 'well-being' 대신 'well-balanced life'로 표현되는 동적인 상태를 건강이라고 보는 견해
>
> ② **평형적인 건강** : 개개인마다 가지고 있는 건강 잠재력과 건강 위해요소들 간에 평형을 이루는 상태
>
> ③ **오타와 헌장** : 건강은 생활의 목표가 아니라 일상생활을 영위하는 활력소로 이해되어야 한다.

② 정적 개념 → 동적 개념

③ 병리학적 개념 → 생태학적 개념

④ 불연속성 개념 → 연속성 개념

⑤ 운명론적 사고, 개인책임 한계 → 사회적 책임요구(건강권)

(4) 건강모형

① **생의학적 모형**(Biomedical Model)

㉠ 정신과 신체의 이원성

㉡ **생물학적 일탈 상태** : 질병을 생물학적으로 정상인 상태를 벗어난 것으로 규정

㉢ **특정 병인설** : 특정 질병의 발생에는 특정 병인이 있다고 본다.

㉣ **질병의 보편성** : 질병은 모든 인류에게 보편적이다.

㉤ **과학적 중립성** : 의학은 신체와 질병을 객관적으로 관찰하며 과학적으로 중립적 자세를 취하는 것으로 주장한다. 그러나 현실에서의 의학은 중립적이기 어렵고 사회적, 정치적,

문화적 요인들의 영향을 받으며 작동한다.

ⓑ 전문가 중심의 의료체계

ⓢ **과도한 개입주의** : 특정 부위에 문제가 발생했다고 생각할 경우 그 부위를 수술하거나 해당 병균을 죽이는 식이다.

ⓞ **잔여적 건강 개념** : 질병에 대해서는 알 수 있지만 건강은 잔여 범주로만 규정된다.

ⓙ **한계점**

ⓐ 질병발생에 관여된 다양한 요인(사회적 요인, 환경요인, 행태요인 등)을 규명하는데 제한점이 있다.

ⓑ 만성퇴행성질환의 증가를 정확하게 설명하지 못했다.

ⓒ 의학이 기술만능주의에 빠지는 결과를 초래하였다.

ⓓ 환자를 전인적 존재가 아닌 수동적인 대상으로 취급하였다.

② **역학적 모델**(Ecological Model, 지렛대 이론) : 숙주, 병인, 환경(3요소)이 평형을 이룰 때 건강을 유지하게 되고 균형이 깨질 때는 불건강이 초래된다고 하였다. 3가지 요소 중 가장 중요한 것은 환경적 요소라고 하였다.

㉠ **숙주요인** : 유전적 요인, 사회계급, 개인 또는 집단의 습관 및 심리적 생물학적 특성, 연령, 성별, 인종, 결혼상태, 영양 상태를 의미

㉡ **병인요인** : 생물학적, 화학적, 물리적, 정신적 병인으로 구분

㉢ **환경요인** : 생물학적, 사회적, 물리 화학적 환경, 경제적 환경이 있다.

Point

환경적 요인의 한계점

① 질병과 관련된 환경요인은 무수히 많기 때문에 질병원인을 특별히 간추리기가 곤란하다.
② 여러 환경요인은 동시에 작용하기 때문에 강하게 작용하고 있는 한 가지 환경을 규명하기가 쉽지 않다.
③ 환경은 질병발생에 직접적으로 작용하기보다는 간접적으로 작용하는 경향이 있다.
④ 환경은 다양하고 매우 복잡하기 때문에 질병발생에 영향을 미치는 작동기전을 정확히 규명하는 것이 거의 불가능하다.

③ **사회생태학적 모델**(Social Ecological Model)

㉠ **숙주요인**(내적 요인) : 질병에 대한 감수성과 관련이 있다.

㉡ **환경요인**(외적 요인)

ⓐ **생물학적 환경** : 병인, 전파체인 매개곤충, 기생충의 중간숙주의 존재 등

ⓑ **사회적 환경** : 인구밀도, 직업, 사회적 관습. 경제적 생활 상태 등

ⓒ **물리 화학적 환경** : 계절의 변화, 기후, 실내 · 외의 환경 등

㉢ **개인행태요인** : 음주, 흡연, 운동, 식생활, 스트레스 등 개인의 생활습관이나 생활양식과 관련된 요인으로 특히 개인의 행태적 측면을 강조하였다. 개인의 행태적 측면이 중요해진 이유는 다음과 같다.

ⓐ 고혈압, 당뇨병, 암과 같은 만성병이 중요시 되고 있다.

ⓑ 병리학적 요인에 의한 질병보다는 비병리학적 소인에 의한 질병이 점점 늘어나고 있는 추세이다.

ⓒ 감염질환이 점점 사라지고 비감염질환이 증가하고 있다.

④ **사회문화적 모형**

㉠ 건강판단의 주체는 사회의 주도적 집단 또는 준거집단이 된다. 즉, 건강과 질병의 판단의 척도는 상대적이다.

㉡ 판단의 기준은 사회적 기능, 역할수행 상태 또는 규범으로부터의 일탈상태에 의존한다.

⑤ **총체적인 모델**(전인적 모델, Holistic Model)

㉠ 질병은 다양한 복합요인에 의해 발생한다.

㉡ **구성요소** : 인체생리(27%), 환경(19%), 생활습관(43%), 보건의료시스템(11%)

㉢ 건강과 질병을 단순히 이분론적으로 파악하지 않고 건강 및 질병의 정도에 따라 연속선상에 있는 것으로 파악하였다.

㉣ 치료의 목적은 단순히 질병을 제거하는 것만이 아니라 개인이 더 나은 건강을 성취할 수 있도록 건강을 증진시키고, 자기 관리의 능력을 향상시키는데 있다.

㉤ 건강 성취의 주체는 개개인 자신이며 의료인은 대상자가 질병을 극복하고 건강한 삶을 누릴 수 있도록 교육하고 도와주는 조언자의 역할을 하게 된다.

⑥ **웰니스 모형**(Wellness Model)

㉠ 웰니스(Wellness)는 던(Dunn HL)에 의해 처음 소개된 개념으로, 그는 웰니스(Wellness)를 '개인의 생활환경내에서 각자의 가능한 잠재력을 극대화하는 통합된 기능수단'으로 정의하였다.

㉡ 웰니스 모형에서 건강은 '충만하고 유익하며 창조적인 생활을 영위하기 위한 개인의 이상적인 상태'이며, '건강의 예비적 준비상태인 불건강을 극복하기 위한 힘과 능력'으로 정의된다.

㉢ 상위수준의 웰니스는 개인이 고차원적인 기능을 하고, 미래와 개인의 잠재력에 대하여 긍정적인 시각을 가지며, 개인적 기능에 있어서 신체적, 정신적, 영적인 영역에서 전인적인 통합을 포함하는 개념이다.

㉣ 건강은 단순히 질병이 없는 것이 아니고 안녕상태, 활력, 작업능력, 그리고 효율 등의 긍정적 차원들을 포괄하는 개념이며, 많은 수의 질병들이 신체의 정화작용 자체만으로 치료가 되는 것으로 본다.

㉤ 이 모형에서는 전통적 의료 외에 개인의 건강에 대한 신념 혹은 가치에 근거해서 대체요법이 추구되기도 한다.

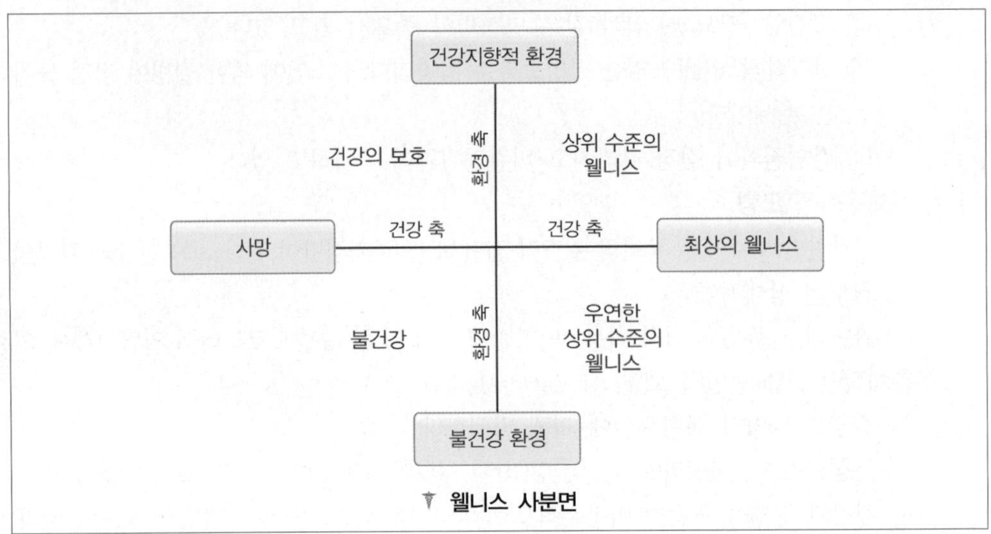

웰니스 사분면

(5) 건강증진방법

① 건강증진 접근방법

㉠ Breslow는 "건강증진은 질적 · 양적으로 충분한 삶의 가능성을 향상시키는 모든 수단을 말한다."라고 하였다.

㉡ 일반적으로 신체적 · 정신적인 기능을 유지하고 건강에 해로운 요인을 제거하며, 그 접근 방법으로 예방의학적 · 환경적 · 행동과학적인 3가지 수단을 병행해야 한다고 하였다.

② 건강증진에 대한 3가지 접근방식

건강문제	예방적 수단	환경적 수단	행동적 수단
고혈압	조기발견	식품의 지방 및 염분 감소	과체중과 염분에 대한 인식 고조, 저지방 · 저염분 식사
폐암	조기발견 치료	담배선전 억제, 발암물질에 대한 직업적 노출 감소	금연 권장
치아 상실	충치 치료, 치석 제거	음료수 소독	이 닦기 권장, 과당식 회피

2 질병

(1) 정의

① 질병

㉠ 의학 사전 : 전신 혹은 신체의 일부분을 침해하여 특정 증상을 발현하게 하는 불편한 상태이다.

㉡ 생물학적 차원의 개념으로 병리학 또는 생리학의 관점에서 생체내의 구조적, 기능적 변화가 의학적으로 정의될 수 있는 상태

② **질환** : 개인적, 사회심리적 차원의 개념으로 환자의 개인적인 질병 경험을 의미.
→ 몇 개의 서로 다른 질병들이 동일한 질환을 야기할 수도 있고, 하나의 질병이 여러 개의 질환을 야기할 수도 있다.

③ **삶의 질**(Quality of life, QOL) : 건강상태, 기능적으로 불편이 없음, 안녕, 생활만족, 행복감 등 여러 가지를 내포하고 있는 개념

④ **건강관련 삶의 질**(Health-related quality of life, HRQOL) : 생활수단 개념은 HRQOL의 핵심이 된다.

Point

삶의 질 측정 방법

① 신체적 활동 기능도
② 주관적 또는 자각적 건강상태
③ 정신적 건강상태
④ 대인관계 상호작용 및 지지도
⑤ 생활 만족감 및 의욕도

(2) 질병발생설의 역사적 변천

① **정령설 시대**(종교설, 신벌설)
㉠ 귀신이나 악령이 어떤 경로를 통해 우리의 몸에 들어와 고통을 일으킨다고 생각
㉡ 귀신이나 악령을 몸 밖으로 내보내기 위해 전문가인 무당 또는 마술사가 등장
㉢ 승려들이 병을 고치는 행위에 참여(승려의사)

② **점성설**(우주설) **시대**
㉠ 성좌의 운행과 인체의 각 부분의 기능은 밀접한 관련이 있다고 생각하고 별자리의 이동을 보고 질병의 진단과 예후를 판정하였다.
㉡ 질병의 발생은 계절, 기후와 매우 밀접한 관계가 있고, 지역환경의 특성과도 일정한 관계가 있다.

③ **장기설 시대**
㉠ 히포크라테스가 주장한 이후 상당기간 동안 보편성을 인정받은 설로 오염된 공기, 즉 장기가 우리 몸에 침입하면 질병이 발생한다고 주장하였다.
㉡ 장기설은 지역사회의 환경과 위생을 향상시키는 데 지대한 공헌을 하였으며, 감염병관리 방법에도 영향을 끼쳤다.

④ **접촉감염설**(감염설, 접촉설) **시대** : 16세기 초 유럽 전 지역에 성병(매독)이 유행하면서 사람 간의 접촉에 의해 질병이 전파된다는 접촉감염설이 상당한 호응을 얻었다.

⑤ **미생물 병인설**(세균설) **시대**
㉠ G. Fracastoro는 1546년 "접촉감염병 및 그 요법"에서 병원미생물의 존재를 예상하였다.
㉡ Leeuwenhoek는 자신이 고안한 현미경으로 작은 생물(미생물)의 존재를 확인하였다.
㉢ 19세기 후반 Koch와 Pasteur에 의해 특정 미생물이 특정 질병을 발생시킨다는 세균설이 지지를 받게 되었다.

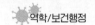

㉣ 세균설이 확립됨으로써 19세기 후반부터는 공중보건이 새로운 국면으로 들어서게 되었다. 즉, 감염병 예방과 치료가 합리화되고 과학화의 길로 접어들게 되었다.

⑥ **탈미생물 시대**(다인설) : 현대에 이르러서는 만성질환과 비감염성 질환이 만연되고 있으며, 세균에 의한 질병발생보다는 여러 가지 복합적인 요인에 의해 질병이 발생한다고 생각하였다. 즉, 인간 주변의 모든 물리적, 사회적 환경이 질병발생의 원인이 되고 있다는 복수병인론이 지배적이게 되었다.

(3) 건강 – 질병현상의 결정요인

① **유전적 요인** : 유전 요인 자체를 결정요인으로 인정하지는 않으나, 일종의 감수성 요인의 하나로 여기고 있다.

② **성관련 요인** : 역시 성 자체를 결정요인으로 해석하지는 않으나, 문화적 · 행태적 요인의 차이 등으로 설명하고 있다.

③ **사회경제적 요인** : 직업분류에 따른 사망 또는 이환과의 관련성에 대한 Black report(1980) 연구 결과 전문직에 비해 비숙련 육체노동자가 사망과 이환율이 높다고 보고하고 있다.

Point

영국의 건강형평성 관련 보고서

1. **블랙보고서**

1980년 영국에서 발표된 보고서로, 전문직에 비하여 비숙련 육체노동자가 사망과 이환율이 높다고 하였으며, '건강형평성' 개념의 중요성을 처음 강조한 보고서이나. 직업분류에 따른 사망 또는 이환과의 관련성을 연구한 결과물로, 연구책임자인 블랙의 성을 땄다.

2. **애치슨 보고서**

1997년 총선에서 승리한 토니 블레어 노동당 정부는 영국 사회의 심각한 건강불평등 문제를 해결하기 위해 애치슨에게 과제를 맡겼다. 1998년 발표된 애치슨 보고서는 영국 사회의 건강불평등 문제를 해결하기 위한 방안들을 제안하였고, 대부분 채택되었다.

3. **마못 리뷰**

영국 정부는 2008년 11월 마못 교수에게 2010년 이후 영국에서 건강불평등을 감소시킬 수 있는 전략에 대하여 독립적인 리뷰를 요청하였으며, 그것이 바로 「Fair Society, Health Lives(2010)」라는 마못 리뷰이다.

④ **생활습관 및 건강행태 요인**

Point

Londe(1974)가 제시한 건강영향 요인〉

1. **생활습관** : 통제위(내적 통제위, 외적 통제위)

예 담배를 피우고 싶은 욕구와 금연을 하고자 하는 욕구 간의 갈등에서
① 외적 통제위를 위해 금연구역의 설정
② 내적 통제위를 위해 금연껌으로 흡연의 유혹을 물리침

2. **환경** : 물리적 환경요인뿐만 아니라 그가 소속된 가정환경, 학교환경, 산업체환경, 지역사회환경도 포함된다.
3. **유전**
4. **보건의료서비스**
   ① 보건의료시설
   ② 서비스의 분배 : 보건의료전달체계

⑤ 환경요인
   ㉠ **생물학적 환경** : 세균, 바이러스, 기생충의 원인체와 파리, 모기 등의 매개체
   ㉡ **물리 화학적 환경** : 고열, 한랭, 공기, 물, 소음, 그 밖의 환경오염
   ㉢ **사회적 환경** : 보건의료체계, 사회보장 및 의료보험제도, 고용 및 실직, 입시제도 및 교육제도, 범죄율, 새로운 보건지식을 받아들이는 주민들의 태도, 사회적 관습, 정보교환이나 의사소통의 기전, 대중매체 등이 포함

⑥ 사회문화적 요인

⑦ **정치적 요인** : 보건의료정책은 보건의료서비스의 제공조직과 전달체계, 사회보장 및 의료보험제도와 직접적으로 연결되어 국민들의 건강-질병의 중요한 결정요인으로 작용한다.

(4) Leavell & Clark(1965)

① 질병 예방의 수준을 1차, 2차, 3차의 3가지 수준으로 구분하여 제시하였다.

② 이 모델은 보건의료전문직이 질병이 발생하기 이전이나 질병의 다양한 진행단계에 보건사업을 위한 전략을 인식하는 데 유용한 지침을 제시하였다.

질병의 과정	병인-숙주-환경의 상호작용 (비병원성기)	병인 자극의 형성 (초기 병원성기)	숙주의 반응 (불현성감염기)	질병 (현성질환기)	회복/사망 (재활기)
	질병에 걸리지 않은 시기로 건강한 사회구성원이 대상	질병에 걸리게 되는 초기	감염은 되었으나 증상이 발현되지 않은 시기	감염되어 증상이 발현된 시기로 질병발생을 인지	질병으로부터 회복되거나 불구 또는 사망에 이르는 시기
예비적 조치	환경위생, 건강증진을 위한 적당한 운동이나 식이 등의 적극적 예방활동	안전관리, 특수예방, 예방 접종 등의 소극적 예방활동	조기 발견, 조기 치료	악화방지를 위한 치료	재활
예방차원	1차적 예방		2차적 예방	3차적 예방	
적용범위	70~75%		20~25%	5%	

1차 예방	건강상태에 있는 개인 또는 인구집단의 건강을 보호, 증진하는 것과 질병발생을 예방하는 것 ① 건강증진의 방법 : 보건교육을 통하여 적절한 영양섭취와 적절한 운동, 흡연 과음 등의 건강 위해요인의 감소, 헬멧과 같은 보호장구의 사용으로 손상 방지, 쾌적한 생활환경 및 작업환경의 조성 ② 질병예방 방법 : 예방접종, 개인위생관리. 안전한 식수공급과 하수처리 등의 환경위생 관리, 유해 작업환경으로부터 보호, 추락, 익수나 화재, 교통사고 등을 방지할 수 있도록 시설 또는 제도적 장치를 통한 손상 예방. 비타민이나 철분과 같은 특수 영양소 보충, 혼전 상담을 통한 유전질환 예방, 발암물질이나 알레르기 항원으로부터 보호
2차 예방	무증상기의 개인 또는 인구집단의 불건강 상태를 조기에 발견하여 조기 치료 또는 효과적으로 대응함으로써 큰 병으로 발전되는 것을 막거나, 전염병의 확산과 합병증을 막거나 장애기간을 줄이는 것을 의미 ① 선별검사 : 신생아를 대상으로 실시하는 선천성 대사이상 검사, Pap smear을 통한 자궁경부암 조기 발견, 안압측정을 통한 녹내장 조기 발견 ② 환자발견 : X선 검사로 폐결핵 환자를 찾아내거나, HIV항체검사로 HIV감염자를 찾아내어 치료를 시작함으로써 AIDS로 진행하는 것을 막는 것을 의미 ③ 건강검진 : 종합검진이라는 이름으로 각종 혈액검사. 영상의학을 이용한 검사 등을 예로 들 수 있다.
3차 예방	① 증상기 또는 회복기 환자의 기능장애 또는 사망을 방지 ② 지속적인 질병의 고통을 완화하며 환자를 적응 ③ 기능장애를 복구하거나 남은 기능을 최대한 활용하도록 훈련하거나 장애를 가진 사람을 가능한 한 직장에 복기하도록 돕는 것을 의미

(5) 제프리 로즈의 예방의학 전략

① **고위험 전략** : 선별검사를 통해 고위험 개인들을 가려내고 이들에게 예방 서비스를 제공하는 접근법으로 질병발생 가능성이 가장 높은 이들에게 노력을 집중

② **인구집단 예방 전략** : 인구집단의 위험 분포 전체를 이동시키려는 접근법

(6) 건강영향 피라미드(Frieden)

모두 5개의 층으로 이루어져 있는데, 아래쪽으로 갈수록 인구집단에 미치는 영향이 크고, 위쪽으로 갈수록 개인의 노력이 더 요구된다.

① 사회경제적 요인

② 건강한 선택을 할 수 있는 환경 조성

③ **장기간 지속할 수 있는 예방대책** : 예방접종, 대장경 검사를 통한 폴립 제거, 금연 치료

④ **임상적인 개입** : 고혈압. 고지혈증, 당뇨병 관리와 치료

⑤ **상담과 교육** : 개인이나 집단을 대상으로 생활습관 바꾸기

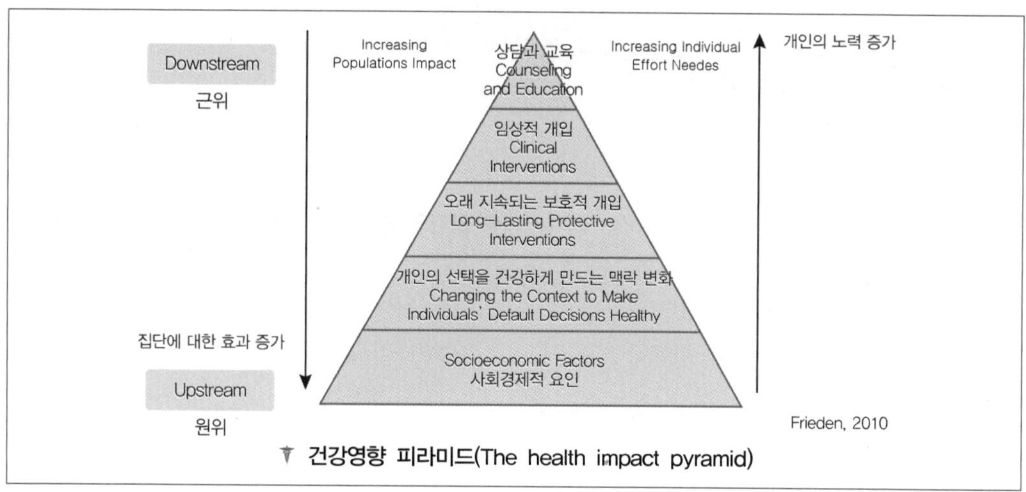

건강영향 피라미드(The health impact pyramid)

Check

01 **전화 상담센터에서 업무스트레스로 주요 우울장애가 생긴 직원이 퇴직 또는 휴직하는 사례가 지난 13개월간 증가하였다. 전체 직원을 대상으로 보건관리자가 취할 수 있는 주요 우울장애의 2차 예방은?**

① 우울장애의 정기적 선별검사　　② 탄력적 근무시간제 적용
③ 개별상담　　④ 직무 적합성 평가

해설 ②, ③, ④ : 1차 예방
정답 ①

02 **2차 예방으로 증가하는 것은?**

① 초기 위암환자　　② 금연 성공자
③ 말기 암환자　　④ 고도비만환자

해설 ① 2차 예방으로 조기발견하게 되므로 초기 위암환자는 증가하게 될 것이다.
② 1차 예방으로 금연성공자는 증가하게 될 것이다.
③ 3차 예방으로 사망률이 감소되어 말기 암환자는 증가하게 될 것이다.
④ 1차 예방으로 고도비만환자는 감소하게 될 것입니다.
정답 ①

03 **건강과 질병을 설명하는 전인적 모형의 구성요소로 올바르게 조합된 것은?**

2022. 인천보건연구사

① 숙주요인, 행태요인, 외부환경요인
② 생물학적 요인, 생활양식, 환경요인, 보건의료체계
③ 병인요인, 숙주요인, 환경요인
④ 병원체 요인, 생활습관, 환경요인, 사회제도

해설 **총체적 모델(전인적 모델)의 구성요소** : 인체생리(생물학적 요인, 27%), 환경(19%), 생활습관(43%), 보건의료시스템(11%)

정답 ②

04 건강이란 외부 환경의 변화에 대하여 내부 환경의 항상성이 유지된 상태라고 정의한 학자는?

2022. 강원보건연구사 보건학

① 버나드(Bernard) ② 윌슨(Wilson)
③ 파슨스(Parsons) ④ 와일(Wylie)

해설 **버나드** : 외부환경의 변동에 대하여 내부환경의 항상성이 유지되는 상태

정답 ①

05 앤더슨(Anderson)의 의료이용 모형 중 가능성 요인(enabling factor)에 해당하지 않는 것은?

2021. 서울 7급

① 질병과 보건의료에 대한 태도 ② 소득
③ 의료기관까지의 거리 ④ 의료보험 가입 여부

해설 **앤더슨(Anderson) 모형**

㉠ **소인성 요인**(Predisposing Factor) : 질병발생 이전에 존재하는 것이며, 보건의료정책이나 보건사업에 관계없이 개인의 의료이용에 영향을 미치는 변수로써, 성, 연령, 교육수준, 결혼상태 등이 있다.
ⓐ 인구학적 변수 : 성, 연령, 결혼상태 등
ⓑ 사회구조적 변수 : 직업, 교육정도, 인종 등
ⓒ 개인의 건강믿음 : 질병과 보건의료에 대한 태도

㉡ **가능성 요인**(Enabling Factor) : 개인의 의료이용을 가능하게 하여 의료서비스에 대한 필요를 충족시키는 요인으로써, 소득, 의료보상 수혜 등의 개인적 변수와 의료기관과의 거리, 의료이용 소요시간 등의 지역 변수들이 포함된다.
ⓐ 가족 자원 : 가구 소득, 재산, 의료보험 등
ⓑ 지역사회 자원 : 의료 자원, 의료기관까지의 교통시간

㉢ **필요 요인**(Need Factor) : 개인의 인식하는 요구로 상병의 존재나 상병 발생을 인지하는 것을 말하는데, 이용 상 가장 직접적인 요인이 될 수 있다.
ⓐ 환자가 느끼는 필요(Perceived Need = Want)
ⓑ 의학적 필요(Evaluated Need = Need)

정답 ①

06 프리든의 건강영향 피라미드 중 2단계인 '건강한 선택을 할 수 있는 환경 조성'의 방법에 해당하는 것은?

2020. 광주보건연구사

① 예방접종
② 담뱃값 인상
③ 고혈압, 고지혈증, 당뇨병 치료
④ 대장내시경 검사를 통한 용종 제거

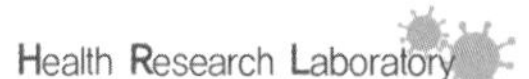

해설 ① 3단계 오래 지속되는 보호적 개입
③ 4단계 임상적 개입
④ 3단계 오래 지속되는 보호적 개입

정답 ②

07 **제프리 로즈의 예방의학 전략에는 고위험예방 전략과 인구집단 예방 전략이 있다. 이 중 고위험 예방전략은 몇 차 예방에 속하는가?** 2019. 인천보건연구사

① 1차 예방 ② 2차 예방
③ 3차 예방 ④ 4차 예방

해설 **고위험 예방전략** : 선별검사를 통해 고위험 개인들을 가려내고 이들에게 예방서비스를 제공하는 전략으로 2차 예방에 속한다.
인구집단 예방전략 : 인구집단 전체를 대상으로 질병예방 및 건강증진을 실시하는 것으로 1차 예방에 속한다.

정답 ②

08 **Leavell & Clark의 질병의 자연사 중 다음에 해당되는 단계는?** 2019. 부산보건연구사

• 예방접종을 실시한다. • 특수예방을 실시한다.

① 비병원성기 ② 초기병원성기
③ 불현성질환기 ④ 현성질환기

해설 안전관리, 특수예방, 예방 접종 등의 소극적 예방활동은 초기병원성기에 해당된다.

정답 ②

09 **다음 내용에 해당하는 건강모형은?** 2018. 광주보건연구사

• 개인의 사회적, 심리학적, 행태적 요인을 중시한 모형이다.
• 숙주요인, 외부환경요인, 개인행태요인의 세 가지 요인으로 구성되어 있다.
• 건강한 생활습관 형성과 같은 개인의 행태적 요인의 중요성이 강조된다.

① 전인적 모형 ② 생태학적 모형
③ 생의학적 모형 ④ 사회생태학적 모형

해설 **사회생태학적 모형**
• **숙주요인**(내적 요인) : 질병에 대한 감수성과 관련이 있다.
• **환경요인**(외적 요인) : 생물학적 환경, 사회적 환경, 물리 화학적 환경
• **개인행태요인** : 음주, 흡연, 운동, 식생활, 스트레스 등 개인의 생활습관이나 생활양식과 관련된 요인으로 특히 개인의 행태적 측면을 강조하였다.

정답 ④

10 **건강과 질병을 이분법적으로 파악하고, 질병의 예방보다는 질병의 치료에 더 관심을 갖는 건강 모형은?** 2017, 경남보건연구사

① 사회생태학적 모형 ② 역학적 모형
③ 생의학적 모형 ④ 전인적 모형

해설 **생의학적 모형의 특성**

- 정신과 신체의 이원성
- **생물학적 일탈 상태** : 질병을 생물학적으로 정상인 상태를 벗어난 것으로 규정
- **특정 병인설** : 특정 질병의 발생에는 특정 병인이 있다고 본다.
- **질병의 보편성** : 질병은 모든 인류에게 보편적이다.
- **과학적 중립성** : 의학은 신체와 질병을 객관적으로 관찰하며 과학적으로 중립적 자세를 취하는 것으로 주장한다. 그러나 현실에서의 의학은 중립적이기 어렵고 사회적, 정치적, 문화적 요인들의 영향을 받으며 작동한다.
- 전문가 중심의 의료체계
- **과도한 개입주의** : 특정 부위에 문제가 발생했다고 생각할 경우 그 부위를 수술하거나 해당 병균을 죽이는 식이다.
- **잔여적 건강 개념** : 질병에 대해서는 알수있지만 건강은 잔여 범주로만 규정된다.
- **한계점**
  - 질병발생에 관여된 다양한 요인(사회적 요인, 환경요인, 행태요인 등)을 규명하는데 제한점이 있다.
  - 만성퇴행성질환의 증가를 정확하게 설명하지 못했다.
  - 의학이 기술만능주의에 빠지는 결과를 초래하였다.
  - 환자를 전인적 존재가 아닌 수동적인 대상으로 취급하였다.

정답 ③

CHAPTER

02 역학

1 역학의 개념

(1) 역학(epidemiology)의 어원

① Epi(upon, ~에 대한) + demio(people, 사람들) + logy(science, 학문)

② 기원전 3세기경 히포크라테스의 저서명 Epidemic

(2) 역학의 정의

① 인구집단을 대상으로(역학의 대상은 환자는 물론 지역사회의 모든 주민, 즉 건강인도 포함)

② 이들에게서 발생하는 생리적 상태 및 이상상태에 대해

③ 빈도와 분포를 기술하고

④ 이들 빈도와 분포를 결정하는 요인들을 원인적 연관성 여부를 근거로 밝혀냄으로써

⑤ 효율적 예방법을 개발하는 학문이다.

Point

역학에서의 인과관계(Hill, 1897~1991)

1. **요인에 대한 노출과 질병발생과의 시간적 선후관계**
요인에 대한 노출은 항상 질병발생에 앞서 있어야 한다. 시간적인 순서만이 아니고 노출과 질병발생 간의 기간도 적절하여야 한다. 예를 들면 석면은 폐암의 위험요인으로 알려졌지만 발생을 위하여 필요한 기간은 15~20년 이상으로 알려졌다.

2. **연관성의 강도**
요인과 결과 간의 연관성의 강도가 클수록 인과관계일 가능성이 높다는 증거가 된다. 폐암과 관련된 요인 중 흡연자가 비흡연자보다 폐암발생률은 4~16배 높으면서 대기오염 수준이 높은 지역의 폐암 발생률은 1.01~1.16배 높을 경우, 흡연이 대기오염보다는 폐암의 원인일 가능성이 더 높다는 것을 시사하는 것이다.

:: 연관성의 종류

① **통계적 연관성** : 두 요인 사이에 우연히 서로 관련될 수 있는 확률(p-value)이 적을수록 통계적으로 연관성의 강도는 강하며 통계적으로 유의하다고 한다.

② **원인적 연관성**

3. **연관성의 일관성**
요인과 결과 간의 연관성이 관찰대상 집단과 연구방법, 그리고 연구시점이 다를 때도 비슷한 정도로 존재하면 일관성이 높다고 하고, 이는 인과관계일 가능성이 높다.

4. 연관성의 특이성

특이성이란 어떤 요인이 다른 질병과 연관성을 보이지 않고 특정한 질병과 연관성이 있거나, 어떤 질병이 여러 요인과 연관성을 보이지 않고 특정 요인과 연관성이 보일 경우를 말한다. 만성질환의 경우 특이성을 보이는 경우는 드물지만 특이성이 있다면 원인적 연관성일 가능성이 높다.

5. 양-반응관계

요인에 대한 노출의 정도가 커지거나 작아질 때, 질병발생 위험도 이에 따라서 더 커지거나 더 작아지는 경우 인과관계일 가능성이 커진다. 예를 들면, 하루에 한 개비씩 담배를 피운 사람보다 하루에 한 갑씩 담배를 피운 사람이 폐암 발생할 확률이 몇 배 더 높은 경우는 담배가 폐암을 유발하는 원인일 가능성이 크다.

:: 호르메시스 곡선(Hormesis curve)

① 생체가 요구하는 비타민이나 셀레늄이나 코발트 등의 필수미량원소의 경우 저용량 섭취 시 결핍증을 유발하고, 과용량일 경우는 과잉증을 보이게 된다. 저용량에서 최적용량까지는 역전된 S자형이, 최적용량에서 과용량까지는 S자형의 용량-반응 관계가 형성이 되어 전체적으로는 U자형 곡선이 된다.

② 이러한 현상은 알코올의 경우에도 적용이 되는데, 저용량에서는 관상동맥질환 및 뇌졸중의 발생을 줄인다는 관찰 결과가 있는 반면, 고용량을 만성적으로 섭취하면 간경화 및 암 발생이 된다는 관찰 결과가 있다.

③ 특정 물질이 저용량에서는 자극, 고용량에서는 억제 반응을 나타내는 U자형, 또는 반대 상황인 역U자형 곡선을 호르메시스 곡선이라고 한다. 호르메시스 효과는 가벼운 스트레스, 미량의 독소 등으로 생명체에 자극을 주면 질병 감소, 수명연장과 같은 유익한 효과를 얻을 수 있음을 의미한다.

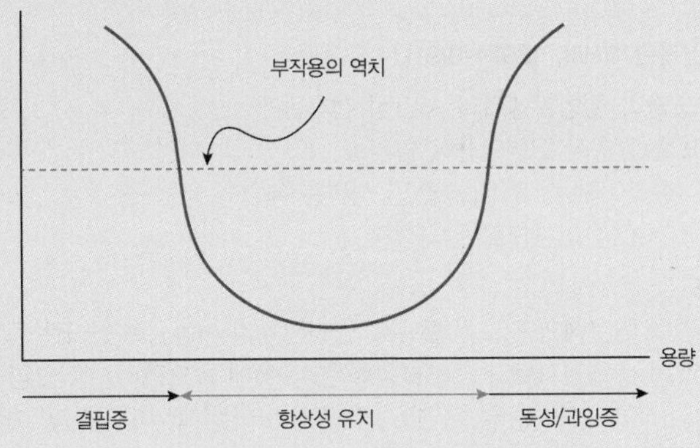

〈출처 : 대한예방의학회, 「예방의학과 공중보건학(제3판 수정증보판)」(서울 : 계측문화사, 2019), p.479〉

6. 생물학적 설명 가능성

역학적으로 관찰된 두 변수 사이의 연관성을 분자생물학적 기전으로 설명 가능하다면 인과관계일 가능성이 높다.

7. 기존 학설과 일치

추정된 위험요인이 기존 지식이나 소견과 일치할수록 원인적 인과성이 있을 가능성이 커진다. 즉, 질병의 자연사나 생물학적 특성과 일치할수록 인과관계가 인정되기 쉽다.

8. 실험적 입증
   실험을 통해 요인에 노출할 때 질병발생이 확인되거나 요인 제거로 질병발생이 감소한다면 원인일 가능성이 높다.
9. 기존의 다른 인과관계와의 유사성
   기존에 밝혀진 인과관계와 유사한 연관성이 관찰되면 인과관계일 가능성이 높다. 예를 들어 임신초기 풍진감염이 태아 선천기형의 원인이 된다는 인과관계가 밝혀져 있는데, 유사한 종류의 바이러스에 노출된 임산부에서 선천성 기형을 가진 아이가 태어날 위험이 컸다면 인과적 연관성을 가질 것이라고 추론할 수 있다.

:: 흡연과 폐암

1950년대까지만 하더라도 흡연이 건강에 장해를 가져온다고 생각한 사람은 거의 없었다. 흡연으로 인한 건강장해를 밝힌 것은 20세기 의학사에 있어서 가장 중요한 업적 중 하나이다. 힐의 연구결과는 다음과 같았다.

① **요인에 대한 노출과 질병발생과의 시간적 선후관계** : 폐암에 걸린 사람들은 과거에 대부분 흡연을 하였다.
② **연관성의 강도** : 하루 한 갑 이상을 피우는 흡연자는 비흡연자와 비교할 때 20배 이상 폐암 발생위험이 높았다.
③ **연관성의 일관성** : 서로 다른 지역에서 다른 연구자가 서로 다른 방법으로 연구하였음에도 흡연과 폐암 간의 연관성은 일관성이 있는 결과를 보인다.
④ **양-반응관계** : 흡연량이 증가함에 따라 폐암 발생위험도 높아진다.
⑤ **생물학적 설명 가능성** : 담배에서 추출한 타르를 이용한 동물실험에서 발암성이 입증되었으며, 거의 모든 실험동물에서 가능한 모든 노출 경로를 통하여 암이 발생하였다.
⑥ **실험적 입증** : 계속 흡연군보다 금연군에서 폐암발생률이 낮다.

Point

로스만의 원인모형

1. **충분원인과 필요원인** : 충분원인이란 어떤 요인이 있으면 반드시 그 질병이 발생하는 경우를 말한다. 그러나 질병발생에는 대부분 여러 요인이 함께 작용하여 충분원인을 구성한다. 이러한 요인들을 구성원인이라고 한다. 이러한 여러 구성원인 중에서 하나만 만족하면 그 질병이 발생한다고 하였을 경우 이를 필요원인이라고 한다. 예를 들어 결핵에서는 결핵균, 납중독에는 납이 필요원인이 된다. 어떤 질병의 발생을 생물학적으로 이해하기 위해서는 충분원인의 모든 구성원인에 대한 관찰이 필요하나 예방의 관점에서는 구성원인 중 필요원인만을 제거한다면 다른 구성원인들을 알지 못하더라도 이 질병은 충분히 예방할 수 있게 된다.
2. **원인의 강도** : 역학에서 어떤 원인의 강도는 그 원인이 인구집단에 존재함으로써 야기되는 질병빈도의 변화로 측정할 수 있다.
3. **기여분율의 합** : 여러 원인이 질병발생에 기여하는 분율의 합은 100%가 넘을 수 있으며, 이론적으로는 상한선이 없다고 할 수 있다.
4. **원인 간의 상호작용** : 예를 들어 흡연과 음주 이들 요인은 상대방이 없는 상태에서도 구강암을 일으키지만, 두 요인이 모두 존재하면 구강암 발생위험이 두 요인의 독자적인 영향력보다 더 높아진다.

5. **유도기간 :** 유도기간이란 질병원인이 작용하여 질병이 시작할 때까지의 기간이다. 예를 들어 충분원인들이 A, B, C, D, E 순서로 구성원인이 작용하였다면 B가 작용한 시점에서 질병이 발생하지 않고 마지막 E가 작용할 때 비로소 질병이 발생한다. 즉, 질병발생이 일어날 때까지의 기간을 유도기간이라고 한다. 개시자는 초기에 작용하는 구성요인, 촉진자는 후기에 작용하는 구성요인이라 할 수 있으며, 암의 경우 유도기간이 긴 질병이라고 할 수 있다.

:: 연관성

독립성 연관성		두 변수 사이에 관련성이 없는데 마치 연관성이 있는 것처럼 보이는 관련성
비독립성 연관성 (통계적 연관성)	비원인적 연관성	학생의 국어 성적과 영어 성적이 통계적 연관성을 가지고 있지만 두 변수 간 인과관계를 확정짓기 위한 조건을 갖추지 못한 관련성 ① **우연에 의한 것 :** A연구결과에서는 연관성이 있는 것으로 판단되고 B연구에서는 없는 것으로 판단되는 경우 ② 연구설계 및 방법이 잘못되어 사실은 연관성이 없는데 있는 것처럼 유도된 경우 ③ 두 개의 변수사이에 실제로 아무런 인과관계가 없는데도 제3의 요인(환란변수)으로 인해 마치 연관성이 있는 것처럼 나타나는 경우
	원인적 연관성	한 변수의 양과 질을 변화시켰을 때 다른 변수의 양과 질도 따라서 변화하는 관계를 의미하며 직접적인 인과관계인지, 간접적인 인과관계인지를 확인해야 한다.

:: 인과적 관계의 유형

필수적이며 충분한 관계	• 질병을 일으키기 위한 요인은 필수적이며 충분해야 한다. • 그 요인 없이는 결코 질병은 발생하지 않으며(필수요인), 그 요인이 존재하면 틀림없이 질병이 발생한다(충분요인). 예 수은중독
필수적이지만 충분하지 않은 관계	• 각 요인은 필수적이지만, 그 자체로는 질병의 원인이 되기에는 충분하지 않다. • 결핵균은 질병을 일으키는 데 충분한 요건은 아니라 하더라도, 결핵균의 존재는 분명 필수적인 요인이 된다.
충분하지만 필수적이지 않은 관계	• 어떤 요인이 각각 질병을 일으킬 수 있으나 독단적으로 작용하는 다른 요인도 있을 수 있는 경우이다. 즉 그 요인이 없이도 질병에 걸릴 수 있게 된다. • 방사선이나 벤젠 노출은 다른 요인 없이도 각각 백혈병을 일으킬 수 있다. 하지만 방사선이나 벤젠에 노출된 모든 사람이 백혈병에 걸리는 것은 아니다.
충분하지도 필수적이지도 않은 관계	• 한 요인이 그 자체만으로는 어떤 질병을 일으키기에 충분하지도 필수적이지도 않은 경우이다. • 대부분의 만성질환에 적용되는 인과적 관계에 해당하는 것이다.

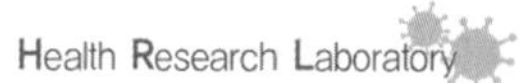

Check

01 **다음 중 역학의 정의로 가장 적절한 것은?**

① 급성 전염성질환이 연구대상이다.
② 역학연구의 대상은 지역사회와 병원에 존재하는 환자집단이다.
③ 인구집단에서 발생률이 높은 질환이 연구대상이다.
④ 질병 등 건강상태의 분포와 결정요인을 연구하는 학문이다.

정답 ④

02 **다음 중 역학의 정의에 대한 설명으로 가장 올바른 것은?** 2019. 대전보건연구사

① 감염병만을 연구대상으로 한다.
② 역학의 대상은 개인이다.
③ 역학의 목적에 건강증진은 포함되지 않는다.
④ 질병과 건강의 모든 스펙트럼을 포함한다.

해설 ① 질병의 발생 양상이 감염병과 같은 급성질환에서 만성퇴행성질환 중심으로 변화
② 역학의 대상은 개인이 아닌 인구집단
③ 역학에서의 주요 목적은 질병예방과 관리에 추가해서 건강증진도 포함된다.

정답 ④

03 **다음 중 역학의 정의에 대한 설명으로 올바른 것을 모두 고른 것은?** 2019. 전북보건연구사

가. 역학연구의 결과를 건강증진과 질병의 예방 및 관리에 이용한다.
나. 역학의 대상은 질병에 이환된 사람이다.
다. 역학은 질병의 빈도와 분포를 기술한다.
라. 질병의 위험요인에는 사회문화적 요인을 포함하지 않는다.

① 가, 나, 다
② 가, 다
③ 나, 라
④ 가, 나, 다, 라

해설 나. 역학의 대상은 질병에 이환된 사람(환자)이 아닌 건강한 사람도 포함된 인구집단이다.
라. 질병의 위험요인에는 물리적, 생물학적 요인 뿐만 아니라 건강에 영향을 미칠 수 있는 행동요인 및 사회문화적 요인을 모두 포함한다.

정답 ②

04 **다음 중 사상 A와 사상 B의 인과관계에 대한 설명으로 가장 올바른 것은?**

① 시간의 선·후는 인과관계와 관련이 없다.
② 제3의 변수 C가 A와 B 사이에 끼어 들어서 두 변수 간의 관계가 더 강해진다.
③ A가 존재할 때 B의 발생률은 A가 존재하지 않을 때의 발생률보다 유의하게 높거나 낮다.
④ A와 B 간에 통계적 연관성이 있다는 것은 인과관계가 있다는 뜻이다.

해설 ① 시간의 선 · 후는 인과관계와 관련이 있다.
② 제3의 변수(혼란변수) C가 A와 B 사이에 끼어 들어서 두 변수 간의 관계가 더 약해진다.
④ A와 B 간에 통계적 연관성이 있다고 해서 반드시 인과관계가 있다는 뜻은 아니다.

정답 ③

05 **다음 중 Hill의 9가지 원칙적 연관성 기준에 해당하지 않는 것은?**

① 비가역성
② 양-반응성
③ 유사성
④ 특이성

정답 ①

06 **흡연을 하는 사람이 흡연을 하지 않는 사람에 비해 폐암발생률이 5배로 높을 경우, 다음 중 Hill이 제시한 인과관계 판정기준은?**

① 시간적 선후관계
② 연관성의 강도
③ 연관성의 일관성
④ 용량-반응관계

해설 **연관성의 강도** : 폐암과 관련된 요인 중 흡연자가 비흡연자보다 폐암발생률은 4~16배 높으면서 대기오염 수준이 높은 지역의 폐암발생률은 1.01~1.16배 높을 경우, 흡연이 대기오염보다는 폐암의 원인일 가능성이 더 높다는 것을 시사하는 것이다.

정답 ②

07 **폐암의 원인 중 흡연 이 외에도 대기오염의 원인도 존재한다. 즉 흡연이나 대기오염은 폐암의 원인에 된다. 이에 해당하는 인과적 연관성 기준은?**

① 연관성의 특이성
② 연관성의 일관성
③ 기존 학설과의 일치성
④ 실험적 입증

해설 **연관성의 특이성** : 어떤 요인이 다른 질병과 연관성을 보이지 않고 특정한 질병과 연관성이 있거나, 어떤 질병이 여러 요인과 연관성을 보이지 않고 특정요인과 연관성이 보일 경우를 말한다.

정답 ①

08 **다음 연구 결과에 대해 힐(Hill)의 원인적 연관성 조건 중 관련 있는 것으로 올바르게 조합된 것은?**

2022. 서울보건연구사

> 한 코호트연구에서 특정 화학물질에 노출된 경험이 있는 사람이 그렇지 않은 사람에 비해 파킨슨병의 상대위험도가 31로 유의하였고, 이 물질에 노출된 기간이 길수록 상대위험도가 유의하게 증가하는 것을 관찰하였다. 이 물질을 이용한 동물실험에서도 사람의 파킨슨병과 유사한 질환이 발생하는 것을 관찰하였다. 과거 이 물질에 대한 역학연구에서는 심혈관질환과 연관성이 있었지만 파킨슨병과는 연관성이 없다고 보고되어 있고, 파킨슨병에 대한 다양한 원인이 제시되어 있는 상황이다.

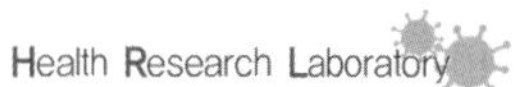

① 시간적 선후관계, 양-반응관계, 연관성의 특이성, 연관성의 일관성
② 연관성의 강도, 양-반응관계, 실험적 입증, 연관성의 특이성
③ 양-반응관계, 연관성의 강도, 실험적 입증, 연관성의 일관성
④ 시간적 선후관계, 연관성의 강도, 양-반응관계, 실험적 입증

해설
- **시간적 선후관계** : 코호트 연구
- **연관성의 강도** : 상대위험도가 31
- **양-반응관계** : 이 물질에 노출된 기간이 길수록 상대위험도가 유의하게 증가하는 것을 관찰
- **실험적 입증** : 이 물질을 이용한 동물실험에서도 사람의 파킨슨병과 유사한 질환이 발생하는 것을 관찰

정답 ④

09 **관찰된 연관성에 대한 인과관계를 판정하는 기준은 1965년 힐(Hill)에 의하여 체계적으로 제시되었다. 인과관계 판정 기준 중 반드시 확인되어야 하는 조건으로 올바른 것은?**

2022. 인천보건연구사

① 연관성의 강도 ② 용량-반응관계
③ 시간적 선후관계 ④ 생물학적 설명가능성

해설 **시간적 선후관계** : 요인에 대한 노출은 항상 반드시 질병발생에 앞서 있어야 한다. 시간적인 순서만이 아니라 노출과 질병발생간의 기간도 적정하여야 한다.

정답 ③

10 **'비타민C 섭취가 관상동맥질환 예방에 효과가 있다'는 것을 검증하기 위하여 확률비례추출방법으로 선정된 지역사회 주민을 대상으로 건강 행태를 조사하였다. 조사결과 지난 2주간 비타민C를 섭취한 그룹의 관상동맥질환 유병률이 섭취하지 않은 그룹의 유병률에 비하여 0.5배 낮았다. 또한 혈압, 성별, 흡연 등 관상동맥질환의 중요 위험요인과 비타민C 섭취의 상관관계는 없었다. 연구자가 '비타민C 섭취가 관상동맥질환 발생에 예방효과가 있다'라고 결론을 내기 위해서 가장 우선적으로 보완해야 하는 것은?**

2021. 서울 7급 및 보건연구사

① 생태학적 오류 ② 선택 바이어스
③ 교란 바이어스 ④ 시간적 선후관계

해설 **시간적 선후관계** : 인과성 판단의 가장 중요한 단일변수로 원인변수의 존재가 결과에 항상 앞서 있어야 한다.

정답 ④

11 **보건학 연구에서의 인과성을 주장한 내용 중 다음에서 설명하는 것은?**

2021. 서울 7급 및 보건연구사 보건학

- 아리스토텔레스의 주장을 부정하고 모든 움직임이 사전에 계산된 운명에 의하여 창조되었으며 그 움직임에 변화가 있을 때 원인과 결과의 관계가 성립하는데 그 사이에는 시간이라는 고리가 연결되어 있다고 설명하였다.
- 흄(Hume)은 우리가 인과성이 있다고 하는 것은 심리적 결정이지 논리적인 정당성은 없다는 것을 주장하면서 필연성은 전적으로 심리적 추론의 문제라고 하였다. 그리고 반복적인 상관성이 곧 인과성이라는 확률적 개념을 도입하였다.

① 뉴턴(Newton)의 필연성 개념
② 밀(Mill)의 귀납적 인과관계 추론법
③ 확률론적 인과성 개념
④ 실행적 인과성 개념

해설 **뉴턴(Newton)의 필연성 개념**

- '우주의 모든 물체는 그 방향이 정해져 있고, 그것을 관측하는 인류는 우주의 운행되는 질서를 완전히 알 수 있을 것이다.'
- 시간을 절대시간과 상대시간으로, 공간 역시 절대공간과 상대공간으로 구분하였다. 절대공간과 절대시간은 형이상학적 개념으로 인간이 인식할 수 없는 신의 직관에 속한다. 반면 상대시간과 상대공간은 인간이 경험할 수 있는 수량화가 가능한 개념이다. 인간은 상대시간을 일 년, 한 달, 하루 혹은 24시간, 60분 60초 등으로 나누어 이용한다. 그러나 이들은 별도로 존재하는 것이 아니다.
- 아리스토텔레스의 자연철학은 세계를 천상계와 지상계로 구분하였다. 천상계는 에테르로 가득 찬 완전무결한 세계로 늘 일정한 속도로 멈추지 않고 운행하는 반면 지상계는 움직이던 물체가 정지하기도 하고 정지해 있던 사물이 운동하기도 하는 불완전한 세계이다. 즉 천상계는 정적이고 완벽한 세계인 반면 지상계는 동적이고 불완전한 세계라 할 수 있다.

정답 ①

12 자궁경부암의 발생 원인에 대한 연구를 통해 확인된 충분원인의 구성은 다음과 같다. 제시된 요인 중 필요원인에 해당하는 것은?

2021. 서울 7급 및 보건연구사

- 충분원인 Ⅰ : 다수의 성생활 파트너, 면역력 저하, 경구피임약, 흡연, 인유두종 바이러스
- 충분원인 Ⅱ : 비만, 낮은 경제상태, 가족력, 이른 출산, 인유두종 바이러스
- 충분원인 Ⅲ : 인간면역결핍 바이러스, 이른 성생활, 흡연, 다수의 출산, 인유두종 바이러스

① 인유두종 바이러스 ② 흡연
③ 다수의 출산 ④ 다수의 성생활 파트너

해설 필요원인이란 여러 구성원인 중에서 하나만 만족하면 그 질병이 발생하는 경우이며 결핵에서는 결핵균, 납중독에는 납이 필요원인이 된다.

정답 ①

13 다음 힐(Hill)의 인과관계 판단기준 중 인과성이 성립하기 위하여 가장 필수적인 조건은?

2018. 전남보건연구사, 2019. 대전보건연구사, 2020. 경기보건연구사

① 생물학적 설명 가능성 ② 시간적 선후관계
③ 연관성의 강도 ④ 연관성의 일관성

해설 인과관계에 대한 판단을 할 때 증거들이 서로 상충될 때도 있기 때문에 시간적 선후관계가 인과성이 성립하기 위하여 가장 필수적인 요건이다. 시간적 선후관계가 확인되면 그 다음으로 생물학적 설명가능성(개연성), 연관성의 일관성, 용량-반응관계에 비중을 둔다.

정답 ②

14 **다음 중 힐(Hill)의 인과관계 판단기준 중 절대적 기준에 해당하는 것은?**

2020. 보건복지부 특채 7급

① 시간적 선후관계 ② 양-반응 관계
③ 연관성의 강도 ④ 연관성의 일관성

해설 절대적(필수적) 인과관계 판단기준은 시간적 선후관계이다.

정답 ①

15 **다음 중 아래 설명의 위암과 파일로리균의 인과성을 판단하는 근거는?** 2019. 울산보건연구사

대만의 환자-대조군연구에서는 위암환자 1,033명 중 헬리코박터 파일로리균을 가진 사람은 868명이었고 교차비는 7.5로 나왔다. 이탈리아의 단면연구에서는 위암환자 300명을 헬리코박터 파일로리균 감염시기로 나누었을 때 현재 감염자는 205명, 과거 감염자는 80명, 비감염자는 15명이었다.

① 시간적 선후관계 ② 연관성의 강도
③ 연관성의 일관성 ④ 연관성의 특이성

해설 **연관성의 일관성** : 여러 연구에서 관찰 대상 집단과 연구방법, 연구시점이 다름에도 불구하고 요인과 결과 간의 연관성이 비슷하게 관찰된다면 일관성이 높다고 하고, 이 경우 인과관계일 가능성이 높다. 따라서 대만의 환자-대조군연구와 이탈리아의 단면연구를 통해 헬리코박터 파일로리균과 위암과의 연관성이 확인되었기 때문에 연관성의 일관성에 해당한다.

정답 ③

16 **다음 중 아래 설명에 해당하는 인과적 연관성 기준은?** 2018. 전북보건연구사

미국에서 자국인을 대상으로 흡연과 관상동맥질환의 관련성 코호트연구에서는 비교위험도가 3.2로 나왔다. 영국에서도 자국인을 대상으로 동일한 코호트연구를 실시하였는데, 흡연-관상동맥질환의 비교위험도가 이보다 높은 4.5로 나왔다. 우리나라에서는 지역사회 코호트를 기반으로 한 흡연과 관상동맥질환의 코호트연구에서 비교위험도가 2.8로 나왔다.

① 실험적 입증 ② 연관성의 일관성
③ 연관성의 특이성 ④ 용량-반응 관계

해설 연관성의 일관성은 시기와 지역을 달리하여 이루어진 연구의 결과가 일관된 관련성을 반복하여 보인다면 인과성의 가능성이 높다는 것이다. 위 사례에서처럼 미국, 영국, 우리나라 등 여러 다른 지역에서 실시한 흡연과 관상동맥질환의 관련성 연구 결과가 비슷하게 나온 것 은 연관성의 일관성을 보인 경우이다.

정답 ②

(3) 역학의 역할

① 기술적 역할

㉠ 자연사에 대한 기술

㉡ 건강수준과 질병양상에 대한 기술

㉢ 인구동태에 관한 기술

㉣ 건강관련 지수의 개발 및 계량치에 대한 정확도와 신뢰도의 검증

② 원인규명의 역할

③ 연구전략 개발의 역할

④ 질병 및 유행발생의 감시 역할

⑤ 보건사업평가의 역할 : 작전역학의 역할

Point

역학의 활용분야

① 질병의 원인과 발생위험을 증가시키는 위험요인을 파악하여 그 질병으로 말미암은 이환율과 사망률을 감소시킨다.

② 지역사회의 질병 규모와 그로 말미암은 사회경제적 부담을 파악하여 지역사회에 필요한 보건의료서비스의 내용과 크기를 정하고, 보건의료시설과 장비, 보건의료인력의 양성을 위한 기획을 수립할 자료를 제공한다.

③ 질병의 자연사와 예후요인을 파악한다.

④ 기존 또는 새로운 질병 예방법과 치료법을 평가하고 지역시회에 새로이 도입된 보건사업과 의료공급체계의 효과나 효율성을 평가한다.

⑤ 공중보건 또는 환경문제에 대한 정책을 수립하는 데 필요한 근거가 되는 자료를 제공한다.

(4) 역학의 목적

① 질병의 원인 파악 및 지속적인 관리

② 질병의 자연사에 대한 지식 습득

③ 질병 예방프로그램의 계획 및 개발

④ 질병으로 인한 경제적인 영향 평가

Check

01 다음 중 역학의 궁극적 목적으로 가장 올바른 것은?

① 건강관리사업을 계획, 수행, 평가하는 데 필요한 자료를 제공하기 위함이다.

② 질병의 빈도와 분포를 기술하기 위함이다.

③ 질병의 원인을 밝히기 위함이다.

④ 효율적 예방법을 개발하기 위함이다.

해설 역학의 목적은 질병의 원인을 밝히기 위함이지만 궁극적인 목적은 효율적인 예방법을 개발하기 위함이다.

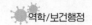

정답 ④

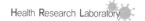

02 **다음 중 아래 글에서 설명하는 역학의 목적으로 가장 적합한 것은?** 2019. 충북보건연구사

> 역학은 질병양상의 기술, 가설 설정, 원인 규명, 질병의 예견을 통해 각종 요인을 가지고 있는 고위험 집단을 선별하고, 이들을 대상으로 질병과 건강문제가 발생하지 않도록 예방한다. 즉, 보건당국은 고위험 집단을 선정하여 이들로부터 위험요인이 제거될 수 있도록 보건의료계획을 수립하고 이를 실행함으로써 지역사회 인구집단에서 해당 질병이 발생하지 않도록 효과적인 대책을 마련한다.

① 질병발생의 예견
② 질병발생의 통제
③ 질병양상의 기술
④ 질병원인의 규명

해설 **역학의 활용** : 인구집단의 질병양상(건강상태) 기술, 질병의 원인 규명, 질병의 유행 및 건강문제 발생 예견, 질병이나 건강문제 발생치 않도록 통제, 보건사업 평가

정답 ②

03 **다음 중 역학을 통해 얻을 수 있는 목적으로 올바르지 못한 것은?** 2019. 경남보건연구사

① 동물실험을 통해 질병의 발생기전을 밝힌다.
② 질병관리를 위한 보건정책에 유용한 기초자료를 제공한다.
③ 질병의 자연사에 관한 내용을 관찰 기술한다.
④ 특정 인구집단의 질병의 원인이나 전파기전을 밝힌다.

해설 **역학의 목적**

- 특정 인구집단의 질병 또는 질병군의 원인이나 전파기전 규명
- 일정 인구집단의 건강수준이나 질병양상 파악
- 질병의 자연사 파악
- 질병관리를 위한 보건정책 또는 행정수행에 유용한 기초자료 제공

정답 ①

04 **혈압이 나트륨 섭취량과 관련이 있다는 것이 역학적으로 밝혀져 지역사회 보건사업 담당자는 고혈압 위험군에게 저염식 식이교육을 실시하였다. 이러한 예는 다음 역학의 목적 중 어디에 해당하는가?** 2019. 충북보건연구사

① 질병예방을 위한 통제
② 질병의 분포 양상과 건강수준 기술
③ 질병의 원인 규명
④ 질병의 유행이나 건강문제 예견

해설 질병예방을 위한 통제는 역학을 통해 원인이 밝혀지면 그 질병의 예방을 위하여 인구집단과 고위험군을 대상으로 교육을 실시하여 질병이 확산되지 않도록 하는 것이다.

정답 ①

(5) 역학의 역사적 변천

① 근대 역학개념 성립 이전 : "많은 사람 중 왜 일부의 사람만이 특정 질환에 걸리는 것인가?"라는 의문에서 시작

히포크라테스 (기원전 460~기원전 370)	『On Air, Water and Places』에서 계절과 지역의 특성, 공기, 물, 햇빛 등의 환경요인이 일단의 질병발생에 관여한다고 주장
프라카스트로 (1478~1553)	『De Contagione』에서 전염체에 의해서 유행병이 발생한다고 주장
린드 (1716~1794)	괴혈병의 원인과 치료방법을 찾는 데 비교의 개념을 처음으로 적용. 괴혈병에 레몬과 라임 등의 과일 섭취 부족이 원인일 것이라는 가설을 세우고 라임을 처방한 집단이 쉽게 치료됨을 관찰하였다.
파(Farr, 1807~1883)	사망원인과 사망자 수를 정리하여 보고함으로써 보건문제 평가에 생정통계를 이용하였다.

② 감염병 유행과 역학적 방법의 성립

Panum (1820~1885)	Faroe섬의 주민 7,864명이 홍역에 감염되어 170명이 사망한 유행에서 역학조사를 시행하였다. 그 결과 홍역의 잠복기와 전염력이 있는 시기, 환자와 접촉에 의한 전파, 감염 후 만들어지는 평생 면역 등의 특성을 밝혔다.
Snow (1831~1858)	런던에 유행한 콜레라의 원인을 구명하였는데 이는 역학이 학문체계를 갖추고 출발한 계기가 된 역사적인 업적이었다. 즉, 콜레라 환자들의 거주 지역별 점지도(spot map)를 작성하여 콜레라가 오염된 물로 전파된다는 가설을 세우고 이후 가설을 입증하였다.

③ 현대적 역학연구 방법의 수립과 영역의 확장

Doll & Hill	1950년 흡연과 폐암의 연관성에 대한 첫 환자-대조군연구 결과를 발표
프라밍햄 연구	1948년 미국 매사추세츠주 프래밍엄에서 심장병 역학연구 실시
MONICA	1980년대 세계보건기구가 중심이 되어 여러 나라가 참여하는 역학 연구사업

Point

⚛ 역학적 변천 3단계(옴란)

1. 1단계 : 질병과 기근시대
   ① 농업과 수공업이 중심산업인 시대
   ② 식량부족과 열악한 환경위생이 중요한 보건문제였으며, 결핵, 소화기계 감염병(콜레라) 등의 여러 감염병이 주요 질병에 속했다.
   ③ 사망률과 출생률이 모두 높았다.
   ④ 사고는 주로 가정에서 발생하였다.
2. 2단계 : 대유행의 감소 시대(범유행 감축의 시대)
   ① 산업화가 시작되어 농업과 수공업 중심에서 제조업 중심으로 변화한 시기

② 환경위생 수준이 향상되어 감염병은 감소하였으나, 결핵과 기생충질환 등은 계속 중요한 감염병에 속했다.
③ 사망률은 낮아졌지만, 출생률이 여전히 높아서 인구는 급격히 증가하였다.
④ 사고는 주로 산업장에서 발생하였고 그 결과 산업재해와 직업병이 중요한 보건문제로 대두되었다.

3. 3단계 : 만성 퇴행성 질환의 시대
① 경제발전과 함께 영양결핍보다는 영양과잉이 오히려 문제로 부각되었고, 암, 심장병, 뇌혈관질환, 당뇨병, 고혈압 등의 만성 퇴행성 질환이 중요 보건문제로 부각되었다.
② 산업재해와 직업병뿐만 아니라 환경오염도 중요한 문제로 대두되었다.
③ 사망률은 더욱 낮아졌고, 출생률도 낮아졌다.

Point

건강변천 5단계

1. 역학적 변천 3단계
2. 4단계 : 자만의 시대(지연된 퇴행성 질환의 시대)
① 역학적 변천개념이 건강 변천개념으로 확장되었다.
② 생활습관에 기인한 질병과 사망에 초점을 두었고, 암과 심장병, 뇌혈관질환, 당뇨병, 고혈압, 간질환 등의 생활습관으로 인한 만성 퇴행성 질환이 주요 질병이며, 대부분의 감염병은 감소되었지만 일부 감염병은 오히려 증가하는 경우도 있었다.
③ 후천성면역결핍증은 성 관련 행태의 변화에 기인한 대표적인 질병이다.
④ 의료기술의 발전으로 고령층의 사망률이 급격하게 감소되는데, 만성 퇴행성 질환으로 인한 사망이 지연되어 평균수명이 80세를 넘게 되었다.
3. 5단계 : 신종 감염 및 기생충질환의 출현과 기존 감염병의 재출현 시대
결핵 등의 감염병과 기생충질환이 다시 증가하고, 크로이츠펠트야콥병, 중증급성호흡기증후군, 동물인플루엔자, 신종인플루엔자, 중동호흡기증후군, 에볼라열, 지카바이러스 등의 새로운 감염병이 출현하고 있다.

:: 우리나라의 경우
① 1940~50년대 : '역질과 기근의 시대'
② 1960년대 : '범유행 감축의 시대'
③ 1970년대 : '만성퇴행성질환의 시대'
④ 1990년대 중반부터 '지연된 퇴행성 질환의 시대'에 진입한 뒤 '새로운 감염병의 등장시대'가 함께 공존하는 시기에 있다.
⑤ 서구사회의 경우 범유행의 감축 시대를 경과하는데 100~200여 년이 소요되어 '고전형 국가'에 해당하는데 우리나라의 경우 이 경과 기간이 30~40년으로 변환이 빠르게 진행된 '가속형 국가'에 속한다.

Check

01 질병 및 사망 양상의 역학적 변천 단계 중 인구가 폭증한 시기는?

① 지연된 퇴행성 질환의 시기 ② 질병과 기근의 시기
③ 범유행 감축의 시기 ④ 만성 퇴행성 질환의 시기

해설 ① 4단계, ② 1단계, ③ 2단계, ④ 3단계
정답 ③

02 다음 중 역학적 변천 및 건강변천 5단계 중 아래 설명에 해당하는 단계는? 2019. 충북보건연구사

- 여러 국가에서 적절하게 관리되고 있다고 생각했던 결핵 등의 감염병과 기생충질환이 다시 증가하고, 변형크로이츠펠트-야콥병, 중증급성호흡기증후군, 동물인플루엔자, 신종인플루엔자, 중동호흡기증후군, 에볼라열, 지카바이러스 등이 출현하고 있다.
- 우리나라는 2000년대부터 이 단계에 접어든 것으로 보인다.

① 만성퇴행성질환의 시대 ② 범유행 감축의 시대
③ 신종감염병의 등장 시대 ④ 질병과 기근의 시대

해설 2021년 현재 우리나라는 제4단계(지연된 퇴행성질환의 시대)와 제5단계(신종감염 및 기생충질환의 출현과 기존 감염병의 재출현의 시대)가 함께 공존하는 시기이다.
정답 ③

(6) 역학조사의 역사적 사례

① **J. Snow의 콜레라 역학조사** : 1854년 8월~9월까지 영국 Broad Street를 중심으로 발생한 콜레라를 조사한 결과 Snow는 쓰레기로 오염된 템즈강으로부터 공급되는 물을 먹는 사람에게서 발병률이 높음을 알게되었다. 이는 Koch가 콜레라균을 발견하기 30여년 전의 일로서 그의 연구방법은 근대적인 역학적 접근법의 시작이라 할 수 있다.

② **Goldberg의 Pellagra 역학조사** : 당시 한센병의 일종으로 생각해온 펠라그라가 전염성 질환이 아니고 영양결핍(옥수수 주식)에 기인한다는 것을 입증하기 위하여 Goldberg는 1914년 12명의 죄수를 대상으로 실험역학을 실시하였다.

③ **Doll과 Hill의 폐암에 관한 역학조사** : 1914년 군복무 후 정부가 시행하는 생명보험의 가입자 중에서 사망의 원인이 폐암이었던 사람을 대상으로 흡연과 폐암과의 관계를 조사한 결과 통계적 유의성 인정, 비교위험도가 크다는 것, 흡연량과의 반응관계가 성립됨을 입증하였다.

④ **Clara Louise Maass** : 간호사이면서 역학자였던 Clara는 황열의 원인균을 분리하는 연구에서 모기가 질병의 보균자임을 증명하였다.

⑤ **Framingham의 심장병 연구** : 1943년 지역주민 전체를 대상으로 심장병 원인을 규명한 결과 흡연, 혈압, 혈중 콜레스테롤이 원인임을 입증하였다.

⑥ **Theobald Smith** : 역학을 하나의 독립된 학문으로 체계를 세우는 데 공헌하였다.

(7) 임상의학과 역학의 차이

구분	임상의학	역학
대상	개인(환자)	지역사회 인구집단(건강인과 환자)
목적	개인의 건강수준 향상	인구집단의 건강수준 향상
진단결과	정상 혹은 이상	인구집단 중 이상자의 수
이론적 근거	요인(치료수단)의 작용기전	요인과 질병의 연관성

Check

01 다음 중 역학자에 대한 설명으로 가장 올바른 것은?

① Clara Louise Maass : 간호사로서 신선한 야채나 과일 섭취가 부족하면 괴혈병이 발생한다는 것을 찾아냈다.

② Hippocrates : 의학의 아버지로 역학은 질병상태를 연구하는 학문이라고 했다.

③ John Snow : 영국에서 콜레라 유행조사를 통해 원인균을 발견하여 예방법을 발견해냈다.

④ MacMahon : 두 사상 간의 원인적 연관성을 규명하기 위한 특성을 제시하였다.

해설 ① Clara Louise Maass : 간호사로서 황열의 원인이 모기임을 밝혔다.
② Hippocrates : 의학의 아버지로 역학은 인구집단을 연구하는 학문이라고 했다.
③ John Snow : 영국에서 콜레라 유행조사를 통해 물에 의한 감염임을 발견했다.

정답 ④

02 다음에서 설명하는 학자는? 2021. 서울 7급

> 독일의 병리학자로 슐레지엔 지역에서 유행한 발진티푸스에 대한 연구보고서를 통해 질병의 원인은 세균에 있지만 질병의 확산과 개인의 감수성은 위생행정의 미비, 주거 환경, 작업 환경, 식생활 환경 등과 같은 사회경제적 요인에 의해 결정된다고 보았다. 또한 경제적 불평등과 봉건적 정치체계 등에 대한 혁명적 사회개혁의 필요성을 강조하였다.

① L. Pasteur(파스퇴르)
② R. Virchow(비르효)
③ J. Graunt(그라운트)
④ G. Fracastoro(프라카스토로)

해설 Rudolf Ludwig Karl Virchow(1821~1902)

- 독일의 근대 병리학의 창시자로 "모든 병원체는 세포에 의해서 이루어진다"는 주장으로 병의 원인이 세포의 기능적이고 형태적인 변화에 있다고 하였다. 사람의 몸도 다른 동물이나 식물과 마찬가지로 세포로서 구성된 것이므로 병변의 영역도 장기나 조직보다는 한 발 더 진전하여 세포를 단위로 관찰해야 한다고 주장하였다.
- 폐 혈전색전증의 메커니즘을 처음으로 설명한 사람이며 색전증과 혈전증이라는 용어를 만들었다. 그는 폐동맥의 혈전이 정맥 혈전에서 비롯될 수 있다고 언급했으며 잘 설계된 실험을 통해 가설을 증명했다. 이외에도 백혈병, 척색종, 갈색증 같은 질환을 처음으로 기술하고 명명했다.

- 인간과 동물의 질병 사이의 관련성에 주목하고 동물과 인간 사이의 전염병 연관성을 나타내기 위해 인수공통전염병(zoonosis)이라는 용어를 만들기도 했다
- 1848년에 발진티푸스 전염병을 조사하는 위원회에서 일했는데, 질병 확산을 조장하는 사회적 환경을 비판하는 보고서를 작성한 것으로 알려졌다. 비르효는 사회개혁 운동가로서 명성을 얻었으며 경제적 및 사회적 환경을 개선함으로써 사람의 건강을 개선시킬 수 있는 방안에 대한 의견을 피력했다.
- 2000개 이상의 과학 저술을 남긴 다작가이며 기생충학, 인류학, 고생물학, 고고학에도 기여했다.
- 루이스 파스퇴르가 주창한 세균 이론에 반대하였으며, 또한 진화론을 반대하여 네안데르탈인의 표본을 기형 인간으로 착각하기도 했다.

정답 ②

03 **다음 중 역학에서 John Snow의 업적에 대한 설명으로 가장 올바른 것은?** 2018. 충남보건연구사

① 콜레라의 원인 규명을 위해 환자-대조군연구를 최초로 수행하였다.
② 콜레라의 원인균을 최초로 분리하는데 성공하였다.
③ 콜레라의 원인이 오염된 식수 때문이라고 하여 장기설을 뒷받침하였다.
④ 콜레라 점지도라는 기술역학을 통해 지역적 분포성을 비교 확인하였다.

해설 John Snow 작성 점지도는 기술역학에서의 지역적 분포성 비교 확인으로 볼 수 있다.
① 콜레라 원인규명을 위해 기술역학을 수행하였다.
② 콜레라의 원인균을 최초로 분리하는데 성공한 사람은 R. Koch(1883년)이다.
③ John Snow는 장기설의 허구성을 밝혀 감염병 감염설을 입증하였다.

정답 ④

04 **다음 중 역학과 임상의학을 가장 올바르게 비교 설명한 것은?** 2019. 울산보건연구사

① 역학은 지역사회 인구집단을 대상으로 한다.
② 역학은 질병의 치료방법을 개발하는 학문이다.
③ 임상의학은 인구집단의 건강수준이나 질병양상을 파악한다.
④ 임상의학은 질병의 자연사에 관한 내용을 관찰 기술한다.

해설

구분	역학	임상의학
목적	인구집단의 건강수준 향상	개인의 건강수준 향상
대상	지역사회 인구집단(건강인과 환자)	개인(환자)
이론적 근거	요인과 질병의 연관성	요인(치료수단)의 작용기전
진단 결과	인구집단에서의 이상자 수(율)	정상 혹은 이상 여부

정답 ①

2 역학의 연구방법

(1) 역학의 조사단계

① **진단의 확인** : 임상소견, 발생 수, 필요한 검사물을 채취하여 진단을 확인한다.

② **유행의 확인과 크기 측정**

㉠ 환자 또는 의심되는 사례들의 발생을 정확하게 파악한다.

㉡ 비슷한 질환군이 발생되더라도 이들이 동일질환인지를 확인한다.

㉢ 환자 수가 결정되었으면 유행인지 아닌지를 판단한다. 유행 여부를 판단할 때는 과거 자료를 기초로 기대되는 발생 수가 얼마인지를 알아야 한다.

③ **유행질환의 기술역학적 분석**

Point

1. 기술역학에 반드시 포함되어야 할 기본적 내용
   ① 누구(who)라는 인구학적 특성
   ② 어디서(where)라는 지역적 특성
   ③ 언제(when)라는 시간적 특성
   ④ 무엇(what)이라는 질병의 특성
2. 기술 역학적 변수에 따라 질병 발생의 차이가 있음을 결정하기 전에 질병 빈도 차이 혹은 변화가 실제인지 아니면 다른 요인(진단 능력, 질병 분류기준, 질병 보고체계 등)에 의한 가짜인지를 분간해 낼 필요가 있다.

가짜 변화	진짜 변화
• 질병 진단능력의 변화 • 질병 분류기준의 변화 • 질병 보고체계의 변화 • 모집단 수 계산과정의 실수	• 인구 연령 구조의 변화 • 환자 생존양상 변화 • 신규 발생의 증가 : 선행요인이 무엇인가?

㉠ **유행의 시간적 특성에 대한 기술** : 유행곡선의 작성

ⓐ 유행곡선은 시간(날짜)을 X축으로 하고 신환자 수를 Y축으로 표시한 그림을 말한다.

ⓑ 유행곡선은 유행에 대한 기술에서 가장 중요한 것의 하나로 유행의 단초가 된 공동노출일을 추산할 수 있을 뿐 아니라, 전파양식이나 2,3차 유행의 여부를 확인할 수 있다.

ⓒ 봉우리가 하나인 단일봉이라면 공동감염원에 감수성자들이 동시에 노출되었음을 의미한다.

ⓓ 사람에서 사람으로 접촉전파인 경우는 불규칙한 봉우리를 만들지만, 1차 감염자와 2차 감염자를 구분하여 유행곡선을 그리면 봉우리 사이 간격이 비교적 일정하게 나타날 수 있는데, 이 간격은 해당 질병의 세대기가 된다.

㉡ **유행의 공간적 특성에 대한 기술** : 점지도

ⓐ **점지도** : 사례의 분포를 지리적 특성에 따라 표시한 지도

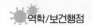

ⓑ 환자의 연령이나 성별 등의 인구학적 특성별, 발생시기별로 점지도를 여러 개 그려보는 것이 좋다.

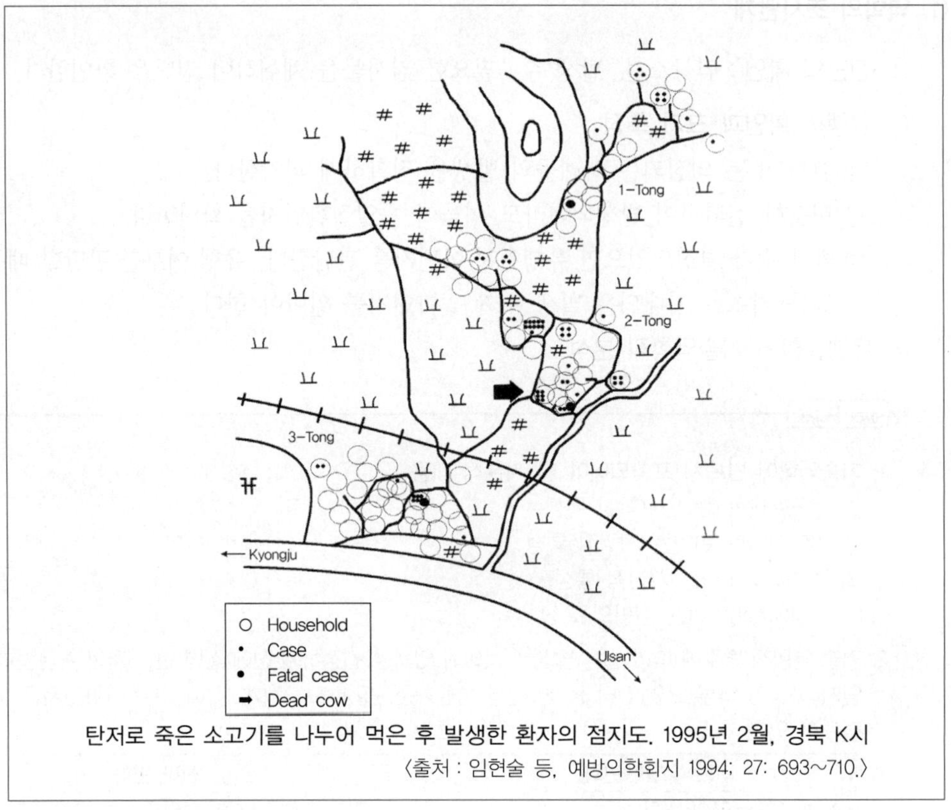

탄저로 죽은 소고기를 나누어 먹은 후 발생한 환자의 점지도. 1995년 2월, 경북 K시

〈출처 : 임현술 등, 예방의학회지 1994; 27: 693~710.〉

㉢ 유행의 인적 특성에 따른 기술

④ 유행원인에 대한 가설설정

Point

코흐(Koch R, 1843~1910)는 탄저병과 결핵의 병인론을 정립하는 과정에서 특정 균과 감염성질환 사이의 인과관계를 판단하기 위해서는 아래와 같은 조건을 충족하여야 한다고 주장하면서 코흐의 가설(Koch's postulates)을 발표하였다.

첫째, 그 균은 해당 질병을 앓는 모든 사람에게서 발견되어야 한다.
둘째, 그 균은 해당 질병을 앓는 사람들에게서 분리되어야 하고 순수 배양되어야 한다.
셋째, 그 균을 감수성이 있는 실험동물에 주입하였을 때 같은 질병이 발생하여야 한다.
넷째, 그 균은 그 동물에서 다시 순수 분리되어야 한다.

1. 가설설정 방법
   ① **공통성 법칙** : 조사하는 현상의 2개 혹은 그 이상의 예에서 어떤 단일상황이 공통적으로 존재할 때 이 상황이 원인일 수 있다는 법칙
   ② **차이성 법칙** : 연구대상 사건이 발생한 집단과 발생하지 않은 집단을 비교할 때 모든 상황은 공통적으로 존재하고 한 가지 상황만 다를 때 그 한 가지 상황을 그 발생사건의 원인이라고 추정하는 방법

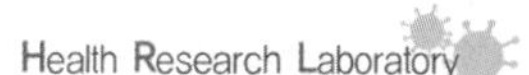

③ **동시변화성 법칙** : 어떤 사상이 다른 사상의 변동에 따라 변화할 때 이들은 서로 연관관계를 가지고 있을 가능성이 있다는 가정의 법칙

④ **동류성 법칙** : 원인이 알려지지 않은 어떤 질병의 자연사와 그 질병의 병리학적 소견, 그리고 역학적 특성의 원인이 이미 알려진 질병과 비슷할 때에는 이 질병의 원인도 잘 알려진 질병의 원인과 비슷할 것이라는 법칙

2. 가설 설정시 고려사항

① 다양한 측면에서 관찰된 사항들을 서로 관련시켜 새로운 가설을 설정한다.

② 질병과 원인으로 추정되는 위험요인 간의 관련성의 정도가 강할수록 강력한 가설을 세울 수 있다.

③ 시간경과에 따라 질병 발생빈도가 변할 때 특히 이러한 현상이 짧은 기간 동안 관찰되면 유용한 가설을 수립할 수 있다.

④ 고립, 비정상적인 상황에서 발생한 사건은 가설 설정에 유용한 정보를 제공할 수 있다.

⑤ 서로 모순되어 보이고 설명이 잘 안되는 이상한 소견이 관찰될 때 유용한 가설을 수립할 수 있다.

⑤ 분석역학적 연구를 통한 가설설정 및 가설검증

⑥ **관리대책 수립** : 방역활동 및 예방대책 수립

⑦ 보고서 작성

Check

01 **A시 보건소에 1개월 동안 30명의 세균성이질 환자가 신고되었다. 유행 조사를 시행하려 할 때 가장 먼저 조사해야 할 것은?**

① 환자의 지리적 분포

② 신고 환자의 성별 분포

③ 신고 환자의 발병 일자

④ 과거 발생 양상과 비교한 유행 여부의 확인

해설 세균성이질 환자가 신고되었으니 '진단의 단계' 다음 단계인 '유행의 확인'으로 시작되어야 한다.

정답 ④

02 **다음 중 감염병의 유행 시 가장 먼저 해야 할 것은?** 2020. 광주보건연구사

① 기술역학을 통한 가설 설정

② 분석역학을 통한 가설 검정

③ 일별 환자 수를 통해 유행곡선 그리기

④ 환자의 사례 정의

해설 환자의 사례 정의 → 일별 환자 수를 통해 유행곡선 그리기 → 기술역학을 통한 가설 설정 → 분석역학을 통한 가설 검정

정답 ④

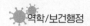

03 **다음 중 감염병 유행조사 시 가장 먼저 해야 하는 것은?**

① 유행 원인의 가설 설정 ② 유행의 존재 확인
③ 유행의 특성 기술 ④ 환자의 진단

해설 환자의 진단 → 유행의 존재 확인 → 유행의 특성 기술 → 유행 원인의 가설 설정

정답 ④

04 **일 지역에서 감염병이 발생하였을 경우 역학조사의 순서를 올바르게 나열한 것은?**
2022. 강원 보건연구사

① 유행확인 → 기술역학 → 가설설정 → 가설검증
② 가설설정 → 기술역학 → 유행확인 → 가설검정
③ 기술역학 → 유행확인 → 가설설정 → 가설검정
④ 가설설정 → 유행확인 → 기술역학 → 가설검정

해설 역학의 조사단계 : 진단의 확인 → 유행의 확인 → 기술역학 → 가설설정 → 가설검증 → 관리대책 수립 → 보고서 작성

정답 ①

05 **A시 보건소에 최근 한 달 동안 35명의 세균성 이질 환자가 신고되었다. 보건소장은 과거 같은 기간의 환자발생과 비교하여 높은 수준임을 인지하고 유행조사를 실시하였다. 이후 이루어질 단계를 순서대로 바르게 나열한 것은?** 2021. 서울 7급 및 보건연구사

① 기술역학적 분석 – 가설 설정 – 가설 검증 – 커뮤니케이션
② 가설 검증 – 가설 설정–기술역학적 분석 – 커뮤니케이션
③ 기술역학적 분석 – 유행의 확인 – 가설 설정 – 가설 검증
④ 기술역학적 분석 – 유행의 확인 – 가설 설정 – 커뮤니케이션

해설 역학의 조사단계 : 진단의 확인 → 유행의 확인 → 유행질환의 기술역학적 분석 → 유행원인에 대한 가설의 설정 → 분석역학적 연구를 통한 가설검증 → 관리대책 수립 → 보고서 작성

정답 ①

06 **다음 중 유행조사의 단계를 순서대로 올바르게 나열한 것은?** 2020. 울산보건연구사

① 기술역학 - 가설 설정 - 분석역학 - 진단 및 발생 확인 - 보고서 작성
② 기술역학 - 진단 및 발생 확인 - 가설 설정 - 분석역학 - 보고서 작성
③ 진단 및 발생 확인 - 가설 설정 - 분석역학 - 기술역학 - 보고서 작성
④ 진단 및 발생 확인 - 기술역학 - 가설 설정 - 분석역학 - 보고서 작성

정답 ④

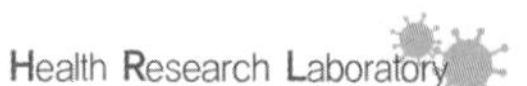

07 **흡연과 폐암 연구에서 흡연자들 중 하루에 담배를 한갑 이상 피우는 사람들이 흡연을 하지 않는 사람들보다 폐암 발생률이 높았다. 다음 중 이러한 관찰 결과로 흡연이 폐암에 영향을 줄 수 있다는 가설을 세울 수 있는 근거가 되는 가설 설정 방법은?** 2019. 부산보건연구사

① 공통점에 근거하는 법칙
② 동시에 변화하는 점에 근거하는 법칙
③ 유사성에 근거하는 법칙
④ 차이점에 근거하는 법칙

해설 **차이성의 법칙**(차이점에 근거하는 가설 설정 방법) : 연구대상 사건이 발생한 집단과 발생하지 않은 집단을 비교할 때, 모든 다른 상황은 두 집단에서 공통적으로 존재하고 한 가지 상황만 다를 때 이 한 가지 상황이 그 사건발생의 원인이라는 가설을 세울 수 있다.

정답 ④

08 **다음 사례들을 근거로 "흡연이 폐암의 원인이다."라는 가설을 세울 경우, 다음 중 해당 되는 가설 유도방법은?** 2019. 경남보건연구사

> 폐암에 걸린 환자 집단과 폐암에 걸리지 않은 정상인 집단을 비교했더니 성, 연령, 거주지역, 직업, 결혼상태, 사회경제적 수준, 생활습관 등 다른 특성들은 유의한 차이가 나타나지 않고 오로지 흡연습관에서만 유의한 차이가 나타났다. 폐암에 걸린 환자 집단에는 흡연습관을 가진 사람들이 많이 포함되어 있고, 폐암에 걸리지 않은 정상인 집단에는 흡연하지 않는 사람들이 많이 포함되어 있었다.

① 양-반응에 근거하는 방법
② 유사성에 근거하는 방법
③ 일치성에 근거하는 방법
④ 차이점에 근거하는 방법

해설 **차이성의 법칙**(차이점에 근거하는 가설 설정 방법) : 연구대상 사건이 발생한 집단과 발생하지 않은 집단을 비교할 때, 모든 다른 상황은 두 집단에서 공통적으로 존재하고 한 가지 상황만 다를 때 이 한 가지 상황이 그 사건발생의 원인이라는 가설을 세울 수 있다.

정답 ④

Point

❀ 유행의 정의와 요소

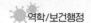

① 주어진 인구집단에서
② 비교적 짧은 기간에(상대적인 개념으로)
③ 임상적 특성이 비슷한 증후군이(원인이 동일하다는 가정)
④ 통상적으로 기대했던 수(토착성 발생수준) 이상으로 발생하는 것

❀ 유행곡선 : 시간을 X축으로 하고 환자 수(신 환자 수)를 Y축으로 표시한 그림

1. 단일봉 유행곡선
   ① 공통오염원에 의한 단일노출로 인한 유행으로 예를 들어 식중독이 대표적이다.
   ② 첫 발생 환자와 마지막 발생 환자와의 거리는 최장잠복기와 최단잠복기의 차이이다.
   ③ 흔히 정규분포곡선 형태이다.
   ④ 처치 : 대민홍보, 개인위생 강조

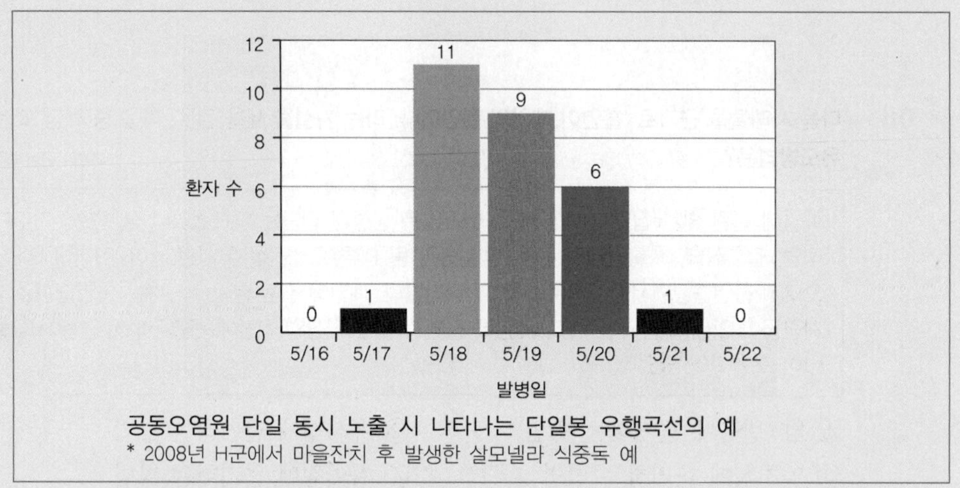

공동오염원 단일 동시 노출 시 나타나는 단일봉 유행곡선의 예
* 2008년 H군에서 마을잔치 후 발생한 살모넬라 식중독 예

2. 단일봉이지만 봉우리가 평평한 고원을 형성하고 잠복기가 알려진 것보다 긴 경우 : 오염된 감염원이 제거되지 않고 여러 번에 걸쳐 지속적으로 유행을 일으키는 경우이다.

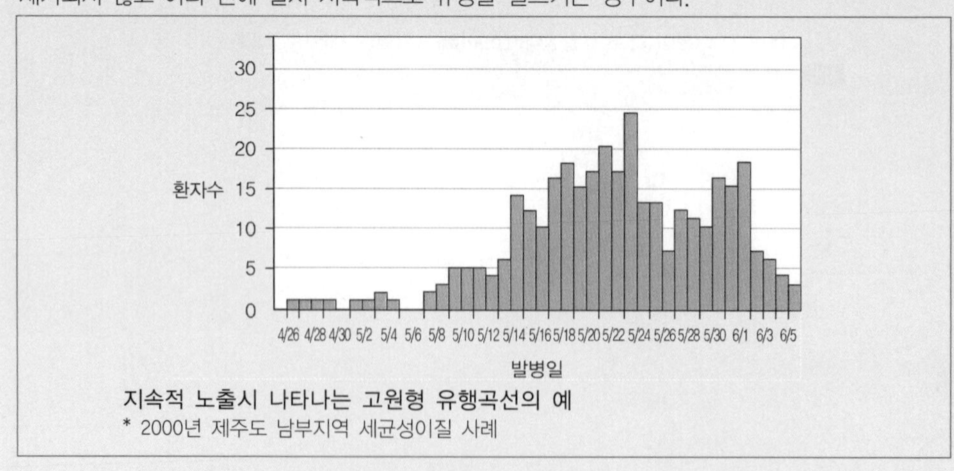

지속적 노출시 나타나는 고원형 유행곡선의 예
* 2000년 제주도 남부지역 세균성이질 사례

3. **여러 번 노출 시 나타나는 다봉형 유행곡선** : 노출이 지속적으로 이루어지지 않고 간헐적으로 이루어져서 유행이 일어나는 것이 반복되는 유형이다.

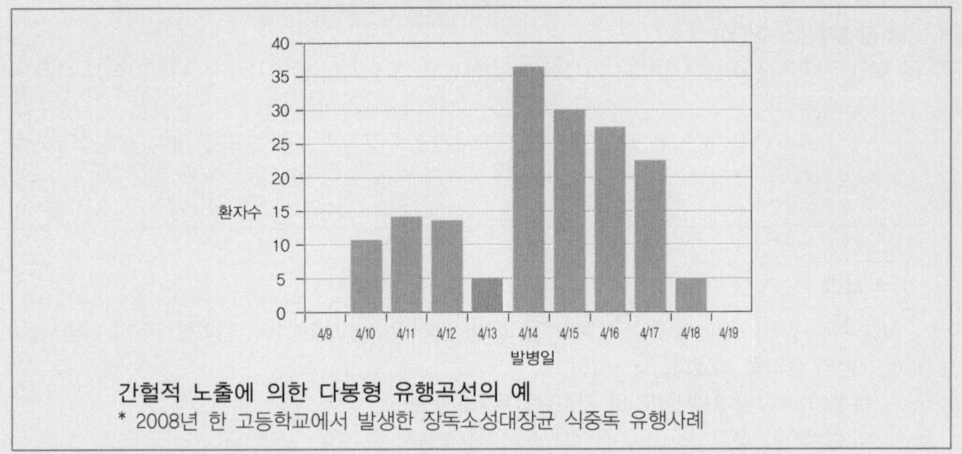

간헐적 노출에 의한 다봉형 유행곡선의 예
* 2008년 한 고등학교에서 발생한 장독소성대장균 식중독 유행사례

4. **증식형 유행곡선**
   ① 사람 간 접촉으로 인한 전파 시 나타나는 유행의 모습으로 불규칙한 봉우리 크기와 비교적 일정한 봉우리 간격을 특징으로 한다.
   ② 특히 비말로 감염되는 호흡기감염병의 경우 그대로 유행을 두면 점차적으로 유행곡선의 봉우리의 크기가 커지는 전형적인 증식형 유행곡선을 보인다.
   ③ 호흡기감염병인 홍역 유행 시 봉우리의 정점 간 간격이 비교적 일정한 증식형 유행곡선을 띤다.

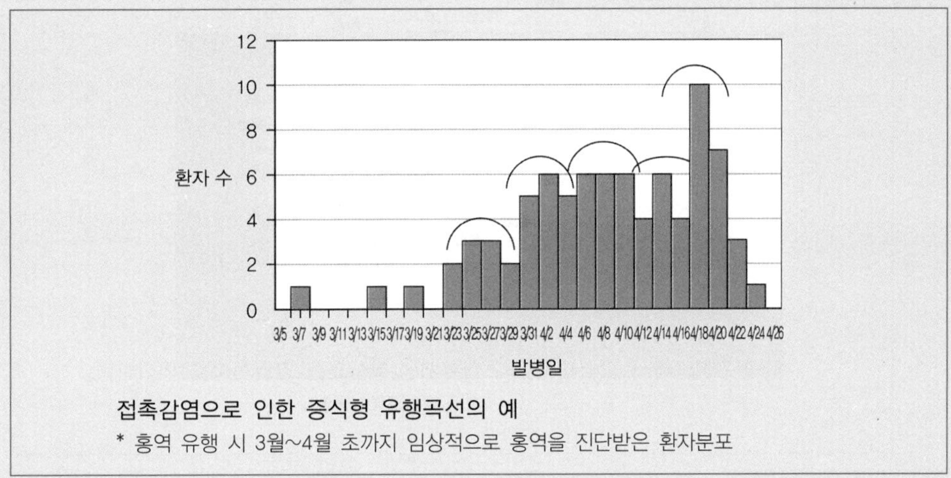

접촉감염으로 인한 증식형 유행곡선의 예
* 홍역 유행 시 3월~4월 초까지 임상적으로 홍역을 진단받은 환자분포

5. **유행곡선을 통해 얻을 수 있는 정보**
   ① 해당 질병의 잠복기 분포, 최단 잠복기와 평균잠복기, 최장 잠복기의 확인
   ② 잠복기 분포를 이용하여 병원체 종류 추정
   ③ 잠복기 분포를 이용하여 공동노출일(공동폭로일)이 언제인지 추산
   ④ 전파양식 추정
   ⑤ 단일노출인지 다중노출인지 파악
   ⑥ 2차나 3차 유행 여부 확인
   ⑦ 유행의 규모 파악
   ⑧ 향후 유행의 진행 여부와 규모 예측

Point

감염병 유행의 원리와 의미

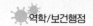

1. 기초감염재생산수(R0)
   ① 모든 인구가 감수성이 있다고 가정할 때 감염성 있는 환자가 감염가능기간 동안 직접 감염시키는 평균 인원 수
   ② 전체 접촉자 수를 분모로, 각 감염자가 전파시킨 2차 감염자 수를 분자로 하여 기초감염재생산수를 계산할 수 있다.

✦ 사례

최초 환자 '갑'이 2명에게 전파를 하고 '을'과 '병'은 각각 3명과 2명에게 전파한 뒤, 각 감염자들이 0~2명씩 전파를 하였다.
이 유행에서 감염 3세대까지의 기초감염재생산수는
= 각 감염자가 전파시킨 2차 감염자 수/전체 접촉자 수
= (2+3+1+1+0+2+2+1+2+0+2)/11=1.45

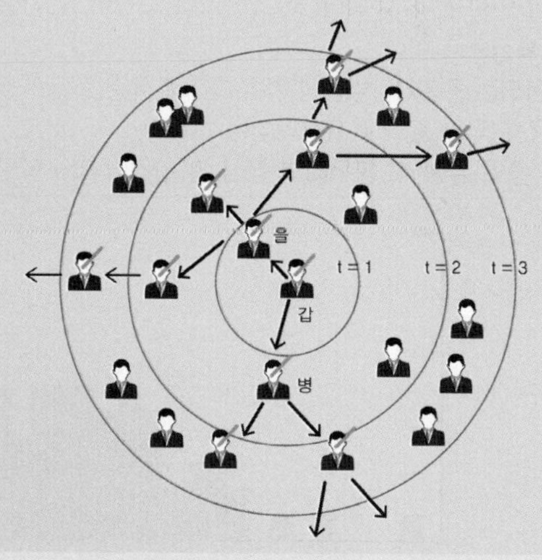

인구집단에서 감염재생산의 기본개념(화살표는 감염전파를 의미하며, t는 평균세대기이다.)

2. 감염재생산수(R)

현실적으로 지역사회에는 질병에 대해서 면역을 가지고 있는 인구집단이 일부 존재하며, 이 경우 실제 감염재생산수는 기초감염재생산수보다 적어지게 된다. 감염재생산수(R)는 한 인구집단 내에서 특정 개인으로부터 다른 개인으로 질병이 확대되어 나가는 잠재력을 의미한다. 만약 어떤 질환의 기초감염재생산수가 4이고, 해당 지역사회의 인구 중 50%가 면역되어 있다면 실제 감염재생산수는 4−(0.5×4)=2가 되어 감염원 1인당 2명씩 새로운 감염자를 만든다. 따라서 이때는 감염세대가 거듭될수록 $1 \rightarrow 2^1 \rightarrow 2^2 \rightarrow 2^3 \rightarrow 2^4$같이 환자발생이 많아져서 유행이 발생된다. 그러나 만약 75%가 면역되어 있다면 감염재생산수는 4−(0.75×4)=1이 된다. 이 경우 감염세대가 진행되더라도 $1 \rightarrow 1^1 \rightarrow 1^2 \rightarrow 1^3 \rightarrow 1^4$과 같이 되어 지역사회의 환자 수는 일정하게 유지되는데, 이런 경우를 풍토병이라고 한다. 만약

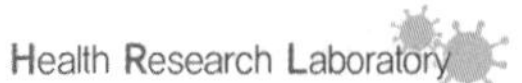

지역사회 면역이 75%보다 많아지게 되면 감염재생산수가 1보다 작아지고, 이것은 하나의 감염원이 평균 1명도 감염을 시키지 못한다는 것이므로 그 질병의 유행은 소멸된다.

> R<1 : 질병의 유행이 일어나지 않고 사라지게 된다.
> R = 1 : 풍토병이 된다.
> R>1 : 질병의 유행이 일어난다.

3. 감염재생산의 결정요인

> $R = \beta \times \kappa \times D$
> β : 감염원이 감수성자와 1회 접촉 시 감염을 전파시킬 확률
> κ : 단위시간 동안 감염원이 감수성자와 접촉하는 횟수
> D : 감염원이 감염을 전파시킬 수 있는 기간

β는 질병의 특성과 전파방법에 따라 달라진다. 예를 들어 HIV 감염의 경우 성적 접촉인 경우는 0.1보다 작지만, 수혈에 의한 경우는 1에 가깝다. 감염병의 관리원칙 중 많은 경우는 β를 감소시키는 것이다.
κ도 질병에 따라 다르게 나타나는 특성이다. 감염병 유행 관리방법 중 격리나 검역은 이를 감소시키는 전략이다.
D는 질병별로 감염가능기간이 정해져 있는 것이 보통이고 질병에 따라서는 항생제로 치료를 하는 경우 감염전파기간이 줄어들기도 한다. 즉, 감염병을 치료하는 이차예방이 곧 감염병을 예방하는 일차예방의 효과도 갖게 된다.

4. 유행방지를 위한 면역인구 = {1 − (1/n)}×100, n = 기초감염재생산수

Check

01 다음 중 홍역 유행곡선에서 많이 나타나는 봉우리 모양은?

① 봉우리가 고원처럼 정체된 것
② 봉우리가 여러 개인 것
③ 불규칙하며 일정한 봉우리 간격
④ 오른쪽으로 길게 치우친 대수정규분포

해설) 호흡기감염병인 홍역 유행 시 봉우리의 정점 간 간격이 비교적 일정한 증식형 유행곡선을 띤다. 즉, 불규칙한 봉우리 크기와 비교적 일정한 봉우리 간격을 특징으로 한다.

정답 ③

02 모든 사람이 A질병에 감수성을 가진 어떤 마을에 A질병에 걸린 사람이 평균적으로 직접 감염시키는 사람 수가 10명이었다. 이후 마을사람들 중 90%가 예방접종을 받아 면역이 생겼다고 할 때, 다음 중 3세대 감염자 수는 몇명인가?

① 1명　　② 8명
③ 27명　　④ 1,000명

해설) 감염재생산수 = 10 − (10 × 0.9) = 1, 즉 $1 \rightarrow 1^1 \rightarrow 1^2 \rightarrow 1^3 \rightarrow 1^4$이므로 3세대는 1명이다.

정답 ①

03 **어느 질병의 기초감염재생산수가 5일 때, 이 질병의 유행을 막기 위한 해당 지역사회의 집단면역의 한계밀도는? (단, 소수점 이하는 반올림한다)**

① 70% ② 75%
③ 80% ④ 85%

해설 한계밀도 = {1 − (1/5)} × 100 = 80%

정답 ③

04 **서울 시민을 대상으로 주요 호흡기감염병에 대한 혈청검사를 통하여 항체보유율을 조사하였다. 항체가 있는 경우 질병에 걸리지 않는다고 가정하면, 서울 시민에게 예방접종이 우선적으로 필요한 감염병은?** 2022. 서울보건연구사

감염병	기초감염재생산수	항체보유율(%)
가	3	68
나	4	72
다	5	81
라	10	78

① 가, 나 ② 가 라
③ 나, 다 ④ 나, 라

해설 감염재생산수(R) = 기초간염재생산수 (항체보유 × 기초감염새생산수)
- 가 : R = 3 − (0.68×3) = 0.96
- 나 : R = 4 − (0.72×4) = 1.12
- 다 : R = 5 − (0.81×5) = 0.95
- 라 : R = 10 − (0.87×10) = 1.3
- 감염재생산수가 1보다 큰 "나"지역과 "라"지역의 경우 예방접종이 필요하게 된다.

정답 ④

05 **유행하고 있는 감염병의 기초감염재생산수가 5이고 예방접종 효과는 100%일 때 이 질병의 유행이 일어나지 않기 위한 집단면역의 수준은 얼마인가?** 2022. 인천보건연구사

① 70% ② 75%
③ 80% ④ 85%

해설 유행방지를 위한 면역인구 수 = {1 − (1/n)} × 100 = 80%(n은 기초감염재생산수)

정답 ③

06 **다음 중 호흡기계 감염병에 의한 유행곡선의 모양으로 올바른 것은?** 2020. 광주보건연구사

① 봉우리가 간헐적으로 나타난다.
② 봉우리가 하나로 오른 꼬리 분포를 나타낸다.
③ 봉우리가 하나이지만 봉우리가 고원을 형성한다.
④ 봉우리 간격은 일정하고, 봉우리 크기는 불규칙하거나 점차 커진다.

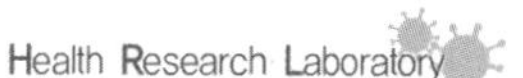

해설 호흡기계 감염병의 경우는 사람 간 접촉으로 인한 전파 시 나타나는 유행의 모습으로 접촉감염으로 인한 증식형 유행곡선 모양이며, 불규칙한 봉우리 크기와 비교적 일정한 봉우리 간격을 특징으로 한다.

정답 ④

07 **한계밀도가 80%일 때 기초감염재생산수는?** 2020. 보건복지부 특채7급

① 2　② 3

③ 4　④ 5

해설 한계밀도 = {1 − (1/기초감염재생산수)} × 100 = 80%이므로 기초감염재생산수는 5가 된다.

정답 ④

08 **어느 감염병에 대한 인구집단의 면역률이 50%일 때, 이 감염병이 인구집단에서 유행치 않으려면 다음 중 기초감염재생산수(Ro)가 얼마이어야 하는가?** 2019. 인천보건연구사

① 0.5 미만　② 1 미만

③ 2 미만　④ 3 미만

해설 감염병이 인구집단에서 유행하지 않으려면 면역률 50%가 한계밀도가 되어야 한다.
50 = (Ro − 1) / Ro × 100　∴ 기초감염재생산수(Ro) = 2

정답 ③

09 **다음 중 유행곡선을 통해 추정할 수 있는 것은?** 2017. 경기보건연구사

① 독력　② 잠복기

③ 잠재기　④ 지역적 분포

해설 유행곡선은 유행의 시간적 특성에 대한 기술로써 유행곡선을 통해 추정할 수 있는 정보로는 잠복기, 병원체, 폭로형태와 폭로일, 전파양식, 2차나 3차 유행여부 확인, 유행의 규모 등이 있다.

정답 ②

(2) 공중보건감시

① 공중보건감시의 정의

㉠ 정의 : 질병과 상해 등 건강 관련 사건발생에 관한 지속적인 조사이다.

㉡ 목적 : 상시로 자료를 수집하여 이들 상태의 경향과 분포의 변화를 감지하여 필요한 조치를 하거나, 예방과 관리대책 혹은 방법 개발을 위한 조사를 시행하는 것으로 진단의 정확성보다는 일관성과 신속성, 실용성을 더 중요시한다.

Point

❀ 감시체계의 정의

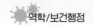

1. **세계보건기구** : 질병관리의 계획, 집행, 평가를 위해 역학적 정보를 체계적으로 수집, 분석, 사용하는 것을 의미한다.
2. **미국 질병관리본부** : 보건자료를 지속적이고 체계적으로 수집, 분석, 해석하여 필요한 곳에 적시에 배포하며 이 정보를 질병예방과 관리를 위한 공중보건사업과 각종 보건프로그램의 계획, 실행, 조사연구를 위해 사용하도록 한다.

② 공중보건감시의 활용

㉠ 위험인구의 건강문제 크기 추산
㉡ 질병 또는 손상의 자연사 이해
㉢ 유행발생의 감지
㉣ 건강관련 사건의 분포와 확산의 확인
㉤ 역학적, 실험실적 연구의 촉진
㉥ 병인론에 따른 가설의 설정 및 검정
㉦ 관리와 예방측정의 평가
㉧ 감염병원체의 변화 모니터링
㉨ 격리활동의 모니터링
㉩ 보건의료관련 행태의 변화감지
㉪ 계획수립의 촉진

(3) 수동감시체계와 능동감시체계

① **수동감시체계** : 의료인이 환자를 발견하여 신고하고 보고하는 형태가 가장 전형적인 예이다.
② **능동감시체계** : 감시체계 운영자가 직접 나서 사례를 찾는 것으로 한정된 기간에만 사용되기도 한다. 즉,

㉠ 유행이 일어났거나 유행이 예측되어 집중적인 자료수집이 필요한 경우
㉡ 혹은 새로운 질병이나 새로운 전파경로 등에 관한 조사가 필요한 경우
㉢ 새로운 지역이나 인구집단에 유행이 일어난 경우
㉣ 특정 보건사업 후 효과를 타당성 있게 평가하기 위한 경우에 사용될 수 있다.

Point

❀ 감염병 감시체계(National Notifiable Disease Surveillance System) 운영

1. 정의
   ① 질병이나 사망 등 감염병 발생자료를 지속적 · 체계적으로 수집 · 분석하고
   ② 이를 필요로 하는 자에게 배포함으로써 감염병의 예방과 방역에 활용하는 제도

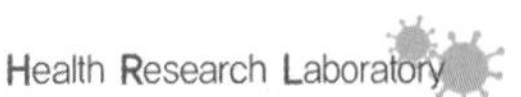

2. 목적

① 감염병 발생현황 파악　　② 감염병 발생추이 관찰
③ 감염병 발생 조기경보　　④ 새로운 전염병 발생 예측
⑤ 전염병관리사업 평가

3. 구성요소

① 신고대상 질병 : 신고대상 법정감염병 지정
② 자료의 수집, 분석, 환류체계
③ 민간의료기관과 공공의료기관 간의 협조
④ 효과적인 대처

4. 효과

① 감염병관리에서 가장 중요한 조기발견 및 조기방역 가능
② 1997년 홍콩에서 시작되었던 조류독감의 경우가 대표적인 사례로서 전 세계적 감시체계의 운영으로 질병확산의 효과적인 대처

Check

01 능동 감시체계의 장점으로 가장 올바른 것은? 2022. 서울보건연구사

① 사례 발견의 완전성이 높은 편이다.
② 평상시에 운영하기 적합하다.
③ 보고를 받는 기관의 부담이 적다.
④ 인력과 비용이 적게 든다.

해설 능동 감시체계
- 감시체계 운영자가 직접 나서 사례를 찾는 것
- 한정된 기간에만 사용하게 된다.
- 역학조사와 연계하여 사용하게 된다.
- 사례발견의 완정성이 높다.
- 인력, 비용, 시간이 많이 들어 상시 운영이 어렵다

정답 ①

02 공중보건 감시체계에는 수동 감시체계와 능동 감시체계가 있다. 다음 중 능동 감시체계에 대한 설명으로 가장 올바른 것은? 2020. 광주보건연구사

① 수동 감시체계에 비하여 자료의 완전성이 낮다.
② 수동 감시체계의 대표성을 확인할 수 있다.
③ 의료인이 환자를 발견하여 신고하고 보고하는 형태이다.
④ 평상 시 상시적으로 운용하는 체계이다.

해설 능동 감시체계는 사례 발견(자료)의 완전성이 높으므로 수동 감시체계의 대표성을 확인할 수 있다. 대표성은 모집단의 특성을 반영하는 정도로 표본조사나 역학조사를 확인할 수 있다.

정답 ②

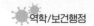

03 **다음 중 공중보건감시에 대한 설명으로 가장 올바르지 못한 것은?** 2020. 충북보건연구사

① 공중보건감시는 조사 자료의 정확성도 중요하나 일관성과 신속성, 실용성을 더 중요시 한다.

② 능동 감시체계가 수동 감시체계보다 자료의 완전성이 높다.

③ 능동 감시체계는 감시체계 운영자에게 많은 비용과 노력을 필요로 한다.

④ 수동 감시체계는 감시체계 운영자가 직접 나서서 사례들을 찾는 것이다.

해설 ④ 감시체계 운영자가 직접 나서서 사례들을 찾는 것은 능동적 감시체계이다.

정답 ④

(4) 조사내용에 따른 분류

① 1단계 역학 : 기술역학

② 2단계 역학 : 분석 또는 실험역학

③ 3단계 역학 : 이론역학

Point

기타 역학의 분류방법

1. 원인의 종류에 따른 분류

<table>
<tr><td>유전역학</td><td>① 가계와 인구집단에서 유전자의 질병발생에 대한 병인을 밝히고 나아가서는 유전자와 환경 간의 상호작용을 평가하기 위한 역학
② 유전학적 연구의 분류
<table>
<tr><th></th><th>인구집단 연구</th><th>가계연구</th></tr>
<tr><td>기술적 연구</td><td>인구집단에서 유전자와 유전관련 질환의 분포를 파악</td><td>가계 내에서 유전자와 유전관련 질환의 분포를 파악</td></tr>
<tr><td>분석적 연구</td><td>• 인구집단에서 유전관련 질환과 관련 있는 유전자 연구
• 질병발생에서 유전자의 역할 연구</td><td>• 가족응집성의 원인 연구
• 가계 내에서 질병에 대한 유전적 기전 연구</td></tr>
</table></td></tr>
<tr><td>환경역학</td><td>① 환경노출이 인구집단의 질병과 건강상태에 미치는 영향을 연구하는 역학
② 환경역학의 기본적인 역할은 환경노출의 분포 및 건강영향에 대한 원인적 기전을 규명하고, 유해 환경요인을 통제함으로써 기대되는 위험도 감소의 양적 규모를 산출하여 질병 예방사업에 합리적으로 활용하기 위함이다.
③ 지속가능한 환경을 만들기 위해 유해요인의 노출 및 건강상태의 불평등을 감소시키기 위해 더욱 더 강조되고 있는 역학이다.</td></tr>
<tr><td>직업역학</td><td>① 사업장에서 유해요인을 다루는 근로자의 질병이나 손상의 빈도와 분포를 파악하고 근로자의 질병과 손상에 영향을 주는 노출요인을 규명하는 역학
② 직업역학의 특징
• 직업적 노출요인으로 인해 질병이 발생한다.
• 근로자는 일반 인구집단에 비해 더 건강할 가능성이 있다(건강 근로자 효과).
• 근로자 집단에서 직업적 노출의 한계를 파악해야 한다.</td></tr>
</table>

	③ 직업역학의 연구방법 • 사례보고 및 사례군연구 • 단면연구 • 환자-대조군연구(산업장 중심의 환자-대조군연구, 등록기반 환자-대조군연구) • 코호트연구(전향적, 후향적 코호트) • 사망 자료에 대한 기술학적 연구
영양역학	① 인구집단에서 질병을 포함하여 모든 건강상태와 관련된 영양학적 결정요인을 연구하는 학문 ② 영향역학의 목적 • 인구집단의 식품섭취, 영양섭취 등 영양상태 모니터링 • 식이와 건강상태에 대한 새로운 가설 설정 • 질병 예방을 위한 과학적 근거 생산 ③ 영양소만을 의미하는 것이 아니라 식생활의 모든 측면을 포괄하는 식이요인도 포함된다. 즉 식품섭취량, 영양소 섭취량과 영양생화학적 지표, 영양소와 성분, 식습관, 식생활 환경(예 거주 지역 내 편의점 수 등) 등도 포함된다.
약물역학	① 인구집단에서 약물의 사용으로 인하여 발생하는 이롭거나 해로운 결과의 빈도를 파악하고, 특정 약물복용과 질병발생 간의 연관성을 분석하는데 역학적인 지식과 연구방법론을 적용하는 학문 ② 1950년대 클로람페니콜에 의한 재생불량성 빈혈환자 발생과 1961년 유럽에서 임신초기에 입덧 약으로 복용하였던 탈리도마이드에 의하여 10,000명 이상의 사지결손증 환자가 태어난 사건을 계기로 새로 개발된 약물이 FDA의 승인을 받으려면 반드시 그 약물의 안전성과 효능을 확인하는 과정을 거치게 하는 키포버-해리스 수정안이 1962년 미국의회에서 통과되었다. ③ 약물역학의 연구방법 : 사례연구, 사례군연구, 생태학적 연구, 환자-대조군연구, 코호트연구
사회역학	건강의 사회적 분포와 사회적 결정요인들에 대해 연구하는 역학
분자역학	① 분자와 세포 수준의 생체 표지자를 주요 방법으로 이용하는 역학 ② 위험노출 이후 건강/질병 현상까지의 단계를 세분화하여 위험요인의 인체 내 생물학적 변화 과정을 표현함과 동시에 질병 이전, 질병단계, 질병 이후 단계까지를 세분화하여 그 연속선 상에서 요인-질병을 파악하게 된다. ③ 질병 또는 환경노출 등으로 손상되거나 자연적으로 변이를 일으킨 분자(DNA)구조나, 특징적인 유전자 생성물질을 분자생물학적 또는 면역학적 기법을 이용하여 감지하고 확인하게 된다.

2. 결과의 종류에 따른 분류
① 감염병 역학
② 암역학
③ 심혈관질환 역학
④ 사고역학 등

3. 연구가 시행되는 곳의 특성에 따른 분류
① 임상역학
② 지역사회현장 역학 등

4. 연구방법에 따른 분류
   ① 기술역학
   ② 분석역학
   ③ 실험역학
   ④ 분자역학
   ⑤ 이론역학

<table>
<tr><th colspan="4">연구 설계</th><th>근거 수준</th></tr>
<tr><td rowspan="6">관찰 연구</td><td rowspan="4">기술 역학 연구</td><td>사례연구</td><td rowspan="2">의학 분야에서 많이 이용하는 형태로 특정 질환자나 환자군의 특징을 기술하는 것
예 후천성면역결핍증으로 밝혀진 중년남자 환자의 특이 임상양상을 보고한 연구</td><td rowspan="8">약
↓
강</td></tr>
<tr><td>사례군 연구</td></tr>
<tr><td>생태학적 연구</td><td>집단의 평균적인 속성들 간의 상관성을 관찰하는 것.
예 국가간 대장암 사망수준과 일인당 평균 육류소비량 간 상관성 연구</td></tr>
<tr><td>단면연구</td><td>같은 시점에 요인과 질병상태의 연관성을 관찰한 것으로 지역 건강조사, 유병률 조사가 이에 속한다.</td></tr>
<tr><td rowspan="2">분석 역학 연구</td><td>환자-대조군 연구</td><td>환자군과 대조군을 표본추출하여 이들의 과거 노출력과 비교함으로써 요인-질병의 연관성을 관찰하는 연구</td></tr>
<tr><td>코호트 연구</td><td>연구대상자를 기저 조사(단면연구)를 통해 특정 위험요인에 노출된 집단과 그렇지 않은 집단으로 분류하고, 이들을 추적 관찰하여 질병발생을 비교하여 요인-질병의 연관성을 관찰하는 연구</td></tr>
<tr><td rowspan="2">실험 연구</td><td colspan="2">준실험연구</td><td>무작위배정을 적용하지 않는, 비교집단을 가진 임상시험, 무작위배정이 어려운 지역사회시험, 혹은 한 집단의 연구대상에 대해 요인 노출 이전과 이후를 비교하는 단일군 임상시험 등을 말한다.</td></tr>
<tr><td colspan="2">실험연구</td><td>연구자가 연구대상자의 참여, 주 요인 및 교란요인에의 노출, 무작위배정 등 여러 연구 조건들을 배정하거나 통제하여 연구 수행과정에서 발생할 수 있는 각종 바이어스가 연구결과에 영향을 끼치지 못하도록 고안된 연구형태이다. 연구 설계 중 실험적 연구일수록 해당 연구의 인과적 연관성의 근거 수준은 더욱 높아지게 된다.</td></tr>
</table>

(5) 기술역학 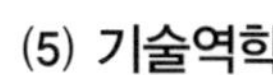 

건강과 건강관련 상황이 발생했을 때 있는 그대로의 상황을 기술하는 것이다.

① **인적 변수**(생물학적 변수) : 연령, 성별, 인종, 종교, 사회계층, 직업, 결혼상태, 사회경제적 수준, 기타

범주	종류
타고난 특성	연령, 성별, 인종, 유전적 특성 및 감수성 등
획득한 특성	면역기능, 결혼 상태, 생리적 계측치 등
생활습관	흡연, 음주, 식이, 운동 등
사회경제적 환경	사회경제적 수준, 교육수준, 직업, 종교 등

㉠ 연령

ⓐ 의료 이용과 연령은 U자형의 관계로 나타나는데, 이러한 관계는 거의 모든 자료에서 입증되고 있다.

ⓑ U자형 가설에 의하면 신생아기 및 유아기에는 높은 의료 이용을 보이다가 나이와 함께 이용량이 하락하여 10대 후반에서 20대 초반에 가장 낮은 이용을 나타내고, 20대 후반부터 나이와 함께 수요가 꾸준히 증가하는 경향을 보인다.

ⓒ 20대 후반과 30대 초반에 걸쳐 조그만 돌출이 있는 것은 여성의 임신과 출산으로 인해 증가된 의료 이용 때문이다.

ⓓ 전체 연령에 따른 사망률은 주로 J형태를 이루고 있다.

㉡ 성별

ⓐ 대부분의 질환에서 남자에 비해 여자의 사망률이 낮다.

ⓑ 고혈압, 당뇨병, 우울증, 관절염 등의 질병은 여성의 유병률이 높다.

ⓒ 갑상선질환, 담석 등 여성 호르몬과 관련성이 깊은 질환은 여성의 발생이 더 높다.

ⓓ 자살은 남자에서 많으나 자살 시도자는 여자에서 월등히 많다.

㉢ 결혼 유무

ⓐ 가정에서 자신을 따뜻하게 돌봐줄 배우자를 가진 기혼자는 입원치료의 기회를 줄일 수 있을 것이다.

ⓑ 결혼 상태별 사망률도 대체로 이혼의 경우가 가장 높고, 그 다음은 미혼, 사별, 배우자가 있는 경우 순으로 나타난다.

ⓒ 혼자 살게 되면 여자보다 남자가 훨씬 더 사망률이 높다.

㉣ 인종과 종교

ⓐ 유전적인 차이보다는 식이습관, 교육수준, 주거환경 등 사회경제적 요인으로 인해 기인되었을 것으로 예측하고 있다.

ⓑ 아시아인은 위암, 간암 발생이 높은 반면, 서양인은 유방암, 전립선암의 발생이 높다. 또는 아시아인은 출혈성 뇌졸중의 빈도가 높은 반면, 서양인은 비출혈성 뇌경색이 더 많은 빈도를 차지한다.

ⓜ 직업과 사회경제적 수준

ⓐ 직업에 따른 물리 · 화학 · 생물학적 환경에 대한 노출이나 이로 인한 정신적 스트레스 등에 의해 발생되는 질병을 의미한다.

ⓑ 사회경제적 수준이 낮은 집단에게 조현병 유병률이 더 높다는 관찰에서 낮은 사회경제적 수준에 의한 사회적 스트레스가 질환을 유발한 것인지 혹은 조현병 소인이 있는 이들이 이로 인하여 결과적으로 사회경제적 수준이 낮아진 것인지에 대한 논쟁이 진행된 바 있다.

ⓑ 가족 관계와 유전적 감수성

ⓐ 가족력은 유전적 특성뿐만 아니라 가족 간에 공유되는 행동, 문화, 식이습관과 같은 환경적 인자와도 관련성이 있다.

ⓑ 유전적인 소인으로 인해 발생할 경우 일정 나이에 도달한 다음에 발생하며 일반적인 산발적 질병에 비해 발병이 이르게 된다.

ⓒ 가족이 공유하는 환경적 요인에 의한 경우는 그 환경적 요인이 발암물질, 돌연변이물질, 독성물질인 경우에는 발병시기가 나이와 무관하게 노출시기와 연관하여 발생하는 반면 어떤 공유된 환경적 요인에 대한 누적 노출로 인해 발생하는 경우는 어느 정도의 연령을 지나서 발생하며 연령의 증가에 따라 발생률이 증가하게 된다.

ⓓ 유전적 감수성 인자를 가진 사람은 그렇지 않은 사람에 비해 환경적 인자 노출에 대해 감수성이 높아서 더 많은 질병이 발생하게 된다.

② 지역적 변수(지역 응집성)

㉠ 지방성[풍토병적, 토착성(endemic)] : 일부지역에 특수하게 발생하는 경우로 우리나라 낙동강 지역의 간디스토마가 이에 속한다.

Point

풍토병의 조건

① 그 지역에 살고 있는 모든 종족에서 높은 발생률이 관찰된다.
② 다른 지역에 살고 있는 동일종족에서는 발생률이 높지 않다.
③ 다른 지역에 살던 건강인이 이 지역으로 이주해 오면 원래 이 지역에 살던 주민과 같은 수준의 발병률로 그 병에 걸린다.
④ 이 지역을 떠난 주민은 그 질병의 발생률이 높지 않다.
⑤ 이 지역에 살고 있는 사람 이외의 동물에게서도 비슷한 질병의 발생이 관찰된다.

㉡ 유행성 또는 전국적 유행(epidemic) : 한 국가에서 전반적으로 질병이 발생하는 양상이다. 그 지역에 없던 질환이 외부로부터 유입될 때를 '외인성 유행'이라 하고, 그 지역에 존재하는 질환이 토착성 이상의 수준으로 유행되는 것을 '토착성 유행'이라 한다.

㉢ 산발적(sporadic) 발생 : 질병 유행이 아니고 시간이나 지역에 따라 어떠한 경향성을 보이지 않을 때 이 질병의 발생을 산발적 발생이라 한다.

㉣ 범유행성[범발성(pandemic)] : 최소한 두 국가 이상의 광범위한 지역에 동시에 유행되는 질환을 의미한다.

Point

❀ **지역 간 비교단위 : 지역적 특성에 따라 질병 빈도를 기술하는 방법**

1. **지역 분포 비교** : 1854년 콜레라균이 발견되기도 전에 런던에서 일어난 콜레라를 snow가 지역 내의 '점지도'를 통해 사망률의 지역 분포 차이를 관찰하고 사망 빈도가 높은 지역의 펌프를 쓰지 못하게 함으로써 질병발생을 막은 것이 대표적인 예이다.
2. **지역 간 비교** : 지역 간 비교 중 흔히 사용하는 단위는 도시-농촌, 시군구별, 시도별 비교라 할 수 있다. 최근에서 이러한 지리적 정보를 GIS로 전산화하여 지역별 발병 양상의 변동 추이를 실시간으로 파악하여 질병관리에 활용하고 있다.
3. **국가 간 비교** : 국제암연구소에서는 국가 간 암 발생, 사망, 유병 수준에 대한 자료를 지속적으로 제공하고 있다.

③ 시간적 변수

㉠ **추세변화(장기변화)** : 어떤 질병을 수십 년(10년 이상) 관찰 시 증가 및 감소의 경향을 말한다. 이러한 변화를 하는 질병으로는 장티푸스(30~40년 주기), 디프테리아(10~24년 주기), 인플루엔자(약 30년 주기) 등이 있다.

Point

❀ **추세변화를 통해 알 수 있는 것**

① 사망자료와 전염병의 신고자료를 이용하여 질병발생 현황을 알 수 있다.
② 사회적, 생물학적, 물리적, 화학적 환경변화의 크기와 형태를 제시해 준다.
③ 원인에 대한 가설을 찾는 데 도움을 준다. 특히 비교적 짧은 기간에 나타난 질병의 증가를 보일 때는 그 원인을 찾는 데 아주 유리하다.

㉡ **주기변화(순환변화)** : 질병발병 양상이 수년(2~4년) 간격을 두고 변하는 것으로 이러한 현상이 발생하는 이유는 집단면역수준이 떨어지기 때문이다. 즉, 유행이 지나고 나면 집단면역수준이 70~80%에 도달하나 시간이 경과함에 따라 면역이 없는 신생아의 수가 많아지고, 면역된 인구는 사망 혹은 전출하여 감수성자의 비율이 증가하면 유행이 발생하기 때문이다. 유행성 독감(3~6년), 백일해(2~4년), 홍역(2~3년), 유행성 일본뇌염(3~4년) 등이 이러한 유행주기를 가지고 있다.

Point

❀ **집단면역(군중면역)**

① 집단 내 면역된 인구의 비율로 특정 감염병 전파에 대한 집단의 저항수준을 의미한다.
② 면역을 가진 인구의 비율이 높을 경우, 감염자가 감수성자와 접촉할 수 있는 기회가 적어지므로 감염재생산수가 적어지게 된다.
③ 지역사회 총 인구 중 면역이 있는 사람의 비율로 표시하는데 이 수준이 한계밀도(유행이 일어나는 집단면역의 한계치)보다 크면 유행이 발생되지 않게 된다.

집단면역수준 = (면역이 있는 사람 수/총 인구수)*100

④ 질병예방에 필요한 최소 예방접종 수준을 결정하고, 질병 유행 시 감염재생산수를 결정하여 질병 유행의 확산, 축소를 예측하는 등의 지역사회 감염병 정책수립에 중요하게 사용된다.

㉢ **계절적 변화** : 질병분포가 1년을 주기로 하여 특히 많이 발생하는 달이나 계절이 있는 경우를 말한다. 여름철에는 소화기계 감염병이, 겨울철에는 호흡기계 감염병이 유행하는 현상이다.

㉣ **단기변화**(돌연유행) : 시간별, 날짜별, 주일별로 변하는 것으로 주로 급성 감염병의 집단 발생 시 이러한 양상을 띠고 있다.

㉤ **불규칙 변화**(돌발유행, 불시유행) : 돌발적으로 질병이 발생하여 집중적으로 많은 환자가 발생하는 경우로 외래 감염병이 국내 침입 시 돌발적이고 다발적으로 유행하는 경우로 콜레라, 페스트 등이 이에 속한다.

④ **사회적 변수** : 인구밀도, 직업, 문화, 거주 등

Check

01 다음 중 아래 내용으로 알 수 있는 시간적 현상은?

> 가. 국내 외국여행객을 통해 국내반입 가능
> 나. 외국에서 신종 H7N9형 조류인플루엔자(AI) 감염자가 계속 확산
> 다. 한국에 조류인플루엔자(AI)가 들어와 돌연 국내에 유행

① 계절변화 ② 범발적 변화
③ 불규칙 변화 ④ 추세변화

해설 **불규칙 변화** : 돌발적으로 질병이 발생하여 집중적으로 많은 환자가 발생하는 경우로 외래 감염병이 국내 침입 시 돌발적이고 다발적으로 유행한다.

정답 ③

02 서울 K지역에서 발생해서 대한민국 전체에 퍼져 질병이 전국적으로 유행했다. 다음 중 어떤 유형에 해당하는가?

① 불규칙성 ② 산발성
③ 유행성 ④ 전세계성

해설 **유행성** : 한 국가에서 전반적으로 질병이 발생하는 양상

정답 ③

03 다음 기술역학의 시간적 변수 중 SARS, MERS에 해당하는 것은?

① 계절변화 ② 불규칙 변화
③ 순환변화 ④ 지역사회 변화

정답 ②

04 다음 중 수년 간격으로 질병발생이 반복되는 순환변화에 해당하는 것으로 알맞게 짝지어진 것은?

① 디프테리아-인플루엔자 ② 유행성 일본뇌염-백일해
③ 장티푸스-홍역 ④ 콜레라-장티푸스

해설 ① 추세변화(10~24년 주기) – 추세변화(30년 주기)
③ 추세변화(30~40년 주기) – 주기변화(2~3년 주기)
④ 단기변화 – 추세변화(30~40년 주기)

정답 ②

05 **다음 중 Epidemic에 대한 설명으로 가장 올바른 것은?** 2020. 경기보건연구사

① 동물과 사람 간에 서로 전파되는 병원체에 의하여 발생되는 경우
② 비교적 오랜 기간 동안 발생수준이 일정한 경우
③ 전세계적으로 광범위한 지역에서 평상수준 이상으로 발생하는 경우
④ 평상 시 기대되는 발생수준 이상으로 발생하는 경우

해설 ① 인수공통감염병, ② Endemic(풍토성, 토착성), ③ Pandemic(대유행성, 전세계성)

정답 ④

06 **다음 중 인구집단에서 몇 년을 주기로 유행이 발생하는 감염병은?** 2020. 광주보건연구사

① 심장질환 ② 인플루엔자
③ 콜레라 ④ 홍역

해설 주기변화(순환변화)는 수년을 주기로 유행이 반복되는 현상으로 홍역(2~3년), 백일해(2~4년), 풍진 · 유행성 일본뇌염 · 유행성이하선염(3~4년) 등이 있다.
① 심장질환(추세변화), ② 인플루엔자(추세변화), ③ 콜레라(불규칙 변화)

정답 ④

07 **코로나바이러스감염증-19와 같은 해외유입감염병이 돌발적으로 국내에 유입되어 유행하게 되는 경우는 다음 중 어떤 시간적 특성에 해당하는가?** 2020. 충북보건연구사

① 단기 변화 ② 불규칙 변화
③ 주기 변화 ④ 추세 변화

해설 **불규칙 변화**(돌연 유행) : 돌발적 유행의 경우를 말하는 것으로 외래 감염병의 불시 침입에 기인하는 유행이나 수계유행(콜레라 등) 등이 예로, 코로나바이러스감염증-19도 해당

정답 ②

08 **다음 중 인구집단의 질병현상을 관찰하여 가설을 설정하는 역학분야는?** 2019. 강원보건연구사

① 기술역학 ② 분석역학
③ 실험역학 ④ 이론역학

해설 기술역학은 인구집단에서 건강-질병 현상을 시간적, 지역적, 인적 변수별로 기술하여 건강-질병 빈도 차이를 일으키는 요인이 무엇인지에 대한 가설을 설정하는 역학연구이다.

정답 ①

09 **다음 중 수년을 주기로 유행이 반복되는 감염병에 해당하는 것은?** 2018. 경북보건연구사

① 백일해, 홍역 ② 장티푸스, 디프테리아
③ 하절기 소화기계 감염병 ④ SARS, MERS

해설 ① 백일해, 홍역 - 주기 변화(순환 변화) : 수년을 주기로 유행이 반복
② 장티푸스, 디프테리아 - 추세 변화(장기 변화)
③ 하절기 소화기계 감염병 - 계절 변화
④ SARS, MERS - 불규칙 변화(돌연 유행)

정답 ①

10 **감염병 유행에 대한 기술역학을 실시함으로써 얻을 수 있는 정보를 육하원칙에 따라 구분할 때, 다음 중 얻을 수 없는 것은?** 2017. 경기보건연구사

① 누가(who) ② 어디서(where)
③ 언제(when) ④ 왜(why)

해설 기술역학을 통해 인적변수(who), 지역적 변수(where), 시간적 변수(when)로 구분할 수 있다.

정답 ④

(6) 분석역학

기술역학의 결과를 근거로 질병발생에 대한 가설을 설정하고 가설이 옳은지, 그른지를 가려내는 것

① 단면조사연구(cross-sectional study)

㉠ 정의

ⓐ 같은 시점, 혹은 최소한 위험 요인으로 인해 질병 변화가 일어나지 않을 정도의 짧은 기간 이내에 특정 질병과 위험요인을 조사하여 분석하는 것으로 단면적 연구, 단면조사연구, 단시적 연구라고도 한다.

ⓑ 어떤 시간, 어떤 지역 하에서 사람들의 특정 상태에 대한 분율(유병률 혹은 노출률) 산출이 주목적이 된다.

ⓒ 유병률 산출이 주 목적인 단면연구는 기술역학에 해당되지만 한 집단 연구가 아닌 비교군을 가진 연구이므로 오히려 분석역학 설계에 더 가깝다고 볼 수 있다. 따라서 단면연구는 기술과 분석역학의 중간 단계에 위치한 연구설계로 볼 수 있다.

㉡ 연구방법과 특징

ⓐ 연구집단이 표적집단을 대표할 수 있도록 선정되는 것이 바람직하며 이 경우 단면연구 결과는 외적 타당성을 확보한 것으로 볼 수 있어, 표적집단으로 일반화할 수 있게 된다.

ⓑ 많은 국가에서 국민의 주요 건강행태와 질병수준을 파악하기 위해 대표성을 전제로 한 단면연구를 하고 있으며, 우리나라의 경우 전 국민의 유병률, 요인 노출률을 파악하기 위해 국민건강영양조사를, 각 시도별 유병률, 요인노출률을 파악하기 위해 지역사회건강조사를 실시하고 있다.

ⓒ 드문 질병, 드문 노출인 경우 단면연구는 부적절하며, 유병기간이 아주 짧은 질병인 경우 질병 유행기간이 지난 다음에는 단면연구가 불가능하게 된다.

ⓓ 서서히 진행되어 질병발생 시점이 불분명하거나, 질병발생 초기 증상이 미미하여 진단받기까지의 시간이 많이 필요한 질병인 경우(예 만성기관지염, 퇴행성관절염, 각종 정신질환 등), 위험요인의 탐색을 위해서는 단면연구가 유용하다. 물론 이후 인과성 확증을 위해서는 분석적 역학연구설계가 추가되어져야 할 것이다.

ⓓ 단면연구에서의 유병환자는 해당 질병을 앓고 있는 전체 환자가 아니라 연구 시점에 만날 수 있는 환자로 제한하게 되는데, 즉 이미 사망한 자나 병원 입원 중인 환자, 다른 지역에 거주하는 환자를 제외시키게 되는데 이로 인해 선택적 생존 바이어스를 유발하게 된다.

ⓔ 유병기간이 긴 환자가 유병기간이 짧은 환자에 비해 상대적으로 보다 더 많이 포함될 가능성이 있게 된다. 따라서 유병기간이 긴 환자들의 주요 요인들이 유의하게 연관성이 있는 것처럼 관찰되고, 반대로 유병기간이 짧은 환자들은 연관성이 없는 것처럼 관찰될 수 있다.

㉢ **장점**

ⓐ 연구결과의 모집단 적용이 가능하다.

ⓑ 비교적 단시간 내에 결과를 얻을 수 있다.

ⓒ 환자 – 대조군연구보다 편견(bias)이 적다.

ⓓ 환자 – 대조군연구보다 자료의 정확도가 높다.

ⓔ 동시에 여러 종류의 질병과 요인과의 관련성을 연구할 수 있다.

ⓕ 해당 질병의 유병률을 구할 수 있다.

ⓖ 상대위험도의 추정이 가능하다.

ⓗ **지역사회 보건사업 기획 시 유용** : 유병률과 노출률 측정을 통해 지역사회의 건강상태와 질병, 요인 노출 등의 규모를 측정할 수 있어 질병관리의 우선순위를 결정할 수 있기 때문이다.

ⓘ 질병의 자연사나 규모를 모를 때 우선 시행할 수 있다.

ⓙ 서서히 진행되어 질병발생 시점이 불분명하거나 초기 증상이 없어 진단까지의 시간이 많이 걸리는 질병연구에 적합하다.

㉣ **단점**

ⓐ 시간적 속발성의 정확한 파악이 어렵다. 즉, 질병과 관련요인과의 선후관계를 규명하기 어렵다.

ⓑ 표본(인구집단)의 규모가 커야 한다.

ⓒ 유병률이나 위험요인의 노출수준이 매우 낮은 질병에는 수행하기가 어렵다.

ⓓ 복합요인 중에서 원인요인만을 찾아내기가 어렵다.

ⓔ 상관관계를 알 수 있으나 인과관계 규명이 어렵다.

ⓜ 단면연구의 분석

ⓐ 유병률 측정

㉮ 단면연구가 일정 시점에만 시행되었다면 시점 유병률을, 일정 기간 동안 시행되었다면 기간 유병률을 산출할 수 있다.

㉯ 유병률은 연구대상 중 환자의 분율로 산출한다.

ⓑ 연관성 측정

㉮ 유병비교위험도(PRR, 유병률비) = 노출군의 질병 유병률 / 비노출군의 질병 유병률

㉯ 유병교차비(POR) = (환자군의 노출/비노출) / (대조군의 노출 / 비노출)

		질병 여부	
		질병(+)	질병(−)
위험요인	있음	a	b
	없음	c	d

유병률 = {(a+c) / (a+b+c+d)} × 단위인구 수

유병비교위험도 = {a/(a+b)} / {c/(c+d)}

유병교차비 = (a/c) / (b/d) = ad/bc

ⓗ 발생 가능 바이어스

ⓐ 선택적 생존 바이어스

ⓑ 기간차이 바이어스(유병기간이 긴 환자가 유병기간이 짧은 환자에 비해 상대적으로 더 많이 포함된 가능성이 있다.)

② 환자 – 대조군연구(= 후향적 조사, 기왕조사)

㉠ 연구하고자 하는 질병에 이환된 집단(환자군)과 질병이 없는 군(대조군)을 선정하여 질병 발생과 관련이 있다고 의심되는 요인들과 질병발생과의 원인관계를 규명하는 연구방법으로 질병발생과 위험요인의 상호 관련성은 OR(odds ratio, 교차비 또는 비차비)로 정량화한다.

㉡ 환자군과 대조군의 선정

ⓐ 환자군을 선정하는 데는 새로이 발생한 환자를 선정하는 방법과 이미 발생하여 처치중인 환자를 선정하는 방법이 있는데 후자의 경우 그 지역을 떠났거나 사망 혹은 이미 회복된 환자들을 놓치게 되기 때문에 환자군은 반드시 새로이 발생된 환자이어야 한다.

ⓑ 환자군은 잠정적 환자군을 대표할 수 있어야 하는데, 연구결과를 연구집단으로 일반화할 때 중요하기 때문이다.

ⓒ 요인 노출정보는 대조군과 환자군 모두 동일한 조건에서 측정되어야 하되 대조군은 연구시점에서 질병을 가지고 있지 않아야 하며 질병을 가지지 않은 대상을 대표할 수 있어야 한다.

㉢ 대조군의 종류

ⓐ **병원대조군** : 환자군과 동일한 병원의 다른 질병환자를 대조군으로 실시하며 지역사회대조군보다 흔히 사용하고 있다.

ⓑ **지역사회대조군** : 환자군이 속한 지역사회주민을 대조군으로 실시

ⓒ **인구집단 기반 환자 – 대조군연구** : 병원이 아닌 인구집단 전체를 대상으로 하여 새로이 발생된 전체 환자를 환자군으로 하고, 그 인구집단 내에서 적절한 대조군을 뽑아 실시하는 것으로 비용과 노력, 시간이 많이 드나, 해당 지역사회를 대표할 수 있어 연구결과의 일반화가 용이하다.

ⓓ **외부 대조군** : 환자군과 독립적인 대상을 대조군으로 선정

ⓔ **내부 대조군** : 환자군과 관련된 대상, 즉 가족, 형제자매, 친구를 대조군으로 선정

㉣ 짝짓기

ⓐ 교란변수가 존재할 때 환자군에서의 교란변수가 대조군에도 동일하게 분포하도록 미리 계획적으로 대조군을 뽑는 방법으로 짝짓기 변수는 보통 두 개 내지 세 개로 한정하는 것이 일반적이다.

ⓑ **짝짓기의 목적** : 교란변수의 영향을 자료수집단계나 혹은 분석단계에서 효과적으로 통제하기 위함이다.

ⓒ **개별 짝짓기** : 환자군 개개인마다 짝짓기 변수의 특성이 완전히 동일하도록 대조군을 하나 혹은 둘 이상씩을 골라 서로 짝지어 놓는 방법

ⓓ **빈도 짝짓기** : 환자군과 대조군 전체에서 교란변수의 분포가 동일하도록 하는 방법

ⓔ **전짝짓기** : 자료수집단계에서부터 짝짓기를 적용하는 것으로 주로 개별 짝짓기를 이용한다. 대상 선별과정이 복잡하나 연구의 효율성은 높다.

ⓕ **후짝짓기** : 연구대상자를 뽑고 난 후 자료분석단계에서 짝짓기를 시행하는 방법으로 빈도 혹은 개별 짝짓기 모두를 이용할 수 있다. 연구수행상 쉽고 간편하나 연구의 효율성은 떨어진다.

㉤ 장점

ⓐ 연구시간이 짧거나 표본인구가 적어도 가능하므로 시간, 경비, 노력이 절감된다.

ⓑ 의심되는 여러 가설을 동시에 검증할 수 있다.

ⓒ 기존자료의 활용이 가능하다.

ⓓ 희귀질병, 잠복기간이 긴 질병, 만성 퇴행성질환에 적합하다.

ⓔ 비교적 빠른 시일에 결론을 얻는다.

ⓕ 중도탈락의 문제가 없다.

ⓖ 피연구자가 새로운 위험에 노출되지 않는다.

㉤ 단점

ⓐ 기억에 의하므로 편견이 작용한다.

ⓑ 적합한 대조군의 선정이 곤란하다.

ⓒ 인과관계의 질을 확인할 수가 없다.

ⓓ 모집단이 없는 경우가 대부분이어서 전체인구에의 적용에 문제가 있다. 즉, 일반화가 어렵다.

ⓔ 위험도 산출이 불가능하다. 교차비로 비교위험도를 추정할 수는 있지만 이것은 반드시 드문 질병 상태여야만 한다. 그렇지 않은 상황에서는 비교위험도를 환자-대조군 연구에서 직접 추정할 수는 없다.

ⓕ 질병 유병률 또한 추정할 수 없는데 단, 인구집단 기반 환자-대조군연구일 경우나 지역사회 대조군을 사용하는 경우는 대조군에서 질병 유병률을 추정할 수 있다.

㉥ 환자-대조군연구의 분석

		질병 여부	
		질병(+)	질병(-)
위험요인	있음	a	b
	없음	c	d

질병 여부에 따른 교차비 = (a/c) / (b/d) = ad / bc

노출 여부에 따른 교차비 = (a/b) / (c/d) = ad / bc

		대조군	
		요인 노출 있음	요인 노출 없음
환자군	요인 노출 있음	a	b
	요인 노출 없음	c	d

환자-대조군에서 대상자 선정 시 짝을 지어 선정하였다면

짝지은 자료에서의 교차비 = b / c

㉦ 발생 가능 바이어스

ⓐ 환자군, 대조군 선정에서 발생할 수 있는 선택 바이어스

㉮ 병원 환자-대조군연구에서 발생 가능한 버크슨 바이어스

㉯ 환자를 대조군으로 잘못 분류하는 오분류 바이어스

ⓑ 과거 위험요인 노출에 대한 부정확한 정보 수집으로 인한 정보 바이어스

㉮ 기억력에 의존하는 경우 기억소실 바이어스

㉯ 질병 관련 요인만 잘 기억하게 되는 회상 바이어스

③ 코호트연구(= 전향적 조사)

㉠ 연구하고자 하는 질병에 이환되지 않은 건강군을 대상으로 하여 그 질병발생의 요인에 폭로된 집단(폭로군)과 폭로되지 않은 집단(비폭로군) 간의 질병발생률을 비교, 분석하는 방법으로 질병발생과 위험요인 간의 상호 관련성은 위험도 산출로 정량화한다.

㉡ 코호트란 동일한 경험을 갖고 있는 그룹이라는 뜻이다.

㉢ 코호트 선정 방법

ⓐ 노출 여부를 기준으로 연구에 참여할 집단을 선정하는 방법

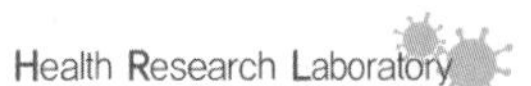

ⓑ 노출 여부를 확인하기 전에 인구집단을 먼저 선정하고 단면연구 후 노출집단과 비노출집단으로 구분하는 방법

㉣ 전향적 및 후향적 코호트 설계 : 시간적 흐름에 따른 분류

ⓐ **전향적 코호트연구** : 연구자가 우선 코호트를 구축한 후 추적관찰을 통해 질병발생을 확인하는 과정으로 추적관찰기간이 길고 시간도 많이 소요된다.

예 프래밍엄 연구는 1948년 시작된 심혈관질환 관련 연구이며 현재까지도 진행되고 있다. 이 연구 결과 흡연, 비만, 혈압상승, 콜레스테롤 상승과 신체활동 저하 및 기타 여러 가지 노출 요인들이 조사되었다. 대상자들은 매 2년마다 재검진을 받고 프래밍엄에 위치한 병원의 일일 입원 감시체계를 포함하여 3대에 이르기까지 장기 추적관찰을 성공적으로 수행하고 있다.

ⓑ **후향적 코호트연구** : 위험요인 노출 여부를 과거 기록을 이용하는 경우로 전향적 코호트연구보다 짧은 시간 내 연구를 수행할 수 있다.

예 메릴랜드 주 볼티모어에 있는 존스홉킨스 대학병원의 불임클리닉에서 1945년부터 1965년 까지 내원한 여성들, 즉 첫 임신이 지연된 대상자를 모집단으로 하여 내원 당시 분석된 호르몬 자료를 이용하여 호르몬 이상군(노출군)과 기타 원인으로 인한 불임여성들(비노출군)을 구분하고 1978년 이 두 집단이 여성들의 유방암 발생여부를 파악하였다. 이 결과 폐경 전 여성들에서 호르몬 이상이 있을 경우 유방암 발생이 5.4배 더 높은 것으로 나타났고, 폐경 후 여성들은 호르몬 이상에 따른 유방암 발생에 차이가 없었다.

Point

후향적 코호트연구

특징	① 코호트연구의 특별한 경우이다. ② 코호트연구와 환자-대조군연구의 장단점을 모두 갖추고 있다.
장점	① 연구수행의 시간과 경비가 적게 든다. ② 편견이 환자-대조군에 비해 상대적으로 적다 ③ 발생률, 비교위험도 산출이 가능하다. ④ 여러 가지 질병 관찰이 가능하다.
단점	① 설명변수가 제한적이고 제공된 변수고 연구 목적으로 측정된 것이 아니다. ② 설명변수를 한 번밖에 측정하지 못한다. ③ 발생률이 낮은 질병에 적용 불가능하다. ④ 많은 대상자가 필요하게 된다. ⑤ 추적 불능의 문제가 발생될 수 있다. ⑥ 진단기준의 변화가 발생될 수 있다.

㉤ 장점

ⓐ 질병발생의 위험률, 발병확률, 시간적 속발성, 상대위험의 양반응 관계를 비교적 정확히 구할 수 있다.

ⓑ 편견이 비교적 적으며 신뢰성이 높은 자료를 구할 수 있다.

ⓒ 질병의 자연사를 파악할 수 있다.

ⓓ 인과관계를 구체적으로 확인할 수 있다.

ⓔ 부수적으로 다른 질환과의 관계를 알 수 있다.

ⓕ 일반화가 가능하다.

ⓗ 단점

ⓐ 시간, 노력, 비용이 많이 요구된다.

ⓑ 관찰기간이 길고 대상자가 다수이어야 하므로 발생률이 낮은 질병에의 적용이 곤란하다.

ⓒ 장기간의 추적조사로 탈락자가 많아 정확도에 문제가 발생한다.

ⓓ 연구기간이 길어짐에 따라 연구자의 잦은 변동으로 차질이 발생할 수 있다.

ⓔ 진단방법과 기준에 변동이 생길 수 있다.

ⓕ 질병분류에 착오가 생길 수 있다.

ⓢ 코호트연구에서 발생할 수 있는 바이어스

ⓐ 결과 평가에서의 바이어스 : 질병발생 여부를 판단하는 사람이 참여 대상자가 노출군에 속하는지, 비노출군에 속하는지를 알고 있고, 검증하고자 하는 연구가설을 알고 있다면, 대상자들의 질병 유무를 판단할 때 이러한 지식들에 의해 바이어스가 발생할 수 있다.

ⓑ **정보 바이어스** : 얻어진 정보의 질이 노출군과 비노출군에서 차이가 있다면 정보 바이어스가 발생될 수 있다. 특히 후향성 코호트처럼 과거의 기록으로부터 얻는 정보일 경우 정보 바이어스가 더 발생할 수 있다.

ⓒ **응답과 추적 실패로 인한 바이어스** : 연구에 참여하기를 거부하거나 응답하지 않은 대상자. 추적이 실패되는 경우 이로 인한 바이어스 발생으로 연구결과에 문제를 일으키게 된다.

④ 혼합설계연구

㉠ 코호트 내 환자 – 대조군연구

ⓐ 코호트 대상자 중 질병이 발생한 사람들을 환자군으로, 질병이 발생하지 않은 사람들을 대조군으로 이용하는 연구

ⓑ 기초자료, 혈액 및 소변검사 등에 대한 자료수집이 연구 초기에 시행되기 때문에 질병관련 정보들을 질병발생 시점 이전에 얻을 수 있다. 즉, 환자–대조군의 단점인 회상 바이어스를 제거할 수 있다. 또한 선택편견이 제거되어 환자군과 대조군 간의 비교성을 높일 수 있다.

㉡ **환자 – 코호트연구** : 코호트 전체 내에서 서브코호트를 구성하고, 어떤 시점까지 발생한 환자 전수를 선별한 다음, 가중치를 고려하여 분석하는 기법으로 환자–대조군연구와 코호트연구의 혼합설계이다.

구분	코호트 내 환자－대조군연구	환자－코호트연구
차이점	한 질병연구가 목적	여러 질병발생 연구가 목적
	요인-질병 간 연관성 분석은 교차비를 이용한다.	요인-질병 간 연관성 분석은 비교위험도나 위험도를 이용한다.
공통점	• 환자-대조군 설계의 단점인 회상 바이어스를 제거할 수 있다. • 질병발생 이전에 요인노출을 측정할 수 있어서 시간적 선후관계가 명확하므로 인과성 규명에 용이하다. • 코호트연구에 비해 비용, 노력 등이 적게 든다.	

ⓒ 패널연구

ⓐ 단면연구와 코호트연구의 혼합으로 동일한 대상에 대해 단면연구를 실시하면서 장기적으로 추적 관찰하는 연구형태이다.

ⓑ 질병이환 여부와 관계없이 초기에 선정된 패널을 지속적으로 관찰하게 된다.

ⓒ 결과에 대한 원인 규명보다는 시간에 따른 패널의 특성변화에 더 관심을 두고 있어, 경향연구설계와 유사한 점이 있다.

ⓓ 패널연구에서는 회를 거듭할수록 무응답률이 높아지게 된다.

패널연구	경향연구
① 모집단에서 한 번 표본추출된 대상자를 패널로 삼아 패널들의 특성 변화를 지속적으로 관찰하는 연구 ② 단면연구의 변형된 형태이지만 동일 대상에 대한 반복측정을 이용하여 대상자 집단 간 특성 변화를 목적으로 한 연구이므로 코호트연구의 특성이 결합되어 있다.	① 동일한 모집단을 대상으로 동일한 추출방법을 이용하여 매 연구를 시행할 때마다 표본추출을 시행하여 표본을 추출하여 연구대상으로 삼아 단면연구를 일정한 기간마다 지속적으로 수행하는 연구 ② 모집단의 율 변화를 관찰하고자 하는 목적이므로 단면연구의 특성이 강하다. ③ 우리나라의 지역사회건강조사자료와 국민건강영양조사가 이에 해당된다.

ⓔ 환자－교차설계연구

ⓐ 사례연구와 환자-대조군연구의 혼합설계로, 각 환자의 요인노출과 질병발생을 시간적 흐름에 따라 배치하여 각 대상자가 질병발생 시점 바로 전에는 환자가 되고 질병발생이 되지 않았던 시간에서는 대조군이 되고 그 시간에서의 요인노출 상태를 서로 비교하는 연구설계이다.

ⓑ 급사나 심근경색과 같은 급성질환에서 의심되는 위험요인 노출이 일시적으로 발생하거나 또는 노출의 영향이 짧게 지속되는 상황일 경우 사용되었다.

ⓒ 추가적인 대조군 선정 및 조사가 필요치 않으므로 자원이 절약되나 요인노출을 환자들의 기억에 의해 구성하는 경우 회상 바이어스 문제가 발생된다.

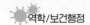

	장 점	단 점
단면연구	• 해당 질병의 규모(유병률)를 알 수 있다. • 질병의 자연사나 규모를 모를 때 시행할 수 있는 첫 번째 연구이다. • 지역사회의 건강평가를 통해 보건사업의 우선순위를 정하는 데 이용된다. • 질병발생 시점이 불분명하거나 진단까지의 시간이 많이 걸리는 질병에 적합하다. • 동시에 여러 종류의 질병과 요인의 연관성을 연구할 수 있다. • 비교적 비용과 시간적 측면에서 경제적이다.	• 질병과 관련요인의 선후관계가 불분명하다. • 복합요인들 중 원인에 해당하는 요인만을 찾아내기 어렵다. • 유병률이 낮은 질병과 노출률이 낮은 요인에의 연구는 어렵다. • 연구대상이 연구 시점에 만날 수 있는 환자로 제한되며 유병기간이 긴 환자가 더 많이 포함될 가능성이 있어 선택적 생존 바이어스와 기간 바이어스의 문제가 있다. • 치명률이 높은 질병연구에 적합하지 않다.
환자-대조군 연구	• 필요한 연구대상자 수가 적어도 된다. • 비교적 시간, 경비, 노력이 적게 든다. • 단기간 내 연구를 수행할 수 있다. • 비교적 희귀한 질병이나 잠복기가 긴 질병에 대한 연구가 가능하다. • 한 질병과 관련 있는 여러 위험요인을 동시에 조사할 수 있다.	• 위험요인과 질병간의 시간적 선후관계가 불분명하다. • 위험요인에 대한 노출이 드문 경우 수행하기 어렵다. • 과거 노출 여부에 대한 정확한 정보수집이 쉽지 않다. • 적절한 대조군을 선정하는 데 어려움이 있을 수 있다. • 위험도의 직접적인 산출이 어렵다.
코호트 연구	• 위험요인의 노출에서부터 질병 진행 전 과정을 관찰할 수 있다. • 위험요인 노출 수준을 여러 번 측정할 수 있다. • 위험요인과 질병 간의 시간적 선후관계가 비교적 명확하다. • 노출과 수많은 질병 간의 연관성을 볼 수 있다. • 질병의 발생률과 비교위험도를 구할 수 있다. • 위험요인에 대한 노출이 드문 경우에도 연구가 가능하다.	• 경비, 노력, 시간이 많이 든다. • 장기간 지속적으로 관찰하여야 한다. • 추적이 불가능한 대상자가 많아지면 연구결과에 영향을 줄 수 있다. • 진단방법과 기준, 질병분류방법이 변할 가능성이 있다. • 질병발생률이 낮은 경우에는 연구에 어려움이 있다.

(7) 실험연구

① 정의

㉠ 역학적 연구가설을 규명하기 위해 요인 노출을 연구자가 설정하고 요인 노출 이외의 기타 조건들을 연구자가 조작하고 설정하여 요인 노출과 결과변수와의 관련성만을 분석할 수 있도록 하는 연구

예 **준실험연구 무작위** : 배정을 적용하지 않는 비교집단을 가진 임상시험, 무작위배정이 어려운 지역사회시험, 혹은 한 집단의 연구대상에 대해 요인 노출 이전과 이후를 비교하는 단일군임상시험 등을 말한다. 1998년 미국에서 신생아의 신경관결손을 예방하기 위해 모든 곡류에 엽산을 첨가하도록 법률로 규정하였다. 이 후에 수행된 엽산 첨가 이전과 이후의 관련 질병 양상을 비교하는 준실험연구가 수행되었다.

㉡ 사람을 대상으로 하는 생체내연구와 사람 외 생명체를 대상으로 하는 생체외연구로 구분된다.

㉢ in-silico study : 생체에서 얻어진 생체 시료를 이용하여 대용량 정보를 생산하고 이를 컴퓨터학, 통계학, 네트워크 등의 기법을 이용, 분석하여 결과를 산출하는 연구를 의미한다.

② 종류

㉠ **임상실험** : 역학에서 2차 예방효과의 측정 등을 위하여 이용하는 연구방법으로 백신의 효과측정, 새로운 치료약물이나 처치방법의 효과 등을 규명하기 위하여 입원환자를 대상으로 하는 실험

㉡ **지역사회실험** : 어떤 인구를 대표하는 집단을 대상으로 질병의 요인을 제거하거나 또는 생활태도를 변화시킴으로써 대상질병의 발생이 감소되는지를 규명하려는 1차 예방사업의 효과를 측정하는 실험

③ 실험의 방식

㉠ **단일맹검법** : 실험자나 피실험자가 사실을 인지함으로써 발생할 편견을 최소화하기 위하여 실험대상자가 자신이 실험군에 속하는지, 피실험자군에 속하는지를 모르게 한 상태에서 실험을 하는 방법

㉡ **이중맹검법** : 피실험자는 물론 실험자도 누가 실험군이고 누가 피실험군인지를 모르게 하고 실시하는 실험방법

㉢ **삼중맹검법** : 제3자인 판정자(통계자) 역시 이러한 정보를 모르게끔 하는 실험방법

㉣ 맹검법의 목적

ⓐ 주관적인 요소가 강한 평가항목의 영향을 통제하기 위해서

ⓑ 연구자와 연구대상자에 의한 편견을 줄이기 위해서

ⓒ 정보 바이어스를 줄이기 위해서

④ 설계의 종류(임상시험)

㉠ 평행설계

ⓐ 비교임상시험에서 가장 흔히 적용되고 있는 설계로서, 자발적 동의를 한 환자군을 치료군과 비교군으로 무작위배정을 한 후 연구기간 동안 해당 치료법만을 적용받게 한다.

ⓑ 스크리닝 동안 위약을 투여하면서 이전에 받고 있던 치료제가 모두 체외로 빠져나간 다음 기저상태에서 환자의 임상상태를 평가한 뒤 신약투여군과 위약투여군(또는 표준치료제투여군, 신약의 용량을 달리하는 군) 등으로 부작위 배정한다.

㉡ 교차설계

ⓐ 연구대상자들의 기저상태를 평가한 후 치료군과 비교군으로 무작위배정하여 치료를

시작한 후 일정기간이 지난 다음에 서로 다른 군으로 교차하여 다시 일정기간을 치료하는 방법으로 두 치료제 간 상호작용을 유발하지 않는 경우에 적용할 수 있다.

ⓑ 두 치료제 간 상호작용을 유발하는 경우 반드시 휴약기간(washout period)을 가져야 한다. 휴약기간은 먼저 시행한 치료약에 의한 잔류효과로 인하여 발생할 수 있는 다음 약물과의 상호작용을 막기 위해 설정되는 기간을 의미한다.

ⓒ **장점** : 교차설계는 동일한 환자에서 치료 전후 상태를 비교하기 때문에, 평행설계에 비하여 치료효과의 변동 폭이 적어 연구대상수를 줄여주는 효과가 있다.

ⓓ **단점** : 연구가 진행되는 동안 환자의 상태가 비가역적으로 악화되는 질병이나, 환자의 상태가 주기적으로 호전되었다가 악화되는 순환상태를 계속하는 질병에 대하여는 적용할 수 없다.

⑤ 비교군의 종류

㉠ **동시비교군** : 시험군과 비교군을 동시에 설정하여 피험자를 배정하는 경우를 말하며 형태는 다음과 같다.

표준치료제군	• 연구대상 질병에 대하여 공식적으로 인정된 표준치료제가 있는 경우 사용하는 방법 • 기존의 표준치료제에 대해 새로운 치료제의 장단점을 파악하기 위해 사용된다. • 표준치료제가 없지만 효과가 일부 인정된 약제가 있는 경우는 이를 이용하여 실시할 수도 있다.
저용량군	• 새로운 치료제의 효과에 대하여 용량-반응관계를 평가하고자 하는 목적으로 사용된다. • 시험약의 용량을 달리하여 여러 개의 저용량군을 비교군으로 설정할 수도 있다.
위약군	• 연구대상 질병에 대하여 아직 공식적으로 인정받은 표준치료제가 없거나, 사용 중인 치료제의 효과가 입증되지 않았고 임상시험에 사용하기 적절하지 않은 경우, 치료효과가 주관적으로 측정되거나 시간에 따라 저절로 호전되는 상태일 경우 이용된다.
무치료군	• 연구대상 질병에 대한 효과가 인정된 표준치료제가 전혀 없고 위약군을 사용할 수 없는 경우, 특히 침습성 처치를 하는 경우, 표준치료제가 없으면서 윤리적으로 위약 대조를 하기 어려운 경우 이용된다. • 위약을 사용할 수 없어 정보 바이어스가 발생될 수 있다. • 무작위배정을 하지 않는다면 선택 바이어스도 발생할 수 있다.

㉡ 과거비교군

ⓐ 과거에 이미 치료받았던 환자들을 비교군으로 설정하는 것인데 선정기준에 적합한 환자들 중 연구참여에 동의한 환자들에게 새로운 치료제를 투여하여(단일군 임상시험), 그 결과를 과거 환자들의 치료성적과 비교하는 방법이다.

ⓑ **장점** : 연구설계가 쉽고 간단하며, 단일군 연구이므로 윤리적인 측면에서도 위험성은 적게 된다.

ⓒ **단점** : 질병에 대한 진단기준이 현재와 다를 수 있고, 보조치료의 내용에 차이가 있을 수 있기 때문에 앞으로 치료받게 될 환자들과 비교성이 떨어져 잘못된 결론을 내릴 수도 있다. 이로 인해 선택 바이어스, 시간 바이어스, 정보 바이어스가 발생될 수 있다.

⑥ **시험대상자 수 산출**

㉠ 새로운 치료에의 안전성이 완전히 파악하지 않은 채 실시하는 연구이므로 연구목적을 달성하는 데 필요한 최소한의 연구대상자를 결정하는 것이 윤리적이다.

㉡ **연구대상자가 너무 적은 경우** : 새로운 치료제가 기존의 표준치료제보다 임상적으로 의미 있는 효과 차이를 보임에도 불구하고 통계적으로 입증하지 못하는 제2종 오류가 커지게 된다.

㉢ **연구 대상자가 너무 많은 경우** : 임상적으로 별 의미 없는 사소한 치료효과 차이도 통계적으로 유의하게 나타날 수 있다. 또는 연구기간과 비용이 크게 늘어나 낭비적일 뿐 아니라 부작용으로 많은 사람들이 피해를 입게 될 가능성이 커지므로 비윤리적이게 된다.

⑦ **무작위배정법** : 연구자의 주관적인 의도가 개입되지 않도록 무작위배정을 하여야 한다. 특히 임상시험에서 무작위배정을 하여야 하는 이유는 다음과 같다.

㉠ 윤리적인 측면에서 타당하기 때문이다.

㉡ 과학적인 측면에서 치료군과 비교군에 배정되는 피험자들의 비교성을 극대화할 수 있기 때문이다.

㉢ 통계학적 측면에서 피험자들을 무작위배정한 후 수집된 연구자료들은 통계적 분석의 전제조건인 무작위확률(두 군에 배정될 확률이 동등하게 됨)을 충족시키기 위함이다.

⑧ **생명윤리 및 안전에 관한 법률**

㉠ 제2조(정의) 이 법에서 사용하는 용어의 뜻은 다음과 같다.

- "인간대상연구"란 사람을 대상으로 물리적으로 개입하거나 의사소통, 대인 접촉 등의 상호작용을 통하여 수행하는 연구 또는 개인을 식별할 수 있는 정보를 이용하는 연구로서 보건복지부령으로 정하는 연구를 말한다.
- "연구대상자"란 인간대상연구의 대상이 되는 사람을 말한다.
- "개인정보"란 개인식별정보, 유전정보 또는 건강에 관한 정보 등 개인에 관한 정보를 말한다.
- "익명화"(匿名化)란 개인식별정보를 영구적으로 삭제하거나, 개인식별정보의 전부 또는 일부를 해당 기관의 고유식별기호로 대체하는 것을 말한다.

㉡ 제3조(기본 원칙)

ⓐ 이 법에서 규율하는 행위들은 인간의 존엄과 가치를 침해하는 방식으로 하여서는 아니 되며, 연구대상자등의 인권과 복지는 우선적으로 고려되어야 한다.

ⓑ 연구대상자등의 자율성은 존중되어야 하며, 연구대상자등의 자발적인 동의는 충분한 정보에 근거하여야 한다.

ⓒ 연구대상자등의 사생활은 보호되어야 하며, 사생활을 침해할 수 있는 개인정보는 당사자가 동의하거나 법률에 특별한 규정이 있는 경우를 제외하고는 비밀로서 보호되어야 한다.

ⓓ 연구대상자등의 안전은 충분히 고려되어야 하며, 위험은 최소화되어야 한다.

ⓔ 취약한 환경에 있는 개인이나 집단은 특별히 보호되어야 한다.

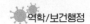

ⓕ 생명윤리와 안전을 확보하기 위하여 필요한 국제 협력을 모색하여야 하고, 보편적인 국제기준을 수용하기 위하여 노력하여야 한다.

㉢ 제7조(국가생명윤리심의위원회의 설치 및 기능)

ⓐ 생명윤리 및 안전에 관한 다음 각 호의 사항을 심의하기 위하여 대통령 소속으로 국가생명윤리심의위원회(이하 "국가위원회"라 한다)를 둔다.

- 국가의 생명윤리 및 안전에 관한 기본 정책의 수립에 관한 사항
- 제12조 제1항 제3호에 따른 공용기관생명윤리위원회의 업무에 관한 사항
- 제15조 제2항에 따른 인간대상연구의 심의 면제에 관한 사항
- 제19조 제3항에 따른 기록 · 보관 및 정보 공개에 관한 사항
- 제29조 제1항 제3호에 따른 잔여배아를 이용할 수 있는 연구에 관한 사항
- 제31조 제2항에 따른 연구의 종류 · 대상 및 범위에 관한 사항
- 제35조 제1항 제3호에 따른 배아줄기세포주를 이용할 수 있는 연구에 관한 사항
- 제36조 제2항에 따른 인체유래물연구의 심의 면제에 관한 사항
- 제50조 제1항에 따른 유전자검사의 제한에 관한 사항
- 그밖에 생명윤리 및 안전에 관하여 사회적으로 심각한 영향을 미칠 수 있다고 판단하여 국가위원회의 위원장이 회의에 부치는 사항

ⓑ 국가위원회의 위원장은 제1항 제1호부터 제9호까지의 규정에 해당하는 사항으로서 재적위원 3분의 1 이상의 위원이 발의한 사항에 관하여는 국가위원회의 회의에 부쳐야 한다.

㉣ 제10조(기관생명윤리위원회의 설치 및 기능)

ⓐ 생명윤리 및 안전을 확보하기 위하여 다음 각 호의 기관은 기관생명윤리위원회(이하 "기관위원회"라 한다)를 설치하여야 한다.

- 인간대상연구를 수행하는 자(이하 "인간대상연구자"라 한다)가 소속된 교육 · 연구 기관 또는 병원 등
- 인체유래물연구를 수행하는 자(이하 "인체유래물연구자"라 한다)가 소속된 교육 · 연구 기관 또는 병원 등
- 제22조 제1항에 따라 지정된 배아생성의료기관
- 제29조 제2항에 따라 등록한 배아연구기관
- 제31조 제3항에 따라 등록한 체세포복제배아등의 연구기관
- 제41조 제1항에 따라 보건복지부장관의 허가를 받은 인체유래물은행
- 그밖에 생명윤리 및 안전에 관하여 사회적으로 심각한 영향을 미칠 수 있는 기관으로서 보건복지부령으로 정하는 기관

ⓑ 제1항에도 불구하고 보건복지부령으로 정하는 바에 따라 다른 기관의 기관위원회 또는 제12조 제1항에 따른 공용기관생명윤리위원회와 제3항 및 제11조 제4항에서 정한 기관위원회 업무의 수행을 위탁하기로 협약을 맺은 기관은 기관위원회를 설치한 것으로 본다.

ⓒ 기관위원회는 다음 각 호의 업무를 수행한다.

- 다음 각 목에 해당하는 사항의 심의
  가. 연구계획서의 윤리적 · 과학적 타당성
  나. 연구대상자등으로부터 적법한 절차에 따라 동의를 받았는지 여부
  다. 연구대상자등의 안전에 관한 사항
  라. 연구대상자등의 개인정보 보호 대책

마. 그 밖에 기관에서의 생명윤리 및 안전에 관한 사항
- 해당 기관에서 수행 중인 연구의 진행과정 및 결과에 대한 조사 · 감독
- 그밖에 생명윤리 및 안전을 위한 다음 각 목의 활동
가. 해당 기관의 연구자 및 종사자 교육
나. 취약한 연구대상자등의 보호 대책 수립
다. 연구자를 위한 윤리지침 마련

ⓓ 제1항에 따라 기관위원회를 설치한 기관은 보건복지부장관에게 그 기관위원회를 등록하여야 한다.

ⓔ 제3항 및 제4항에 따른 기관위원회의 기능 및 등록 등에 필요한 사항은 보건복지부령으로 정한다.

⑨ 장점

㉠ 인과관계를 가장 정확히 알 수 있다.

㉡ 연구하고자 하는 요인들이 연구자에 의해 조작이 가능하다.

㉢ 시간의 속발성에 대한 판단을 할 수 있다.

⑩ 단점

㉠ 윤리적 측면에서 불가능한 경우가 많다.

㉡ 비용이 많이 든다.

㉢ 적절한 표본 수를 특별히 산정해야 한다.

㉣ 실험결과의 실제 적용에 한계점을 가지고 있다.

Point

지역사회실험

1. 지역사회실험의 정의

임상실험이 특정질병의 치료를 위해 개별환자에게 각종 치료약제, 기법, 기구 등의 인위적인 개입을 수행하여 해당 치료법의 효능을 알아보는 것이라면, 지역사회실험은 특정질병의 관리 및 예방을 위해 일정 지역사회의 구성원을 대상으로 한 각종 보건 및 예방사업의 효과를 구명하기 위한 역학연구방법론의 하나이다.

2. 지역사회실험의 특징

지역사회실험은 그 수행내용과 대상에 따라 여러 가지 용어로 불리고 있다. 지역사회란 현장에 대하여 특정한 중재를 한다는 점에서 현장시험, 지역주민을 대상으로 보건사업을 수행한다는 점에서 지역사회기반 공중보건시험, 보건사업의 내용이 주로 생활양식을 변화시키는 내용임을 강조하기 위하여 생활습관개입시험이라고도 한다.

구분	임상실험	지역사회실험
목표	질병치료	질병예방
평가내용	신 치료약제, 기술효능, 안전성	질병위험 감소
대상자	개별환자	건강한 지역주민
연구장소	의료기관	지역사회
대상자 수	상대적으로 적음	상대적으로 많음
연구기간	상대적으로 짧음	상대적으로 길

3. 지역사회실험을 수행하는 경우

지역사회실험을 수행하는 경우는 다음 4가지 경우로 요약해 볼 수 있다.

① **대상질병의 유병수준이 높을 때** : 지역사회주민에서 해당 질병유병률이 높을 경우, 소규모의 임상실험보다는 비용면에서 더 바람직할 뿐만 아니라 중재의 효과 또한 크다는 점에서 지역사회실험을 수행한다.

② **중재가 여러 내용을 포함하여 동시에 이루어질 때** : 중재의 내용이 개별환자 치료에 관한 단일 내용이 아니라, 운동, 식습관 변화, 체중조절같이 생활습관의 여러 개념을 묶어 동시에 중재가 이루어질 경우는 지역사회실험이 중재의 효과를 알아보는 데 더 효과적이다.

③ **중재의 특성상 질병예방과 건강증진에 관한 것일 때** : 중재의 내용이 생활습관 변화 같은 건강증진과 질병예방에 관한 것이라면 의료기관에서 수행하기 보다는 지역사회의 보건체계를 이용한 지역사회실험을 수행하는 것이 더 바람직하다.

④ **보건정책사업 수행능력이 낮을 때** : 해당 지역사회의 심각한 보건문제로 대두되고 있으나, 이를 해결할 능력이 떨어질 경우에 임상실험보다는 지역사회실험이 더 비용-효과적이다.

임상시험

1. 임상시험 단계

① **전 임상시험** : 사람에게 신약을 적용하기 전, 동물을 대상으로 효능과 안전성을 확인하는 단계

② **임상시험** : 전 임상연구로 충분한 자료를 얻은 후 식약처의 임상시험허가신청(IND)과 해당 병원의 기관생명윤리위원회(IRB)의 승인을 받은 다음 임상시험이 시작된다.

㉠ **1상 시험** : 자원하는 건강한 일반인 혹은 환자를 대상으로 신약의 특성이나 역동학적 작용을 확인하고 투여 용량의 상한선을 확인하고자 시행된다. 20명 이내로 시행되며 주로 임상약리학에서 진행된다.

㉡ **2상 시험** : 신약의 최적 용량이나 용법을 결정하고 효과를 파악하기 위해 시행되는데 자원하는 환자를 대상으로 하며 1상보다는 많은 수인 30~100명 정도의 환자를 대상으로 한다. 1상과 2상에서 심각한 부작용이 확인되거나 약의 효능이 없을 경우 더 이상 3상으로 진행되지 않는다.

㉢ **3상 시험** : 대규모 인구집단을 대상으로 신약의 안정성과 유효성을 검증하고자 하는 목적으로 진행되며 결과가 산출될 만한 충분한 연구대상자를 사전에 산출하여 연구를 시행한다. 3상까지 연구에서 신약의 효과가 충분하고 위해가 적다면 식약처에 판매허가를 신청할 수 있고, 식약처는 결과를 심사하여 허가할 지를 결정한다.

㉣ **4상 시험** : 판매가 허락되고 난 다음 진행되는 임상시험으로, 3상까지 관찰되지 않았던 부작용을 관찰하거나 다른 질환에서 효과가 있는 지를 알아보기 위한 시험이다.

단계	대상	목적	대상자 수
전 임상시험	동물	약물의 효능과 안전 확인	연구에 따라 다름
1상 임상시험 (임상약리시험)	일반인, 환자	신약의 역동학적 작용 확인, 투여 용량 상한선 확인	수명 ~ 수십명
2상 임상시험 (치료적 탐색 임상시험)	환자	최적 투여 용량 결정, 치료효과 탐색, 중대한 부작용 탐색	수십명 ~ 수백명
3상 임상시험 (치료적 확증 임상시험)	환자	안전성, 유효성 검증	수백명 ~ 수천명
4상 임상시험 (치료적 사용 임상시험)	환자	부작용 추적관찰, 다른 질환에 대한 약물 효과 검색	3상 이상의 규모

예방시험

1. **정의** : 인간을 대상으로 위험성이 비교적 적은 잘 알려진 약제나 방법으로 예방중재를 시행함으로써 질병발생 감소를 확인하여 일차 예방가능성을 평가하고자 하는 실험역학 연구를 의미한다.
2. 임상시험과 예방시험

임상시험	예방시험
위험-이익 비가 불명확한 신약이나 신의료기술을 중재 대상으로 하여 유효성과 안전성을 평가	현재까지 잘 알려져 있으며 이미 사용하고 있는, 적은 위험의, 예방가능성이 있는 약제나 도구, 행태 등을 중재대상으로 그의 일차 예방효과를 평가 예 아스피린, 비타민E와 같은 약재, 인삼추출물과 같은 건강물질, 오메가3, 카로틴과 같은 영양소, 금연 운동, 손씻기와 같은 건강행태, 운동기기나 혈당측정 등도 중재요인으로 이용될 수 있다.
임상시험의 경우 문제가 생길 경우 바로 처치가 가능한 병원 내원 환자를 대상으로 하여 연구를 진행하게 되고, 효과 차이가 날 수 있는 최소한의 대상수를 선정하는 것이 원칙이며, 설정한 연구대상수보다 1명이라도 초과할 경우 중대 계획 위반으로 볼 수 있다.	위험성이 적은 물질이나 도구를 사용하며 질병발생률 감소를 그 목표로 하므로 대규모 인구집단이 필요하며 연구대상은 환자가 아닌 건강한 사람이어야 하며, 최소한 해당 질병에 걸릴 가능성을 낮추고자 하는 목적을 충분히 이해하는 사람들이 대상으로 섭외되어야 한다. 예 가족력을 가진 사람들이 고위험군이라면 가족력을 가진 사람들이 연구대상이 될 수도 있으며, 특정 연령과 성을 가진 사람들이 그 대상이 될 수도 있다.
엄격한 연구방법을 적용하여 건강한 대상자를 등록하여 모든 연구과정을 계획 하에 철저하게 그 방법대로 진행하여 오로지 주 요인변수인 약물의 처치만 차이가 날 수 있도록 철저한 통제와 조작을 한다.	임상시험처럼 무작위배정이나 눈가림법 등을 사용하기는 하지만 대규모 인구집단에 대한 중재이다 보니 철저한 통제를 실시하기 어렵게 된다.
중재요인과 주 결과와의 관련성을 분석할 때 교란요인이 유의하지 않아 주로 단변수분석을 시행하게 된다.	유의한 교란변수가 많아 이를 보정한 다변수분석으로 분석하게 된다.
비용이나 복잡성 문제로 단기간 수행된다.	질병발생률 감소가 목표이므로 최소한 5년 이상의 장기간 추적관찰이 진행된다.

3. 예방시험 설계와 방법
   ① **평행설계**(parallel design)
      ㉠ 중재해야 할 요인이 단일 요인일 경우로 비교임상실험에서 가장 흔히 적용되고 있다.
      ㉡ 연구대상자로 확정 된 후 치료군과 비교군 가운데 한 군으로 무작위배정한 후 전체 연구기간 동안 해당 치료법만을 적용받게 된다.
   ② **요인설계**
      ㉠ 중재해야 할 요인이 여러 가지 요인이 혼재되어 있는 경우 실시

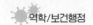

ⓛ 대규모 인구집단을 대상으로 요인 중재 여부에 따라 질병발생률과의 관련성을 관찰하기 때문에 코호트연구와 유사하다. 그러나 예방시험은 '주요인을 연구자가 실험적인 방법으로 중재'를 한다는 점에서 코호트와는 다르게 된다.

:: 요인설계(factorial design)

① 치료효과가 서로 독립적으로 나타나는 두 가지 이상의 치료법을 동시에 비교하고자 할 때 실시하는 것으로 2×2 요인설계가 가장 간단한 형태이다.

② **장점** : 치료법 상호작용 효과가 없는 경우 각 치료법의 주된 효과를 평가하는데 동일한 통계적 검정력을 유지하면서 참여하는 연구대상자 수를 줄일 수 있다.

③ **단점** : 치료법 간에 상호작용 효과가 있는 경우 검정력이 감소하게 되고, 연구설계가 복잡하여 연구수행이 힘들며, 연구대상을 선정하고 치료법을 배정하는 과정에서 환자의 순응도가 떨어지기 쉽고, 복합요법에 의한 유해반응의 가능성이 있게 된다.

④ **사례** : 심혈관질환의 1차 예방을 위한 아스피린의 효과와 암의 1차 예방을 위한 베타카로틴의 효과를 측정하기 위하여 다음의 4군으로 설계하였다.

- a군 : 아스피린과 베타카로틴을 모두 복용하는 군
- b군 : 베타카로틴 복용과 아스피린 위약을 복용하는 군
- c군 : 아스피린 복용과 베타카로틴 위약을 복용하는 군
- d군 : 아스피린과 베타카로틴 모두 위약을 복용하는 군

아스피린 복용효과는 a+c와 b+d의 결과를 비교평가하게 된다.
베타카로틴 복용 효과는 a+b와 c+d의 결과를 비교평가하게 된다.

③ 해당 질병을 예방하기 위해 이미 사용하고 있는 약제나 비타민 등의 표준물질이 중재 대상일 수도 있고, 새로운 약제 등의 연구 물질이 중재 대상일 수도 있다.

④ 비교군으로 위약군이 선택될 수도 있다.

⑤ 예방시험에서 코호트연구를 같이 시행하는 경우 대규모 인구집단의 오랜 시간 추적관찰이 필요하게 된다. 코호트연구에서는 일반화 가능성은 더 높지만 내부타당성은 임상시험이 더 좋게 되는바, 이 두 연구를 병행하는 경우 두 연구의 장단점을 보완해 줄 수 있다는 장점이 있게 된다.

비순응(noncompliance)

1. **정의** : 대상자들이 할당된 치료에 순응하지 않는 경우를 말하며 이는 이로 인해 치료효과의 차이가 적어지게 된다.
2. **분류**
   ① **연구 탈락자** : 연구참여를 공공연하게 또는 은밀하게 중지한 참여자
   ② **연구 방문자** : 한 군에 속한 대상자가 의도하지 않게 다른 군에 부여된 치료제를 복용하는 경우
3. **해결 방안** : 예비연구로 순응자와 비순응자를 구분한 후 비순응자를 제외하고 순응자로 나온 대상자들만으로 수행되게 한다.
4. **사례** : Canner의 심장관상동맥 약물 프로젝트

치료군			위약군		
순응도	참여자 수(명)	5년 사망률(%)	순응도	참여자 수(명)	5년 사망률(%)
비순응군	357	24.6	비순응군	882	28.2
순응군	708	15.0	순응군	1,813	15.1
합계	1,065	39.6	합계	2,695	43.3

이미 연구결과가 나왔을 때 순응군만 따로 분석하면 오류가 생길 가능성이 있게 된다. 따라서 연구 결과를 분석할 때 비순응군을 제외하지 말아야 한다. 치료군에서 비순응군이 많았다면 위약군에서도 그럴 수 있다. 따라서 비순응군도 포함해서 분석하여야 한다.

(8) 생태학적 연구

① 다른 목적을 위해 생성된 기존 자료 중 질병에 대한 인구집단 통계자료와 관련 요인에 대한 인구집단 통계자료를 이용하여 상관분석을 시행한다. 이를 상관성연구라고도 하며, 주로 질병발생의 원인에 대한 가설 유도를 위하여 시도된다.

② 이 연구는 개인이 아닌 인구집단을 관찰단위로 하여 분석한다.

③ 연구 유형

㉠ 한 시점에서 여러 인구집단에서 대상 질병의 집단별 발생률과 위험요인의 노출률 간의 양적 경향성(상관성)이 있는지를 분석하는 방법으로 가장 많이 수행되는 유형이다.

㉡ 동일한 인구집단에서 시간 경과에 따른 대상 질병의 발생률의 변화와 위험요인의 노출률 간에 양적 경향성이 존재하는가를 분석하는 방법

㉢ 혼합형태로 시간 경과에 따른 노출과 결과변수의 변화를 여러 인구집단에서 비교분석하는 방법으로 이 연구설계는 동일한 인구집단을 분석할 경우보다 혼란편견의 위험을 줄일 수 있다.

④ 장점

㉠ 연구 주제에 대한 발상만 있으면 기존 자료들을 재구성하여 연구가설을 평가해 볼 수 있는 손쉬운 방법이다.

㉡ 간편성, 신속성, 경제성 이외에 활용 가능성 또한 넓다.

⑤ 제한점

㉠ 자료 자체가 가지는 불완전성이다. 연구를 위하여 수집된 자료가 아니며, 집단 간의 측정 수준 차이가 있을 수 있어 노출 및 결과 변수 모두에서 비교성이 문제가 될 수있다. 이로 인해 발생할 수 있는 혼란변수 통제를 위하여 활용 가능한 변수는 상당히 제한적이다.

㉡ 원인적 요인과 질병발생 간의 선후관계가 불명확하다는 것이다. 이러한 문제는 원인에 해당되는 변수와 질병발생에 대한 변수를 같은 시점에서 관찰할 것이 아니라 원인-질병발생 간의 지연기(lag time)를 이용하여 과거 시점에 대한 원인 변수 자료를 사용함으로써 어느 정도 완화할 수 있다. **예** 1981년 Doll의 연구에서 흡연 노출 후 20년의 지연기 이후 폐암 사망과 관련성이 있다고 가정하여 연구 시점에서의 폐암 사망률과 20년 이전의 담배 생산량 간의 상관분석을 실시하였다.

㉢ 생태학적인 연구의 결과를 인과성으로 해석하려고 할 때 발생하는 오류로서, 생태학적 연구 결과에서 유의한 상관성이 관찰되더라도 개인 수준에서는 요인과 질병간의 관련성이 관찰되지 않을 수 있는데 이를 '생태학적 오류'라고 한다. 이는 요인과 질병에 대한 변수 모두 인구집단 수준에서만 측정했기 때문에 생기는 한계로서 이 연구방법으로는 극복할 수 없게 된다.

(9) 기타 연구

① 사회역학

㉠ 정의 : 건강의 사회적 분포와 사회적 결정요인들에 대해 연구하는 역학의 한 분야

㉡ 사회적 결정요인이란

ⓐ 사회계층화, 위계구조 자체로부터

ⓑ 노동과 고용조건, 지역사회 같은 환경요인

ⓒ 성별과 인종 등에 근거한 차별과 사회적 배제 등의 제도적, 문화적 요인

ⓓ 사회 네트워크와 지지 등 개인 집단 수준의 사회심리적 요인

ⓔ 소득불평등, 복지체제와 사회정책, 세계화 등 정치경제적 요인에 이르기까지 다양하고 다층적이면서 서로 연관되어 있다.

㉢ 사회역학의 접근법

ⓐ 고위험 접근전략에 대비되는 인구집단 전략을 취한다. 이는 특정 개인이 질병에 걸리게 되는 원인과 인구집단 질병발생률의 원인이 같지 않을 수 있다는 가정에서 출발한다. 로즈(G. Rose 1926~1993)는 케냐의 유목민과 런던 공무원들의 수축기 혈압 분포를 비교하였다. 두 집단 모두 높은 고위험군이 존재하지만, 전반적으로 런던공무원들의 혈압분포가 유목민들에 비해 오른쪽으로 치우쳐 있었다. 이 결과 공무원 중에서 평균에 가까운 이들이라도 유목민 집단에서는 고위험군에 해당할 수 있다. 이렇게 인구집단 전체의 위험분포를 변화시키는 요인은 개인 수준의 비교를 통해서는 확인하기 어려우며, 인구집단 관점에 따라 위험요인의 분포를 결정하는 사회적 조건을 분석할 때 확인할 수 있게 된다.

ⓑ 위험요인의 맥락화 개념과 연결된다. 위험요인과 질병과의 연관성뿐만 아니라 사람들이 '왜' 특정한 위험요인이나 보호요인에 노출되는지, '어떠한 사회적 조건'하에서 개별적인 위험요인들이 질병과 관계되는지 확인할 필요가 있다. 예를 들어 만성질환의 대표적인 위험요인인 부적절한 식이는 개인의 선호에서 비롯되는 것이기도 하지만, 스트레스와 시간 압박에서 비롯된 사회적 선택이기도 하며, 식품의 유통, 판매, 생산 체계, 정치경제에 의해 영향을 받기도 한다. 즉 개인의 선택이 일어나는 사회적 맥락에 대한 고려 없이 개별적인 행동변화를 기대하기란 어렵게 된다.

ⓒ 생애과정 관점을 취한다. 병인론에서 유효한 폭로 시기와 기간이 중요하듯, 사회적 조건의 건강효과 역시 폭로의 시기와 기간이 중요하다. 사회적 조건은 특정 발달 단계에 결정적으로 작용할 수도 있고, 생애과정에 걸친 불이익이나 이익의 누적으로 나타날 수도 있다. 예를 들어 산모의 영양 결핍은 태아 발달에 부정적 영향을 미쳐 성인기 당뇨병과 심혈관장애의 위험을 높인다. 또한 성인기 건강행태와 사회심리적 속성은 아동기의 사회경제적 위치와 밀접한 관련이 있다.

② 이민자 연구

㉠ 개념 : 환경과 유전의 상대적인 중요성에 대한 단서를 제공할 수 있다.

ⓛ 이민 본국의 발생률, 이민 1세대 및 2세대의 발생률, 이민 수용국의 발생률 등을 서로 비교함으로써 환경요인이 작용하는지, 혹은 유전요인이 작용하는지에 대한 단서를 평가하게 된다.

③ **쌍둥이 연구** : 고전적 쌍둥이 연구는 Galton(1822~1911) 등에 의해 사람의 형질들이 유전적인 요인에 기인하는지 혹은 환경적인 요인의 기여가 더 큰지를 평가하는 유력한 방법론으로 제시되었다. 일란성 쌍둥이는 이론상 유전적인 요인을 100% 공유하는 데 반해 이란성 쌍둥이는 평균적으로 정확히 50%의 유전요인을 공유한다. 일란성 쌍둥이와 이란성 쌍둥이 간의 상관관계의 차이는 유전적인 기여도의 차이, 즉 유전력을 알 수 있게 한다.

④ **출생 코호트 분석** : 출생 코호트란 특정기간에 태어난 사람들의 집합체를 말한다. 출생 코호트 분석은 비슷한 시기에 출생한 사람들이 일반적인 연령효과와는 다른 건강특성을 보일 때 사용된다. 이러한 출생 코호트 분석은 우리나라에서 최근 큰 증가를 보이고 있는 비만, 당뇨, 대사증후군, 심혈관계 질환, 일부 악성종양(대장암, 전립선암, 갑상샘암) 등에서 반드시 수행되어야 한다.

⑤ 사례연구와 사례군연구

㉠ 사례연구

ⓐ 단일 환자에 관한 기술로서 기존에 보고되지 않았던 특이한 질환양상의 경우 원인적 노출요인과 발병에 관하여 임상적 특성을 기술하여 보고하는 것이다.

ⓑ 새로운 질병, 치료에 대한 예외적인 부작용, 특이한 치료경과와 예후, 특이한 질병의 자연사나 발현양상 등을 대상으로 실시한다.

ⓒ 사례연구는 단일 환자에 관한 기술이기 때문에 질병의 발생수준을 측정하거나 노출요인과 질병발생 간의 가설을 검정하기는 어렵다. 그러나 기존의 지식에 부합되지 않는 모든 예외적 사건들을 기술함으로써 새로운 가설, 인과성 등을 제안할 수 있다는 장점이 있다.

ⓓ 예를 들어 음낭암이라는 매우 희귀한 암에 걸린 젊은 남자가 오랫동안 굴뚝 청소를 한 직업력이 있다거나, 피임약을 장기간 복용한 젊은 여성에서 정맥 혈전증이 발생하였다는 보고는 인과성을 확립하지는 못했지만 향후 원인적 연구에 대한 가설을 제기할 수 있다.

ⓛ 사례군연구

ⓐ 사례연구의 연장선으로 이전에 알려지지 않았던 새로운 질환이나 새로운 증상 혹은 치료에 대한 반응을 공유하는 사례들을 가지고 이들의 공통점을 기술하여 가설을 수립하는 연구이다.

ⓑ 연구대상자들의 공통점이 명확할 때는 사례연구보다 강력한 가설을 제기할 수 있으나, 비교군이 없기 때문에 노출요인과 질병발생 간 인과성을 밝힐 수는 없다.

ⓒ 예로 후천성면역결핍증 사례군연구를 들 수 있다. 이 연구를 통해서 이 질병이 건강한 젊은 남성에서 발견될 확률은 극히 드문 현상임을 지적하면서 동성연애관련 행태 또는 성매개성 및 혈액전파성 감염과 관련이 있을 것으로 추론하게 되었다. 이후 일

련의 사례군연구를 통하여 혈우병 환자, 수혈, 감염자와의 이성간 성접촉, 수직감염 등의 위험요인이 보고되었다. 이러한 사례연구 이후 미국에서는 후천성면역결핍증의 시험적 진단기준에 근거하여 감시체계를 구축하였고, 이러한 체계를 통해 보다 정확한 질병의 역학적, 임상적 양상을 확인하게 되었다.

ⓓ 사례연구는 질병발생 원인에 대한 결정적인 단서를 제공한다. 또한 질병에 대한 완전한 지식이 형성되기 이전에도 사례군연구 결과를 통해 조작적 진단기준을 설정하여 질병을 잠정적으로 정의할 수 있다.

Quiz

＊ **다음에서 설명하고 있는 역학적 연구방법을 제시하시오.**

01 원인 규명, 예방 효과의 임상적 평가 및 치료효과의 임상적 평가를 목적으로 실시

02 수집된 정보들의 편견이 적고 인과관계의 질 확인이 가능하다.

03 여러 개의 가설을 동시에 시험하고 시간, 경비, 노력을 적게 들여 비교적 자료 얻기가 수월하다.

04 질병의 자연사를 파악하거나 질병원인에 대한 가설을 유도할 수 있다.

05 표본의 규모가 커야 하며 원인과 결과를 동시에 파악하므로 시간적 속발성을 확인하기 어렵다.

06 분모가 없어 발병률을 알 수 없고 인과관계의 질을 확인할 수 없다.

07 희귀질병 또는 발병까지의 기간이 긴 질병에 활용할 수 있다.

08 환자-대조군연구로 인과관계가 어느 정도 확인된 질병에 활용할 수 있다.

09 비용이 많이 드나 인과관계를 가장 정확하게 확인할 수 있다.

10 발생률이 비교적 높은 질환이어야 하며 표본수가 커야 한다는 제한점이 있다.

11 기존의 자료를 이용할 수 있다.

12 해당 질병의 유병률을 구할 수 있다.

13 필요한 연구대상자 수가 적게 든다.

14 질병의 자연사나 규모를 모를 때 시행할 수 있는 첫 번째 연구이다.

15 질병의 발생률과 비교위험도를 구할 수 있다.

16 생태학적 오류의 발생가능성이 있다.

17 유전적인 요인의 중요성과 환경적인 요인의 중요성을 구분하여 평가할 수 있는 연구설계라고 보기 어려운 것은?

① 이민자 연구　　② 쌍둥이 연구　　③ 입양아 연구

18 이민자 연구에서 한국에서 미국에 이민을 간 1세대의 유방암 평생 유병률은 미국인 백인 및 흑인보다 모두 낮지만, 2세대는 미국인들과 비슷해지는 양상을 보였다면, 이 결과의 해석으로 올바른 것은?

① 유방암의 발생원인으로 성인 이후의 환경요인이 매우 중요할 것이다.
② 유방암의 발생원인으로 유전적인 요인이 매우 중요할 것이다.
③ 유방암의 발생원인으로 환경과 유전의 상호작용이 있을 것이다.
④ 유방암의 발생원인으로 성인이 되기 이전의 성장발달 관련 환경요인이 매우 중요할 것이다.

정답
1) 실험연구　2) 코호트연구
3) 환자-대조군연구　4) 기술역학
5) 단면조사연구　6) 환자-대조군연구
7) 환자-대조군연구　8) 코호트연구
9) 실험연구　10) 코호트연구 또는 단면조사연구
11) 생태학적 연구 또는 환자-대조군연구　12) 단면조사연구
13) 환자-대조군연구　14) 단면조사연구
15) 코호트연구　16) 생태학적 연구
17) ③　18) ④

Check

01 **다음 역학연구방법 중에서 질병의 원인을 규명하기 위한 가설을 설정하는 데 실마리를 제공할 수 있는 기본이 되는 연구방법은?**

① 기술연구
② 단면연구
③ 코호트연구
④ 환자대조군연구

해설 건강과 건강관련 상황이 발생했을 때 있는 그대로의 상황을 기술하는 것으로 기술연구 이후 가설을 설정할 수 있게 된다.

정답 ①

02 **다음 중 건강한 사람을 대상으로 흡연 여부에 따라 일정한 시간이 경과한 후 호흡기질환 발생이 어떻게 나타나는지를 비교하여 원인을 규명하고자 할 때의 연구방법은?**

① 기술연구
② 생태학적 연구
③ 코호트연구
④ 환자대조군연구

해설 코호트연구란 건강한 사람 중 노출군(흡연자)과 비노출군(비흡연자) 간의 질병발생을 조사하는 연구이다.

정답 ③

03 **다음 중 환자대조군연구에 대한 설명으로 올바른 것은?**

① 미래의 환자발생에 대한 연구이다.
② 발생률이 낮은 희소 질병에 대한 연구가 가능하다.
③ 위험요인에 노출된 사람은 환자군에, 노출되지 않은 사람은 대조군에 배정한다.
④ 정확한 상대위험비 계산으로 요인에 대한 질병발생 추정이 가능하다.

해설 ① 미래의 환자발생에 대한 연구는 코호트연구이다.
③ 질병에 이환된 사람은 환자군에, 이환되지 않은 사람은 대조군에 배정한다.
④ 환자-대조군의 경우 교차비로 질병발생 추정이 가능하다.

정답 ②

04 **과거 베트남전쟁에 참여했던 사람들 중에 현재 고엽제로 인한 후유증을 앓고 있다면, 다음 중 이 둘의 관계를 규명하기 위한 가장 적절한 역학적 연구설계는?**

① 단면조사연구
② 전향적 코호트연구
③ 환자-대조군연구
④ 후향적 코호트연구

해설 과거 노출군(베트남전쟁 참여자)의 현재 상태를 연구하였으므로 후향적 코호트에 해당된다.

정답 ④

05 **다음 중 코호트연구의 장점에 해당하는 것은?**

① 귀속위험도를 구할 수 있다.
② 단기간에 결론을 도출할 수 있다.
③ 비용과 시간이 적게 든다.
④ 희귀질병 연구에 적합하다.

해설 나머지는 모두 환자-대조군의 장점에 해당된다.

정답 ①

06 **총 관찰인년을 이용하여 이환지표를 구할 수 있는 연구방법은?**

① 사례연구
② 단면조사연구
③ 환자-대조군연구
④ 코호트연구

해설 총 관찰인년이 분모인 지표는 평균발생률이며, 발생률을 구할 수 있는 연구방법은 코호트연구이다.

정답 ④

07 **흡연이 부갑상샘암을 유발하는지 알기 위해 환자-대조군연구를 수행하려고 한다. 다음 중 대조군에서 반드시 제외시켜야 하는 사람은?**

① 비흡연자
② 갑상샘암의 과거력이 있는 사람
③ 부갑상샘암 과거력이 있는 사람
④ 환자군과 연령대가 맞지 않는 사람

해설 대조군의 경우는 부갑상샘암 환자뿐만 아니라 과거력이 있는 사람도 선택하면 안된다.

정답 ③

08 **질병발생 여부와 관계없이 초기에 표본으로 추출한 대상자를 지속적으로 추적관찰하면서 시간에 따른 대상자의 특성변화를 관찰하였다. 다음 중 이에 해당하는 역학연구방법은?**

① 경향 연구
② 단면연구
③ 코호트연구
④ 패널 연구

해설 패널 연구는 단면연구와 코호트연구가 혼합된 연구설계로 개인적인 추적관찰 방법인 반면에, 경향 연구(추세 연구)는 연구대상집단의 어느 한 시점에서의 경향을 분석하고 이후 시간 경과 후에 다시 이를 분석 비교함으로써 시계열 자료에 의한 반복측정을 통해 연구대상 집단의 변화를 조사하는 분석 기법이다.

정답 ④

09 **200명을 대상으로 신약과 기존약을 비교하는 임상시험에서 치료군인 신약군에 100명, 비교군인 기존약군에 100명을 무작위할당 후 연구를 진행하였는데, 치료군 중 5명이 임의로 기존약을 복용하였고, 대조군 중 5명은 지침을 따르지 않고 아예 약을 복용하지 않았다. 이와 같은 비순응은 어떻게 처리되어야 하는가?**

① 치료군 5명과 대조군 5명을 서로 교환한다.
② 치료군 5명과 대조군 5명을 그대로 포함한다.

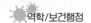

③ 치료군 5명과 대조군 5명을 연구에서 제외한다.

④ 치료군 5명명과 대조군으로 변경하고, 대조군 5명은 제외한다.

해설 비순응의 해결 방안은 일반적으로 비순응자를 제외하지 말고 포함해서 분석토록 한다.

정답 ②

10 **임상시험의 윤리적 문제에 대한 기관생명윤리위원회(IRB)의 심의사항으로 옳지 않은 것은?**

① 연구대상자 등의 개인정보 보호 대책을 심의

② 연구계획서의 윤리적, 과학적 타당성을 심의

③ 인간대상연구의 심의 면제에 관한 사항을 심의

④ 연구대상자 등으로부터 적법한 절차에 따라 동의를 받았는지 여부를 심의

해설 ③은 국가생명윤리심의위원회의 심의사항이다.

정답 ③

11 **2022년 서울시민 중 1만 명을 확률 추출하여 키, 몸무게, 혈압과 혈당을 측정하여 고혈압과 당뇨병 여부를 조사하였다. 이때 성별, 연령, 운동량(상, 중, 하), 흡연(비흡연, 과거흡연, 현재흡연)과 지난 한 달간 고위험 음주경험을 동시에 조사하였다. 이 조사를 통해 측정할 수 없는 것은?** 2022. 서울보건연구사

① 운동량에 따른 체질량지수의 평균 차이 검정

② 흡연에 따른 고위험 음주경험의 비율 차이 검정

③ 서울시 65세 이상 인구에서 여성과 남성의 당뇨병 유병률 차이 검정

④ 20세 이상 성인 인구에서 흡연의 고혈압 발생에 대한 기여위험도

해설 위 조사는 서울시민 1만 명을 대상으로 실시한 단면조사연구에 해당된다. 단면조사연구는 특정 질병과 위험요인 간의 관련성을 조사하는 것으로 유병률, 위험요인 노출률을 알 수 있으나 기여위험도를 측정할 수는 없다. 기여위험도를 측정하려면 코호트연구를 실시하여야 한다.

정답 ④

12 **코호트 내 환자-대조군 연구와 환자-코호트 연구에 대한 다음의 설명 중 가장 올바른 것은?** 2022. 서울보건연구사

① 코호트 내 환자-대조군 연구는 한 질병 연구가 목적이며, 다른 질병 연구를 위해서는 환자군과 대조군을 모두 다시 추출해야 한다.

② 두 가지 연구설계 모두에서 회상 바이어스가 자주 일어난다.

③ 환자-코호트 연구는 서브코호트가 전체 코호트를 대표할 수 있으므로 표본추출률 등에 따른 가중치를 부여하여 분석할 수 있다.

④ 코호트 내 환자-대조군 연구에서는 대조군이 각 환자와 짝지어진 상태가 아니다.

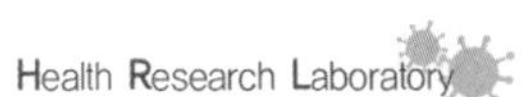

해설 ① 코호트 내 환자-대조군 연구는 한 질병 연구가 목적이며, 여러 질병 발생연구를 위해서는 환자-코호트 연구를 실시하여야 한다.
② 두 가지 연구설계 모두에서 회상 바이어스를 제거할 수 있다.
④ 코호트 내 환자-대조군 연구는 추적되는 코호트 내에서 환자와 대조군을 선정하여 환자-대조군연구를 수행하는 연구설계이다.

구분	코호트 내 환자-대조군 연구	환자-코호트 연구
차이점	① 한 질병 연구가 목적 ② 요인-질병 간 연관성 분석은 교차비를 이용한다.	① 여러 질병 발생 연구가 목적 ② 요인-질병 간 연관성 분석은 비교위험도나 위험도를 이용한다.
공통점	① 환자-대조군 설계의 단점인 회상 바이어스를 제거할 수 있다. ② 질병 발생 이전에 요인 노출을 측정할 수 있어서 시간적 선후관계가 명확하므로 인과성 규명에 용이하다. ③ 코호트 연구에 비해 비용, 노력 등을 적게 든다.	

정답 ③

13 다음에서 설명하고 있는 적절한 역학 용어로 올바른 것은? 2022. 세종보건연구사

> 개인 단위가 아닌 집단 단위로 평균 건강빈도를 비교할 경우 원인과 결과의 연관성이 논리적으로 왜곡될 수 있는 현상

① Information bias ② Ecological fallacy
③ Selection bias ④ Measurement bias

해설 생태학적 연구의 결과를 인과성으로 해석하려고 할 때 발생하는 오류로서, 생태학적 연구 결과에서 유의한 상관성이 관찰되더라도 개인 수준에서는 요인과 질병간의 관련성이 관찰되지 않을 수 있는데 이를 '생태학적 오류'라고 한다.
① 정보바이어스 ② 생태학적 오류 ③ 선택바이어스 ④ 측정바이어스

정답 ②

14 환경과 유전의 상대적인 중요성에 대한 정보를 제공하는 연구설계로 올바른 것은? 2022. 세종보건연구사

① migrant study ② twin study
③ birth-cohort analysis ④ Genomic Epidemiology

해설 ① **이민자 연구** : 환경과 유전의 상대적인 중요성에 대한 단서를 제공할 수 있다.
② 쌍둥이 연구 ③ 출생 코호트 ④ 유전역학

정답 ①

15 분자와 세포수준의 생체표지자를 주요 방법으로 이용하는 분자역학의 생체 지표 중 감수성 지표에 해당하는 것은? 2022. 경남보건연구사

① ras ② tumor marker
③ DNA repair gene ④ 발암물질의 대사산물

해설 분자역학

개념		분자와 세포 수준의 생체 표지자를 주요 방법으로 이용하는 역학으로 노출-영향-개체의 감수성 등 질병 발생과정에서 일어나는 일련의 과정에 대해 분자생물학적 기법을 적용
생체지표	노출지표	요중 발암물질의 대사산물, DNA, 단백질 부가체
	효과지표	ras, p53 등의 발암단백이나 암 표지자(tumor marker)
	감수성 지표	CYP450, glutathione-S-transferase gene 등의 발암물질 대사를 주로 담당하는 효소의 유전다형성과 DNA 복원에 관여하는 유전자(DNA repair gene)

정답 ③

16 **우리나라에서 2001년 홍역일제예방접종이 이루어지기 전에는, 1994년에 홍역 환자 5,097명이 발생하였고 그 이후 매년 100명 미만이 발생하다가 2000년에 홍역 환자 32,647명이 발생하였다. 이렇게 홍역이 수년마다 유행하는 양상을 가리키는 용어는?** 2021. 서울 7급 및 보건연구사

① 장기추세변동 ② 주기변동
③ 계절변동 ④ 단기변동

해설 **주기변화** : 질병발병 양상이 수년(2~4년) 간격을 두고 변하는 것으로 이러한 현상이 발생하는 이유는 집단면역수준이 떨어지기 때문이다. 유행성 독감(3~6년), 백일해(2~4년), 홍역(2~3년) 등이 이러한 유행주기를 가지고 있다.

정답 ②

17 **환자-대조군 연구에서 짝짓기(matching)의 주된 목적은?** 2021. 서울 7급 및 보건연구사

① 짝지은 변수의 영향을 통제하기 위함이다.
② 환자군과 대조군을 확률적으로 할당하기 위함이다.
③ 짝지은 변수의 인과적 관련성을 측정하기 위함이다.
④ 연구자가 치료내용이 무엇인지 모르게 하기 위함이다.

해설 **짝짓기(matching)의 주된 목적** : 교란변수의 영향을 자료수집단계나 혹은 분석단계에서 효과적으로 통제하기 위함이다.

정답 ②

18 **다음에서 설명하는 역학연구 방법은?** 2021. 서울 7급 및 보건연구사

> 기반연구를 통하여 대상자 19,688명의 코호트를 구축하고 혈액표본이 수집된 17,375명 대상자의 4%(695명)를 무작위추출하여 서브코호트를 구축하였다. 추적관찰 결과 전체 코호트에서 위암 환자가 266명(서브코호트 외 위암 발생 환자 254명을 포함) 발생하였고, 서브코호트 내 위암 발생 환자는 12명이었다. 위암 발생환자군과 서브코호트의 혈액 표본을 이용하여 헬리코박터 검사를 수행하였으며, 표본추출률과 위암 환자 여부에 따른 가중치를 부여하여 가중 콕스 회귀분석 기법으로 음주가 헬리코박터 감염과 독립적으로 위암 발생에 관여하는지 분석하였다.

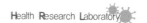

① 패널연구 ② 환자-코호트연구
③ 환자-교차설계연구 ④ 코호트 기반 환자-대조군연구

해설 **환자-코호트연구** : 코호트 전체 내에서 서브코호트를 구성하고, 어떤 시점까지 발생한 환자 전수를 선별한 다음, 가중치를 고려하여 분석하는 기법으로 환자-대조군연구와 코호트연구의 혼합설계이다.

정답 ②

19 **흡연과 폐암의 연관성을 고찰하기 위해 현존하는 역학연구 논문들을 체계적으로 찾아내고 그 결과를 통계적으로 통합하는 연구 방법으로 가장 옳은 것은?** 2021. 서울 7급 및 보건연구사

① 생태학적 연구(ecological study)
② 패널 연구(panel study)
③ 메타분석(meta-analysis)
④ 체계적 문헌고찰(systematic review)

해설 **메타분석** : 기존의 역학연구 논문들을 체계적으로 찾아내고 그 결과를 통계적으로 통합하는 연구 방법

정답 ③

20 **임상시험에서 무작위 배정을 하는 이유에 대한 설명으로 가장 옳지 않은 것은?** 2021. 서울 7급 및 보건연구사

① 윤리적인 측면에서 타당하기 때문이다.
② 치료군과 비교군에 배정되는 피험자들의 비교성을 극대화할 수 있기 때문이다.
③ 통계적인 측면에서 통계분석의 전제인 무작위 확률을 충족시키기 때문이다.
④ 결과변수의 측정을 객관적이고 정확하게 할 수 있기 때문이다.

해설 무작위배정을 하여야 하는 이유
① 윤리적인 측면에서 타당하기 때문
② 과학적인 측면에서 치료군과 비교군에 배정되는 피험자들의 비교성을 극대화할 수 있기 때문
③ 통계학적 측면에서 피험자들을 무작위배정한 후 수집된 연구자료들은 통계적 분석의 전제조건인 무작위확률을 충족시키기 위함이다.

정답 ④

21 **다음 중 인과성에 대한 근거의 수준이 가장 높은 연구는?** 2020. 보건복지부 특채 7급

① 사례군연구 ② 실험연구
③ 코호트연구 ④ 환자-대조군연구

해설 실험연구 > 코호트연구 > 환자-대조군연구 > 생태학적연구 > 사례군연구

정답 ②

22 **다음 중 단면연구를 시행하기에 가장 적절한 경우에 해당하는 것은?** 2020. 경기보건연구사

① 새로 개발된 당뇨약의 효과 평가 연구
② 일부 지역의 결핵유병률 조사
③ 흡연으로 인한 폐암의 발생률 조사
④ 희귀질환인 모야모야병 연관성 연구

해설 ① 임상시험 → 실험역학이 적절, ③ 코호트연구가 적절
④ 희귀질병 → 환자-대조군연구가 적절, 희귀노출 → 코호트연구가 적절

정답 ②

23 **다음 중 코호트연구에 대한 설명으로 가장 올바르지 못한 것은?** 2020. 광주보건연구사

① 위험요인과 질병 간의 시간적 선후관계가 비교적 명확하다.
② 위험요인의 노출에서부터 질병진행 전 과정인 질병의 자연사를 관찰할 수 있다.
③ 질병의 발생률, 비교위험도, 기여위험도를 구할 수 있다.
④ 특정 질병과 관련 있는 여러 위험요인을 동시에 조사할 수 있다.

해설 ④ 환자-대조군연구

정답 ④

24 **M 초등학교에서 학교급식을 먹은 학생들 중 90명의 학생들에게서 식중독이 발생하였다. 역학조사 과정에서 특정업체가 납품한 숙주나물무침이 식중독 발생의 원인으로 의심되었다. 식중독 발생의 원인을 규명하기 위해 숙주나물무침을 먹은 집단과 먹지 않은 집단으로 분류하여 각 집단에서의 식중독 발병률을 분석하고자 한다. 다음 중 이와 같은 역학연구 방법은?** 2020. 울산보건연구사

① 단면연구
② 코호트 기반 환자-대조군연구
③ 환자-대조군연구
④ 후향적 코호트연구

해설 과거 숙주나물을 먹은 집단(노출군)과 먹지 않은 집단(비노출군) 간의 식중독 발생을 조사한 것이므로 후향적 코호트연구가 된다.

정답 ④

25 **노인 당뇨병 환자의 약 복용과 급성신부전과의 관계를 알아보기 위하여 급성신부전이 발생한 노인 당뇨병 환자들을 대상으로 약을 복용한 시점과 그 이전의 대조기간을 비교하여 어떤 요인들이 급성신부전 발생에 관여했는지를 연구하였다. 이 연구는 환자 자신이 대조군이 된다는 특징이 있는데, 이러한 역학연구는 다음 중 어디에 해당하는가?** 2020. 경기보건연구사

① 단면연구
② 환자-교체 설계
③ 환자-대조군연구
④ 환자-코호트연구

해설 환자-교체 설계는 급성질환에서 각 환자들을 대상으로 위험요인 노출시점(위험기간)과 그 전 기간(대조기간)을 비교하는 역학연구이다. 이 연구는 환자 자신이 스스로 자신의 대조군이 된다는 점이 특징이다.

정답 ②

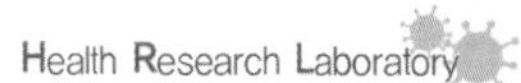

26 **다음 중 지역사회시험을 수행하는 이유에 해당하지 않는 것은?** 2020. 경기보건연구사

① 대상 질병의 유병률이 높을 경우

② 심각한 보건문제로 대두되고 보건정책사업 수행능력이 높을 경우

③ 중재가 여러 내용을 포함하여 동시에 이루어지는 경우

④ 중재의 특성상 건강증진과 질병예방에 관한 것일 경우

해설 해당 지역사회의 심각한 보건문제로 대두되고 있으나 이를 해결할 보건정책사업 수행능력이 낮을 경우에 임상시험보다는 지역사회시험이 보다 비용-효과적이다.

정답 ②

27 **요인설계에 대한 설명으로 옳은 것은?** 2020. 울산보건연구사

① 휴약기간을 두고, 각 환자는 자신의 비교군 역할을 한다.

② 무작위배정 후 연구대상자는 연구기간 동안 해당 치료법만 적용받는다.

③ 치료효과가 서로 독립적으로 작용하는 두 가지 치료법을 동시에 비교한다.

④ 평행설계보다 환자 수가 많이 필요하다.

해설 ① 교차설계 ② 평행설계 ④ 평행설계보다 환자 수가 적게 필요하다.

정답 ③

28 **다음 중 사람들을 대상으로 질병의 원인을 규명하는 역학연구가 아닌 것은?** 2019. 부산보건연구사

① 임상시험 ② 코호트연구

③ 환자-교차설계 연구 ④ 환자-대조군연구

해설 임상시험은 윤리성 때문에 인체를 대상으로 질병의 원인을 규명하는 실험을 진행할 수 없으며, 임상시험은 치료제 개발에 이용된다. 사람을 대상으로 하는 실험역학 연구 중 신약과 신의료기술 등 사람에 대한 위험과 혜택을 예측할 수 없는 연구를 특히 임상시험이라 하는데, 임상시험에 참여하는 사람은 새로운 치료법으로 탁월한 치료효과를 얻을 수도 있지만 반대로 예기치 않았던 부작용으로 치명적인 위험을 입을 수도 있다.

정답 ①

29 **산업장에서 벤젠 노출로 인한 근로자의 장기적 건강영향을 알아보기 위해 벤젠을 다루는 산업장 근로자와 그렇지 않은 사무직 근로자를 구분하여 20년간 추적관찰을 진행하여 직업병 발생 여부를 관찰하였다. 다음 중 해당되는 역학연구는?** 2019. 충남보건연구사

① 단면연구 ② 전향적 코호트연구

③ 환자-대조군연구 ④ 후향적 코호트연구

해설 전향적 코호트연구는 연구를 시작할 때 연구대상인 코호트 구성원으로부터 요인노출에 대한 자료를 수집하고, 그 시점 이후부터는 전향적으로 추적조사하면서 해당 질병의 발생 여부를 조사하는 형태이다.

정답 ②

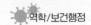

30 **다음 중 환자-대조군연구의 특징에 해당하는 것은?** 2019. 경북보건연구사

① 대조군 선정이 용이하다.
② 시간적 선후관계의 증명이 가능하다.
③ 질병발생률을 구할 수 있다.
④ 회상 바이어스가 발생한다.

해설 환자-대조군연구는 과거 위험요인 노출을 조사하면서 회상 바이어스가 발생한다.
① 환자-대조군연구에서는 대조군 선정이 용이하지 않다.
② 환자-대조군연구는 시간적 선후관계가 불분명하다.
③ 환자-대조군연구는 질병의 발생과 미발생이 확정된 상태에서 연구가 진행되므로 질병발생률을 구할 수 없다.

정답 ④

31 **다음 중 임상시험에서 피험자, 실험자, 임상역학자나 의학통계학자들에게 누가 실험군이고 누가 위약군인지를 알지 못하게 하는 방법은?** 2019. 충북보건연구사

① 교차설계 ② 삼중맹검법
③ 이중맹검법 ④ 평행설계

해설 연구대상자(피험자)가 모르게 하는 것이 단일맹검법, 연구대상자와 실험자(의료인력)가 모르게 하는 것이 이중맹검법, 연구대상자, 실험자, 임상역학자와 의학통계학자까지 모르게 하는 것이 삼중맹검법, 임상시험이 시작되어 종료될 때까지 관련되는 모든 사람들이 모르게 하는 것이 전체맹검법이다.

정답 ②

32 **신약을 판매한 후 부작용이 나타났다. 다음 중 이에 대한 부작용을 관찰하고 치료효과를 추적하기 위한 임상시험 단계는?** 2019. 충남보건연구사

① 1상 임상시험 ② 2상 임상시험
③ 3상 임상시험 ④ 4상 임상시험

해설 4상 임상시험은 신약이 시판 사용된 후 장기간 효능과 안전성을 평가하기 위한 시험으로 특수약리작용 검색연구, 약물사용이 이환율 또는 사망률 등에 미치는 효과 검토를 위한 대규모 추적연구 등을 시행한다.

정답 ④

33 **다음 중 인과성에 대한 근거수준이 가장 높은 역학연구는?** 2018. 경기보건연구사

① 기술 역학 ② 단면연구
③ 생태학적 연구 ④ 전향성 코호트연구

해설 전향성 코호트연구 > 단면연구 > 생태학적 연구, 기술 역학

정답 ④

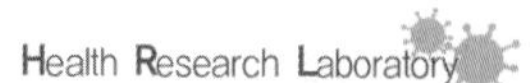

34 **다음 중 생태학적 오류의 예로 가장 적절한 것은?** 2018. 제주보건연구사

① 개인별 소금 섭취량과 위암 발생률의 관계를 국가 단위에 적용할 때 생기는 오류
② 국가별 육류 섭취량과 대장암 발생률의 관계를 개인에게 적용할 때 생기는 오류
③ 임신 중 흡연과 저체중아 출산과의 환자-대조군연구에서 기억소실로 생기는 오류
④ 지역별 치매 유병률 조사에서 각 지역의 치매 진단기준이 달라서 생기는 오류

해설 ① 개인주의적 오류, ③ 기억소실 바이어스, ④ 측정 바이어스
정답 ②

35 **다음 중 코호트연구의 장점에 해당하는 것은?** 2018. 제주보건연구사

① 귀속위험도를 구할 수 있다.
② 비교적 희귀한 질병연구에 적합하다.
③ 질병의 규모를 파악할 수 있다.
④ 필요한 연구대상자 수가 적어도 된다.

해설 ② 환자-대조군연구, ③ 단면연구, ④ 환자-대조군연구
정답 ①

36 **다음에서 설명하는 역학연구는?** 2018. 제주보건연구사

> 환자-대조군연구와 코호트연구의 혼합설계에 해당한다. 코호트연구를 진행하는 중에 발생된 환자들을 환자군으로 하고, 이에 대하여 대조군은 코호트 내에서 무작위로 선정된다. 전체 코호트 가운데 이들 소집단을 서브코호트라고 부른다.

① 패널연구
② 코호트 기반 환자-대조군연구
③ 환자-교체설계 연구
④ 환자-코호트연구

해설 환자-코호트연구는 전체 코호트의 인구구조와 특성을 동일하게 하기 위하여 무작위추출을 통해 서브코호트를 구성한다. 추적관찰 기간 동안 전체 코호트의 질병발생률 수준과 동일하게 서브코호트에서도 동일한 수준의 질병발생률이 관찰되어 환자가 발생하게 된다. 환자군은 서브코호트 외 환자집단과 서브코호트 내 일부 환자집단으로 나뉘어져 있다.
코호트 기반 환자-대조군연구와 환자-코호트연구는 환자가 발생하는 부분은 같으나 대조군을 선정하는 방법이 다른데, 코호트 기반 환자-대조군연구에서는 대조군을 짝짓기를 통해 선정하는 반면에, 환자-코호트연구에서는 무작위로 선정한다.
정답 ④

37 **다음 중 임상실험에서 무작위배정을 하는 이유로 가장 올바른 것은?**
2018. 경남보건연구사, 2018 부산보건연구사

① 대표성을 높이기 위해서
② 비교성을 높이기 위해서
③ 비차별적 오분류를 줄이기 위해서
④ 차별적 오분류를 줄이기 위해서

해설 임상실험에서 무작위배정을 하는 이유는 비교성을 높이기 위해서이다.
정답 ②

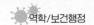

38 **다음 중 이중맹검법의 목적으로 가장 올바른 것은?** 2018. 경북보건연구사, 2018. 전남보건연구사

① 실험결과가 약리효과 때문인지 아니면 자연스러운 호전인지 구별하기 위하여
② 실험군과 대조군에 배정되는 피험자들의 비교성을 극대화하기 위하여
③ 실험군과 대조군을 같은 확률로 배분하기 위하여
④ 실험자와 피험자 모두 실험군인지 대조군인지 모르게 하기 위하여

해설 이중맹검법이란 실험자와 피험자 모두 실험군인지 대조군인지 모르게 하는 방법이다.
정답 ④

⑽ 역학 조사 시 발생하는 편견(바이어스)

바이어스는 체계적 오류로 내적 타당도를 저해하는 요소로 흔히 연구대상의 선정과정에서 발생하는 선택 바이어스, 연구의 수행과정, 특히 각종 정보의 수집과정에서 발생하는 정보바이어스, 제3의 변수인 교란변수에 의해 초래되는 연구결과의 왜곡, 즉 교란바이어스로 분류된다.

① **선택편견** : 연구대상을 선정할 때 집단을 이루고 있는 각 개체가 동일한 확률로 연구대상으로 산정되지 않고, 어떤 특정조건을 가진 사람들에게 뽑힐 기회가 편중된 편견

Point

- **환자-대조군연구** : 선택 바이어스가 주로 발생
- **후향적 코호트연구** : 요인 노출에 대한 기록이 부실할 때 발생
- **전향적 코호트연구** : 연구대상 선정 이후 참여자의 비참여로 인해 적은 수가 추적관찰되는 경우 발생

㉠ **버크슨 바이어스**(Berkson's bias) : 병원환자를 대상으로 연구할 때, 즉 환자-대조군연구에서 발생하는 바이어스로, 특정병원에만 한정하여 뽑을 때 해당 병원의 특성에 따라 더 중한 대상이 병원으로 내원할 수도 있고, 반대로 덜 중한 사람이 내원할 수도 있게 된다. 이 경우 해당 병원 대상자에서 산출된 연구결과를 연구모집단에 일반화시킬 수가 없으므로 내적 타당도에 문제가 생긴다. 이를 극복하기 위해서는 여러 등급의 병원을 포함하는 다기관 연구를 수행하는 것이 필요하다.

㉡ Selective Survivor bias(선택적 생존 바이어스 = Neyman's fallacy 나이만 오류) : 치명적인 질병과 그 요인을 연구하고자 할 때에 고려해야 하는 바이어스로, 연구 시 병이 심한 사람은 죽고, 심하지 않은 사람만 연구대상이 된다. 이 경우 치명적 질병을 그 대상으로 하는 단면연구와 후향적 코호트연구에서 흔히 발생한다.

㉢ **추적관찰 탈락 바이어스**(Follow-up Loss) : 중도탈락자나 무응답자의 특성이 다른 경우로 이들을 연구에서 제외하면 결과가 달라지게 된다.

㉣ **자발적 참여자 바이어스** : 연구참여집단으로 선정되는 과정 중에 자발적 참여자가 더 많이 연구참여집단에 포함된다. 이는 자기선택 바이어스라고도 하며, 모든 연구설계에서

관찰될 수 있다.

ⓐ 자기선택 바이어스 : 관심있는 사람만 연구대상이 된다.

ⓑ Health Worker's Effect(건강 근로자 효과) : 건강한 자가 연구에 적극적으로 참여

ⓜ 무응답 바이어스 : 어떠한 연구설계이든지 참여하지 않거나 무응답인 대상자의 특성이 참여자와 다름으로 인해 바이어스가 발생할 수 있는데 이를 무응답바이어스라고 한다. 특히 개인적 문제에 대해 민감한 질문일 경우 더욱 흔히 발생되며, 모든 연구 설계에서 관찰될 수 있다.

ⓑ 기간차이 바이어스

ⓐ 종양의 생물학적 특성에 따라 빨리 자라고 더 치명적인 종양에 비해 느리게 자라며 덜 치명적인 종양이 더 오래 무증상기간을 가지기 때문에 선별검사에서 더 검출될 가능성이 크며, 증상이 있어 일반적 진단과정을 거치는 사람보다 더 빨리 진단 될 수 있다.

ⓑ 이러한 선별검사의 효과로 인해 더 예후가 좋은 것처럼 잘못 판단할 수 있을 때 이를 기간차이 바이어스라고 한다.

② 정보편견 : 연구대상자로부터 얻은 정보가 부정확하여 잘못 분류됨으로써 생기는 편견, 부정확한 측정방법, 애매모호한 판단기준, 자료의 부적합성

㉠ 확인바이어스 : 코호트연구에서는 추적관찰을 시행하면서 요인에 노출된 대상자를 더욱 철저하게 질병발생을 조사하거나, 요인에 노출되지 않은 대상에 비해 과다하게 자신의 질병을 보고하게 됨으로써 질병발생이 높은 것처럼 관찰될 수 있는 바이어스

㉡ 기억소실 바이어스(Memory Decay Bias)와 회상바이어스(Recall Bias)

ⓐ 기억소실 바이어스 : 피조사자의 기억력에 의존하여 과거요인 노출에 대한 정보를 수집하는 경우 발생하는 바이어스

ⓑ 회상 바이어스 : 특정질병과 관련된 요인인 경우 회상효과로 인해 그것을 더 잘 기억하게 되는 경우 발생하는 바이어스

㉢ 조기발견 바이어스(Lead time bias) : 진단의 시기를 앞당김으로 검진을 받은 사람들의 생존율이 높아 보이게 되는 바이어스

㉣ 시간 바이어스 : 시간의 흐름에 따라 요인을 측정하거나 질병을 진단하고자 할 때에 개인적 요인이 변화되거나 진단의 기준 자체가 변화됨으로 인해 생기는 것을 말한다.

㉤ 측정 바이어스(measurement bias) : 설문조사 질문내용이 매우 민감한 개인생활을 언급하거나 아주 중대한 문제를 다루고 있는 경우 또는 질문에 혼동하는 경우, 얼버무리는 태도나 거짓말 등에 의해 발생할 수 있으며 또한 잘못된 검사방법이나 타당성이 떨어지는 검사방법을 사용하는 것도 측정바이어스를 유발한다.

㉥ 면담자 바이어스 : 설문조사자의 편견이나 유도질문 때문에 수집된 정보의 차이가 유발되는 것을 의미한다. 면담자가 어떤 대상자에게는 적극적 질문을 통해 요인 노출이 더 많은 것처럼 혹은 더 적은 것처럼 보일 수도 있게 된다. 이는 면담자의 훈련과 구조화된 설문지를 사용함으로써 극복할 수 있다.

ⓢ 출판 바이어스 : 체계적 고찰 및 메타분석을 시행할 경우 연구결과가 유의하지 않은 경우 출판하지 않을 가능성이 높은 바이어스

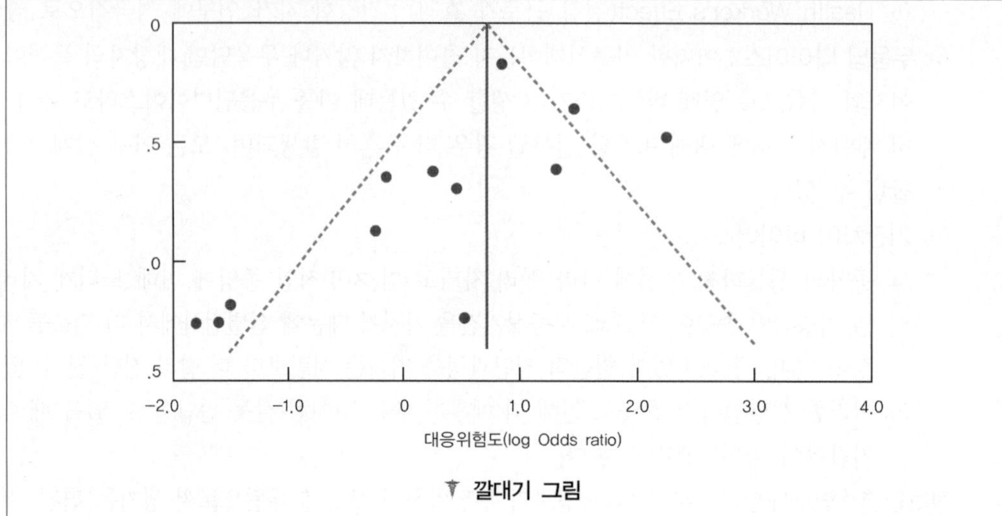

▼ 깔대기 그림

① 일반적으로 메타분석의 경우 통계적 유의성을 보이지 못한 연구결과들은 사장되어 문헌상에서 배제된 상태에서 통계적 유의성을 제시하는 연구결과만을 분석하게 된다. 따라서 이로 인해 사실보다 과대 추정되는 결과를 낳을 수 있게 된다. 이를 출판바이어스라고 한다.

② 출판 바이어스의 존재 여부를 확인하는 방법으로 모아진 연구에 대해 깔대기 그림(funnel plot)을 그려보는 것이다. X축에는 각 연구에서 추정된 처리효과(예 대응위험도)를, Y축에는 해당 연구의 정밀도를 나타내는 척도를 표시하여 산점도를 그린 그래프이다. 출판 바이어스가 존재하지 않는다면 산점도가 대칭으로 뒤집어진 형태의 깔대기 모양을 보이고, 출판 바이어스가 존재한다면 점들은 어느 한쪽으로 치우치게 되어 비대칭적인 산점도를 보이게 된다.

ⓞ 호손효과 : 위험요인에 대해 반복 · 측정하는 것만으로도 행동에 변화를 유발하여 요인 자체의 변화를 가져와, 결과적으로 요인-결과 간 관련성에 영향을 줄 수 있는 바이어스. 이는 코호트연구에서 반복적인 설문조사를 시행할 때 흔히 발생할 수 있는데 전향적 습득효과(longitudinal learning effect)라고도 한다.

ⓩ 검출 바이어스(선택 바이어스와 정보바이어스의 혼합) : 건강위험과 관련된 위험요인을 가진 대상자는 더 자주 진단검사를 받고 그렇지 않은 대상자는 진단검사를 자주 받지 않음으로 인해 요인과 질병 간 관련성에 바이어스가 나타나는 것을 의미한다.

③ 교란편견(혼란효과)

㉠ 교란 바이어스는 원인변수와 관련성이 있으며 결과변수와는 인과관계에 있는 변수이되, 원인변수와 결과변수 사이의 중간 매개변수는 아닌 변수를 의미한다. 즉 교란변수는 연구자가 평가하고자 하는 주요 변수의 관계를 왜곡시키는 제3의 변수를 의미한다. 예를 들어 질병의 위험요인에 관한 역학적 연구에서 대상자의 나이를 교란변수라 할 수 있다. 나이는 거의 모든 질병의 발생에 영향을 미치는 즉, 관련성이 있는 변수이며, 흡연, 음주,

비만, 약물섭취, 식습관 등 대부분의 위험요인과 연관성이 있기 때문이다. 이러한 연령을 자료의 분석이나 설계에서 고려하지 않는다면 연구결과가 왜곡되어 나타날 수 있다.

ⓛ 교란변수를 통제할 수 있는 방법

ⓐ 연구설계 또는 수행단계에서의 통제 방법

㉮ 연구대상을 선정할 때 교란변수를 모두 가지고 있거나 또는 모두 가지고 있지 않은 특정집단만으로 제한하는 방법

㉯ 연구대상자를 임의로 배정하여 집단 간 교란변수 분포를 확률적으로 같게 하는 방법

㉰ 교란변수에 대해 짝짓기를 하여 교란요인을 가진 대상을 각 군에 동일하게 배정하는 방법

ⓑ 분석단계에서의 통제 방법

㉮ 분석대상을 교란변수를 모두 가지고 있거나 혹은 모두 가지고 있지 않은 특정집단만으로 제한하는 방법

㉯ 교란변수가 1~2개일 경우 층화를 하여 각 층 내에서는 교란변수의 분포를 동질하게 한 후 각 층에서 산출된 관련성 지표를 비교하는 방법

㉰ 교란변수에 대해 표준화하여 군 간 교란변수 분포의 차이를 없애주는 방법

㉱ 교란변수가 많을 경우 다변량분석법과 같이 원인변수와 관련이 있는 교란변수의 영향을 보정하여 원인변수가 실제로 미치는 관련성의 정도를 하나의 모형으로 설명하는 통계적 방법

ⓒ 교란변수인 경우와 교란변수가 아닌 경우

ⓐ **교란변수인 경우** : 중간매개변수가 아니면서 결과변수인 질병의 또 다른 위험요인인 경우를 말한다.

> 예 1) **석면요인과 폐암 발생 간의 연구에서 흡연요인의 존재** : 석면 근로자의 흡연율은 일반 인구에 비해 높고, 흡연 자체는 폐암의 또 다른 위험요인이기 때문에 흡연은 교란변수가 된다.
> 예 2) **음주요인과 폐암 발생 간의 연구에서 흡연요인의 존재** : 음주 애호가의 흡연율은 일반 인구에 비해 높고, 흡연 그 자체는 폐암의 또 다른 위험요인이기 때문에 흡연은 교란변수가 된다.

ⓑ **교란변수가 아닌 경우** : 중간매개변수이거나 결과변수인 질병의 위험요인이 아닌 경우

> 예 1) **음주요인과 간암 발생간의 연구에서 알코올성간경변증요인의 존재** : 알코올성간경변증은 음주와 간암의 중간에 존재하는 중간매개변수이기 때문에 알코올성간경변증은 교란변수라 할 수 없다.
> 예 2) **흡연요인과 폐암 발생 간의 연구에서 음주요인의 존재** : 음주는 흡연하고만 관련이 있으며 폐암의 위험요인이 되지 못하기 때문에 음주요인은 교란변수에 해당되지 않는다.

④ 오분류방향에 따른 결과와의 연관성 평가

㉠ 차별적 오분류

ⓐ 환자-대조군연구의 경우 환자군과 대조군을 각각 선정하여 과거 노출을 조사하게 되는데 이때 대부분 연구대상자들의 기억에 근거하여 수집하게 되므로 정보의 오분류가 발생되는 것이 일반적이다. 이러한 오분류가 두 군에서 비슷한 정도로 발생하면 비차별적 오분류로서 심각한 바이어스를 초래하지 않는다. 하지만 환자군과 대조군의 오분류 정도가 다를 경우, 즉 차별적 오분류가 존재하게 되면 심각한 정보 바이어스가 발생된다.

ⓑ 위암에 대한 환자-대조군연구에서 과거 짜거나 매운 음식 섭취를 위험요인으로 조사할 때, 과거의 음식 섭취 양상이 비슷한 사람이더라도 위암환자군은 맵게 먹었다고 대답하고, 정상 대조군은 정상적인 식습관으로 생각하여 짜고 맵게 먹지 않았다고 응답할 수 있다.

ⓒ 코호트연구에서는 이러한 형태의 바이어스가 발생할 경우는 드물다. 하지만 노출군과 비노출 대상자에서 질병발생의 확인 정도나 질병 정보의 조사과정이 서로 다를 경우 차별적 오분류가 발생할 수 있다.

✦ 사례

임신 중 감기약 섭취 여부와 선천성 심장기형의 관련성을 비교하기 위하여 환자-대조군연구를 수행하였다. 환자군은 선천성 심장기형인 아이로서 엄마가 설문에 응하였고, 대조군은 예방접종을 위해 내원한 환자와 비슷한 나이의 소아로 선정(짝짓기)한 후 역시 엄마가 설문에 응하였다. 이후 병원의 의무기록과 심평원의 처방기록을 조회하였고 이 둘 간의 자료에 차이가 있음을 발견하게 되었다.

〈설문조사〉	환자군	대조군	계
복용	50	100	150
비복용	150	100	250
계	200	200	400

〈기록조사〉	환자군	대조군	계
복용	150	120	270
비복용	50	80	130
계	200	200	400

설문조사 교차비 = ad/bc = $(50 \times 100)/(100 \times 150) \fallingdotseq 0.33$

기록조사 교차비 = $(150 \times 80)/(120 \times 50) = 2$

이 결과로 오분류에 의한 바이어스가 심각함을 알 수 있다. 환자-대조군연구와 같이 기억에 의존하는 연구에서 차별적인 기억의 왜곡이 발생하는데 이를 선택적 회상 바이어스라고 한다. 이로 인해 차별적 오분류가 발생하게 된다. 또한 흡연산모가 설문조사에서 흡연을 숨기고 비흡연으로 응답하는 경우처럼 죄책감이나 사회적 비난이 두려워 흡연을 숨기는 경우도 차별적 오분류를 발생시킨다.

㉡ 비차별적 오분류 : 오분류가 비교집단 간에 비슷한 정도로 발생하는 경우를 의미하며 차별적일 때에 비해 바이어스가 그리 크지는 않게 된다.

✦ 사례

임신 중 감기약 섭취 여부와 선천성 심장기형의 관련성을 비교하기 위해 환자-대조군연구를 수행하였다. 먼저 설문조사 이후 이후 병원 의무기록과 심평원의 처방기록을 조회하였다. 그 결과는 다음과 같았다.

〈설문조사〉	환자군	대조군	계
복용	120	150	270
비복용	80	150	230
계	200	300	500

〈기록조사〉	환자군	대조군	계
복용	100	120	220
비복용	100	180	280
계	200	300	500

설문조사 교차비 = (120×150)/(150×80) ≒ 1.5

기록조사 교차비 = (100×180)/(120×100) = 1.5

이렇듯 비차별적 오분류는 정보 바이어스를 발생하지 않는다.

㉢ 차별적 오분류가 발생하는 경우 연구의 결과와 방향이 뒤바뀔 정도의 바이어스가 초래되지만, 비차별적 오분류는 일반적으로 결론은 비슷하되, 그 값이 귀무값 방향으로 왜곡된다. 역학변수의 연관성 결과를 평가하는 지표를 비교위험도라 할 때 귀무값은 두 집단 간 비교위험도가 1.0을 의미한다.

Point

기타 효과 평가에 개입될 수 있는 편견의 종류

1. **선택 바이어스(self-selection bias)** : 집단검진 프로그램에 자발적으로 참여하는 사람들은 그렇지 아니한 사람들과 다른 집단일 수 있어 이로 인해 나타나는 바이어스
2. **과다진단 바이어스(overdiagnosis)** : 집단검진의 열정으로 인하여 정상인데 위양성으로 판단되어 정상인이 질병이 있는 군으로 잘못 분류되어 집단검진이 더 유효한 것으로 되거나, 집단검진이 아니었다면 평생 질병이 있는지도 모르고 아무런 문제없이 지낼 수 있었으나 집단검진으로 인하여 질병자로 구분되는 바이어스

바이어스의 제어

선택 바이어스	정보바이어스	교란바이어스
① 질병과 요인 노출의 정의를 명확히 할 것 ② 가능한 많은 대상자가 포함되도록 할 것 ③ 대상자의 중도탈락률과 무응답률 최소화 ④ 대표성 향상	① 면담자의 훈련 ② 구조화된 설문지 사용 ③ 면담자에 대한 눈가림(이중맹검법) ④ 타당한 검사방법과 조사방법의 사용	① 연구계획단계 • 연구대상에 대한 제한 • 교란변수로 의심되는 변수에 관한 짝짓기 • 임상실험일 때 무작위배정 실시 ② 연구분석단계 • 층화분석 • 다변량 분석 • 특정집단에 한정하여 분석 • 짝짓기

Check

01 다음 중 특별한 중재나 실험 없이도 연구에 참여하는 것으로 인해 행동에 변화를 유발하여 발생하는 편견은?

① 버크슨 바이어스　② 자발적 참여자 바이어스
③ 중도탈락 바이어스　④ 호손효과

해설 호손효과 : 위험요인에 대해 반복 · 측정하는 것만으로도 행동에 변화를 유발하여 요인 자체의 변화를 가져와, 결과적으로 요인-결과 간 관련성에 영향을 줄 수 있는 바이어스

정답 ④

02 다음 중 질병의 진행속도가 느리고 이환기간이 긴 질병을 건강검진에서 발견하면 환자의 예후가 더 좋은 것처럼 나타나는 바이어스는?

① 과다진단 바이어스　② 기간차이 바이어스
③ 버크슨 바이어스　④ 조기발견 바이어스

해설 기간차이 바이어스(Length bias) : 집단검진에서는 대부분 진행속도가 느린 질병의 발견에 유용하다. 따라서 느리게 진행하는 질병이 집단검진으로 더 많이 발견됨으로써 환자의 예후가 더 좋은 것처럼 나타나는 바이어스이다.

정답 ②

03 전화조사로 어느 지역의 비만율을 조사하였는데, 실제보다 몸무게를 적게 답변하는 경향이 나타났다. 이때 나타난 바이어스로 옳은 것은?

① 선택 바이어스　② 교란 바이어스
③ 측정 바이어스　④ 무응답 바이어스

해설 측정바이어스(measurement bias) : 설문조사 질문내용이 매우 민감한 개인생활을 언급하거나 아주 중대한 문제를 다루고 있는 경우 또는 질문에 혼동하는 경우, 얼버무리는 태도나 거짓말 등에 의해 발생

정답 ③

04 치매예방효과가 있다는 A 체조에 대한 결과가 다음과 같다면 이때 발생가능한 바이어스로 올바른 것은? 2022. 서울보건연구사

> 65세 이상 노인들을 대상으로 치매를 예방하기 위한 A 체조를 보급하기로 하였다. 각 보건소에서 치매가 없는 65세 이상 노인들을 모집하여 코호트로 만들고 이들을 대상으로 정기적으로 A 체조를 보급하면서 치매에 대한 교육과 치매 검진을 주기적으로 실시하였다. 3년 후에 A 체조에 참여한 노인과 참여하지 않은 노인 간 치매의 발생률을 비교한 결과 상대위험도가 0.97(95%, 신뢰구간 0.87~1.22)로 나왔다.(3년간 추적탈락은 없었으며 연령과 기타 요인을 보정하여 계산하였다.)

① 버크슨 바이어스(Berkson's bias)　② 검출 바이어스(detection bias)
③ 기간차이 바이어스(length bias)　④ 회상바이어스(recall bias)

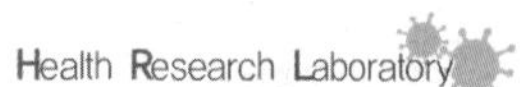

해설

버크슨바이어스	병원환자를 대상으로 연구할 때 특정 병원에만 한정하여 대상자를 뽑는 경우 발생. 즉 환자-대조군에서 발생
검출바이어스	건강위험과 관련된 위험요인을 가진 대상자는 더 자주 진단검사를 받고 그렇지 않은 대상자는 진단검사를 자주 받지 않음으로 인해 발생
기간차이 바이어스	종양의 생물학적 특성에 따라 덜 치명적인 종양이 더 치명적인 종양에 비해 느리게 자라고, 더 오래 무증상기간을 가지기 때문에 선별검사에서 더 검출될 가능성이 커지게 됨으로써 발생하는 바이어스
회상바이어스	특정질병과 관련된 요인인 경우 회상효과로 인해 그것을 더 잘 기억하게 되는 경우 발생

정답 ②

05 무작위배정 임상시험 설계 연구들의 바이어스 위험평가를 위한 도구로 가장 올바른 것은?

2022. 서울보건연구사

① MINORS ② RoB

③ RoBANS ④ RoBINS-1

해설
- RoB(Risk of bais Assessment) : 무작위배정 임상시험인 설계에 대하여 제시된 도구
- RoBANS, RoBINS-1, MIMORS : 비무작위 중재법 연구 평가를 위해 개발된 도구

정답 ②

06 정보바이어스는 집단 간의 위험요인 노출이나 질병 확인에서 오분류가 발생하는 것으로, 오분류의 방향에 따라 차별적 오분류와 비차별적 오분류로 나누어진다. 다음 중 비차별적 오분류에 대한 설명으로 올바른 것은?

2022. 세종보건연구사

① 환자-대조군 연구에서 위험요인의 과거 노출을 조사하는 과정에서 오분류가 발생하며 환자군과 대조군의 오분류 정도가 다른 경우 비차별적 오분류가 발생한다.

② 오분류가 비교집단 간에 비슷한 정도로 발생할 경우 비차별적 오분류라 하며, 차별적 오분류에 비해 심각한 바이어스를 초래한다.

③ 코호트연구의 경우 위험요인에 노출과 비노출 대상자에서 질병 발생의 확인 정도나 질병 정보 조사과정이 서로 달라서 발생하는 확인 바이어스의 경우 노출여부에 따른 비차별적 오분류가 발생한다.

④ 비차별적 오분류는 일반적으로 결론은 비슷하되 그 값이 귀무값 방향으로 바이어스를 유발한다.

해설
① 환자-대조군 연구에서 위험요인의 과거 노출을 조사하는 과정에서 오분류가 발생하며 환자군과 대조군의 오분류 정도가 다른 경우 차별적 오분류가 발생한다.
② 오분류가 비교집단 간에 비슷한 정도로 발생할 경우 비차별적 오분류라 하며, 차별적 오분류에 비해 바이어스가 그리 크지 않게 된다.
③ 코호트연구의 경우 위험요인에 노출과 비노출 대상자에서 질병 발생의 확인 정도나 질병 정보 조사과정이 서로 달라서 발생하는 확인 바이어스의 경우 노출여부에 따른 차별적 오분류가 발생한다.

정답 ④

07 **T 지역의 시립의료원과 종합병원에 괴질환자가 동시에 여러 명 내원하였다. 괴질에 대해 연구하고자 할 때 만약 시립의료원 입원환자들만을 대상으로 연구를 진행한다면, 다음 중 이때 가장 발생하기 쉬운 바이어스는?** 2020. 경기보건연구사

① 교란 바이어스 ② 선택 바이어스
③ 정보 바이어스 ④ 측정 바이어스

해설 선택 바이어스 : 연구대상의 선정과정에서 발생하는 바이어스

정답 ②

08 **다음 중 특별한 중재나 실험 없이도 연구에 참여하거나, 위험요인에 대해 반복 측정하는 것 때문에 행동에 변화를 유발하여 요인 자체의 변화를 가져와 결과적으로는 요인-결과 간의 관련성에 영향을 미치는 바이어스는?** 2020. 광주보건연구사

① 면담자 바이어스 ② 측정 바이어스
③ 호손 효과 ④ 확인 바이어스

해설 호손효과 : 위험요인에 대한 반복, 측정하는 것만으로도 행동의 변화를 유발하여 요인 자체의 변화를 가져와 결과적으로 요인-결과 간 관련성에 영향을 줄 수 있는 바이어스

정답 ③

09 **H 크롬공장의 근로자와 사무직 근로자의 건강검진을 이용하여 질병발생률을 비교하였더니 사무직 근로자의 질병발생률이 더 높았다. 다음 중 어떤 바이어스에 해당하는가?** 2020. 울산보건연구사

① 건강근로자 효과 ② 무응답 바이어스
③ 버크슨 바이어스 ④ 추적관찰 탈락 바이어스

해설 크롬공장의 근로자가 질병발생률이 사무직 근로자보다 더 낮은 이유는 크롬공장의 근로자 중 건강한 근로자가 건강검진에 더 많이 참여했기 때문이다. 결국 건강하지 못한 크롬공장의 근로자들이 건강검진에 적게 참여하였기 때문으로 이를 건강근로자효과라고 한다.

정답 ①

10 **다음 중 실험연구에서 정보 바이어스를 줄이는 방법은?** 2018. 충북보건연구사, 2019. 부산보건연구사

① 무작위배정 ② 이중맹검법
③ 짝짓기 ④ 층화분석

해설 무작위배정과 층화분석은 실험연구에서 교란 바이어스를 줄이는 방법이며, 짝짓기는 환자-대조군연구에서 교란 바이어스를 줄이는 방법이다.

정답 ②

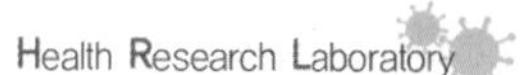

11 **다음 중 교란변수를 통제할 수 있는 방법에 해당하지 않는 것은?** 2019. 울산보건연구사

① 맹검법 ② 분석 시 보정
③ 분석 시 층화 ④ 짝짓기

해설 맹검법은 정보 바이어스를 통제하는 방법

※ 연구단계별 교란 바이어스의 영향을 제어하는 방법

1. **연구계획 단계** : 연구대상에 대한 제한, 교란변수로 의심되는 변수에 관한 짝짓기, 임상시험일 때는 무작위배정을 통해 교란변수의 영향 제어.
2. **연구분석 단계** : 층화분석, 다변량분석, 특정집단에 한정해 분석 및 짝짓기, 분석시 보정

정답 ①

12 **H 회사에서는 건강검진을 하는데 건강에 이상이 발견되면 승진에 문제가 있을 것이라고 생각하여 건강검진에 참여하지 않는 사람들이 많이 발생되었다. 다음 중 이때 발생할 수 있는 바이어스로 가장 올바른 것은?** 2017. 경남보건연구사

① 선택적 생존 바이어스 ② 자발적 참여자 바이어스
③ 호손 효과 ④ 회상 바이어스

해설 직장인 건강검진을 이용한 역학연구에서 참여집단과 비참여집단 간에 건강상태가 다른 경우가 흔히 있는데, 건강하지 않은 근로자가 고용 및 인사 문제 때문에 건강검진을 피하는 경향이 있다면 이러한 바이어스는 건강근로자 효과인 자발적 참여자의 자기선택 바이어스에 해당한다.

① **선택적 생존 바이어스** : 이환된 후 단기간에 사망하는 치명적인 질병이면 이미 많은 환자들이 연구를 시작할 시점에 사망하였을 확률이 높다. 이때 연구에 포함된 대상자들은 생존하고 있는 대상자만이 포함될 수 있고, 거기서 산출된 연구결과는 질병발생이 아닌 질병발생 후 생존에 영향을 주는 인자로 해석될 수 있는데, 이러한 바이어스를 선택적 생존 바이어스라고 한다.
③ **호손 효과** : 특별한 중재나 실험 없이도 연구에 참여하는 것만으로 행동에 변화를 유발해 요인 자체의 변화를 가져와 결과적으로 요인-결과 간 관련성에 영향을 미치는 것을 말함.
④ **회상 바이어스** : 특정질병과 관련된 요인인 경우 회상효과로 인해 그것을 더 잘 기억하게 되는데, 이를 회상 바이어스라고 한다.

정답 ②

13 **환자-대조군연구에서 짝짓기를 하는 것은 다음 중 무엇을 효과적으로 줄이기 위해서 인가?**

① 교란 바이어스 ② 선택 바이어스
③ 오분류 바이어스 ④ 정보 바이어스

해설 짝짓기는 환자-대조군연구에서 교란 바이어스를 효과적으로 줄이기 위해서 대조군을 선정할 때 나머지 요인과 특성들을 환자군과 동일하게 맞추는 것을 말한다.

정답 ①

3 질병발생의 빈도 및 위험도 산출

(1) 비율(rate)

① 특성

㉠ 특정기간 한 인구집단에서 새롭게 발생한 사건의 빈도를 표현하는 지표로 0부터 무한대까지의 값을 가질 수 있다.

㉡ 율은 시간에 따라 변동하는 특성에 대해 시간당 평균적인 특성을 관찰하고자 하는 목적으로 사용된다.

㉢ **분자** : 특정기간 내 발생한 건강 관련 사건이나 문제의 수

㉣ **분모** : 분자에 해당하는 인구는 분모에 포함되는 인구이며, 분모는 어떤 사건을 같이 경험하는 위험집단이어야 한다.

㉤ 특정 관찰기간이 분명히 제시되어야 한다.

㉥ 특정 관찰지역이 분명히 제시되어야 한다.

㉦ 인구 또는 분모의 단위가 제시되어야 한다.

② **발생률**(incidence rate)

㉠ 일정기간 동안 관찰 인구집단 내에서 발생한 환자의 발생 빈도(동태통계)
발생률 = (새로 발생한 환자 수 / 인구) × 10^n

㉡ 모든 질환의 발생원인을 규명하고, 발생양상을 파악하는 데 이용하며 주로 급성질환에서 유용하다.

㉢ **누적발생률**(CIR ; Cumulative incidence rate) : 관찰 시작 시에 질병이 없는 사람들로부터 시작하여 일정 기간에 질병에 새롭게 걸린 사람들의 분율을 나타낸다. 예를 들어 10년의 기간 동안 1,000명의 인구에서 40명의 환자가 발생하였다면 누적발생률(CIR10)은 100명당 4명 혹은 연간 1,000명당 4명이 된다.

$$\text{누적발생률} = \frac{\text{일정한 지역에서 특정한 기간 내 새롭게 질병이 발생한 환자 수}}{\text{동일한 기간 내 질병이 발생할 가능성을 지닌 인구수}} \times 10^x \times \text{시간}$$

단, 면역을 가진 사람이 많은 경우 : 중앙인구 – 면역을 가진 사람 수
만성질병의 경우 : 중앙인구 – 기존 환자 수

㉣ **평균발생률**(발생밀도, 발생인시율)

ⓐ 사람들은 서로 다른 시기에 연구에 참여하며 따라서 연구기간 중 고위험인구라는 분모에 기여하는 정도가 다르게 나타날 수 있다. 각 개인의 정확한 관찰기간을 파악하고 관찰기간에 따라 적절히 가중치를 부여하여 계산하는 방법이다. 즉, 일정한 인구집단에서 질병의 순간발생률을 측정하는 것이다.

ⓑ 전체 인구집단 내에서 어떤 질병에 걸릴 위험에 처한 사람들을 추적관찰하여 질병발생까지 관찰된 시간들을 모두 합하여 분모로 둔다. 즉, 분모의 관찰시간은 각 개인이

질병에 걸리지 않은 상태로 남아 있던 기간의 의미가 된다. 분모인 관찰인시(person-time)는 조사하고자 하는 질병에 따라 단위가 다를 수 있는데, 암 또는 심혈관질환 같은 만성병은 인년(person-year), 영양결핍, 설사 발생은 일월(person-month), 인플루엔자 유행 시 발생은 인주(person-week), 급성 설사질환이 발생한 아동들의 회복은 인일(person-day)을 사용할 수도 있다.

ⓒ 분자는 해당 인구집단에서 새롭게 발생한 환자 수이다.

$$\text{평균발생률} = \frac{\text{일정한 지역에서 특정한 기간 내 새롭게 질병이 발생한 환자 수}}{\text{총 관찰인시(person-time)}}$$

단, 면역을 가진 사람이 많은 경우 : 중앙인구 – 면역을 가진 사람 수
만성질병의 경우 : 중앙인구 – 기존 환자 수

Point

인년(person-year)

① 코호트연구에서 연구대상자의 추적 관찰기간이 다를 때 개개인에 대해 질병이 걸리지 않는 상태의 개인별 관찰기간을 모두 합한 것이다.

② 예를 들면 1,000명을 대상으로 1년 관찰한 경우와 100명을 10년 관찰한 경우 모두 1,000인년으로 동일한 의미를 갖는다. 또한 100명을 1년, 100명을 2년, 또 다른 100명을 3년, 나머지 100명을 4년 추적 관찰한 경우도 모두 합하면 1,000인년이 된다.

예 6개월 동안 관찰한 사람 수가 20명, 3년 동안 관찰한 사람 수가 10명, 5년 동안 관찰한 사람 수가 5명일 경우, 총 관찰인년 = (1/2×20) + (3×10) + (5×5) = 65인년

③ 코호트연구에서 인년을 사용하는 이유는 대상자의 관찰기간이 다르더라도 모든 가능한 정보를 이용하기 위함이다. 즉, 일정한 기간 동안 연구대상자를 장기간 관찰하다 보면 여러 가지 이유로 중도탈락자가 발생하여 대상자마다 관찰기간이 다를 수 있다. 따라서 연구대상자마다 분모에 대한 기여가 다르기 때문에 이런 차이를 고려한 인년을 분모로 사용하고 있다. 이것은 질병발생의 가능성이 관찰기간 내의 모든 시점에서 일정하다는 가정을 전제로 한다.

③ **유병률**(prevalence rate)

㉠ 어느 시점 또는 일정 기간 동안 해당 인구 중에 질병에 이환된 모든 환자의 발생 빈도
유병률 = (모든 환자 수 / 중앙 인구수) $\times 10^n$

㉡ 일정 시점의 어떤 인구집단 내에서 해당 질병에 이환되어 있는 환자 수가 얼마인지 설명(정태통계)하며 현존하는 환자관리 요구량을 제공하여

ⓐ 역학적 견지에서 볼 때 발생률보다 그 가치가 적지만 의료시설이나 인력 확보 등의 질병관리대책을 수립하는 데 중요한 자료가 된다.

ⓑ 만성 질환의 경우 질병관리에 필요한 병상 수, 전문의 수, 약품 생산 추정에 유용하다.

ⓒ 이환기간에도 영향을 받으므로 질병퇴치 프로그램이 제대로 수행되고 있는지를 평가하는 데 유용하다.

㉢ **시점(point) 유병률** : 한 시점에서의 전체 인구집단 중 환자의 수, 즉 해당 시점에 이미 질병을 가진 사람들과 그 시점에 새롭게 질병이 관찰된 사람들을 합친 수이다. 간단히 1회 조사로 결과를 얻을 수 있다. 정기적으로 측정하면 시간 경과에 따라 질병 양상이 어떻게 변화되는 지를 파악할 수 있을 뿐만 아니라 고혈압의 치료율, 조절률 등과 같이 변화를 파악할 때도 사용할 수 있다.

$$= \frac{\text{같은 시점에서 존재하는 환자 수}}{\text{일정시점의 인구수}} \times 1{,}000$$

㉣ **기간(period) 유병률** : 어떤 특정 기간 동안 인구집단의 질병 이환상태를 분율로 표현한 것으로 질병의 발생시점을 알기 어려운 경우 산출이 용이하다. 이 경우 분자는 일정기간 동안 질병에 이환된 모든 환자 수를 포함한다.

$$= \frac{\text{같은 기간 동안에 존재하는 환자 수}}{\text{특정 기간 동안의 중앙인구}} \times 1{,}000$$

Point

발생률과 유병률과의 관계

유병률이 0.1 이하로 낮거나, 결핵, 암과 같이 질병의 이환기간이 대체로 일정하면서 치명률이 높지 않은 만성질환의 경우에 이 공식이 적용된다.

$$P(\text{유병률}) = I(\text{발생률}) \times D(\text{이환기간})$$

이환율

일정기간 관찰한 인구집단에 대한 환자 수를 나타내는 지표로 발생률과 유병률은 모두 이환율의 일종으로 본다. 그러나 어떤 지역의 질병의 이환상태를 전문적인 진단검사나 의사의 진단 없이 완벽하고 정확하게 파악한다는 것은 어려운 일이므로 이환율은 보고된 환자 수를 이용하거나 겉으로 명백한 질병상태인 경우를 가지고 파악한다.

④ **발병률** : 제한된 기간 동안 원인요인에 접촉 혹은 노출되어 해당 질병에 걸릴 위험에 처한 사람 중 그 질병이 새롭게 발생한 사람의 수로 계산된다.

㉠ **(일차) 발병률**

$$= \frac{\text{같은 기간 내에 새로 발생한 환자 수}}{\text{일정기간 발병 위험에 폭로된 인구수}} \times 100$$

㉡ **이차 발병률** : 발단 환자(index case)를 가진 가구의 감수성 있는 가구원 중에서 이 병원체의 최장 잠복기 내에 발병하는 환자의 분율을 의미하며 감염성 질환에서 그 병원체의 감염력을 간접적으로 측정하는 데 유용하다.

$$= \frac{\text{병원체의 최장잠복기 내 새로 발생한 환자 수}}{\text{환자와 접촉한 감수성 있는 가구원 수}} \times 100$$

⑤ **치명률** : 특정 질병의 위험 정도와 그 질병에 대한 치료법의 발달 정도를 나타낼 때 사용될 수 있는 상병지표이다.

$$= \frac{\text{해당 기간 동안 동일한 질병에 의한 사망자 수}}{\text{일정 기간 동안 특정 질병이 발생한 환자 수}} \times 100$$

(2) 비(ratio)

① **비의 특성** : A와 B가 완전히 독립적일 때 한 측정값을 다른 측정값으로 나눈 지표이다. A/B 또는 B/A를 의미하며 성비, 사산비, 모성사망비, 상대위험도, 교차비 등이 있다.

② **주요 비**

	병에 걸린 자	병에 걸리지 않은 자	계
폭로	a	b	a+b
비폭로	c	d	c+d
계	a+c	b+d	a+b+c+d

㉠ **위험비** : 의심요인에 폭로된 집단에서의 질병발생비율과 비폭로집단에서의 질병발생률의 대비를 말한다. 차이가 클수록 통계적 관련성은 크다.

ⓐ 병인 폭로 시 병에 걸릴 위험비(R1) = a / a+b

ⓑ 병인 비폭로 시 병에 걸릴 위험비(R2) = c / c+d

㉡ **상대위험비**(비교위험비, Relative Rise ; RR)

ⓐ 병인에 폭로된 사람이 병에 걸릴 위험도가 폭로되지 않은 사람이 병에 걸릴 위험도보다 몇 배나 되는지를 나타내는 것, 이 비가 클수록 폭로된 요인이 병인으로 작용할 가능성이 커진다.

ⓑ 원인에의 노출이 질병발생에 어느 정도로 영향을 나타내는지와 원인이 질병발생에 미치는 연관성 또는 강도를 알고자 함이다. 즉, 노출과 질병의 인과관계를 밝히는 데 매우 중요하게 쓰인다.

$$= \frac{\text{의심되는 요인에 폭로된 집단에서의 특정 질환 발생률(R1)}}{\text{의심되는 요인에 폭로되지 않은 집단에서의 특정 질환 발생률(R2)}} \times 100$$

ⓒ 비교위험도는 질병요인과 발생 간의 연관성의 크기를 측정할 수 있는 지표로 요인이 질병의 원인인가, 또는 얼마나 중요한 원인인가를 판단하는데 이용이 된다.

ⓓ 결과 해석

㉮ 비교위험도(RR)가 1이라면 비노출군의 발생률과 노출군의 발생률이 같다는 의미로 해당요인이 질병발생과 연관성이 없다는 것을 의미한다.

㉯ 비교위험도(RR)가 1보다 큰 경우 해당 요인에 노출되면 질병의 위험도가 증가한다는 것으로 위험요인 노출과 질병 사이에 양의 연관성이 있다는 의미이다.

㉰ 비교위험도(RR)가 1보다 작은 경우 해당 요인에 노출된 경우 오히려 질병의 위험도가 감소한다는 것으로 이 요인은 질병을 예방하는 효과가 있다고 해석 할 수 있다.

ⓒ **교차비**(OR Odds Ratio) : 모집단이 없는 환자-대조군연구에서는 사건발생률과 비발생확률의 비를 일컫는다. 또한 유병률이 0.03% 이하로 낮고, 발생률도 극히 낮은 질병에서, 상대위험비 공식 중 a, c는 거의 무시할만큼 적어, 이때의 상대위험비는 교차비로 추정할 수 있다.

교차비 = {환자군 중 유해요인노출군(a) / 환자군 중 비노출군(c)}
{대조군 중 유해요인 노출군(b) / 대조군 중 비노출군(d)}
= ad / bc

ⓓ **귀속위험도**(기여위험도, Attributable Risk ; AR)

ⓐ 원인에 노출된 집단의 질병발생률과 원인에 노출되지 않은 집단의 질병발생률의 차이를 측정하는 것으로 순수하게 원인에 노출되어 나타난 질병발생이 어느 정도 규모인지를 의미한다. 즉, 질병발생에서 특징 위험요인 노출이 기여하는 정도가 얼마인지를 알 수 있다.

ⓑ 해당 질병관리에 필요한 전문인력 및 병상 수, 치료약물의 양 등을 가늠할 수 있어 임상진료나 공중보건영역에서는 더 유용한 수치가 된다.

= R1(폭로군에서의 발생률) - R2(비폭로군에서의 발생률)

ⓔ **귀속위험분율**(Attributable Fraction ; AF)

ⓐ 노출집단의 위험도 중에서 해당 노출이 기여한 정도(분율)가 얼마나 되는지를 알기 위함이며 노출이 제거되었을 때 전체 인구집단의 질병위험도 중 예방될 수 있는 정도를 의미한다. 예를 들어 기여위험백분율이 38%인 경우 흡연자들이 모두 금연을 하는 경우 흡연자에서 폐암 발생의 38%를 감소시킬 수 있게 된다.

ⓑ 새롭게 도입하는 프로그램이 한 지역사회에서 얼마나 큰 영향력이 있는지를 평가하는 지표로 활용될 수 있다.

= (귀속위험도 / 폭로군에서의 발생률)×100

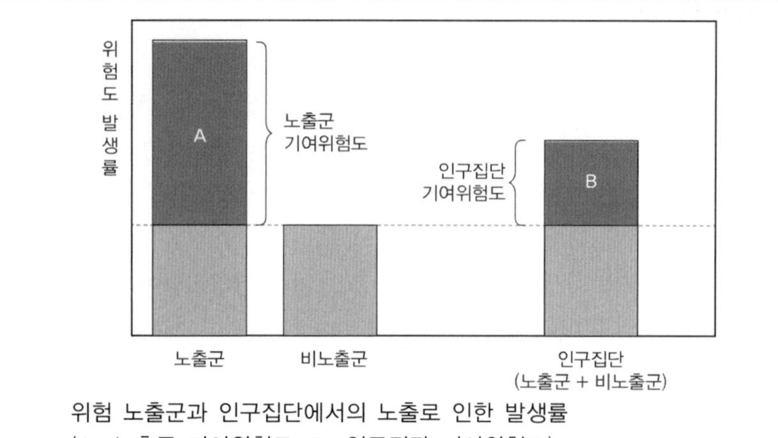

위험 노출군과 인구집단에서의 노출로 인한 발생률
(A : 노출군 기여위험도, B : 인구집단 기여위험도)

출처 : Last JM. A Dictionary of Epidemiology, 4th Ed., 2001에서 일부 변형

ⓗ **인구집단기여위험도**(Attributable risk for the total population, PAR) & **인구집단기여위험분율**(Attributable fraction for the total population, PAF)

ⓐ **인구집단기여위험도** : 노출군과 비노출군이 모두 포함된 전체 인구집단에서 질병발생의 어느 정도가 특정요인의 노출에 기인한 것인지를 파악하는데 활용된다.
= 전체 인구의 발생률 − 비노출군의 발생률

ⓑ **인구집단기여위험분율** : 인구집단기여위험도를 전체 인구의 발생률의 분율로 표시한 것으로 전체 인구집단의 질병위험도 중에서 노출이 기여한 정도 즉, 노출이 제거되었을 때 전체 인구집단의 질병위험도 중 예방될 수 있는 정도를 나타낸다.
= {(전체 인구의 발생률 − 비노출군의 발생률) / 전체 인구의 발생률} ×100

$$= \frac{P \times (RR-1)}{\{P \times (RR-1)\} + 1} \times 100$$

(P: 적용하려는 인구의 위험요인 유병률(노출률), RR: 위험요인의 해당질병에 대한 비교위험도)

	관상동맥질환		계	발생률 (년간 1,000명당)
	발생함	발생하지 않음		
흡연자	84	2,916	3,000	28.0
비흡연자	87	4,913	5,000	17.4

전체 인구에서 흡연자가 44%, 비흡연자가 56%라고 할 때

* 지역사회 전체 1,000명당 관상동맥질환 발생률
=(흡연자 발생률 × 흡연율)+(비흡연자 발생률 × 비흡연율)
=(28.0×0.44)+(17.4×0.56)=22.1

* 인구집단 기여위험분율
= {(22.1−17.4)/22.1} × 100 = 21.3(%)

즉, 이 지역에서는 인구집단 내 관상동맥질환 발생의 21.3%를 금연을 통하여 예방할 수 있음을 의미한다.

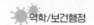

(3) 총계 백분율(Percent Total) 또는 분율(Proportion)

① 상대빈도 또는 구성비라고도 하며 어떤 속성을 가진 전체를 100으로 할 때 그 집단에 속한 소집단의 규모를 나타내는 것으로 시점유병률, 누적발생률, 치명률, 기여위험도 등이 있다.

② 흔히 총계 백분율을 비율과 같은 개념으로 사용하는 경우가 있는데, 비율은 대상인구 100명 또는 1,000명 등 단위인구 중 어떤 문제의 발생위험 정도를 나타내지만 총계 백분율은 사건 발생의 위험수준을 나타내지는 않는다.

③ 예를 들면 A학교의 학생 수는 1,000명이고 1년간 전염질환이 100명에서 발생하였는데, 그 종류를 보면 홍역 20명, 유행성 이하선염 40명, 인플루엔자 20명, 기타 20명이었다. 이때 학생 수 100명당 전염질환의 조발생률은 10명, 홍역 2명, 유행성 이하선염 4명, 인플루엔자 2명, 기타 2명이며, 학생이 홍역에 걸렸을 확률은 2%임을 의미한다. 이에 비해 전염질환별 상대빈도를 구하면 전체 전염질환을 100%로 할 때 홍역은 20%, 유행성 이하선염은 40%, 인플루엔자는 20%, 기타 20%로 전체 전염질환 중 질환의 종류별 상대적 비중은 알 수 있으나 모집단 내 발생위험을 파악할 수는 없다.

Point

임상진료지침(CPG)

1. 정의

특정 상황에서 질병의 진단, 치료, 예방 및 관리 등의 의사결정을 돕기 위해 체계적 고찰을 통해 개발된 지침

2. 대두배경

① 새로운 의학기술의 신속한 도입으로 인한 새로운 기술의 효과에 대한 불확실성이 증가하고 있다.

② 수술률, 입원율, 약제 사용률 등 진료내용에 큰 차이가 있다는 것이 밝혀졌으나 이를 설명할 만한 과학적인 근거가 충분하지 않은 실정이다.

③ 의료비 상승의 문제가 제기되면서, 보건의료비 지출에 있어 의사의 판단이 상당한 재량권이 있다는 점 때문에 의료제공자의 행태를 적절히 유도할 필요성이 대두되고 있다.

3. 개발과정

① 임상진료지침 주제 선택
② 개발그룹 구성 및 교육
③ 진료지침 범위 설정
④ 핵심질문 도출
⑤ 문헌검색 및 선택
⑥ 문헌에 대한 비판적 평가
⑦ 근거의 종합
⑧ 근거등급 결정
⑨ 권고안 도출

미국예방서비스전문위원회(USPSTF)의 권고 등급

등급	내용
A	서비스를 제공할 것을 강력하게 추천
B	서비스를 제공할 것을 추천
C	서비스를 제공할 것을 추천하지 않음
D	증상이 없는 환자에게 서비스를 제공하지 않도록 추천
E	서비스를 제공하지 않도록 추천하거나 추천의 근거가 불충분하다는 결론을 내림

Check

01 **다음 중 비(ratio)와 구성비(proportion)에 관한 설명으로 올바르지 못한 것은?**

① 백분율(%)은 구성비에 해당하며 0과 100 사이의 값을 갖는다.
② 비(ratio)는 한 측정값을 다른 측정값으로 나눈 값이다.
③ 비(ratio)를 제시할 때는 해당 기간을 명시한다.
④ 역학의 질병발생 원인을 규명하는 상대위험도는 비(ratio)에 해당한다.

해설 해당 기간을 제시하여야 하는 것은 비율이다.

정답 ③

02 **다음 중 지역사회 치매관리사업을 위한 인력 및 약품 수급계획을 수립하고자 할 때 가장 유용한 지표는?**

① 노인 부양비
② 치매 발생률
③ 치매 유병률
④ 치매 치명률

해설 인력 및 약품수급, 즉 자원의 수급계획을 수립하고자 할 때 사용하는 것은 유병률이다. 반면 원인을 규명하기 위해서는 발생률을 사용하며, 질병 치료법의 발달 정도를 알 수 있는 것은 치명률이다.

정답 ③

03 **다음 중 원인적 연관성의 강도를 나타내는 비(ratio)에 관한 설명으로 올바른 것은?**

① 교차비(odds ratio) : 폭로군과 비폭로군의 질병발생률의 비
② 교차비가 1에 가까울수록 특정요인과 질병발생의 관련성이 크다.
③ 귀속위험도 : 특정요인 폭로 여부에 따른 발생률의 차이
④ 상대위험도 : 환자군과 대조군의 과거 위험요인 노출 정도의 차이

해설 ① **상대위험도** : 폭로군과 비폭로군의 질병발생률의 비
② 교차비가 1에 가까울수록 특정요인과 질병발생의 관련성이 낮다.
④ **상대위험도** : 폭로군과 비폭로군의 위험요인 노출 정도에 따른 발생률의 비

정답 ③

04 **환자-대조군연구결과인 아래 보기의 표를 이용하여 교차비를 산출할 때, 다음 중 올바른 계산식은?**

구분	환자	비환자	합계
노출	A	D	G
비노출	B	E	H
합계	C	F	I

① AE / BD
② AF / CD
③ A/G − B/H
④ AH / BG

정답 ①

05 **지역사회 건강 수준을 측정할 때 사용되는 지표 중 구성비에 해당하는 것은?**

① 교차비 ② 조사망률
③ 상대위험도 ④ 시점 유병률

해설 ①·③은 비, ②는 비율에 해당된다.

정답 ④

06 **의료기관의 병상 수급 및 보건의료서비스 공급 방안과 관련하여 보건의료계획을 수립하고자 할 때 유용한 지표는?**

① 발생률 ② 유병률
③ 치명률 ④ 2차 발병률

해설 일정 시점의 어떤 인구집단 내에서 해당 질병에 이환되어 있는 환자 수가 얼마인지 설명(정태통계)하며 현존하는 환자관리 요구량을 제공하여

- 역학적 견지에서 볼 때 발생률보다 그 가치가 적지만 의료시설이나 인력확보 등의 질병관리대책을 수립하는 데 중요한 자료가 된다.
- 만성질환의 경우 질병관리에 필요한 병상 수, 전문의 수, 약품생산 추정에 유용하다.
- 이환기간에도 영향을 받으므로 질병퇴치 프로그램이 제대로 수행되고 있는지를 평가하는 데 유용하다.

정답 ②

07 **질병에 걸릴 위험도를 추정하여 질병발생 원인을 규명하고 예방대책을 수립할 때 유용한 지표는?**

① 치명률 ② 유병률
③ 발생률 ④ 2차 발병률

해설 모든 질환의 발생원인을 규명하고, 발생 양상을 파악하는 데 이용하며 주로 급성질환에서 유용하다.

정답 ③

08 **인구가 1,000명인 지역을 대상으로 K 질병에 대해 민감도 80%, 특이도 80%의 선별검사를 진행하였다. 선별검사에서 양성이 나온 사람들을 대상으로 다시 정밀검사를 수행하였더니 그 중에서 80명의 확진자가 나왔다. 다음 중 이 지역의 K 질병 유병률은?**

① 40/1,000 ② 60/1,000
③ 80/1,000 ④ 100/1,000

해설 인구가 1,000명인 지역의 K 질병 유병률은 (80+20)/1,000

정답 ④

09 **다음의 결과 서울시민 대표 표본의 심장기능 이상 유병률은?** 2022. 서울보건연구사

스마트워치를 이용한 심장기능 이상 여부를 측정하는 앱이 개발되었다. 병원에서 심장기능이상으로 진단을 받을 사람에게 이 앱을 적용한 결과 80%는 기능이상으로, 20%는 정상으로 분류되었다. 서울시민 대표 표본 10,000명을 대상으로 스마트워치 앱을 적용한 결과 이 중 1,200명이 양성으로 나왔고, 이들을 대상으로 정밀검사한 결과 800명은 심장기능 이상으로, 나머지 400명은 위양성으로 밝혀졌다.

① 5　　② 8
③ 10　　④ 13

해설 앱을 적용한 결과 환자를 환자로 판명한 경우가 80%이므로 결국 민감도가 80%라는 의미이다. 즉 민감도가 80%인 앱을 서울시민 대표 표본 10,000명에 적용한 결과는 다음과 같이 나오게 된다.

		정밀검사 결과		계
		환자	환자 아님	
앱 적용 결과	+	800	400	1,200
	−			8,800
계		x		10,000

민감도(80%) = (800/x) × 100　∴ x = 1,000

결국 환자는 1,000명이며 대표 표본 10,000 이니 유병률 = (1,000/10,000)×100 = 10%

정답 ③

10 다음은 지역사회 코호트에서 폐암 발생률을 구하기 위하여 암 병력이 없는 일반인 5명을 2015년부터 2020년까지 5년동안 추적관찰한 결과이다. 폐암의 평균발생률은? 2022. 서울보건연구사

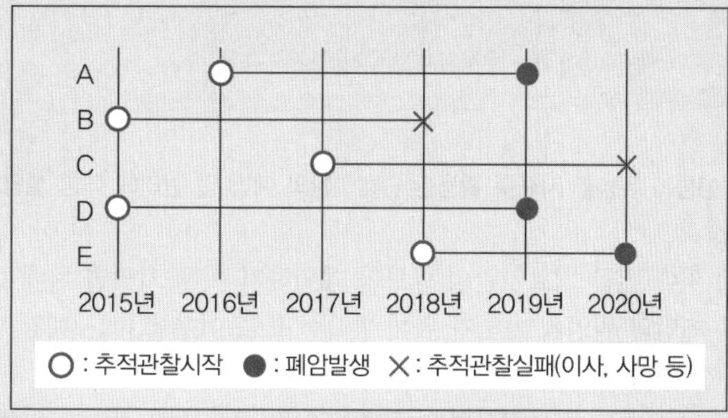

① 3명 / 5인년　　② 3명 / 9인년
③ 3명 / 15인년　　④ 3명 / 25인년

해설 평균발생률 = 새롭게 발생한 환자 수 / 총 관찰인년
= 3명/{(1×3)+(1×3)+(1×4)+(1×4)+(1×2)}인년 = 3명/15인년

• A : 3년 관찰, B : 3년 관찰, C : 3년 관찰, D : 4년 관찰, E : 2년 관찰

정답 ③

11 2021년도 A지역 대장암 발생과 관련하여 술을 마시는 사람의 대장암 발생률은 1,000명당 20명이었고, 술을 마시지 않는 사람에서의 대장암 발생률은 1,000명당 10명이었다. 2021년 A지역에서 음주율이 25%라고 할 때, 대장암 발생에서 음주로 인한 인구집단기여위험분율(%)은? 2022. 서울보건연구사

① 50　　② 20
③ 12.5　　④ 5

해설 인구집단위험분율(%) = {(전체 인구의 발생률−비노출군의 발생률)/전체 인구의 발생률}×100
= [{P×(RR−1)}/{P×(RR−1)+1} × 100

- P : 적용하려는 인구의 위험요인 유병률(노출률) = 25%(0.25)
- RR : 위험요인의 해당질병에 대한 비교위험도
  = 노출률의 발생률/비노출군의 발생률
  = {(20/100)/(10/1,000)} = 2
- 지역사회위험분율 = [{0.25×(2−1)}/{0.25×(2−1)}] × 100 = 20%

정답 ②

12 **다음 상황에서 학기초-학기말 기간 동안 학생 100명당 우울장애 발생률(incidence)은?**
2021. 서울 7급 및 보건연구사

> 갑(甲) 대학교에서 학기초 신입생 1,000명을 대상으로 한 설문조사 결과 200명은 우울장애로, 또 다른 100명은 위염으로 진단되었다. 학기말에 같은 학생을 대상으로 다시 설문조사를 한 결과 추가로 200명이 우울장애로 새롭게 진단되었다.

① 10 ② 20
③ 22 ④ 25

해설 우울장애 발생률 = {200/(1,000−200)}*100 = 25%

정답 ④

13 **발생률과 유병률 지표를 활용한 만성질환의 예방 및 관리에 대한 설명으로 가장 옳지 않은 것은?**
2021. 서울 7급 및 보건연구사

① 치매 전문 치료기관의 규모를 계획하기 위해 지역별 치매 유병률을 활용하였다.
② 폐암의 원인을 밝히기 위해 방사선 노출 여부에 따른 폐암 발생률의 차이를 비교하였다.
③ 고혈압 관리 보건사업에 필요한 인력 규모를 추정하기 위해 고혈압 발생률을 측정하였다.
④ 당뇨병 관리를 위해 필요한 보건기관 수를 결정하기 위해 지역 내 당뇨병 유병률을 참고하였다.

해설 고혈압 관리 보건사업에 필요한 인력 규모를 추정하기 위해 고혈압 유병률을 측정하였다.

정답 ③

14 **주 2회 근력 운동 수행이 당뇨병 발생에 미치는 영향에 대한 역학 연구 결과를 상대위험도(relative risk)로 나타낸 것이다. 연관성의 강도가 가장 강한 것은?** 2021. 서울 7급 및 보건연구사

① 0.50 ② 0.60
③ 0.70 ④ 0.80

해설 상대위험도가 1보다 작은 경우 해당 요인에 노출된 경우 오히려 질병의 위험도가 감소한다는 의미이므로 연관성의 강도가 가장 강한 것은 0.50이 된다.

정답 ①

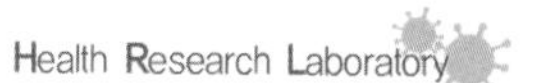

15 **저칼로리 탄산음료 섭취가 비만 발생에 미치는 영향을 알아보기 위해 코호트 연구를 수행하여 다음과 같은 데이터를 수집했다. 두 변수의 연관성 정도를 나타내는 상대위험도(relative risk)의 값은?** 2021. 서울 7급 및 보건연구사

(단위 : 명)

	저칼로리 탄산음료섭취	저칼로리 탄산음료 비섭취
비만	20	40
정상 체중	180	160

① 0.44 ② 0.50
③ 0.89 ④ 2.25

해설 상대위험도 = (20/20+180)/(40/40+160) = 0.5

정답 ②

16 **다음은 역학 연구를 통해 얻은 상대위험도(relative risk) 값이다. 유의수준(significance level)이 0.05일 때 통계적으로 유의한 결과를 다음에서 모두 고른 것은?** 2021. 서울 7급 및 보건연구사

> 가. 2.34(95% 신뢰구간 : 1.12–4.89) 나. 0.63(95% 신뢰구간 : 0.40–0.99)
> 다. 1.12(ρ값 = 0.02) 라. 0.89(ρ값 = 0.10)

① 가, 라 ② 나, 라
③ 가, 나, 다 ④ 가, 다, 라

해설 조사한 관측값으로부터 귀무가설을 기각할 수 있는 최소의 유의수준으로 표준정규분포를 이용하면 유의확률은 $0.01 < \rho$–value < 0.05 임을 알 수 있다.
- 유의확률 ρ–value < 유의수준(일반적으로 0.05) : 귀무가설을 기각
- 유의확률 ρ–value ≥ 유의수준(일반적으로 0.05) : 귀무가설을 기각하지 못함

정답 ③

17 **우리나라에서 미세먼지 저감활동을 강화하여 미세먼지 발생량을 '0'으로 낮출 경우, 전체 호흡기질환 발생 중 미세먼지에 의한 발생을 어느 정도 예방할 수 있는가를 평가하는 데 활용할 수 있는 지표는?** 2021. 서울 7급 및 보건연구사

① 교차비 ② 기여위험도
③ 비교위험도 ④ 인구집단 기여위험분율

해설 인구집단 기여위험분율 : 전체 인구집단의 질병위험도 중에서 노출이 기여한 정도 즉, 노출이 제거되었을 때 전체 인구집단의 질병위험도 중 예방될 수 있는 정도를 나타낸다.

정답 ④

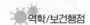

18 **아래 도표는 흡연과 폐암 발생의 코호트연구 결과이다. 아래 도표 결과에 따르면 흡연자들이 모두 금연할 경우 흡연자 1,000명당 몇 명까지 폐암발생을 예방할 수 있는가?** 2020. 경기보건연구사

구분	폐암 발생	폐암 발생 안함	합계
흡연	120명	1,880명	2,000명
비흡연	40명	1,960명	2,000명

① 20명 ② 40명
③ 80명 ④ 120명

해설 기여위험도 = 노출군의 질병발생률 - 비노출군의 질병발생률
= 120/2,000 - 40/2,000 = 80/2,000 = 40/1,000

정답 ②

19 **어느 인구집단에서 폐암에 대한 흡연의 인구집단기여위험분율(PAF)이 30%이다. 다음 중 이에 대한 해석으로 가장 올바른 것은?** 2020. 광주보건연구사

① 인구집단의 폐암 유병률이 30%이다.
② 흡연자가 모두 금연할 경우 인구집단에서의 폐암 발생률이 30% 감소한다.
③ 흡연자가 모두 금연할 경우 흡연자에서의 폐암 발생률이 30% 감소한다.
④ 흡연자가 비흡연자보다 폐암에 설릴 확률이 30% 더 높다.

해설 인구집단기여위험분율(PAF)은 전체 인구집단의 질병위험도 중에서 노출요인이 기여 한 정도. 즉, 노출요인이 제거되었을 때 전체 인구집단의 질병위험도 중 예방할 수 있는 정도를 말한다. 반면에, 기여위험분율(AF)은 폭로군의 질병위험도 중에서 노출요인이 기여한 정도. 즉, 노출요인이 제거되었을 때 폭로군의 질병위험도 중 예방할 수 있는 정도를 말한다.

정답 ②

20 **어느 코호트연구에서 흡연 여부에 따른 폐암 발생률(연간 1,000명 당)은 흡연군 80.0, 비흡연군 20.0으로 나타났고, 지역사회 전체 인구 5,000명에서 흡연율은 5%, 비흡연율은 95%로 나타났다. 다음 중 흡연의 폐암 발생에 대한 인구집단기여위험도는 얼마인가?** 2020. 경북보건연구사

① 7.8% ② 9%
③ 13% ④ 75%

해설 인구집단 기여위험도
=(전체 인구의 질병발생률 - 비노출군의 질병발생률)/전체 인구의 질병발생률 × 100
=[(0.05 × 80 + 0.95 × 20) - 20] / (0.05 × 80 + 0.95 × 20) × 100 = 약 13%

정답 ③

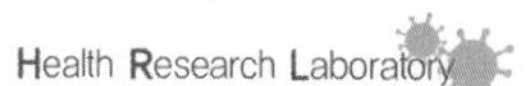

21 아래 표는 흡연자 3,000명과 비흡연자 5,000명을 1년 간 추적한 코호트연구 결과이다. 다음 중 아래 연구결과, 폐암에 대한 흡연의 기여위험분율은 얼마인가? 2019. 서울 7급

구분	폐암		합계	발생률(천명당)
	발생	발생 안함		
흡연	90명	2,910명	3,000명	30.0%
비흡연	75명	4,925명	5,000명	15.0%

① 37.9% ② 42.5%
③ 50.0% ④ 51.8%

해설 기여위험분율
=(폭로군에서의 질병발생률－비폭로군에서의 질병발생률)/폭로군에서의 질병발생률 × 100
=(30－15)/30 × 100＝50%

정답 ③

22 다음 중 아래 표의 자료를 이용하여 흡연과 폐암 간 연관성의 강도를 나타내는 지표를 산출한 값은? 2019. 서울 7급

구분		대조군	
		흡연	비흡연
폐암 환자군	흡연	a(10)	b(8)
	비흡연	c(5)	d(6)

① 교차비 1.5 ② 교차비 1.6
③ 상대위험도 1.5 ④ 상대위험도 1.6

해설 짝짓기한 환자－대조군연구에서의 교차비
=(환자군은 위험요인에 노출되고, 대조군은 위험요인에 노출되지 않은 경우) / (환자군은 위험요인에 노출되지 않고, 대조군은 위험요인에 노출된 경우)
=b/c＝8/5＝1.6

정답 ②

23 한 마을에서 괴질이 발생하였다. 다음 중 증상이 있는 사람을 환자군으로, 증상이 없는 사람을 대조군으로 하여 역학조사를 실시할 경우에 구할 수 있는 지표는? 2019. 인천보건연구사

① 교차비 ② 기여위험도
③ 상대위험도 ④ 특이도

해설 환자-대조군연구에서 구할 수 있는 지표는 교차비

정답 ①

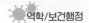

24 **비흡연자와 비교했을 때 흡연자의 폐암 발생의 상대위험도가 10이었다. 다음 중 이것이 의미하는 내용으로 가장 올바른 것은?** 2019. 전북보건연구사

① 폐암 발생요인 중 흡연이 차지하는 비중이 10%이다.
② 흡연자가 금연을 하면 폐암발생률은 1/10로 줄일 수 있다.
③ 흡연자가 비흡연자보다 폐암에 걸릴 확률이 10배 높다.
④ 흡연자가 비흡연자보다 폐암에 걸릴 확률이 10% 높다.

해설 상대위험도는 흡연자의 폐암발생률이 비흡연자의 폐암발생률보다 몇 배 높은 가를 나타내는 지표이다. 상대위험도는 연관성의 강도를 나타내는 것으로, 상대위험도가 높을수록 흡연과 폐암 발생 간에는 연관성이 높다고 할 수 있다.

정답 ③

25 **비만과 당뇨병의 연관성을 보기 위해 10년 동안 추적 조사해 코호트연구를 시행하였다. 비만군 100명, 정상군 400명일 때, 다음 중 비교위험도와 기여위험도가 올바른 순서대로 나열된 것은?** 2018. 전남보건연구사

구분	당뇨병		계
	발생함	발생 안함	
비만군	25명	75명	100명
정상군	40명	360명	400명

① 비교위험도 1.5, 기여위험도 0.03
② 비교위험도 1.5, 기여위험도 0.15
③ 비교위험도 2.5, 기여위험도 0.03
④ 비교위험도 2.5, 기여위험도 0.15

해설 비교위험도 = (25/100)/(40/400) = 2.5
기여위험도 = 25/100 − 40/400 = 0.15

정답 ④

CHAPTER 03

감염성 질환

1 감염병의 정의

질병은 감염성 질환과 비감염성 질환으로 크게 구별한다.
병원체의 감염으로 발생한 질병을 감염성 질환이라고 하고, 이 질환이 감염성을 가지고 새로운 숙주에게 감염을 시켜 질병이 발생하는 것을 감염병이라고 한다.

2 질병발생의 3대 요인(= 다요인설)

(1) 병인

① **물리적 요인** : 고열, 중력, 기압 등
② **화학적 요인** : 농약, 중금속 등
③ **생물학적 요인** : 세균, 바이러스, 곰팡이, 기생충 등

(2) 숙주(host) 요인 또는 인체 내부요인

감염성 질환의 전파와 진행에 영향을 미치는 숙주의 특성

① **생활 행태요인** : 병인과의 접촉을 억제하거나 용이하게 하는 요소
예 위생습관, 성생활, 식품의 저장과 요리습관, 사회적 관습
② **생물학적 요인** : 감염에 대한 숙주의 저항력을 감소시키거나 증가시키는 요소
예 연령, 성, 종족, 전반적인 건강수준, 영양섭취, 면역반응
③ **일반적인 방어기전** : 병원체가 숙주의 내부기관에 침범하는 것을 막아주는 외부의 보호벽
예 피부, 코, 소화기관
④ **특별 방어기전** : 병원체와 싸워 파괴하는 비특이성 염증반응
⑤ **면역** : 특수한 감염성 병인에 대하여 숙주로 하여금 면역을 생성하도록 하는 면역반응

(3) 환경(environment)

① **생물학적 환경** : 동식물, 미생물, 감염성 질환의 매개체, 감염원
② **사회적 환경** : 문화적, 기술적, 교육적, 정치적, 인구학적, 사회학적, 경제학적, 법적 특성이 포함
③ **물리적 환경** : 고열, 한랭, 공기, 기압, 주택시설, 음료수, 소음, 지리적 조건이 포함

3 생태학적 모형

질병은 인간을 포함한 생태계 여러 구성요소 간의 상호작용의 결과로 인간에게 나타나는 현상을 의미한다.

(1) 지렛대 모형(Gordon)

역학적 삼각형 모형으로 질병의 발생기전을 환경이란 저울 받침대의 양쪽 끝에 병원체와 숙주라는 추가 놓인 저울대에 비유하여 설명하는 모형

① 병인과 숙주, 환경 간에 평형상태는 질병이 없는 상태이다.
② **병원체요인의 변화** : 병인요인의 발병력, 감염력 등이 높아지면 질병이 발생한다.
③ **개인 혹은 집단의 면역수준의 변화로 인한 숙주의 감수성 변화** : 숙주요인의 취약성 및 감수성 증가로 인하여 질병이 발생한다.
④ **환경의 변화** : 숙주 감수성을 높이는 쪽으로 환경의 변화가 일어나면 발병한다.
⑤ **환경의 변화** : 병인요인이 작용하기 쉬운 쪽으로 환경의 변화가 일어나면 질병이 발생한다.

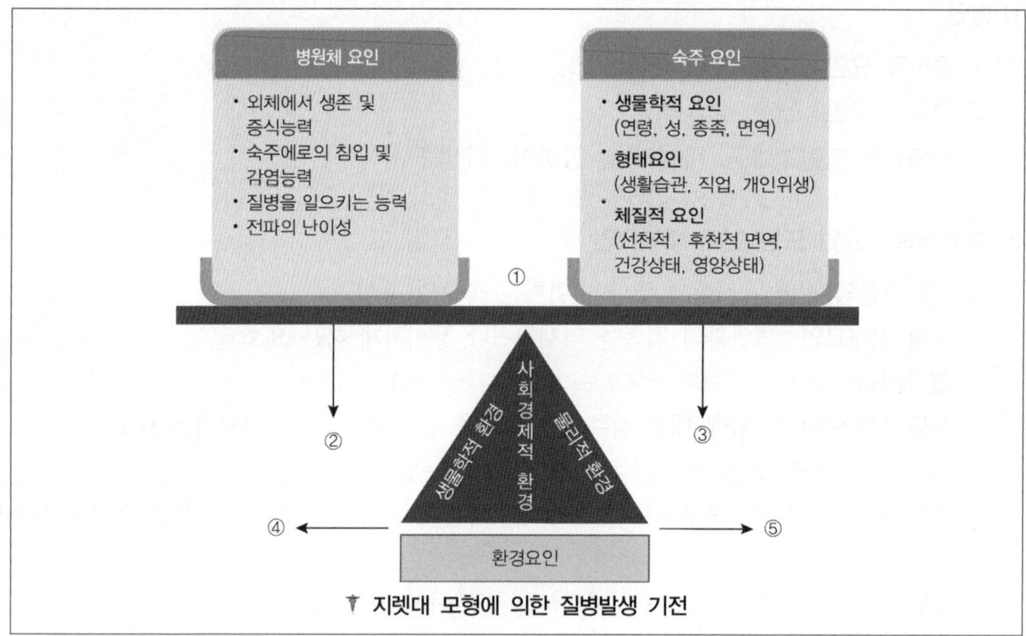

▼ 지렛대 모형에 의한 질병발생 기전

(2) 역학적 삼각형 모형

질병발생을 병인과 숙주, 환경의 3요소 간의 상호관계로 설명한다. 3요소 중 하나라도 변화가 있어 평형이 깨지면 질병발생이 증가 혹은 감소한다고 본다. 이 모형은 병인이 분명하지 않은 비감염성 질환의 발생을 설명하기에는 적절하지 않다.

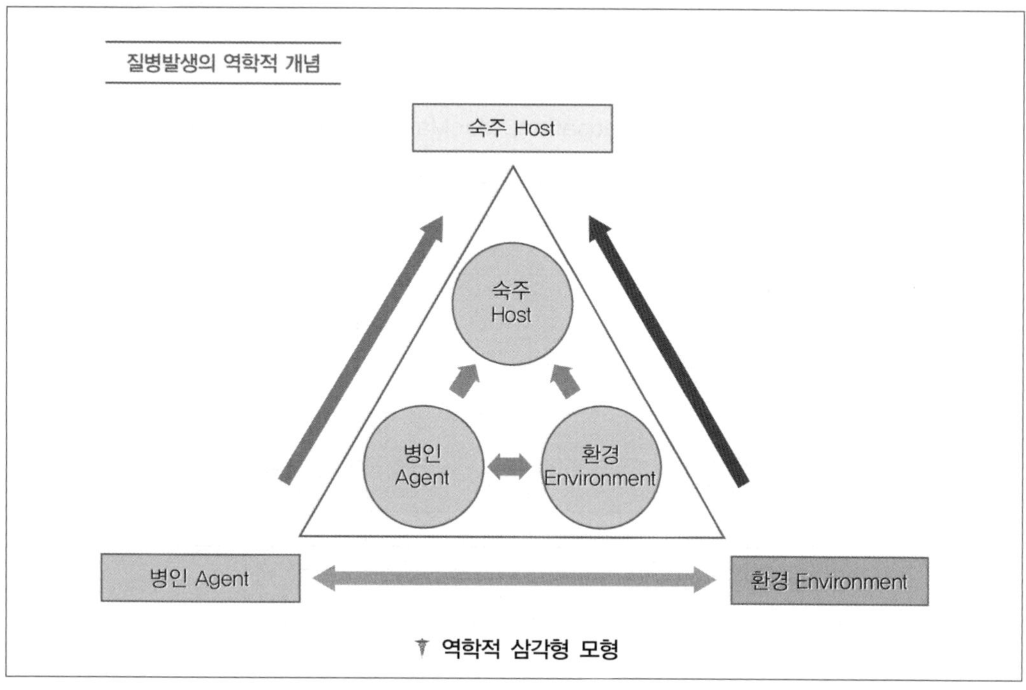

역학적 삼각형 모형

(3) 수레바퀴 모형(wheel model, Mausner & Kramer, 1985)

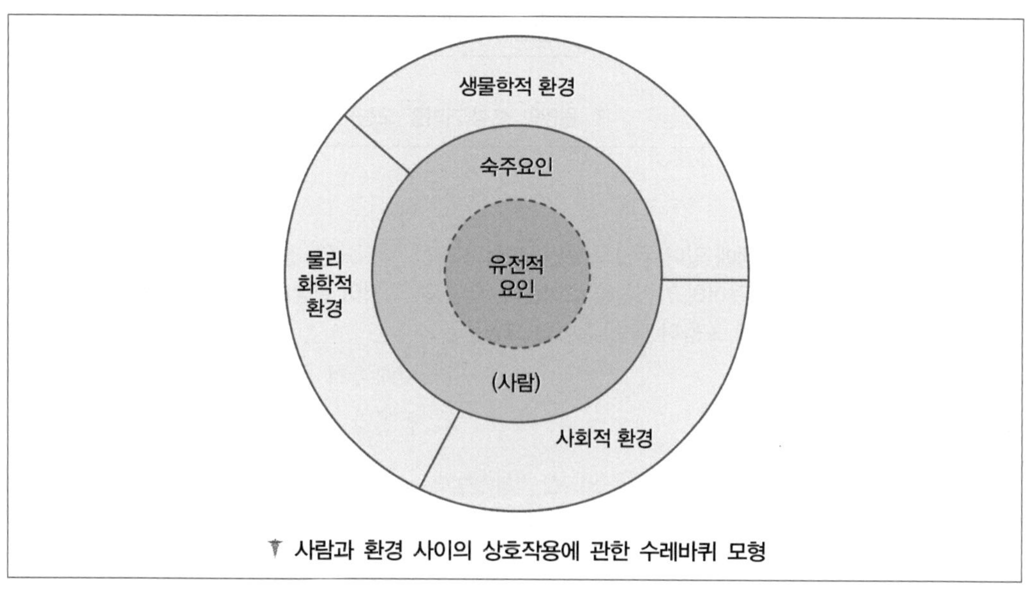

사람과 환경 사이의 상호작용에 관한 수레바퀴 모형

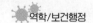

① 숙주와 환경 사이의 관계를 설명하는 모형
② 수레바퀴의 중심은 유전적 소인을 가진 숙주가 있고, 그 숙주를 둘러싸고 있는 환경은 생물학적, 화학적, 사회적 환경으로 구분되며, 질병의 종류에 따라 바퀴를 구성하는 각 부분의 크기는 달라진다.
③ 이 모형은 질병의 병인을 강조하지 않고 다요인적 병인을 확인하는 데 필요성을 강조하고 있다.

(4) 원인망 모형(거미줄 형, web of causation, MacMahon & Pugh, 1970)

질병발생이 어느 한 가지 원인에 의한 것이 아니라 여러 가지 원인이 서로 연관되어 있고 반드시 선행하는 요소가 거미줄처럼 복잡하게 얽혀 어떤 질병이 발생한다는 설

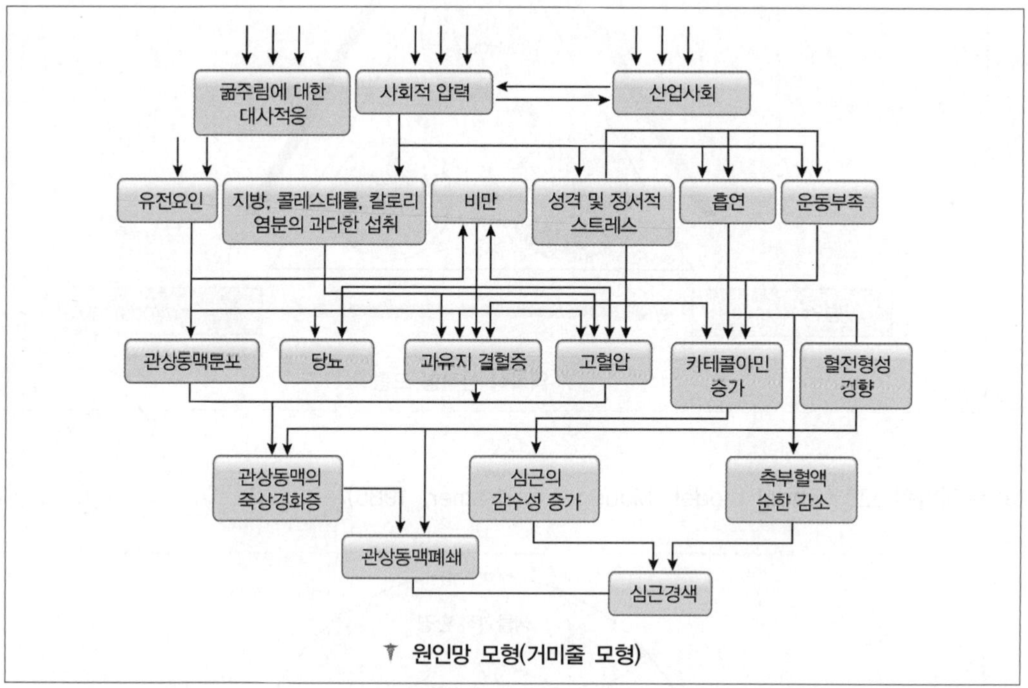

원인망 모형(거미줄 모형)

Check

01 **심근경색의 발생에 있어 유전적 요인, 사회적 요인, 식이요인, 생활행태적 요인 등 다양한 요인이 복합적으로 관여하고 있음을 보여준다. 다음 중 질병이 발생하는 경로를 표현함으로써 질병 예방대책 수립에 도움이 되는 질병의 모형은?**

① 벌집 모형　　② 생태학적 모형
③ 수레바퀴 모형　　④ 원인망 모형

해설 원인망 모형은 질병발생이 어느 한 가지 원인에 의한 것이 아니라 여러 가지 원인이 서로 연관되어 있고 반드시 선행하는 요소가 거미줄처럼 복잡하게 얽혀 질병이 발생하는 경로를 표현하고 있다.

정답 ④

02 다음 중 감염병 유행의 3대 요소에 해당하지 않는 것은?

① 감수성 있는 숙주 ② 병원체
③ 잠복기 ④ 전파경로

해설 감염병 유행의 3대 조건
• 감염원으로서, 질적 · 양적으로 충분한 병원체를 내포하고 있어야 한다.
• 감염경로(전파경로)로서, 감염원과 숙주를 연결시키는 전파체가 많이 존재해야 한다.
• 감수성이 높은 숙주집단이 많아야 한다.

정답 ③

03 수레바퀴모형과 거미줄 모형에서 공통적으로 강조하고 있는 것은? 2022. 대구보건연구사 보건학

① 병인 ② 환경
③ 질병의 다요인설 ④ 유전

해설 • **수레바퀴모형** : 유전적 소인을 가지고 있는 숙주와 숙주를 둘러싼 환경의 상호작용으로 질병이 발생
• **거미줄모형** : 질병 발생에 관여하는 여러 요인들이 직접, 간접적으로 영향을 미쳐 질병을 발생
※ 이 두 모형의 공통점 : 질병 발생에 다양한 요인이 관여하고 있음을 설명

정답 ③

04 질병발생의 다요인설에는 역학적 삼각형 모형, 수레바퀴 모형, 거미줄 모형이 있다. 다음 중 이들 3가지 모형에 공통적으로 들어있는 질병발생 요인에 해당하는 것은?
2020. 보건복지부 특채 7급

① 병인 ② 생활습관
③ 숙주 ④ 유전적 소인

해설 **질병발생 요인** : 역학적 삼각형 모형(병인, 숙주, 환경), 수레바퀴 모형(숙주, 환경, 유전적 소인), 거미줄 모형(병인, 숙주, 환경을 구분하지 않고 관련된 요인들 모두)

정답 ③

05 다음 중 수레바퀴 모형과 비교한 거미줄 모형의 특징으로 올바른 것은? 2019. 경기보건연구사

① 병인, 숙주, 환경을 구분하지 않는다.
② 숙주요인 중 유전적 요인이 강조된다.
③ 질병별로 각 요인의 기여 정도를 달리 표현한다.
④ 크게 숙주와 환경으로 구성된다.

해설 ②, ③, ④는 수레바퀴 모형에 해당

정답 ①

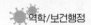

06 **다음 중 수레바퀴 모형에 대한 설명으로 가장 올바르지 못한 것은?** 2019. 충북보건연구사

① 원의 중심부는 숙주인 사람이 있고, 그 핵심은 행태적인 소인으로 구성된다.

② 인간이 속한 생태계를 하나의 큰 동심원으로 표시한다.

③ 질병발생에 대한 원인요소들의 기여 정도에 중점을 두어 표현함으로써 역학적 분석에 도움이 된다.

④ 환경적 요인은 가장자리에서 숙주요인을 둘러싸고 있으며, 생물학적 · 사회적 및 물리 · 화학적 환경으로 구분된다.

해설 ① 원의 중심부는 숙주인 사람이 있고, 그 핵심은 유전적인 소인으로 구성된다.

정답 ①

07 **다음 중 역학적 삼각형 모형으로 설명하기에 가장 적절한 질환은?** 2018. 울산보건연구사

① 고혈압 ② 세균성이질

③ 심혈관질환 ④ 폐렴

해설 역학적 삼각형 모형은 병원체를 명확하게 알고 있는 감염성질환의 설명에 적합하다. 하지만 선천성질환 등 유전적 소인이 있는 질병이나 비감염성질환을 설명하는 데는 한계가 있다. ①,③,④와 같은 비감염성질환은 거미줄 모형으로 설명하기에 적절하다.

정답 ②

4 감염과정

(1) 사람 중심으로 본 자연사(기준 – 증상 발현 여부)

① **잠복기** : 병원체가 숙주에 침입한 후 표적장기로 이동, 증식하여 일정 수준의 병리적 변화가 있으면 증상과 증후가 발현되는데, 이 기간 전까지를 말한다.

Point

감염병의 잠복기 활용

㉠ 질병마다 특이 잠복기가 있어 감염병 유행 시 원인균 추정에 활용

㉡ 공동매개전파와 점진적 전파의 구분에 잠복기의 분포 양상을 활용

㉢ 접촉자의 감염병 발현 가능 기간을 추정하여 검역기간 선정에 사용

㉣ 세대기와의 관계를 고려하여 전파 기간을 추정하는 데 활용

② **증상발현기(=발병기)** : 잠복기 이후 숙주에서 증상과 증후가 발현되기 시작하면서부터 증상 발현기라 한다.

(2) 병원체 중심으로 본 자연사(기준 – 균 배출 여부)

① **잠재기** : 감염이 일어날 때 병원체가 표적장기로 이동하여 증식하는 동안에 인체 혹은 분비물에서 병원체가 발견되지 않는 기간을 말한다. 잠재기는 감염의 전파가 일어나지 않는 기간을 의미한다.

② **개방기** : 이후 조직, 혈액, 분비물 등에서 균이 발견되기 시작하는 기간을 개방기라고 한다. 개방기를 감염기라고도 하며, 감염이 전파가 가능한 기간을 의미한다.

(3) 세대기

감염 시작 시점부터 균 배출이 가장 많은 시점까지의 기간을 의미하며 감염병 전파 관리와 환자의 격리기간을 정하는 데 중요하다.

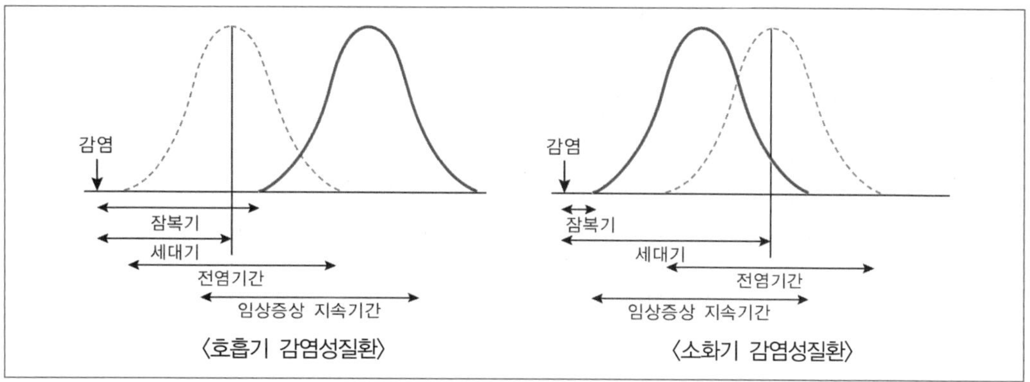

〈호흡기 감염성질환〉 〈소화기 감염성질환〉

Check

01 **감염병 환자가 감염 후 검사로 균이 확인될 때까지는 3일이 걸렸고, 감염 후 증상이 나타날 때까지는 5일이 걸렸다. 그리고 감염 후 7일부터 타인에게 감염시켰다. 다음 중 이 질병의 잠복기간은?**

① 3일 ② 5일
③ 7일 ④ 10일

해설 잠재기간은 3일, 세대기는 7일에 해당된다.
정답 ②

02 **감염병의 격리기간과 검역기간을 정하려고 한다. 각각 기본적으로 고려해야 하는 감염병의 특성은 무엇인가?**

	격리기간	검역기간		격리기간	검역기간
①	세대기	증상발현기	②	세대기	최대잠복기
③	증상발현기	최대잠복기	④	잠복기	증상발현기

해설 세대기는 병원체가 숙주에 침입하여 증식한 후 그 숙주에서 다시 배출되어 가장 감염력이 클 때까지의 기간으로 감염병의 격리기간으로 정하며, 우리나라 검역감염병의 의심환자의 경우 그 병의 최대잠복기까지 감시하고 있다.
정답 ②

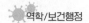

03 **다음의 설명에 해당하는 적절한 용어는?** 2021. 서울 7급 및 보건연구사

> 감염이 일어났으나 병원체가 숙주에서 발견되지 않는 기간으로서 감염의 전파가 일어나지 않는 기간을 의미한다.

① 세대기　② 잠복기
③ 잠재기간　④ 개방기간

해설 **잠재기간** : 병원체가 표적장기로 이동하여 증식하는 동안에 인체 혹은 분비물에서 병원체가 발견되지 않는 기간을 말하며, 감염의 전파가 일어나지 않는 기간을 의미한다.

정답 ③

04 **다음 중 불현성감염에 대한 설명으로 가장 올바르지 못한 것은?** 2020. 충북보건연구사

① 많은 감염질환에서 불현성감염자가 현성감염자보다 많다.
② 불현성감염은 증상이 나타나지는 않지만 세균 배양, 유전자분석, 혈청학적 검사, 피부검사 등으로 감염 여부를 알 수 있다.
③ 불현성감염은 현성감염보다 감염력과 전파력이 약하다.
④ 실제 질병의 규모를 파악하기 위해서는 불현성감염을 파악해야 한다.

해설 ③ 불현성감염은 병원체의 낮은 발병력, 소량의 병원체, 숙주의 부분적 면역 등이 작용 요인이지만, 증상 발현 여부는 병원체 요인만 관여하는 것이 아니므로 불현성감염이 현성감염보다 감염력과 전파력이 약하다고 볼 수 없다.

정답 ③

05 **다음 중 잠재기가 잠복기보다 더 긴 질병의 특징으로 가장 올바른 것은?** 2019. 경북보건연구사

① 잠복기 동안 분비물을 통해 균을 다량 배출한다.
② 증상이 가장 심한 시기 이후 균을 배출한다.
③ 호흡기 감염병에 해당한다.
④ 환자에 대한 격리효과가 없다.

해설 잠재기가 잠복기보다 더 긴 질병은 소화기 감염병의 특징이다.
② 소화기 감염병　①, ③, ④ 호흡기 감염병

정답 ②

06 **다음 중 병원체가 감염된 시점부터 다른 숙주에 감염을 가장 많이 일으킬 때까지의 기간을 의미하는 것은?** 2019. 충북보건연구사

① 감염기　② 개방기
③ 세대기　④ 잠재기

해설 **세대기** : 감염 시작 시점부터 균 배출이 가장 많아 전파력이 가장 높은 시점까지의 기간을 의미.

정답 ③

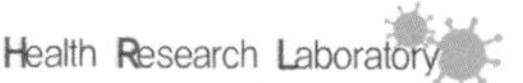

07 **다음 중 아래 내용의 잠복기는 며칠인가?** 2019. 강원보건연구사

가. 6월 1일 숙주에 병원체 침입	나. 6월 3일 숙주에서 병원체 발견
다. 6월 10일 증상 발현	라. 6월 15일 질병 완치

① 1~2일　② 6~7일
③ 9~10일　④ 14~15일

해설 잠복기란 병원체가 숙주에 침입한 후 표적 장기로 이동 및 증식하여 증상과 증후가 발생할 때까지의 기간을 말하므로, 숙주에 침입한 날이 6월 1일이고 증상이 발현된 날이 6월 10일이므로 잠복기는 9~10일에 해당한다.

정답 ③

08 **다음 중 감염 시작 시점부터 균 배출이 가장 많은 시점까지의 기간을 의미하며, 감염병 전파 관리와 환자의 격리기간을 정하는 데 중요한 것은?** 2016. 서울보건연구사

① 감염기　② 세대기
③ 잠복기　④ 잠재기

해설 ② **세대기** : 병원체가 숙주에 침입해 다른 숙주에 감염을 가장 많이 일으킬 때까지 기간으로, 감염 시작 시점부터 균 배출이 가장 많아 전파력이 가장 높은 시점까지의 기간을 의미.
① **감염기** : 숙주로부터 균이 배출되기 시작해 배출이 끝날 때(감염력이 끝날 때)까지의 기간
③ **잠복기** : 병원체가 숙주에 침입한 시점부터 증상이 나타나는 발병까지의 기간. 즉 병원체가 숙주 내에서 임상증상을 일으킬 수 있을 만큼 증식하는 데 필요한 기간
④ **잠재기** : 병원체가 숙주에 침입하여 감염이 일어난 뒤 표적장기로 이동하여 증식하기까지의 기간으로 이 기간 동안에는 인체 내 혹은 분비물에서 균이 발견되지 않는다.

정답 ②

09 **감염병의 격리기간과 검역기간을 정하려고 한다. 다음 중 각각 기본적으로 고려해야 하는 감염병의 기간을 순서대로 올바르게 짝지은 것은?**

① 격리 - 세대기, 검역 - 증상발현기
② 격리 - 세대기, 검역 - 최대잠복기
③ 격리 - 최대잠복기, 검역 - 세대기
④ 격리 - 최대잠복기, 검역 - 증상발현기

해설 격리기간은 감염병에 걸린 환자를 격리하는 기간을 말하며, 격리기간은 환자의 전염력(감염력)이 없어질 때 까지이다. 따라서 단순히 증상발현기보다는 전염력과 관련된 세대기가 격리기간을 정할 때 중요하다. 반면에 검역은 환자와 접촉한 사람이나 유행 지역에서 비유행 지역으로 이동해 온 사람 등 감염의 위험성이 있는 사람들에 대해 일정기간 동안 이동을 제한하면서 질병발생 여부를 적극적으로 감시하는 것을 말한다. 따라서 검역기간은 감염이 의심되는 시점부터 감염병의 최대잠복기까지이다.

정답 ②

5 감염병의 생성과정(6고리)

(1) 병원체

① Bacteria(세균) : 콜레라, 장티푸스, 디프테리아, 나병, 성병, 결핵, 백일해

② Virus : 소아마비, 일본뇌염, 홍역, 이하선염, 간염, 에이즈

③ Rickettsia : 발진티푸스, 발진열

④ Protozoa : 아메바성 이질, 말라리아, 기생충

⑤ Fungus : 무좀

⑥ 감염력(infectivity)

㉠ 병원체가 숙주 내에 침입하여 알맞은 기관에 자리 잡고 증식하여 면역반응을 일으키게 하는 능력을 말한다.

㉡ 감염력의 지표로 ID50은 병원체를 숙주에 투여하였을 때, 숙주의 50%에게 감염을 일으키는 최소한의 병원체 수를 말한다. 이는 동물실험을 통해 측정할 수 있는데, 이로 인해 동물실험의 결과를 사람에게 적용해야 한다는 외삽(extrapolation)의 문제가 발생되기도 한다.

㉢ {불현성 감염자 수(항체 상승자) + 현성 감염자 수(발병자)} / 접촉자 수(감수성 자)

⑦ 병원성(발병력, pathogenicity) : 병원체가 임상적으로 질병을 일으키는 능력으로 감염된 숙주 중 현성감염을 나타내는 수준

= 발병자 수 / 총 감염자 수

⑧ 독력(virulence) : 임상적으로 증상을 발현한 사람에게 매우 심각한 정도를 나타내는 미생물의 능력으로 현성감염으로 인한 사망이나 후유증을 나타내는 정도를 의미한다.

= (중증환자 수 + 사망자 수) / 총 발병자 수

⑨ 병원체는 감염질환의 1차 원인이다. 역학적인 관점에서 병원체의 중요한 개념은 다음과 같다.

㉠ 미생물 등 주요 병원체들의 특성이 숙주 및 환경과의 상호작용 속에서 끊임없이 변화한다는 것이다.

㉡ 미생물뿐만 아니라 프리온과 같은 변형 단백질도 병원체로 같이 취급한다는 것이다.

구분	감염력	병원력	독력
높다	두창, 홍역, 수두, 폴리오	두창, 광견병, 홍역, 수두, 감기	광견병, 두창, 결핵, 한센병
중간	풍진, 유행성 이하선염	풍진, 유행성 이하선염	폴리오
낮다	결핵, 한센병	폴리오, 결핵, 한센병	홍역, 풍진, 수두, 감기

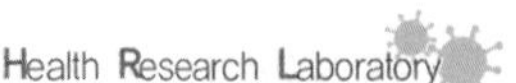

Check

01 **어느 지역 마을주민 중에 전염성 질환에 노출된 사람 500명, 감염자 발생자 수 300명, 증상 있는 현성감염자 수 150명, 감염으로 인한 사망자 수 30명일 때 병원력과 독력을 구하시오.**

① 30%, 20%
② 50%, 20%
③ 60%, 10%
④ 50%, 10%

해설 병원력 = $\frac{150}{300}$ × 100 = 50%, 독력 = $\frac{30}{150}$ × 100 = 20%

정답 ②

02 **코로나-19 백신을 맞은 사람은 코로나-19에 감염되지 않는다고 가정할 때, 다음 ㈎ 지역에서의 코로나-19의 병원력은 몇 %인가?** 2022. 서울보건연구사

> 총 1,000명의 주민이 거주하는 ㈎ 지역에 코로나-19가 유행하였다. 이 지역에서 코로나-19 백신을 맞은 사람은 500명이었고, 코로나-19에 감염된 사람은 200명이었다. 이 중 무증상환자는 50명이었으며, 코로나-19로 사망한 사람은 5명이었다.

① 7.5
② 12
③ 20
④ 75

해설 병원력 = (150/200)×100 = 75%

정답 ④

03 **감염병의 발생현황이 다음과 같을 때 이 질병의 병원력과 독력은?** 2022. 충북보건연구사

> • 지역주민 500명(예방접종률 20%)
> • 무증상감염자 100명
> • 환자 200명
> • 사망자 2명

	병원력(%)	독력(%)		병원력(%)	독력(%)
①	43	0	②	50	2
③	66.7	1	④	75	5

해설 병원력 = {현성질환자/(현성질환자 + 불현성질환자)}×100 = {200/(100+200)}×100 = 66.7%
독력 = {(중증환자수 + 사망자 수)/현성질환자}×100 = (2/200)×100 = 1%

정답 ③

04 **코로나 유행이 끝나고, 1,000명을 뽑아 검사 한 결과 항체 양성이 200명, 그 중 증상이 없어 병원에 가지 않은 사람이 120명, 병원치료를 받은 사람이 70명, 사망자 10명이었다. 병원력은?** 2021. 울산보건연구사

① 14.3%
② 20%
③ 30%
④ 40%

해설 병원력 = {(70+10)/200} × 100 = 40%

정답 ④

Point

❀ 감염병의 중증도에 따른 분류

총 감수성 자(N)

감염(A+B+C+D+E)				
불현성감염 (A)	현성감염(B+C+D+E)			
	경미한 증상(B)	중증도 증상(C)	심각한 증상(D)	사망(E)

1. 현성감염
   ① 현성감염은 증상의 중등도에 따라 구분하는데, 중등도는 외래와 입원 치료를 구분 짓게 하는 주요 인이다.
   ② 홍역의 경우 감염자 중 대부분이 현성감염에 해당된다.
2. 불현성감염
   ① 감염의 전체 규모를 파악하고 향후 발생 규모를 예측하는 데 중요하다.
   ② 불현성감염의 비율이 높은 감염병(예 폴리오)의 경우 임상 진료를 통해 발견되는 현성감염자는 전체 환자의 빙산의 일각에 불과한 빙산현상(iceberg phenomenon)이 발생하므로 관리에 주의를 기울여야 한다.
   ③ 감염이 일어났으나 임상증상과 증후가 없는 상태로 무증상감염(subclinical infection)이라고도 한다.

(2) 병원소

병원체가 생활하고 증식하며 생존을 계속해서 다른 숙주에게 전파될 수 있는 상태로 저장되는 장소를 병원소라 한다.

① 인간병원소
   ㉠ **환자** : 병원체에 감염되어 자각적, 타각적으로 임상증상이 있는 모든 사람
   ㉡ **보균자** : 증상이 없으면서 체내 병원체를 보유하고 균을 배출하여, 감염원이 되는 경우
   ㉢ **잠재감염**(latent infection)
      ⓐ 병원체가 숙주에 증상을 일으키지 않으면서 숙주 내에 지속적으로 존재하는 상태로 병원체와 숙주가 평형을 이루는 상태이다.
      ⓑ 병원체가 혈액이나 조직, 분비물에서 발견될 수도 있으나, 발견되지 않을 수도 있다.
         예 결핵, B형간염 바이러스간염, 단순포진
      ⓒ 면역결핍증, 영양불량, 만성질환 등으로 저항력이 약해지면 증상과 증후가 나타난다.
      ⓓ 잠재감염을 일으키는 병원체는 가장 진화가 잘된 병원체로 평가되기도 한다.

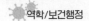

Point

감염병 관리상 중요한 대상은 보균자이다.

1. 이유
   ① 활동이 자유로워 전염시킬 수 있는 영역이 넓다.
   ② 보균자 수가 환자 수보다 많다(전염원으로 역할).
   ③ 자타가 경계를 하지 않아 전파기회가 많다.
2. 종류

보균자	특징	전염병
회복기 보균자	전염성 질환에 이환된 후 임상증상이 완전히 소실되었으나 병원체를 배출하는 감염자	세균성이질, 장티푸스 등의 소화기계 전염병, 디프테리아
잠복기 보균자	잠복기간 중에 병원체를 배출하는 감염자	디프테리아, 홍역, 백일해, 유행성이하선염, 수막구균성수막염 등의 호흡기계 전염병
건강 보균자	감염 처음부터 끝까지 감염에 의한 임상증상이 전혀 없지만 병원체를 보유하는 감염자	디프테리아, 폴리오, 일본뇌염, 세균성이질, B형간염 등

※ **만성보균자** : 보균기간이 3개월 이상이 되는 보균자, 장티푸스

② **동물병원소** : 인간과 관계있는 가축이 동물병원소로서 질병의 매개역할을 한다.
㉠ 해당하는 동물과 감염병은 다음과 같다.
ⓐ **소** : 결핵, 탄저, 파상열, 살모넬라증
ⓑ **돼지** : 렙토스피라증, 탄저, 일본뇌염, 살모넬라증
ⓒ **양** : 탄저, 파상열, 보툴리즘, Q열
ⓓ **개** : 광견병, 톡소플라즈마증
ⓔ **말** : 탄저, 유행성 뇌염, 살모넬라증
ⓕ **쥐** : 페스트, 발진열, 살모넬라증, 렙토스피라증, 쯔쯔가무시병(양충병)
ⓖ **고양이** : 살모넬라증, 톡소플라즈마증
㉡ **인수공통감염에 걸리기 쉬운 위험집단**
ⓐ 축산업자, 수의사 등 가축이나 그 부산물에 자주 접촉하는 사람
ⓑ 도축시설 근무자
ⓒ 레크리에이션 강사 등 직업적으로 야외활동이 잦은 사람
ⓓ 애완동물을 기르는 사람
ⓔ 환자를 돌보는 의료인
ⓕ 전염병 발생 현지에서 역학조사를 벌이는 학자, 정부 관계자
ⓖ 소독, 매몰 등 방역활동에 참여하는 사람
ⓗ 긴급재난 등으로 일시적으로 밀집된 환경에 거주하는 사람
ⓘ 스트레스를 심하게 받고 있는 사람(면역력 저하)

③ **환경병원소**
㉠ 흙, 물이나 식물 등은 일부 병원체에 환경병원소 역할을 한다.

ⓛ 레지오넬라균은 생태계 내에서 물에서 생존 및 증식을 하는데 도시의 레지오넬라 집단감염이 대형건물 냉각수에서도 존재한다.

ⓒ 히스토플라즈마 등의 진균류는 흙을 병원소로 살아가고 있다.

(3) 병원소로부터 병원체의 탈출구

① **호흡기계 탈출** : 호흡기 질환 병원체가 기침, 대화, 재채기를 통해 탈출

예 결핵, 감기, 홍역, 디프테리아

② **소화기계 탈출** : 소화기 질환 병원체가 분변, 토물 등을 통해 소화기계로 탈출

예 장티푸스, 콜레라, 소아마비 등

③ **비뇨생식기계 탈출** : 주로 소변이나 생식기 분비물에 의해 탈출

④ **기계적 탈출** : 곤충에 의한 직간접 탈출, 주사기를 통한 탈출

예 뇌염, 간염

⑤ **개방병소로 직접 탈출** : 병소를 통해 직접 배출

예 파상풍, 나병, 트라코마

(4) 전파

배출된 병원체가 새로운 숙주에 운반되는 과정을 전파라 한다.

① **직접 접촉에 의한 전파** : 병원체가 운반체 없이 숙주에서 다른 숙주로 직접 전파되는 경우를 말한다. 예 병, 나병, 홍역, 인플루엔자

㉠ 비말전파

ⓛ **직접 접촉** : 혈액접촉, 체액접촉

ⓒ 태반감염

㉣ 직접 전파가 성립될 수 있는 조건 3가지

ⓐ 인구밀도가 높아야 한다.

ⓑ 환경위생상태, 영양상태가 나빠야 한다.

ⓒ 집단면역수준이 낮아야 한다.

② **간접 접촉에 의한 전파** : 중간매개체를 통한 전파를 말한다.

㉠ 간접 전파의 성립요건

ⓐ 병원체를 옮기는 전파체(Vehicle)가 있어야 한다.

ⓑ 병원체가 병원소 밖으로 탈출하여 일정기간 생존 가능하여야 한다.

ⓛ **활성매개체** : 매개곤충에 의한 전파

ⓐ 기계적 전파 : 매개곤충이 단순히 기계적으로 병원체를 운반한다.

ⓑ 생물학적 전파 : 병원체가 매개곤충 내에서 성장이나 증식을 한 뒤 전파된다. 이때 병원체가 매개생물 내에서 감염성 있는 형태로 변화하기 위해서는 일정한 시간이 필요한데 이를 외잠복기(extrinsic incubation period)라고 한다.

Point

❀ 생물학적 전파 매개곤충의 전파유형

증식형	병원체가 곤충의 몸 속에 들어와서 증식하여 옮겨 주는 것	페스트(벼룩), 황열(모기), 일본뇌염(모기), 뎅기열(모기), 발진티푸스(이), 발진열(벼룩), 재귀열(이)
발육형	병원균을 픽업했을 때 수가 증가하는 것이 아니라 발육만 해서 옮겨 주는 것	사상충증(모기), Loa Loa사상충증(흡혈성 등에)
발육증식형	곤충이 병원균을 픽업했을 때 발육도 하고 수가 증가하는 것	말라리아(모기), 수면병(트리파노소마증, 체체파리)
배설형	곤충이 병원균을 배설하여 전파하는 것	발진티푸스(이), 발진열(벼룩)
경란형	진드기의 난소를 통해 다음 세대까지 전달되어 전파	로키산 홍반열(참진드기), 쯔쯔가무시병(털진드기), 재귀열(진드기)

㉢ 비활성 매개체

ⓐ 개달물(물, 공기, 식품, 우유, 토양을 제외한 무생물 전파체로서 장난감, 의복, 침구, 책 등이 포함)에 의한 전파 매개체 자체는 숙주 내부를 들어가지 않고 병원체만 운반하는 매개체로 트라코마, 안질, 피부병 등이 그 예이다.

ⓑ **공동 전파체에 의한 전파** : 물, 공기, 식품, 우유, 토양에 의한 전파

(5) 병원체의 신숙주 내 침입구

탈출과 비슷한 경로로 침입하며 경로가 다르면 침입에 실패

Point

❀ 감염병 유행의 유형

소화기 감염병의 특징	① 대부분 간접 전파 양식이며 원인 매개체가 있다. ② 지역사회의 사회경제적 수준, 환경위생과 밀접한 관계가 있다. ③ 지리적, 계절적 특성이 크다. ④ 감염가능성은 질병 증상발현 이후에 현저하다. ⑤ 폭발적으로 발생한다. ⑥ 매개체, 감염경로에 따라 발병률, 치명률, 2차 발병률에 현저한 차이가 있다.
수인성 감염병의 특징	① 환자발생이 폭발적(2~3일 내에 급증)이나 2차 감염자가 적다. ② 환자발생이 급수구역 내로 제한된다. ③ 연령 · 성별 · 직업 · 빈부차 등에 의한 이환율의 차가 없고, 발병률과 치명률이 낮다. ④ 계절과 관계없이 발생하고 가족 집적성이 비교적 낮다.
호흡기 감염병의 특징	① 대부분 직접 전파 ② **감염가능기간** : 증상발현 이전부터 감염가능 ③ 연령, 성, 사회경제적 상태와 관련성이 적다. ④ 계절적 변화가 커서 관리가 어렵다.
우유계 감염병의 특징	① 환자발생이 우유배달지역과 일치한다. ② 잠복기가 비교적 짧다. ③ 발병률과 치명률이 수인성 전염병보다 높다.

연쇄전파

① 환자로부터 새로운 환자를 발생시키는 전파양식
② 전파 초기에 급속히 증가하다가 유행 후기에 환자발생이 점진적으로 감소

침입경로별 예방법

1. 호흡기계 침입
   ① 타액관리
      ㉠ 직접 전파는 1미터 이하의 거리 내에서 일어나기 때문에 개인 간의 거리를 1미터 이상 유지한다.
      ㉡ 커텐이나 막을 치거나 마스크를 착용하여 타액의 접근과 흡입을 막아준다.
   ② 공기관리
      ㉠ 밀폐공간인 경우 화학약품 같은 살균제나 자외선, 오존 등을 사용하여 공기를 소독한다.
      ㉡ 환기를 시켜 맑은 공기를 희석시키고, 기름도포 등을 통하여 먼지에 섞여 있는 비말, 비말핵이 비산되는 것을 막아준다.
2. 소화기계 침입
   소화기계는 오염된 물, 우유, 식품 등의 섭취에 의한 간접 전파가 많기 때문에 파리, 바퀴 등에 대한 관리가 주가 된다.
   ① 5F : 병원체가 있는 분변(feces), 활성전파체인 파리(flies), 비활성전파체인 음료수(fluids)와 식품(food), 오염된 손(finger)을 철저히 관리해야 한다.
   ② 소화기계 전염성 질환 발병률은 한 나라의 보건수준의 척도로써 널리 이용된다.
   ③ **철저한 오물처리** : 병원체가 있는 분뇨, 하수, 음식물 쓰레기에 대한 철저한 소독
   ④ **전파체 관리** : 파리를 구제하거나 음식물에 접근하지 못하도록 하고 손 청결에 유의한다.
   ⑤ 우유를 포함한 음식물과 상수관리를 철저히 한다.
3. 점막침입
   주로 성접촉이나 키스 등을 통한 직접 전파가 대부분이기 때문에 불결한 성접촉은 피하고, 성 행위시 콘돔을 사용하는 것도 예방법이 된다.
4. 경피침입
   동물의 교상이나 매개곤충에 의한 것이 가장 많고, 드물게 오염된 주사침이나 혈액의 수혈, 피부병변에 직접 접촉으로 인한 경우가 있으므로 이에 대한 관리가 주가 된다.
   ① 활성전파체인 매개충 관리
   ② 의료사고 예방
   ③ **피부보호** : 상처 부위에 드레싱을 잘 해 주고, 병원체가 피부로 침입하는 것을 막기 위해 오염위험 지역에서는 장화, 장갑 등과 같은 보호구를 사용한다.

(6) 감수성 숙주

① 숙주의 저항력이 높고 면역이 있으면 감염되지 않고 감수성이 높으면 감염 및 발병한다.
② **감수성 지수**(접촉 감염지수) : 감수성 보유자가 감염되어 발병하는 률
   ㉠ 미감염자의 체내에 병원체가 침입했을 때 발병하는 비율로서 주로 호흡기계 질병에 적용된다.
   ㉡ 선천면역과 관련해서 설명되기도 하고, 감염지수라고도 한다.
   ㉢ De Rudder는 급성호흡기계 감염병에 있어서 감수성 보유자가 감염되어 발병하는 률을 %로 표시하였다.

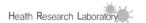

천연두(두창), 홍역 : 95% > 백일해 : 60~80% > 성홍열 : 40% > 디프테리아 : 10% > 소아마비 : 0.1% 이하

Point

감염질환의 생성과 전파

1. 병원체의 탈출, 전파, 침입의 예

질병	탈출	전파	침입
홍역, 디프테리아, 결핵, 인플루엔자, 중증급성 호흡기증후군	기도, 분비물	직접 전파(비말), 공기 매개 전파(비말핵), 개달물 등	호흡기, 점막
장티푸스, 소아마비, 콜레라, A형간염, 세균성이질, 장출혈성 대장균 감염증	분변	음식, 파리, 손, 개달물	입(소화기)
AIDS, B형 간염, C형 간염	혈액	주사바늘	피부(자상부위)
말라리아, 사상충, 일본뇌염, 황열, 뎅기열		흡혈절지동물	
단순포진, 임질, 매독, 피부감염증	병변부위 삼출액	직접 전파(접촉, 성교), 파리	피부, 성기점막, 안구점막 등

2. 감염병 전파수단의 분류와 감염병의 예

분류	중분류	세분류	감염병 예
직접 전파	직접 접촉	피부 접촉(skin-to-skin)	피부탄저, 단순포진
		점막 접촉(mucous-to-mucous)	임질, 매독
		수직 감염(across the placenta)	선천성 매독, 선천성 HIV감염
		교상(biting)	공수병
	간접 접촉	비말(droplet)	인플루엔자, 홍역
간접 전파	무생물 매개전파	식품 매개(food-borne)	콜레라, 장티푸스, A형간염
		수인성(water-borne)	콜레라, 장티푸스, A형간염
		공기 매개(air-borne)	수두, 결핵
		개달물(fomite)	세균성이질
	생물 매개전파	기계적 전파(mechanical)	세균성이질, 살모넬라증
		생물학적 전파(biological)	말라리아, 황열

3. 주요 매개생물과 관련된 감염병의 예

매개생물	주요 감염병의 예
모기	말라리아, 사상충증, 일본뇌염, 황열, 뎅기열
파리	소화기계 감염병, 수면병(체체파리), 승저증(구더기증)
쥐	렙토스피라증, 살모넬라증, 라싸열, 신증후군출혈열
쥐벼룩	페스트, 발진열
진드기류	진드기 매개 재귀열(tick-borne relapsing fever), 쯔쯔가무시증(털진드기), 야토병, 록키산홍반열(참진드기)
이	발진티푸스, 재귀열(tick-borne relapsing fever), 참호열

Check

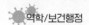

01 **다음 중 병원체가 바이러스인 것으로만 짝지어진 것은?**

① 결핵, 파상풍, 성홍열
② 발진티푸스, 발진열
③ 페스트, 디프테리아
④ 홍역, 수두, 풍진

해설 ① 세균, ② 리케치아, ③ 세균
정답 ④

02 **다음 중 감염성질환의 생성과정이 순서대로 올바른 것은?**

① 병원소 – 병원체 – 병원소에서 병원체 탈출 – 전파 – 신숙주 침입 – 숙주의 저항성
② 병원소 – 병원체 – 전파 – 병원소에서 병원체 탈출 – 숙주의 저항성 – 신숙주 침입
③ 병원체 – 병원소 – 병원소에서 병원체 탈출 – 전파 – 신숙주 침입 – 숙주의 저항성
④ 병원체 – 병원소 – 전파 – 병원소에서 병원체 탈출 – 숙주의 저항성 – 신숙주 침입

정답 ③

03 **다음 중 감염병 생성 6요소에서 병인요인에 해당하는 것을 모두 고른 것은?**

가. 병원소	나. 병원소로부터 병원체 탈출
다. 병원체	라. 병원체 전파

① 가, 나, 다
② 가, 다
③ 나, 라
④ 가, 나, 다, 라

해설 병원소와 병원체는 병인에 속한다.
정답 ②

04 **다음 중 생물학적 전파유형으로 올바른 것은?**

① 경란형 – 페스트
② 발육증식형 – 발진티푸스
③ 발육형 – 말라리아
④ 증식형 – 황열

해설 ① 페스트 – 증식형 ② 발진티푸스 – 증식형 또는 배설형 ③ 말라리아 – 발육증식형
정답 ④

05 **어느 학교에서 유행성 이하선염이 유행하였다. 옳은 것은?**

- 학생 수 600명
- 환자 수 100명
- 불현성 환자 수 150명
- 예전에 이 병에 걸렸거나 예방접종 맞은 학생 수 150명
- 초발환자 발생 후 2차 환자 수 200명
- 사망자 수 1명(단, 예방접종 효과는 100%로 함)

① 독력 : 100/150 ② 치명률 : 1/450
③ 감염력 : 250/600 ④ 병원성 : 100/250

해설 감염력 = 250/(600-150) = 250/450
병원성 = 100/250
치명률 = 1/100
독력은 심한 증상에 대한 언급이 없으므로 구할 수 없다.

정답 ④

06 **다음 중 루더(De Rudder)의 감수성 지수를 계산하는 공식은?** 2021. 서울 7급 및 보건연구사 보건학

(가) 발병자 수	(나) 사망자 수
(다) 질병에 이환된 환자 수	(라) 환자와 접촉한 감수성자 수

① {(라)/(다)} × 100 ② {(가)/(라)} × 100
③ {(나)/(라)} × 100 ④ {(가)/(다)} × 100

해설 **감수성지수 공식** : (발병자수/환자와 접촉한 감수성자수) × 100

정답 ②

07 **다음 중 병원체가 생존하고 증식하면서 감수성 숙주에 전파시킬 수 있는 생태적 지위에 해당하는 생물 또는 환경을 지칭하는 것은?** 2020. 충북보건연구사

① 감염원 ② 매개체
③ 보균자 ④ 병원소

해설 병원소는 병원체가 생존하고 증식하면서 감수성 있는 숙주에 전파시킬 수 있는 생태적 지위에 해당하는 사람(환자, 보균자 등), 동물, 곤충, 흙, 물 등을 말한다.

정답 ④

08 **다음 중 감수성 지수를 높은 것에서 부터 낮은 순으로 올바르게 나열한 것은?** 2020. 광주보건연구사

① 두창 > 폴리오 > 디프테리아 > 백일해 > 성홍열
② 두창 > 폴리오 > 백일해 > 디프테리아 > 성홍열
③ 홍역 > 디프테리아 > 백일해 > 성홍열 > 폴리오
④ 홍역 > 백일해 > 성홍열 > 디프테리아 > 폴리오

해설 **감수성 지수** : 두창/홍역(95%), 백일해(60~80%), 성홍열(40%), 디프테리아(10%), 폴리오(0.1%)

정답 ④

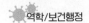

09 다음 중 병원체를 운반하는 수단인 개달물을 올바르게 짝지어진 것은? 2020. 충북보건연구사

① 공기, 토양 ② 식품, 주사기
③ 우유, 모기 ④ 의복, 침구류

해설 병원체를 매개하는 무생물에는 물, 우유, 공기, 식품, 토양이 대표적이며, 이를 제외한 병원체를 운반하는 수단으로서만 작용하는 모든 무생물을 개달물이라고 하며, 이런 개달물에는 의복, 책, 침구, 완구, 칫솔, 면도기, 주사기(주사바늘 포함) 등이 있다.

정답 ④

10 다음 중 치명률이 높은 것과 가장 관련이 적은 것은? 2019. 경기보건연구사

① 병원체의 독성이 높다. ② 병원체의 양이 많다.
③ 숙주의 면역력이 낮다. ④ 질병의 유행기간이 길다.

해설 어떤 질병에 의한 치명률이 높다는 것은 그 질병의 병원체가 독성이 높거나 그 질병에 대한 저항력(면역력)이 낮다는 것을 의미하며, 병원체의 양이 많은 경우도 해당된다.

정답 ④

11 다음 중 병원체의 분류에 따른 질병이 올바르게 짝지어진 것은? 2019. 부산보건연구사

① 기생충 – 아메바성 이질, 장흡충증, 트리코모나스
② 리케차 – 발진티푸스, 쯔쯔가무시증, AIDS
③ 바이러스 – 말라리아, 유행성이하선염, 풍진
④ 세균 – 수두, 장티푸스, 홍역

해설 ② **리케차** : 발진티푸스(리케차), 쯔쯔가무시증(리케차), AIDS(바이러스)
③ **바이러스** : 말라리아(기생충), 유행성이하선염(바이러스), 풍진(바이러스)
④ **세균** : 수두(바이러스), 장티푸스(세균), 홍역(바이러스)

정답 ①

12 다음 중 병원소에 해당하지 않는 것은? 2019. 충남보건연구사

① 동물병원소 ② 인간병원소
③ 토양 ④ 활성전파체

해설 병원소는 병원체가 생존하고 증식하면서 감수성 있는 숙주에 전파시킬 수 있는 생태적 지위에 해당하는 사람(환자, 보균자 등), 동물, 곤충, 흙, 물 등을 말한다.
④ 활성전파체는 간접 전파에 관여하는 중간매개체이다.

정답 ④

13 다음 중 간접 전파에 대한 설명으로 가장 올바르지 못한 것은? 2019. 대전보건연구사

① 간접 전파로 전파되는 많은 감염병들은 직접 전파로도 병원체 이동이 가능하다.
② 매개물 전파는 매개하는 사물이 무엇인가에 따라 분류된다.
③ 비말핵을 통한 공기 매개 전파가 가능하려면 병원체의 외계 생존능력이 좋아야 한다.
④ 중간 매개체를 통하지 않고 전파된다.

해설 ④ 병원소와 새로운 숙주 간의 병원체 이동에 중간 매개체 없이 바로 전파되는 것은 직접 전파이다.
① 중간 매개체에서 생존력이 약한 병원체는 직접 전파 이외에 다른 전파수단이 없는 반면에, 간접 전파로 전파되는 많은 감염병들은 직접 전파로도 병원체 이동이 가능하다.
② 매개물 전파는 매개하는 사물이 무엇인가에 따라 공기 매개 전파, 식품매개 전파, 수인성, 우유매개 전파, 개달물 전파 등이 있다.
③ 비말핵에 의한 감염은 비말과 달리 공기가 매개하는 간접 전파가 된다. 비말핵을 통한 공기 매개 전파가 가능하려면 병원체의 외계 생존능력이 좋아야 한다.

정답 ④

14 다음 중 감염병 생성단계를 순서대로 올바르게 나열한 것은? 2018. 충북보건연구사

가. 병원소	나. 병원소로부터 병원체 탈출
다. 병원체	라. 신숙주의 감수성 및 면역
마. 신숙주 침입	바. 전파

① 가 - 나 - 다 - 라 - 마 - 바 ② 다 - 가 - 나 - 라 - 마 - 바
③ 다 - 가 - 나 - 바 - 마 - 라 ④ 다 - 나 - 가 - 바 - 마 - 라

해설 병원체 - 병원소 - 병원소에서 병원체 탈출 - 전파 - 신숙주 침입 - 숙주의 저항성

정답 ③

15 다음 중 말라리아의 감염형태로 올바르지 못한 것은? 2017. 부산보건연구사

① 발육증식형 ② 생물학적 전파
③ 직접 전파 ④ 활성전파체

해설 말라리아의 감염형태 : 간접 전파, 생물매개 전파(활성전파체), 발육증식형(증식+발육)

정답 ③

6 감염병의 관리 원칙

(1) 병원체와 병원소 관리

① 병원소의 제거 : 동물병원소만 가능하며 인간병원소는 발견 즉시 보건당국에 신고 및 보고한다.
② 감염력의 감소 : 적절한 치료로 전염력을 감소시킬 수 있다. 매독환자의 페니실린 주사나 폐결핵환자의 항결핵요법이 이에 해당한다.

(2) 전파과정의 관리

① 건강격리(검역) : 감염병이 유행하고 있는 지역에서 환자와 접촉했거나 접촉했다고 의심되는 사람이나 동물이 다른 지역으로 들어가는 것을 막기 위해 감염되지 않음이 확인될 때까지 수용하여 감시한다.

Point

검역법

1. 제2조(정의)

이 법에서 사용하는 용어의 뜻은 다음과 같다.
"검역감염병"이란 다음 각 목의 어느 하나에 해당하는 것을 말한다.
가. 콜레라
나. 페스트
다. 황열
라. 중증 급성호흡기 증후군(SARS)
마. 동물인플루엔자 인체감염증
바. 신종인플루엔자
사. 중동 호흡기 증후군(MERS)
아. 에볼라바이러스병
자. 가목에서 아목까지의 것 외의 감염병으로서 외국에서 발생하여 국내로 들어올 우려가 있거나 우리나라에서 발생하여 외국으로 번질 우려가 있어 질병관리청장이 긴급 검역조치가 필요하다고 인정하여 고시하는 감염병

2. 제16조(검역감염병 환자등의 격리)

① 질병관리청장은 제15조 제1항 제1호에 따라 검역감염병 환자 등을 다음 각 호의 어느 하나에 해당하는 시설에 격리한다. 다만, 사람 간 전파가능성이 낮은 경우 등 질병관리청장이 정하는 경우는 격리 대상에서 제외할 수 있다.
  1. 질병관리청장이 지정한 검역소 내 격리시설
  2. 「감염병의 예방 및 관리에 관한 법률」 제36조 또는 제37조에 따른 감염병관리기관, 격리소 · 요양소 또는 진료소
  3. 자가(自家)
  4. 「감염병의 예방 및 관리에 관한 법률」 제8조의2에 따른 감염병전문병원
  5. 국내에 거주지가 없는 경우 질병관리청장이 지정하는 시설 또는 장소

② 질병관리청장은 검역감염병 환자등이 많이 발생하여 제1항에 따른 격리시설이나 감염병관리기관 등이 부족한 경우에는 보건복지부령으로 정하는 바에 따라 임시 격리시설을 설치 · 운영할 수 있다.

③ 질병관리청장은 제1항에 따른 격리조치(이송을 포함한다)를 할 때에 필요하면 특별시장 · 광역시장 · 특별자치시장 · 도지사 · 특별자치도지사(이하 "시 · 도지사"라 한다) 또는 시장 · 군수 · 구청장(자치구의 구청장을 말한다. 이하 같다)에게 협조를 요청할 수 있다. 이 경우 시 · 도지사 또는 시장 · 군수 · 구청장은 특별한 사유가 없으면 협조하여야 한다.

④ 검역감염병 환자등의 격리 기간은 검역감염병 환자등의 감염력이 없어질 때까지로 하고, 격리기간이 지나면 즉시 해제하여야 한다.

⑤ 제4항에 따른 격리 기간 동안 격리된 사람은 검역소장의 허가를 받지 아니하고는 다른 사람과 접촉할 수 없다.

⑥ 검역소장은 검역감염병 환자등을 격리하였을 때에는 보건복지부령으로 정하는 바에 따라 격리 사실을 격리 대상자 및 격리 대상자의 가족, 보호자 또는 격리 대상자가 지정한 사람에게 알려야 한다.

3. 제17조(검역감염병 접촉자에 대한 감시 등)

① 질병관리청장은 제15조 제1항 제2호에 따라 검역감염병 접촉자 또는 검역감염병 위험요인에 노출된 사람이 입국 후 거주하거나 체류하는 지역의 특별자치도지사 · 시장 · 군수 · 구청장에게 건강상태를 감시하거나 「감염병의 예방 및 관리에 관한 법률」 제49조 제1항에 따라 격리시킬 것을 요청할 수 있다.

② 특별자치도지사 · 시장 · 군수 · 구청장은 제1항에 따라 감시하는 동안 검역감염병 접촉자 또는 검역감염병 위험요인에 노출된 사람이 검역감염병 환자 등으로 확인된 경우에는 지체 없이 격리 등 필요한 조치를 하고 즉시 그 사실을 질병관리청장에게 보고하여야 한다.

③ 제1항에 따른 감시 또는 격리 기간은 보건복지부령으로 정하는 해당 검역감염병의 최대 잠복기간을 초과할 수 없다.

1~6. 삭제 〈2020.3.4.〉

시행규칙 제14조의3(검역감염병의 최대 잠복기간)

법 제17조 제3항에 따른 검역감염병의 최대 잠복기간은 다음 각 호의 구분에 따른다.

1. 콜레라: 5일
2. 페스트: 6일
3. 황열: 6일
4. 중증 급성호흡기 증후군(SARS): 10일
5. 동물인플루엔자 인체감염증: 10일
6. 중동 호흡기 증후군(MERS): 14일
7. 에볼라바이러스병: 21일
8. 법 제2조 제1호 바목 및 자목에 해당하는 검역감염병: 법 제4조의2 제1항에 따른 검역전문위원회에서 정하는 최대 잠복기간

② **환자격리** : 감염병을 전파시킬 우려가 있는 감염자(환자, 보균자)를 감염력이 없어질 때까지 감수성자들로부터 떼어 놓는 것을 의미한다.

③ **위생관리** : 병원소에서 탈출한 병원체는 새로운 숙주에게 들어가기까지 상당한 기간을 외부 환경에서 생존해야 하므로 위생 조건을 개선하여 전파 과정을 차단하는 것은 효과적인 감염병 관리방법의 하나이다.

㉠ 환경위생

ⓐ 오염된 식수나 식품에 의한 감염병은 환자나 보균자의 배설물의 위생적 처리와 안전한 식수 및 식품 공급이 중요한 관리방법이다.

ⓑ 비말 혹은 비말핵을 통하여 전파되는 호흡기 감염병은 환자가 있던 장소와 사용한 물건들에 대하여 물리적 또는 화학적 방법으로 소독한다.

ⓒ 인수공통감염병의 경우 동물 병원소의 배설물을 위생적으로 처리하여야 한다.

ⓓ 쥐나 진드기, 모기 등으로 인해 전파되는 경우 매개 동물과 곤충에 대한 위생관리를 실시하여야 한다.

ⓔ 감염병으로 사망한 환자나 동물의 경우 사용하던 물건에 대해 적절하게 소독하고 시신과 동물의 사체는 화장하는 것이 원칙이다.

㉡ 식품위생

ⓐ 식수와 식품매개감염병, 식중독의 예방과 관리에 가장 중요한 요소이다.

ⓑ 근래 식품유통이 대규모화되고 다변화되면서 식품위생의 중요성이 더 커졌다.

㉢ 개인위생

ⓐ 식수 및 식품매개감염병 예방을 위한 손 씻기

ⓑ 육체적 접촉이나 호흡기 분비물의 비말전파와 같은 직접 전파의 예방 방법

ⓒ 감염병 매개 절지동물이나 동물과의 접촉을 피하는 방법

ⓓ 병원체에 오염된 곳이나 오염될 가능성이 있는 장소 접근을 피하는 것과 같이 개인이 감염병에 걸릴 위험성을 극소화시키는 행동을 말한다.

(3) 숙주관리

① **환자 조기발견 및 조기치료** : 환자나 보균자는 조기발견 및 조기치료를 시행함으로써 합병증을 막고 필요한 격리를 시행하여 다른 사람에게 전파되는 것을 막을 수 있다.

② 숙주 면역 증강

㉠ 병원체가 새로운 숙주에 침입하더라도 숙주가 저항성이 있으면 감염은 일어나지 않는다.

㉡ 숙주의 면역을 증강시키는 방법

ⓐ 예방접종

ⓑ 톡소이드 혹은 면역글로블린 투여

ⓒ 적절한 영양과 운동 등을 통하여 일반적인 건강상태를 유지하는 것

예 비타민 A 결핍인 어린이가 홍역 바이러스에 감염될 경우 이환율과 사망률이 높아지므로 홍역이 자주 발생하는 국가에서는 어린이에게 비타민 A 투여를 권장하고 있다.

(4) 면역

① 면역의 분류

㉠ **선천면역** : 개체의 요인에 의해 결정되는 면역(종속, 인종, 개인차)

㉡ 능동면역

ⓐ 병원체나 독소에 대해 생체 세포 스스로가 작용해서 생기는 면역으로 효과는 다소 늦으나 면역성이 강하고 오래 지속된다.

ⓑ **자연능동면역** : 현성감염이나 불현성감염 후에 성립되는 면역

ⓒ **인공능동면역** : 인위적으로 백신이나 톡소이드로 감염을 일으켜 성립되는 면역(예방접종)

㉢ 수동면역

ⓐ 이미 면역을 보유하고 있는 개체가 항체를 혈청이나 기타 수단으로 다른 개체에게 주는 것으로 효과는 빠르나 지속기간이 짧다(2~4주).

ⓑ **자연수동면역** : 경태반 면역(소아마비, 홍역, 디프테리아)

ⓒ **인공수동면역** : 면역혈청, 항독소 등을 주사해서 면역을 얻는 것

구분	종류	접종제제 또는 면역기전		해당 질병
선천면역	종속면역, 종족면역, 개인특이성			
후천면역	능동면역	자연능동 면역	불현성 감염 후, 질병이환 후	두창, 홍역, 수두, 유행성이하선염, 백일해, 성홍열, 발진티푸스, 장티푸스, 콜레라, 페스트
		인공능동 면역	생균 백신	두창, 탄저, 광견병, 결핵, 황열, 폴리오(Sabin), 홍역, 유행성이하선염, 풍진, 일본뇌염
			사균 백신	장티푸스, 파라티푸스, 콜레라, 백일해, 일본뇌염, 폴리오(Salk), B형 간염, 페스트
			순화 독소	디프테리아, 파상풍
	수동면역	자연수동 면역	모유 · 태반	홍역, 폴리오, 디프테리아
		인공수동 면역	항독소 · 면역혈청	파상풍 · 디프테리아(항독소), 홍역 · B형 간염 (γ 글로블린제제)

Point

❀ 능동면역과 수동면역 비교

내용	인공능동면역	인공수동면역
발효시간	길다	짧다
효력지속시간	길다	짧다
혈청병 수반 여부	없다	있다
대상	건강인	환자
목적	예방	치료

② 백신의 종류

㉠ 생백신(활성화 백신)

ⓐ 독성을 약화시켜 병원성을 약화시킨 것

ⓑ 접종되면 몸속에서 증식하여 극히 가벼운 병에 걸린 것과 같다.

ⓒ 1회 접종으로 강한 면역이 생긴다.

ⓓ 면역효과가 장시간 지속된다.

ⓔ 종류

㉮ 바이러스[홍역, 이하선염, 풍진, 소아마비(sabin, oral), 황열, 우두진, 수두]

㉯ 세균(BCG), 유전공학에 의해 만들어진 항원(장티푸스, oral)

㉡ 사백신(불활성화 백신)

ⓐ 바이러스나 세균 등을 죽여서 정제 추출하여 백신으로 한 것

ⓑ 충분한 면역을 얻기 위해 몇 번의 접종이 필요하다.

ⓒ 생긴 면역도 오래가지 않아 추가접종이 필요하다.

ⓓ 면역효과가 생백신에 비해 단시간 지속된다.

ⓔ 종류

㉮ 바이러스[인플루엔자, 소아마비(salk, 주사), 광견병, A형간염]

㉯ 세균[백일해, 장티푸스(주사), 콜레라, 페스트]
㉰ 세균이나 바이러스의 일부분으로 구성(B형 간염, 인플루엔자)
㉱ 유전공학에 의해 만들어진 항원(B형 간염)
㉲ 세균의 세포벽의 일부분으로 구성(폐렴구균, 수막염구균)

ⓒ 톡소이드(Toxoid)
ⓐ 균이 내는 독소에 의해 일어나는 질환에서 그 독소만 추출한 것
ⓑ 부작용도 적고 안전하다.
ⓒ 충분한 면역을 얻기 위해 몇 번의 접종이 필요하다.
ⓓ 면역의 효과가 가장 떨어진다.
ⓔ 종류 : DPT, DT(개량 DPT백신), 파상풍

ⓓ 성인 예방접종 권장목록

구분	권장 예방접종
모든 성인	• B형 간염 백신(항원항체 검사 결과 음성인 사람 중에서 B형 간염 바이러스에 노출될 위험이 높은 환경에 있는 사람) • MMR백신 • 파상풍-디프테리아 백신(고위험군에게 접종) • 여행자를 위한 백신 • 수두백신 ※ MMR, 수두백신은 이전 접종기록이 없거나 질병에 걸린 적이 없는 경우 접종 권장
50세 이상	인플루엔자 백신(매년)
65세 이상	폐렴구균 백신
의료기관 종사자	• B형 간염 백신(항원항체 검사 결과 음성인 사람 중에서 B형 간염 바이러스에 노출될 위험이 높은 환경에 있는 사람) • 인플루엔자 백신(매년) • MMR백신 • 수두백신

ⓔ 기초접종 및 추가접종

구분	기초접종	추가접종	접종부위
B형 간염	0, 1, 6개월(3회) 모체가 HBsAg(+)인 경우 : 출생 후 12시간 이내 백신과 면역글로블린 동시 주사	–	영아는 대퇴부 전외측, 그 이상 연령은 삼각근에 근육주사
결핵(피내용)	생후 4주 이내(1회)	–	상완 외측면 피내주사
디프테리아, 파상풍, 백일해 (DTaP)	2, 4, 6개월(3회)	15~18개월(1회), 만 4~6세(1회), 만 11~12세(Td, 1회)	• 영아 : 대퇴부 전외측 • 소아 · 성인 : 삼각근 부위 근육주사 또는 상완 외측면 피하주사

<table>
<tr><td>소아마비(IPV)</td><td>2, 4, 6~18개월(3회)</td><td>만 4~6세(1회)</td><td>• 영아 : 대퇴부 전외측
• 소아 · 성인 : 삼각근 부위 근육주사 또는 상완 외측면 피하주사</td></tr>
<tr><td>홍역, 볼거리, 풍진(MMR)</td><td>12~15개월(1회)</td><td>만 4~6세(1회)</td><td>상완 외측면 피하주사</td></tr>
<tr><td rowspan="2">일본뇌염</td><td>불활성화 백신 : 12~23개월에 7~30일 간격으로 2회, 12개월 후 1회(3차)</td><td>만 6세, 만 12세 각 1회 접종</td><td rowspan="2">상완 외측면 피하주사</td></tr>
<tr><td>약독화 생백신 : 12~23개월에 1회 접종</td><td>1차 접종 12개월 후 2차 접종</td></tr>
<tr><td>수두</td><td>12~15개월(1회)</td><td>-</td><td>상완 외측면 피하주사</td></tr>
<tr><td>b형 헤모필루스 인플루엔자(Hib)</td><td>2, 4, 6개월(3회)</td><td>12~15개월(1회)</td><td>• 영아 : 허벅지 전외측
• 소아 · 성인 : 삼각근 부위 근육주사</td></tr>
<tr><td>폐렴구균</td><td>2, 4, 6개월(3회)</td><td>12~15개월(1회)</td><td>• 다당질
– 영아 : 대퇴부 전외측
– 소아 · 성인 : 삼각근 부위 근육주사 또는 상완 외측면 피하주사
• 단백결합
– 영아 : 허벅지 전외측
– 소아 · 성인 : 삼각근 부위 근육주사</td></tr>
<tr><td>A형간염</td><td>12~23개월 1차 접종</td><td>1차 접종 6~18개월 후 2차 접종</td><td>• 영아 : 허벅지 전외측
• 소아 · 성인 : 삼각근 부위 근육주사</td></tr>
<tr><td>신증후군출혈열</td><td>한 달 간격으로 2회 접종 후 12개월 뒤 1회 접종</td><td>-</td><td>• 영아 : 대퇴부 전외측
• 소아 · 성인 : 삼각근 부위 근육주사 또는 상완 외측면 피하주사</td></tr>
<tr><td>장티푸스</td><td>5세 이상 소아에 1회 접종</td><td>3년마다 추가접종</td><td>• 영아 : 대퇴부 전외측
• 소아 · 성인 : 삼각근 부위 근육주사 또는 상완 외측면 피하주사</td></tr>
<tr><td rowspan="2">인플루엔자</td><td>불활성화 백신
• 6개월 이상~만8세 : 1~2회
• 만 9세 이상 : 1회</td><td>-</td><td rowspan="2">• 영아 : 대퇴부 전외측
• 소아 · 성인 : 삼각근 부위 근육주사(생백신 비강투여)</td></tr>
<tr><td>약독화 생백신 : 24개월~만 49세 연령에서 1회 비강 내 분무</td><td>-</td></tr>
</table>

사람유두종 바이러스(HPV)	만 12세 여아에 6개월 간격으로 2회 접종 ※ 9~13(14)세 연령에서 2회(0, 6개월) 접종 가능	2회 접종이 허가된 연령 이후 접종할 경우 총 3회 접종 필요 • 가다실 : 만 14세 이상 연령에서 1차 첫 접종 시 0, 2, 6개월 간격으로 총 3회 접종 • 서바릭스 : 만 15세 이상 연령에서 첫 접종 시 0, 1, 6개월 간격으로 총 3회 접종	상완 삼각근 또는 대퇴부 전외측 상부 근육주사

* **b형 헤모필루스인플루엔자(Hib)** : 5세 이상인 경우 감염 위험성이 높은 경우 접종(겸상적혈구증, 비장 절제술 후, 항암치료에 따른 면역저하, 백혈병, HIV감염, 체액면역 결핍 등)
* **B형 간염 백신** : 성인의 경우 고위험군에게 접종하는 데 고위험군은 다음과 같다.
① B형 간염 바이러스 보균자의 가족
② 혈액제제를 자주 수혈받아야 하는 환자
③ 혈액투석을 받는 환자
④ 주사용 약물 중독자
⑤ 의료기관 종사자, 수용시설의 수용자 및 근무자
* **기초접종** : 최단 시간 내에 적절한 방어면역 획득을 위한 것
* **추가접종** : 기초접종 후 얻어진 방어면역을 장기간 유지하기 위한 것
* Diphtheria, Pertussis(백일해), Tetanus(파상풍)
* Measies(홍역), Mumps(볼거리, 유행성이하선염), Rubella(풍진)

Point

❀ 예방접종의 의의

① 기초접종과 추가접종으로 구분된다.
② 기초접종으로 나타난 역가(Titer)는 일정한 기간이 지나면 낮아지게 된다.
③ 역가를 다시 높이기 위하여 실시되는 것이 추가접종(Booster injection)이다.
④ 추가접종의 역가는 기초접종에서 얻어진 역가보다는 훨씬 높아진다.
⑤ 추가접종으로 역가가 높게 나타나는 현상을 회복반응이라고 한다.

❀ 예방접종 후 주의사항(예방접종 도우미)

① 접종 후 20~30분간 접종기관에 머물러 아이의 상태를 관찰한다.
② 귀가 후 적어도 3시간 이상 주의 깊게 관찰한다.
③ 접종 당일과 다음 날은 과격한 운동을 삼간다.
④ 접종 당일은 목욕을 시키지 않는 것이 좋다.
⑤ 접종부위는 청결하게 유지한다.
⑥ 접종 후 최소 3일간은 특별한 관심을 가지고 관찰하며 고열, 경련이 있을 때에는 곧 의사진찰을 받도록 한다.
⑦ 아이는 반드시 똑바로 눕혀 재운다.

❀ 예방접종의 효과 측정법

1. 백신의 효과
   ① 질병에 걸릴 확률 감소
   ② 만약 질병에 걸리더라도 질병의 중증도와 유병기간이 줄어들고, 따라서 타인에게 전파시킬 수 있는 정도(감염력)와 전파시킬 수 있는 감염기간이 줄어들게 된다.
   ③ 예방접종을 받은 사람이 자연감염이 많은 사회에서 살게 되면 병원체와 접촉하여 면역력이 추가로 높아질 수 있는 기회(booster effect)를 갖게 되어 백신 효과가 더 좋아질 수 있으나, 자연감염이 적은 사회라면 시간이 지나면서 항체역가가 감소되어 소실되는 2차 백신 실패가 일어나서 백신효과가 줄어들 수 있다.

   > • **1차 백신 실패** : 예방접종을 실시하였으나 숙주의 면역체계에서 충분한 항체를 만들지 못한 경우
   > • **2차 백신 실패** : 예방접종 후 충분한 항체가 생성되었으나 시간이 지나면서 항체역가가 떨어져 방어하지 못하는 경우

2. **예방접종의 직접효과** : 예방접종이 시행되고 있는 집단에서 백신접종군과 비접종군의 질병발생률 차이로 평가할 수 있다.

3. **예방접종의 간접효과** : 예방접종이 시행되고 있는 집단의 비접종군과 예방접종이 시행되고 있지 않은 집단의 질병발생률의 차이로 평가할 수 있다.

우리나라 65세 이상 노인에서 인플루엔자 접종이 폐렴으로 인한 입원율을 감소시키는 효과가 있는지 검토하고자 한다. 65세 이상 인플루엔자 접종군 10,000명과 비접종군 10,000명에 대해서 인플루엔자 유행기간 동안 폐렴으로 입원한 비율을 조사한 결과, 접종군에서는 65명, 비접종군에서는 150명이 입원하였다면 (150/10,000 - 65/10,000) / (150/10,000) = 85/150 = 0.57, 즉 57%의 인플루엔자 백신 효과가 있다.

❀ 예방접종의 기본원칙

① **예방효과** : 예방효과가 낮다면 접종이 권고되지 않는다.
② **안전성** : 백신접종에 의한 이상반응이 흔하거나, 심각하다면 접종이 권장되지 않는다.
③ **유용성** : 자연감염의 증상이 심하지 않거나, 자연감염의 예방효과가 접종에 의한 면역보다 좋은 경우, 또는 질병의 발생률이 매우 낮은 경우 권장되지 않는다.
④ 예방접종의 비용 – 편익, 비용 – 효과분석
⑤ **예방접종 방법의 용이성** : 백신의 투여방법이나 횟수가 접종을 제공하는 의료인뿐만 아니라 피접종자가 손쉽게 수용 가능하여야 한다.

|예문| 폴리오 생백신을 사용하지 않고 사백신을 사용하는 것은 예방접종의 기본원칙 중 어떤 것 때문인가?
▸ 안전성

ⓑ 신고하여야 하는 예방접종 후 이상반응자의 범위

예방접종 종류	이상반응의 범위	예방접종 후 이상반응이 나타날 때까지의 시간
비씨지(BCG)	1. 림프절 종창(지름 1.5cm 이상)	1년 이내
	2. 골염, 골수염	6개월 이내
	3. 전신 파종성 비씨지 감염증	6개월 이내
	4. 국소 이상반응	6개월 이내
	5. 그 밖에 접종과 연관성이 있는 것으로 의심되는 이상반응	기한 없음
	6. 제1호부터 제5호까지의 이상반응으로 인한 후유증	기한 없음
B형 간염	1. 아나필락시스	24시간 이내
	2. 국소 이상반응	7일 이내
	3. 그 밖에 접종과 연관성이 있는 것으로 의심되는 이상반응	기한 없음
	4. 제1호부터 제3호까지의 이상반응으로 인한 후유증	기한 없음
폴리오(주사용)	1. 아나필락시스	24시간 이내
	2. 국소 이상반응	7일 이내
	3. 그 밖에 접종과 연관성이 있는 것으로 의심되는 이상반응	기한 없음
	4. 제1호부터 제3호까지의 이상반응으로 인한 후유증	기한 없음
디티에이피(DTaP), 티디(Td), 티댑(Tdap), 디티에이피-아이피브이(DTaP-IPV)	1. 아나필락시스	24시간 이내
	2. 뇌염, 뇌증	7일 이내
	3. 상완신경총 말초신경병증	28일 이내
	4. 국소 이상반응	7일 이내
	5. 그 밖에 접종과 연관성이 있는 것으로 의심되는 이상반응	기한 없음
	6. 제1호부터 제5호까지의 이상반응으로 인한 후유증	기한 없음
엠엠알(MMR)	1. 아나필락시스	24시간 이내
	2. 뇌염, 뇌증	21일 이내
	3. 혈소판 감소성 자반증	7~30일
	4. 만성 관절염	42일 이내
	5. 국소 이상반응	7일 이내
	6. 그 밖에 접종과 연관성이 있는 것으로 의심되는 이상반응	기한 없음
	7. 제1호부터 제6호까지의 이상반응으로 인한 후유증	기한 없음
일본뇌염	1. 아나필락시스	24시간 이내
	2. 뇌염, 뇌증	7일 이내
	3. 국소 이상반응	7일 이내
	4. 그 밖에 접종과 연관성이 있는 것으로 의심되는 이상반응	기한 없음
	5. 제1호부터 제4호까지의 이상반응으로 인한 후유증	기한 없음
수두	1. 아나필락시스	24시간 이내
	2. 뇌염, 뇌증	7일 이내
	3. 국소 이상반응	7일 이내
	4. 그 밖에 접종과 연관성이 있는 것으로 의심되는 이상반응	기한 없음
	5. 제1호부터 제4호까지의 이상반응으로 인한 후유증	기한 없음

b형 헤모필루스 인플루엔자	1. 아나필락시스	24시간 이내
	2. 국소 이상반응	7일 이내
	3. 그 밖에 접종과 연관성이 있는 것으로 의심되는 이상반응	기한 없음
	4. 제1호부터 제3호까지의 이상반응으로 인한 후유증	기한 없음
폐렴구균	1. 아나필락시스	24시간 이내
	2. 국소 이상반응	7일 이내
	3. 그 밖에 접종과 연관성이 있는 것으로 의심되는 이상반응	기한 없음
	4. 제1호부터 제3호까지의 이상반응으로 인한 후유증	기한 없음
장티푸스(주사용)	1. 아나필락시스	24시간 이내
	2. 국소 이상반응	7일 이내
	3. 그 밖에 접종과 연관성이 있는 것으로 의심되는 이상반응	기한 없음
	4. 제1호부터 제3호로 인한 후유증	기한 없음
인플루엔자	1. 아나필락시스	24시간 이내
	2. 상완신경총 말초신경병증	28일 이내
	3. 국소 이상반응	7일 이내
	4. 그 밖에 접종과 연관성이 있는 것으로 의심되는 이상반응	기한 없음
	5. 제1호부터 제4호로 인한 후유증	기한 없음
신증후군출혈열	1. 아나필락시스	24시간 이내
	2. 국소 이상반응	7일 이내
	3. 그 밖에 접종과 연관성이 있는 것으로 의심되는 이상반응	기한 없음
	4. 제1호부터 제3호로 인한 후유증	기한 없음
A형간염	1. 아나필락시스	24시간 이내
	2. 국소 이상반응	7일 이내
	3. 그 밖에 접종과 연관성이 있는 것으로 의심되는 이상반응	기한 없음
	4. 제1호부터 제3호로 인한 후유증	기한 없음

Check

01 다음 중 예방접종시기에 관한 설명으로 올바르지 못한 것은?

① 결핵 : 생후 4주 이내
② A형간염 : 12개월 이상 소아 및 성인을 대상으로 2회 접종
③ B형간염 : 0 - 1개월 - 6개월
④ DTaP : 2개월 - 4개월 - 6개월 - 4~6세

해설 DTaP : 2개월 - 4개월 - 6개월 - 15~18개월 - 4~6세

정답 ④

02 다음 중 자연수동면역에 대한 설명으로 가장 올바른 것은?

① 신생아가 태반을 통해 어머니로부터 받은 면역
② 홍역 백신접종 후 획득한 면역
③ 홍역을 앓고 난 다른 개체의 혈청을 주사 맞은 후 획득한 면역
④ 홍역을 앓고 난 후 획득한 면역

해설 ② 인공능동면역, ③ 인공수동면역, ④ 자연능동면역

정답 ①

03 **항독소 혈청을 접종하였다. 다음 중 해당되는 면역은?**

① 인공능동면역　② 인공수동면역
③ 자연능동면역　④ 자연수동면역

해설 ① 예방백신, ③ 질병에 이환된 경우, ④ 모유나 모체에 의한 면역

정답 ②

04 **Polio 예방접종은 생백신과 사백신의 두 종류가 있으며 우리나라는 2004년부터 사백신 접종만을 시행하고 있다. 그 이유로 가장 올바른 것은?** 2022. 강원보건연구사

① 안전성　② 편의성
③ 비용–대비 효과성　④ 유용성

해설 1965년 경구용 약독화 생백신의 접종으로 인한 마비 등의 부작용으로 인하여, 2004년 이후 우리나라에서는 안전성을 이유로 주사용 불활성화 사백신으로만 접종하고 있다.

정답 ①

05 **임신 중인 여성에게 접종 가능한 예방접종으로 올바른 것은?** 2022. 경남보건연구사 보건학

① 수누　② 두창
③ 파상풍　④ MMR

해설 임신부 예방접종
- 모든 생백신은 이론적으로 임신부에서 태아로의 전파 가능성이 있기 때문에 임신 중에는 투여하지 않는다.
- 일반적으로 불활성화 백신은 임신부에게 접종이 가능하다. 단 사람유두종바이러스 백신은 안전성과 효과에 대한 자료가 충분하지 않으므로 접종을 미루어야 한다.
- Tdap 백신은 임신 전에 적극 권장되며, 임신 중에도 가능하나 항체 형성과 태아에게 항체 전달을 극대화하기 위해 27~36주에 접종하는 것이 가장 좋다.

정답 ③

06 **다음 중 면역에 대한 설명으로 가장 올바르지 못한 것은?** 2019. 광주보건연구사

① 결핵에 일찍 노출된 유럽인이 최근 노출된 아프리카인보다 면역이 높은 것은 선천면역 때문이다.
② 매독, 임질 등 성매개감염병은 한번 감염되면 영구면역을 형성한다.
③ 영구면역을 제외하고 어떤 질환에 면역이 되어 있더라도 숙주의 방어력이 스트레스 등으로 낮아지는 경우에는 감염이 될 수 있다.
④ B형간염 바이러스 항체가 없는 사람이 오염된 주사바늘에 찔려서 B형간염 바이러스에 노출되었을 때 사용하는 B형간염 면역글로불린은 인공수동면역에 해당한다.

해설 ② 매독, 임질 등 성매개감염병은 대부분 면역성이 없으므로 재감염이 되며, 복합감염과 수직감염이 된다.
① 결핵에 일찍부터 노출되었던 유럽인들에 비해서 최근 노출된 아프리카인들은 동일한 생활환경에서도 결핵에 대한 감수성과 치명률이 높으며, 선천적으로 결정되기 때문에 선천면역이라고 부른다.
③ 홍역이나 황열 등과 같이 한번 감염되면 평생 동안 면역력이 지속되는 영구면역을 제외하고 어떤 질환에 면역이 되어 있더라도 감염균의 양이 많거나, 면역된 지 오래 되었거나, 같은 균이라도 항원의 변화가 있거나, 숙주의 방어력이 스트레스 등으로 낮아지는 경우는 감염이 될 수 있다.

정답 ②

07 **다음 중 집단면역이 성공하기 위한 조건으로 가장 올바르지 못한 것은?** 2019. 전남보건연구사

① 감염 후 면역형성이 완전하여야 한다.
② 숙주는 하나의 종으로 제한되어야 한다.
③ 예방접종으로만 가능하다.
④ 직접 전파에 의한 기전으로 질병 전파가 이루어져야 한다.

해설 능동면역(인공, 자연), 수동면역(인공, 자연)에 의하여 집단면역수준이 형성된다.

정답 ③

08 **어떤 감염병에 대하여 예방접종을 실시하였더니 질병발생률이 20%에서 15%로 감소하였다. 다음 중 예방접종의 효과는 얼마인가?** 2019. 세종보건연구사

① 0.25 ② 0.4
③ 0.5 ④ 0.75

해설 백신효과(VE) = (비접종군의 질병발생률 − 접종군의 질병발생률) / 비접종군의 질병발생률 × 100
= (20% − 15%) / 20% × 100 = 25%

정답 ①

09 **다음 중 인공수동면역에 대한 설명으로 가장 올바른 것은?** 2018. 전남보건연구사

① 결핵 예방접종을 통한 면역 ② 모유수유를 통해 얻은 면역
③ 혈청에 의한 면역 ④ 홍역에 이환된 후 얻은 면역

해설 ① 인공능동면역 ② 자연수동면역 ④ 자연능동면역

정답 ③

10 **다음 중 아래에서 설명하는 후천면역은 무엇인가?** 2018. 충북보건연구사

태아가 모체로부터 태반이나 모유수유를 통해서 항체를 얻어 획득되는 면역

① 인공능동면역 ② 인공수동면역
③ 자연능동면역 ④ 자연수동면역

해설 **자연수동면역** : 모유나 태반을 통한 면역을 의미한다.

정답 ④

7 우리나라 법정감염병

분류	특성	질환
제1급 감염병	생물테러감염병 또는 치명률이 높거나 집단발생의 우려가 커서 발생 또는 유행 즉시 신고하여야 하고, 음압격리와 같은 높은 수준의 격리가 필요한 감염병을 말한다. 다만, 갑작스러운 국내 유입 또는 유행이 예견되어 긴급한 예방·관리가 필요하여 질병관리청장이 보건복지부장관과 협의하여 지정하는 감염병을 포함한다.	에볼라바이러스병, 마버그열, 라싸열, 크리미안콩고출혈열, 남아메리카출혈열, 리프트밸리열, 두창, 페스트, 탄저, 보툴리눔독소증, 야토병, 신종감염병증후군, 중증급성호흡기증후군(SARS), 중동호흡기증후군(MERS), 동물인플루엔자 인체감염증, 신종인플루엔자, 디프테리아
제2급 감염병	전파가능성을 고려하여 발생 또는 유행 시 24시간 이내에 신고하여야 하고, 격리가 필요한 감염병을 말한다. 다만, 갑작스러운 국내 유입 또는 유행이 예견되어 긴급한 예방·관리가 필요하여 질병관리청장이 보건복지부장관과 협의하여 지정하는 감염병을 포함한다.	결핵, 수두, 홍역, 콜레라, 장티푸스, 파라티푸스, 세균성이질, 장출혈성대장균감염증, A형간염, 백일해, 유행성이하선염, 풍진, 폴리오, 수막구균 감염증, b형 헤모필루스인플루엔자, 폐렴구균 감염증, 한센병, 성홍열, 반코마이신내성황색포도알균(VRSA) 감염증, 카바페넴내성장내세균속균종(CRE) 감염증, E형 간염
제3급 감염병	그 발생을 계속 감시할 필요가 있어 발생 또는 유행 시 24시간 이내에 신고하여야 하는 감염병을 말한다. 다만, 갑작스러운 국내 유입 또는 유행이 예견되어 긴급한 예방·관리가 필요하여 질병관리청장이 보건복지부장관과 협의하여 지정하는 감염병을 포함한다.	파상풍, B형 간염, 일본뇌염, C형 간염, 말라리아, 레지오넬라증, 비브리오패혈증, 발진티푸스, 발진열, 쯔쯔가무시증, 렙토스피라증, 브루셀라증, 공수병, 신증후군출혈열, 후천성면역결핍증(AIDS), 크로이츠펠트-야콥병(CJD) 및 변종크로이츠펠트-야콥병(vCJD), 황열, 뎅기열, 큐열, 웨스트나일열, 라임병, 진드기매개뇌염, 유비저, 치쿤구니야열, 중증열성혈소판감소증후군(SFTS), 지카바이러스 감염증
제4급 감염병	제1급 감염병부터 제3급 감염병까지의 감염병 외에 유행 여부를 조사하기 위하여 표본감시 활동이 필요한 감염병을 말한다.	인플루엔자, 매독, 회충증, 편충증, 요충증, 간흡충증, 폐흡충증, 장흡충증, 수족구병, 임질, 클라미디아감염증, 연성하감, 성기단순포진, 첨규콘딜롬, 반코마이신내성장알균(VRE) 감염증, 메티실린내성황색포도알균(MRSA) 감염증, 다제내성녹농균(MRPA) 감염증, 다제내성아시네토박터바우마니균(MRAB) 감염증, 장관감염증, 급성호흡기감염증, 해외유입기생충감염증, 엔테로바이러스감염증, 사람유두종바이러스 감염증

기생충 감염병	기생충에 감염되어 발생하는 감염병으로서 질병관리청장이 고시하는 감염병	회충증, 편충증, 요충증, 간흡충증, 폐흡충증, 장흡충증, 해외유입기생충감염증
세계보건기구 감시 대상 감염병	세계보건기구가 국제공중보건의 비상사태에 대비하기 위해 감시대상으로 정한 질환으로서 질병관리청장이 고시하는 감염병	두창, 폴리오, 신종인플루엔자, 중증급성호흡기증후군(SARS), 콜레라, 폐렴형 페스트, 황열, 바이러스성 출혈열, 웨스트나일열
생물테러 감염병	고의 또는 테러 등을 목적으로 이용된 병원체에 의하여 발생된 감염병 중 질병관리청장이 고시하는 감염병	탄저, 보툴리눔독소증, 페스트, 마버그열, 에볼라열, 라싸열, 두창, 야토병
성매개 감염병	성 접촉을 통하여 전파되는 감염병 중 질병관리청장이 고시하는 감염병	매독, 임질, 클라미디아, 연성하감, 성기단순포진, 첨규콘딜롬, 사람유두종바이러스감염증
인수공통 감염병	동물과 사람 간에 서로 전파되는 병원체에 의해 발생되는 감염병 중 질병관리청장이 고시하는 감염병	장출혈성대장균감염증, 일본뇌염, 브루셀라증, 탄저, 공수병, 동물인플루엔자 인체감염증, 중증급성호흡기증후군(SARS), 변종크로이츠펠트-야콥병(vCJD), 큐열, 결핵
의료관련 감염병	환자나 임산부 등이 의료행위를 적용받는 과정에서 발생한 감염병으로서 감시활동이 필요하여 질병관리청장이 고시하는 감염병	반코마이신내성황색포도알균(VRSA) 감염증, 반코마이신내성장알균(VRE) 감염증, 메티실린내성황색포도알균(MRSA) 감염증, 다제내성녹농균(MRPA) 감염증, 다제내성아시네토박터균(MRAB) 감염증, 카바페넴내성장네세균속균종(CRE) 감염증

Point

신종감염병 출현에 기여하는 요인

구분	내용
사회적 상황	경제적 빈곤, 전쟁 및 분쟁, 인구증가와 이주, 도시 슬럼화, 교통의 발달과 교역의 증가, 빈번한 국제교류
보건의료기술	새로운 의료장비, 진단기술의 발달, 조직 및 장기이식, 면역억제약물, 항생제 오남용
식품생산	식품공급의 세계화, 식품가공과 포장의 변화
인간 생활습관	성행태, 약물남용, 여행이나 해외여행 증가, 식이습관, 여가활동, 보육시설
환경변화	처녀지의 벌목과 개발, 수자원 생태계 변화, 지구온난화 등 기후변화, 환경오염, 홍수, 가뭄, 기근 등 자연재해와 감염병 발생, 댐의 건설로 인한 환경변화
공중보건체계	예방사업의 축소, 부적절한 감염병 감시체계, 전문요원의 부족
미생물의 적응과 변화	병원체의 독성변화, 약제 내성 출현, 만성질환 공동인자로 미생물 출현

❀ **프리온 질환**

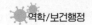

신경세포막에 정상적으로 존재하는 프리온의 3차원 구조의 병적 전환에 의해 발생하는 질환을 통칭하는 것으로 사람과 동물에서 발생하며, 자연발생적, 유전적 혹은 숙주 간 전파에 의해 발생할 수 있다. 사람에서는 1920년대 크로이츠펠트-야콥병이 처음 보고되었고, 이후 1993년 영국에서 변형 CJD가 처음 보고됨으로써 소의 프리온 질환이 사람에 전파가 가능함이 알려지게 되었다.

❀ **국제질병분류체계**

1. 국제질병분류(ICD)
   ① 질병, 상해 및 사인에 관한 계량적 연구나 국제적 또는 연차적 발생 비교 시 자료의 정확성과 신뢰성 확보를 위해서 UN과 WHO의 지원으로 만들어 졌다.
   ② 1900년에 최초의 ICD가 발표된 뒤, 10년 간격으로 개정되어 현재 ICD-10이 발표되어 있다. 이는 질병 및 원인 등을 기준으로 21개로 대분류하고 각 질병 및 증상들에 따라 재분류한다.
   ③ 한국표준질병 사인분류(KCD)는 WHO에서 만든 ICD를 골격으로 우리나라 실정에 맞게 용어 등을 수정한 것이다.
2. SNOMED
   145,000개 이상의 코드를 가진 체계화된 의학과 수의학용 명명법이다. 1965년 병리학 중심의 용어체계인 SNOP을 시작으로 2000년 의료정보와 전산학의 발전을 반영한 SNOMEDRT가 발표되었고, 2002년 현재의 SNOMED CT가 발표되었다. 가장 큰 특징은 하나의 질병 이름으로 코딩할 수 있으며, 환자의 상태를 묘사하는 방식으로도 코딩할 수 있다는 것이다.
3. 통일의학용어시스템(UMLS)
   다양한 생명과학분야의 정보원으로부터 정보 검색과 공유를 지원하기 위하여 미국국립의학도서관에서 개발한 의료분야의 정보공유 및 교환을 위한 가장 포괄적인 용어 체계이다.
4. ICF
   기능적 수준과 장애에 기인하는 건강수준을 분류하기 위해 세계보건기구에서 2001년 개발한 통합적인 분류 틀이다. 인체의 구조와 기능, 활동수준과 사회활동 참여 수준, 중증도와 환경요인에 대한 추가 정보 등의 세 가지 구성요소를 토대로 만들어졌다. 세계보건기구의 최신 표준질병분류체계인 ICD-10은 진단과 건강상태를 기반으로 한 분류체계이지만, ICF는 장애와 기능적 수준을 나타내므로 두 분류체계는 상호보완적으로 사용하는 것이 바람직하다.
5. 전자의료기록(EMR)
6. **진단의 황금기준** : 부검이나 조직생검과 같이 질환의 유무를 확진할 수 있는 방법

8 감염병의 예방 및 관리에 관한 법률

(1) 제7조(감염병 예방 및 관리 계획의 수립 등)

① 질병관리청장은 보건복지부장관과 협의하여 감염병의 예방 및 관리에 관한 기본계획(이하 "기본계획"이라 한다)을 5년마다 수립·시행하여야 한다.

② 기본계획에는 다음 각 호의 사항이 포함되어야 한다. 〈개정 2015.7.6., 2020.3.4., 2021.3.9.〉

1. 감염병 예방 · 관리의 기본목표 및 추진방향
2. 주요 감염병의 예방 · 관리에 관한 사업계획 및 추진방법
2의2. 감염병 대비 의약품 · 장비 등의 비축 및 관리에 관한 사항
3. 감염병 전문인력의 양성 방안
3의2. 「의료법」 제3조 제2항 각 호에 따른 의료기관 종별 감염병 위기대응역량의 강화 방안
4. 감염병 통계 및 정보통신기술 등을 활용한 감염병 정보의 관리 방안
5. 감염병 관련 정보의 의료기관 간 공유 방안
6. 그 밖에 감염병의 예방 및 관리에 필요한 사항

③ 특별시장 · 광역시장 · 도지사 · 특별자치도지사(이하 "시 · 도지사"라 한다)와 시장 · 군수 · 구청장(자치구의 구청장을 말한다. 이하 같다)은 기본계획에 따라 시행계획을 수립 · 시행하여야 한다.

④ 질병관리청장, 시 · 도지사 또는 시장 · 군수 · 구청장은 기본계획이나 제3항에 따른 시행계획의 수립 · 시행에 필요한 자료의 제공 등을 관계 행정기관 또는 단체에 요청할 수 있다. 〈개정 2010.1.18., 2020.8.11.〉

⑤ 제4항에 따라 요청받은 관계 행정기관 또는 단체는 특별한 사유가 없으면 이에 따라야 한다.

(2) 제11조(의사 등의 신고)

① 의사, 치과의사 또는 한의사는 다음 각 호의 어느 하나에 해당하는 사실(제16조 제6항에 따라 표본감시 대상이 되는 제4급감염병으로 인한 경우는 제외한다)이 있으면 소속 의료기관의 장에게 보고하여야 하고, 해당 환자와 그 동거인에게 질병관리청장이 정하는 감염 방지 방법 등을 지도하여야 한다. 다만, 의료기관에 소속되지 아니한 의사, 치과의사 또는 한의사는 그 사실을 관할 보건소장에게 신고하여야 한다.

1. 감염병환자등을 진단하거나 그 사체를 검안(檢案)한 경우
2. 예방접종 후 이상반응자를 진단하거나 그 사체를 검안한 경우
3. 감염병환자등이 제1급감염병부터 제3급감염병까지에 해당하는 감염병으로 사망한 경우
4. 감염병환자로 의심되는 사람이 감염병병원체 검사를 거부하는 경우

② 제16조의2에 따른 감염병병원체 확인기관의 소속 직원은 실험실 검사 등을 통하여 보건복지부령으로 정하는 감염병환자등을 발견한 경우 그 사실을 그 기관의 장에게 보고하여야 한다.

③ 제1항 및 제2항에 따라 보고를 받은 의료기관의 장 및 제16조의2에 따른 감염병병원체 확인기관의 장은 제1급감염병의 경우에는 즉시, 제2급감염병 및 제3급감염병의 경우에는 24시간 이내에, 제4급감염병의 경우에는 7일 이내에 질병관리청장 또는 관할 보건소장에게 신고하여야 한다.

④ 육군, 해군, 공군 또는 국방부 직할 부대에 소속된 군의관은 제1항 각 호의 어느 하나에 해당하는 사실(제16조 제6항에 따라 표본감시 대상이 되는 제4급감염병으로 인한 경우는 제외한다)이 있으면 소속 부대장에게 보고하여야 하고, 보고를 받은 소속 부대장은 제1급감염병의

경우에는 즉시, 제2급감염병 및 제3급감염병의 경우에는 24시간 이내에 관할 보건소장에게 신고하여야 한다.

⑤ 제16조 제1항에 따른 감염병 표본감시기관은 제16조 제6항에 따라 표본감시 대상이 되는 제4급감염병으로 인하여 제1항 제1호 또는 제3호에 해당하는 사실이 있으면 보건복지부령으로 정하는 바에 따라 질병관리청장 또는 관할 보건소장에게 신고하여야 한다.

⑥ 제1항부터 제5항까지의 규정에 따른 감염병환자등의 진단 기준, 신고의 방법 및 절차 등에 관하여 필요한 사항은 보건복지부령으로 정한다.

(3) 제12조(그 밖의 신고의무자)

① 다음 각 호의 어느 하나에 해당하는 사람은 제1급감염병부터 제3급감염병까지에 해당하는 감염병 중 보건복지부령으로 정하는 감염병이 발생한 경우에는 의사, 치과의사 또는 한의사의 진단이나 검안을 요구하거나 해당 주소지를 관할하는 보건소장에게 신고하여야 한다.

1. 일반가정에서는 세대를 같이하는 세대주. 다만, 세대주가 부재 중인 경우에는 그 세대원
2. 학교, 병원, 관공서, 회사, 공연장, 예배장소, 선박 · 항공기 · 열차 등 운송수단, 각종 사무소 · 사업소, 음식점, 숙박업소 또는 그 밖에 여러 사람이 모이는 장소로서 보건복지부령으로 정하는 장소의 관리인, 경영자 또는 대표자
3. 「약사법」에 따른 약사 · 한약사 및 약국개설자

> 시행규칙 제8조(그 밖의 신고대상 감염병)
>
> ① 법 제12조 제1항 각 호 외의 부분 중에서 "보건복지부령으로 정하는 감염병"이란 다음 각 호의 감염병을 말한다.
>
> 1. 결핵
> 2. 홍역
> 3. 콜레라
> 4. 장티푸스
> 5. 파라티푸스
> 6. 세균성이질
> 7. 장출혈성대장균감염증
> 8. A형간염
>
> ② 법 제12조 제1항 제2호에서 "보건복지부령으로 정하는 장소"란 다음 각 호의 장소를 말한다.
>
> 1. 「모자보건법」 제2조 제10호에 따른 산후조리원
> 2. 「공중위생관리법」 제2조에 따른 목욕장업소, 이용업소, 미용업소

② 제1항에 따른 신고의무자가 아니더라도 감염병환자등 또는 감염병으로 인한 사망자로 의심되는 사람을 발견하면 보건소장에게 알려야 한다.

③ 제1항에 따른 신고의 방법과 기간 및 제2항에 따른 통보의 방법과 절차 등에 관하여 필요한 사항은 보건복지부령으로 정한다.

(4) 제13조(보건소장 등의 보고 등)

① 제11조 및 제12조에 따라 신고를 받은 보건소장은 그 내용을 관할 특별자치도지사 또는 시장 · 군수 · 구청장에게 보고하여야 하며, 보고를 받은 특별자치도지사 또는 시장 · 군수 · 구청장은 이를 질병관리청장 및 시 · 도지사에게 각각 보고하여야 한다.

② 제1항에 따라 보고를 받은 질병관리청장, 시 · 도지사 또는 시장 · 군수 · 구청장은 제11조 제1항 제4호에 해당하는 사람(제1급감염병 환자로 의심되는 경우에 한정한다)에 대하여 감염병병원체 검사를 하게 할 수 있다.

③ 제1항에 따른 보고의 방법 및 절차 등에 관하여 필요한 사항은 보건복지부령으로 정한다.

(5) 제14조(인수공통감염병의 통보)

① 「가축전염병예방법」 제11조 제1항 제2호에 따라 신고를 받은 국립가축방역기관장, 신고대상 가축의 소재지를 관할하는 시장 · 군수 · 구청장 또는 시 · 도 가축방역기관의 장은 같은 법에 따른 가축전염병 중 다음 각 호의 어느 하나에 해당하는 감염병의 경우에는 즉시 질병관리청장에게 통보하여야 한다.

1. 탄저
2. 고병원성조류인플루엔자
3. 광견병
4. 그 밖에 대통령령으로 정하는 인수공통감염병(돼지인플루엔자)

② 제1항에 따른 통보를 받은 질병관리청장은 감염병의 예방 및 확산 방지를 위하여 이 법에 따른 적절한 조치를 취하여야 한다.

③ 제1항에 따른 신고 또는 통보를 받은 행정기관의 장은 신고자의 요청이 있는 때에는 신고자의 신원을 외부에 공개하여서는 아니 된다. 〈개정 2015.7.6.〉

④ 제1항에 따른 통보의 방법 및 절차 등에 관하여 필요한 사항은 보건복지부령으로 정한다.

(6) 제18조(역학조사)

① 질병관리청장, 시 · 도지사 또는 시장 · 군수 · 구청장은 감염병이 발생하여 유행할 우려가 있거나, 감염병 여부가 불분명하나 발병원인을 조사할 필요가 있다고 인정하면 지체 없이 역학조사를 하여야 하고, 그 결과에 관한 정보를 필요한 범위 에서 해당 의료기관에 제공하여야 한다. 다만, 지역확산 방지 등을 위하여 필요한 경우 다른 의료기관에 제공하여야 한다.

② 질병관리청장, 시 · 도지사 또는 시장 · 군수 · 구청장은 역학조사를 하기 위하여 역학조사반을 각각 설치하여야 한다. 〈개정 2020.8.11.〉

③ 누구든지 질병관리청장, 시 · 도지사 또는 시장 · 군수 · 구청장이 실시하는 역학조사에서 다음 각 호의 행위를 하여서는 아니 된다. 〈개정 2015.7.6., 2020.8.11.〉

1. 정당한 사유 없이 역학조사를 거부 · 방해 또는 회피하는 행위
2. 거짓으로 진술하거나 거짓 자료를 제출하는 행위
3. 고의적으로 사실을 누락 · 은폐하는 행위

④ 제1항에 따른 역학조사의 내용과 시기 · 방법 및 제2항에 따른 역학조사반의 구성 · 임무 등에 관하여 필요한 사항은 대통령령으로 정한다.

> **시행령 제13조(역학조사의 시기)**
> 법 제18조 제1항 및 제29조에 따른 역학조사는 다음 각 호의 구분에 따라 해당 사유가 발생하면 실시한다. 〈개정 2016.6.28., 2020.9.11.〉
> 1. 질병관리청장이 역학조사를 하여야 하는 경우
>   가. 둘 이상의 시 · 도에서 역학조사가 동시에 필요한 경우
>   나. 감염병 발생 및 유행 여부 또는 예방접종 후 이상반응에 관한 조사가 긴급히 필요한 경우
>   다. 시 · 도지사의 역학조사가 불충분하였거나 불가능하다고 판단되는 경우
> 2. 시 · 도지사 또는 시장 · 군수 · 구청장(자치구의 구청장을 말한다. 이하 같다)이 역학조사를 하여야 하는 경우
>   가. 관할 지역에서 감염병이 발생하여 유행할 우려가 있는 경우
>   나. 관할 지역 밖에서 감염병이 발생하여 유행할 우려가 있는 경우로서 그 감염병이 관할 구역과 역학적 연관성이 있다고 의심되는 경우
>   다. 관할 지역에서 예방접종 후 이상반응 사례가 발생하여 그 원인 규명을 위한 조사가 필요한 경우

(7) 제19조(건강진단)

성매개감염병의 예방을 위하여 종사자의 건강진단이 필요한 직업으로 보건복지부령으로 정하는 직업에 종사하는 자와 성매개감염병에 감염되어 그 전염을 매개할 상당한 우려가 있다고 시장 · 군수 · 구청장이 인정한 자는 보건복지부령으로 정하는 바에 따라 성매개감염병에 관한 건강진단을 받아야 한다.

(8) 제24조(필수예방접종)

① 특별자치도지사 또는 시장 · 군수 · 구청장은 다음 각 호의 질병에 대하여 관할 보건소를 통하여 필수예방접종(이하 "필수예방접종"이라 한다)을 실시하여야 한다.

1. 디프테리아
2. 폴리오
3. 백일해
4. 홍역
5. 파상풍
6. 결핵
7. B형간염
8. 유행성이하선염
9. 풍진
10. 수두
11. 일본뇌염

12. b형헤모필루스인플루엔자
13. 폐렴구균
14. 인플루엔자
15. A형간염
16. 사람유두종바이러스 감염증
17. 그룹 A형 로타바이러스 감염증
18. 그밖에 질병관리청장이 감염병의 예방을 위하여 필요하다고 인정하여 지정하는 감염병

> **필수예방접종이 필요한 감염병 지정 등 제1조(필수예방접종이 필요한 감염병)**
> 「감염병의 예방 및 관리에 관한 법률」 제24조 제1항 제17호에 따라 질병관리청장이 감염병의 예방을 위하여 필수예방접종이 필요하다고 인정하여 지정하는 감염병은 다음 각 호와 같다.
> 1. 장티푸스
> 2. 신증후군출혈열

② 특별자치도지사 또는 시장 · 군수 · 구청장은 제1항에 따른 필수예방접종업무를 대통령령으로 정하는 바에 따라 관할 구역 안에 있는 「의료법」에 따른 의료기관에 위탁할 수 있다.

③ 특별자치도지사 또는 시장 · 군수 · 구청장은 필수예방접종 대상 아동 부모에게 보건복지부령으로 정하는 바에 따라 필수예방접종을 사전에 알려야 한다. 이 경우 「개인정보 보호법」 제24조에 따른 고유식별정보를 처리할 수 있다.

(9) 제25조(임시예방접종)

① 특별자치도지사 또는 시장 · 군수 · 구청장은 다음 각 호의 어느 하나에 해당하면 관할 보건소를 통하여 임시예방접종(이하 "임시예방접종"이라 한다)을 하여야 한다.
1. 질병관리청장이 감염병 예방을 위하여 특별자치도지사 또는 시장 · 군수 · 구청장에게 예방접종을 실시할 것을 요청한 경우
2. 특별자치도지사 또는 시장 · 군수 · 구청장이 감염병 예방을 위하여 예방접종이 필요하다고 인정하는 경우

② 제1항에 따른 임시예방접종업무의 위탁에 관하여는 제24조 제2항을 준용한다.

(10) 제26조(예방접종의 공고)

특별자치도지사 또는 시장 · 군수 · 구청장은 임시예방접종을 할 경우에는 예방접종의 일시 및 장소, 예방접종의 종류, 예방접종을 받을 사람의 범위를 정하여 미리 공고하여야 한다. 다만, 제32조 제3항에 따른 예방접종의 실시기준 등이 변경될 경우에는 그 변경 사항을 미리 공고하여야 한다.

(11) 제27조(예방접종증명서)

① 질병관리청장, 특별자치도지사 또는 시장 · 군수 · 구청장은 필수예방접종 또는 임시예방접종을 받은 사람 본인 또는 법정대리인에게 보건복지부령으로 정하는 바에 따라 예방접종증

명서를 발급하여야 한다.

② 특별자치도지사나 시장 · 군수 · 구청장이 아닌 자가 이 법에 따른 예방접종을 한 때에는 질병관리청장, 특별자치도지사 또는 시장 · 군수 · 구청장은 보건복지부령으로 정하는 바에 따라 해당 예방접종을 한 자로 하여금 예방접종증명서를 발급하게 할 수 있다.

③ 제1항 및 제2항에 따른 예방접종증명서는 전자문서를 이용하여 발급할 수 있다.

⑿ 제28조(예방접종 기록)의 보존 및 보고 등)

① 특별자치도지사 또는 시장 · 군수 · 구청장은 필수예방접종 및 임시예방접종을 하거나, 제2항에 따라 보고를 받은 경우에는 보건복지부령으로 정하는 바에 따라 예방접종에 관한 기록을 작성 · 보관하여야 하고, 그 내용을 시 · 도지사 및 질병관리청장에게 각각 보고하여야 한다.

② 특별자치도지사나 시장 · 군수 · 구청장이 아닌 자가 이 법에 따른 예방접종을 하면 보건복지부령으로 정하는 바에 따라 특별자치도지사 또는 시장 · 군수 · 구청장에게 보고하여야 한다.

⒀ 제29조(예방접종에 관한 역학조사)

질병관리청장, 시 · 도지사 또는 시장 · 군수 · 구청장은 다음 각 호의 구분에 따라 조사를 실시하고, 예방접종 후 이상반응 사례가 발생하면 그 원인을 밝히기 위하여 제18조에 따라 역학조사를 하여야 한다.

1. 질병관리청장: 예방접종의 효과 및 예방접종 후 이상반응에 관한 조사
2. 시 · 도지사 또는 시장 · 군수 · 구청장: 예방접종 후 이상반응에 관한 조사

⒁ 제30조(예방접종피해조사반)

① 제71조 제1항 및 제2항에 규정된 예방접종으로 인한 질병 · 장애 · 사망의 원인 규명 및 피해보상 등을 조사하고 제72조 제1항에 따른 제3자의 고의 또는 과실 유무를 조사하기 위하여 질병관리청에 예방접종피해조사반을 둔다. 〈개정 2020.8.11.〉

② 제1항에 따른 예방접종피해조사반의 설치 및 운영 등에 관하여 필요한 사항은 대통령령으로 정한다.

⒂ 제31조(예방접종 완료 여부의 확인)

① 특별자치도지사 또는 시장 · 군수 · 구청장은 초등학교와 중학교의 장에게 「학교보건법」 제10조에 따른 예방접종 완료 여부에 대한 검사 기록을 제출하도록 요청할 수 있다.

② 특별자치도지사 또는 시장 · 군수 · 구청장은 「유아교육법」에 따른 유치원의 장과 「영유아보육법」에 따른 어린이집의 원장에게 보건복지부령으로 정하는 바에 따라 영유아의 예방접종 여부를 확인하도록 요청할 수 있다.

③ 특별자치도지사 또는 시장 · 군수 · 구청장은 제1항에 따른 제출 기록 및 제2항에 따른 확인 결과를 확인하여 예방접종을 끝내지 못한 영유아, 학생 등이 있으면 그 영유아 또는 학생 등에게 예방접종을 하여야 한다.

⒃ **제42조(감염병에 관한 강제처분)**

① 질병관리청장, 시 · 도지사 또는 시장 · 군수 · 구청장은 해당 공무원으로 하여금 다음 각 호의 어느 하나에 해당하는 감염병환자등이 있다고 인정되는 주거시설, 선박 · 항공기 · 열차 등 운송수단 또는 그 밖의 장소에 들어가 필요한 조사나 진찰을 하게 할 수 있으며, 그 진찰 결과 감염병환자등으로 인정될 때에는 동행하여 치료받게 하거나 입원시킬 수 있다.

1. 제1급감염병
2. 제2급감염병 중 결핵, 홍역, 콜레라, 장티푸스, 파라티푸스, 세균성이질, 장출혈성대장균감염증, A형간염, 수막구균 감염증, 폴리오, 성홍열 또는 질병관리청장이 정하는 감염병
3. 삭제 〈2018.3.27.〉
4. 제3급감염병 중 질병관리청장이 정하는 감염병
5. 세계보건기구 감시대상 감염병
6. 삭제 〈2018.3.27.〉

② 질병관리청장, 시 · 도지사 또는 시장 · 군수 · 구청장은 제1급감염병이 발생한 경우 해당 공무원으로 하여금 감염병의심자에게 다음 각 호의 조치를 하게 할 수 있다. 이 경우 해당 공무원은 감염병 증상 유무를 확인하기 위하여 필요한 조사나 진찰을 할 수 있다.

1. 자가(自家) 또는 시설에 격리

1의2. 제1호에 따른 격리에 필요한 이동수단의 제한

2. 유선 · 무선 통신, 정보통신기술을 활용한 기기 등을 이용한 감염병의 증상 유무 확인이나 위치정보의 수집. 이 경우 위치정보의 수집은 제1호에 따라 격리된 사람으로 한정한다.
3. 감염 여부 검사

③ 질병관리청장, 시 · 도지사 또는 시장 · 군수 · 구청장은 제2항에 따른 조사나 진찰 결과 감염병환자등으로 인정된 사람에 대해서는 해당 공무원과 동행하여 치료받게 하거나 입원시킬 수 있다. 〈신설 2020.3.4., 2020.8.11.〉

④ 질병관리청장, 시 · 도지사 또는 시장 · 군수 · 구청장은 제1항 · 제2항에 따른 조사 · 진찰이나 제13조 제2항에 따른 검사를 거부하는 사람(이하 이 조에서 "조사거부자"라 한다)에 대해서는 해당 공무원으로 하여금 감염병관리기관에 동행하여 필요한 조사나 진찰을 받게 하여야 한다.

⑤ 제1항부터 제4항까지에 따라 조사 · 진찰 · 격리 · 치료 또는 입원 조치를 하거나 동행하는 공무원은 그 권한을 증명하는 증표를 지니고 이를 관계인에게 보여주어야 한다.

⑥ 질병관리청장, 시 · 도지사 또는 시장 · 군수 · 구청장은 제2항부터 제4항까지 및 제7항에 따른 조사 · 진찰 · 격리 · 치료 또는 입원 조치를 위하여 필요한 경우에는 관할 경찰서장에게 협조를 요청할 수 있다. 이 경우 요청을 받은 관할 경찰서장은 정당한 사유가 없으면 이에 따라야 한다.

⑦ 질병관리청장, 시 · 도지사 또는 시장 · 군수 · 구청장은 조사거부자를 자가 또는 감염병관리시설에 격리할 수 있으며, 제4항에 따른 조사 · 진찰 결과 감염병환자등으로 인정될 때에는 감염병관리시설에서 치료받게 하거나 입원시켜야 한다. 〈신설 2015.12.29., 2020.3.4., 2020.8.11.〉

⑧ 질병관리청장, 시·도지사 또는 시장·군수·구청장은 감염병의심자 또는 조사거부자가 감염병환자등이 아닌 것으로 인정되면 제2항 또는 제7항에 따른 격리 조치를 즉시 해제하여야 한다.

⑨ 질병관리청장, 시·도지사 또는 시장·군수·구청장은 제7항에 따라 조사거부자를 치료·입원시킨 경우 그 사실을 조사거부자의 보호자에게 통지하여야 한다. 이 경우 통지의 방법·절차 등에 관하여 필요한 사항은 제43조를 준용한다.

⑩ 제8항에도 불구하고 정당한 사유 없이 격리 조치가 해제되지 아니하는 경우 감염병의심자 및 조사거부자는 구제청구를 할 수 있으며, 그 절차 및 방법 등에 대해서는 「인신보호법」을 준용한다. 이 경우 "감염병의심자 및 조사거부자"는 "피수용자"로, 격리 조치를 명한 "질병관리청장, 시·도지사 또는 시장·군수·구청장"은 "수용자"로 본다(다만, 「인신보호법」 제6조 제1항 제3호는 적용을 제외한다).

⑪ 제1항부터 제4항까지 및 제7항에 따라 조사·진찰·격리·치료를 하는 기관의 지정 기준, 제2항에 따른 감염병의심자에 대한 격리나 증상여부 확인 방법 등 필요한 사항은 대통령령으로 정한다.

⑫ 제2항 제2호에 따라 수집된 위치정보의 저장·보호·이용 및 파기 등에 관한 사항은 「위치정보의 보호 및 이용 등에 관한 법률」을 따른다.

⒄ 제45조(업무 종사의 일시 제한)

① 감염병환자등은 보건복지부령으로 정하는 바에 따라 업무의 성질상 일반인과 접촉하는 일이 많은 직업에 종사할 수 없고, 누구든지 감염병환자등을 그러한 직업에 고용할 수 없다.

② 제19조에 따른 성매개감염병에 관한 건강진단을 받아야 할 자가 건강진단을 받지 아니한 때에는 같은 조에 따른 직업에 종사할 수 없으며 해당 영업을 영위하는 자는 건강진단을 받지 아니한 자를 그 영업에 종사하게 하여서는 아니 된다.

시행규칙 제33조(업무 종사의 일시 제한)

① 법 제45조 제1항에 따라 일시적으로 업무 종사의 제한을 받는 감염병환자등은 다음 각 호의 감염병에 해당하는 감염병환자등으로 하고, 그 제한 기간은 감염력이 소멸되는 날까지로 한다. 〈개정 2019. 11. 22.〉

1. 콜레라
2. 장티푸스
3. 파라티푸스
4. 세균성이질
5. 장출혈성대장균감염증
6. A형간염

② 법 제45조 제1항에 따라 업무 종사의 제한을 받는 업종은 다음 각 호와 같다.

1. 「식품위생법」 제2조 제12호에 따른 집단급식소
2. 「식품위생법」 제36조 제1항 제3호에 따른 식품접객업

⒅ **제51조(소독 의무)**

① 특별자치도지사 또는 시장 · 군수 · 구청장은 감염병을 예방하기 위하여 청소나 소독을 실시하거나 쥐, 위생해충 등의 구제조치(이하 "소독"이라 한다)를 하여야 한다. 이 경우 소독은 사람의 건강과 자연에 유해한 영향을 최소화하여 안전하게 실시하여야 한다.

② 제1항에 따른 소독의 기준과 방법은 보건복지부령으로 정한다.

③ 공동주택, 숙박업소 등 여러 사람이 거주하거나 이용하는 시설 중 대통령령으로 정하는 시설을 관리 · 운영하는 자는 보건복지부령으로 정하는 바에 따라 감염병 예방에 필요한 소독을 하여야 한다.

시행령 제24조(소독을 해야 하는 시설)

법 제51조 제3항에 따라 감염병 예방에 필요한 소독을 해야 하는 시설은 다음 각 호와 같다.

1. 「공중위생관리법」에 따른 숙박업소(객실 수 20실 이상인 경우만 해당한다), 「관광진흥법」에 따른 관광숙박업소
2. 「식품위생법 시행령」 제21조 제8호(마목은 제외한다)에 따른 식품접객업 업소(이하 "식품접객업소"라 한다) 중 연면적 300제곱미터 이상의 업소
3. 「여객자동차 운수사업법」에 따른 시내버스 · 농어촌버스 · 마을버스 · 시외버스 · 전세버스 · 장의자동차, 「항공안전법」에 따른 항공기 및 「공항시설법」에 따른 공항시설, 「해운법」에 따른 여객선, 「항만법」에 따른 연면적 300제곱미터 이상의 대합실, 「철도사업법」 및 「도시철도법」에 따른 여객운송 철도차량과 역사(驛舍) 및 역 시설
4. 「유통산업발전법」에 따른 대형마트, 전문점, 백화점, 쇼핑센터, 복합쇼핑몰, 그 밖의 대규모 점포와 「전통시장 및 상점가 육성을 위한 특별법」에 따른 전통시장
5. 「의료법」 제3조 제3호에 따른 종합병원 · 병원 · 요양병원 · 치과병원 및 한방병원
6. 「식품위생법」 제2조 제12호에 따른 집단급식소(한 번에 100명 이상에게 계속적으로 식사를 공급하는 경우만 해당한다)

6의2. 「식품위생법 시행령」 제21조 제8호 마목에 따른 위탁급식영업을 하는 식품접객업소 중 연면적 300제곱미터 이상의 업소

7. 「건축법 시행령」 별표 1 제2호 라목에 따른 기숙사

7의2. 「화재예방, 소방시설 설치 · 유지 및 안전관리에 관한 법률 시행령」 별표 2 제8호 가목에 따른 합숙소(50명 이상을 수용할 수 있는 경우만 해당한다)

8. 「공연법」에 따른 공연장(객석 수 300석 이상인 경우만 해당한다)
9. 「초 · 중등교육법」 제2조 및 「고등교육법」 제2조에 따른 학교
10. 「학원의 설립 · 운영 및 과외교습에 관한 법률」에 따른 연면적 1천제곱미터 이상의 학원
11. 연면적 2천제곱미터 이상의 사무실용 건축물 및 복합용도의 건축물
12. 「영유아보육법」에 따른 어린이집 및 「유아교육법」에 따른 유치원(50명 이상을 수용하는 어린이집 및 유치원만 해당한다)
13. 「공동주택관리법」에 따른 공동주택(300세대 이상인 경우만 해당한다)

■ 감염병의 예방 및 관리에 관한 법률 시행규칙 [별표 7] 〈개정 2021. 5. 24.〉

소독횟수 기준(제36조 제4항 관련)

소독을 해야 하는 시설의 종류	소독횟수	
	4월부터 9월까지	10월부터 3월까지
1. 「공중위생관리법」에 따른 숙박업소(객실 수 20실 이상인 경우만 해당한다), 「관광진흥법」에 따른 관광숙박업소 2. 「식품위생법 시행령」 제21조 제8호(마목은 제외한다)에 따른 식품접객업 업소(이하 "식품접객업소"라 한다) 중 연면적 300제곱미터 이상의 업소 3. 「여객자동차 운수사업법」에 따른 시내버스 · 농어촌버스 · 마을버스 · 시외버스 · 전세버스 · 장의자동차, 「항공법」에 따른 항공기와 공항시설, 「해운법」에 따른 여객선, 「항만법」에 따른 연면적 300제곱미터 이상의 대합실, 「철도사업법」 및 「도시철도법」에 따른 여객운송 철도차량과 역사(驛舍) 및 역 시설 4. 「유통산업발전법」에 따른 대형마트, 전문점, 백화점, 쇼핑센터, 복합쇼핑몰, 그 밖의 대규모 점포와 「전통시장 및 상점가 육성을 위한 특별법」에 따른 전통시장 5. 「의료법」 제3조 제2항 제3호에 따른 병원급 의료기관	1회 이상/ 1개월	1회 이상/ 2개월
6. 「식품위생법」 제2조 제12호에 따른 집단급식소(한 번에 100명 이상에게 계속적으로 식사를 공급하는 경우만 해당한다) 6의2. 「식품위생법 시행령」 제21조 제8호 마목에 따른 위탁급식영업을 하는 식품접객업소 중 연면적 300제곱미터 이상의 업소 7. 「건축법 시행령」 별표 1 제2호 라목에 따른 기숙사 7의2. 「소방시설 설치 · 유지 및 안전관리에 관한 법률 시행령」 별표 2 제8호 가목에 따른 합숙소(50명 이상을 수용할 수 있는 경우만 해당한다) 8. 「공연법」에 따른 공연장(객석 수 300석 이상인 경우만 해당한다) 9. 「초 · 중등교육법」 제2조 및 「고등교육법」 제2조에 따른 학교 10. 「학원의 설립 · 운영 및 과외교습에 관한 법률」에 따른 연면적 1천제곱미터 이상의 학원 11. 연면적 2천제곱미터 이상의 사무실용 건축물 및 복합용도의 건축물 12. 「영유아보육법」에 따른 어린이집 및 「유아교육법」에 따른 유치원(50명 이상을 수용하는 어린이집 및 유치원만 해당한다)	1회 이상/ 2개월	1회 이상/ 3개월
13. 「주택법」에 따른 공동주택(300세대 이상인 경우만 해당한다)	1회 이상/ 3개월	1회 이상/ 6개월

Check

01 **법정감염병에 대한 설명 중 맞는 것은?**

① 1급은 그 발생을 계속 감시할 필요가 있어 발생 또는 유행 시 24시간 이내에 신고하여야 하는 감염병이다.

② 2급은 전파가능성을 고려하여 발생 또는 유행 시 24시간 이내에 신고하여야 하는 감염병이다.

③ 3급은 생물테러감염병 또는 치명률이 높거나 집단 발생의 우려가 커서 발생 또는 유행 즉시 신고하여야 하는 감염병이다.

④ 4급은 세계보건기구가 국제공중보건의 비상사태에 대비하기 위하여 감시대상으로 정한 질환이다.

⑤ 세계보건기구 감시대상 감염병은 제1급감염병부터 제3급감염병까지의 감염병 외에 유행 여부를 조사하기 위하여 표본감시 활동이 필요한 감염병이다.

해설 ① 3급은 그 발생을 계속 감시할 필요가 있어 발생 또는 유행 시 24시간 이내에 신고하여야 하는 감염병이다.
③ 1급은 생물테러감염병 또는 치명률이 높거나 집단 발생의 우려가 커서 발생 또는 유행 즉시 신고하여야 하는 감염병이다.
④ 세계보건기구 감시대상 감염병은 세계보건기구가 국제공중보건의 비상사태에 대비하기 위하여 감시대상으로 정한 질환이다.
⑤ 4급은 제1급감염병부터 제3급감염병까지의 감염병 외에 유행 여부를 조사하기 위하여 표본감시 활동이 필요한 감염병이다.

정답 ②

02 **제2급에 속하면서 국가예방접종에 포함된 감염병으로 옳게 짝지어진 것은?**

① A형간염 - 폴리오
② B형간염 - 폐렴구균감염증
③ 일본뇌염 - 풍진
④ 파상풍 - 풍진

해설 ① 2급 - 2급 ② 3급 - 2급 ③ 3급 - 2급 ④ 3급 - 2급

정답 ①

03 **질병관리청장, 시 · 도지사 또는 시장 · 군수 · 구청장은 해당 공무원으로 하여금 다음의 감염병 환자 등이 있다고 인정되는 주거시설, 선박 · 항공기 · 열차 등 운송수단 또는 그 밖의 장소에 들어가 필요한 조사나 진찰을 하게 할 수 있으며, 그 진찰 결과 감염병환자 등으로 인정될 때에는 동행하여 치료받게 하거나 입원시킬 수 있다. 해당하는 감염병으로 옳지 못한 것은?**

① 제1급감염병

② 세계보건기구 감시대상 감염병

③ 제2급감염병 중 한센병, 후천성면역결핍증, 세균성이질

④ 제2급감염병 중 결핵, 홍역, 콜레라, 장티푸스

해설 감염병의 예방 및 관리에 관한 법률 제42조 : 제1급감염병, 제2급감염병 중 결핵, 홍역, 콜레라, 장티푸스, 파라티푸스, 세균성이질, 장출혈성대장균감염증, A형간염, 수막구균 감염증, 폴리오, 성홍열 또는 보건복지부장관이 정하는 감염병, 제3급감염병 중 보건복지부장관이 정하는 감염병, 세계보건기구 감시대상 감염병

정답 ③

04 **1, 2, 3급 법정감염병을 무작위로 작성한 것으로 다른 것 하나는?**

① 에볼라바이러스병　② 수두
③ 레지오넬라증　④ 간흡충증

해설 ① 1급 ② 2급 ③ 3급 ④ 기생충감염병

정답 ④

05 **다음 중 예방접종을 통해 예방관리가 가능하여 국가예방접종사업의 대상이 되는 감염병에 해당하는 것은?**

가. 신증후군출혈열	나. 폐렴구균
다. A형간염	라. b형헤모필루스인플루엔자

① 가, 나, 다　② 가, 다
③ 나, 라　④ 가, 나, 다, 라

해설 필수예방접종 종류 : 디프테리아, 폴리오, 백일해, 홍역, 파상풍, 결핵, B형간염, 유행성이하선염, 풍진, 수두, 일본뇌염, b형헤모필루스인플루엔자, 폐렴구균, 인플루엔자, A형간염, 사람유두종바이러스감염증, 장티푸스, 신증후군출혈열

정답 ④

06 **다음 중 감염병의 예방 및 관리에 관한 기본계획은 몇 년마다 수립하여야 하는가?**

① 2년　② 3년
③ 4년　④ 5년

해설 감염병예방법 제7조 1항 : 질병관리청장은 보건복지부장관과 협의하여 감염병의 예방 및 관리에 관한 기본계획을 5년마다 수립 · 시행하여야 한다. 〈개정 2020.8.11.〉

정답 ④

07 **생물테러감염병인 동시에 인수공통감염병에 해당하는 것은?** 2022. 충북보건연구사

① 신종인플루엔자　② 야토병
③ 페스트　④ 탄저

해설
- 생물테러감염병 : 탄저, 보툴리눔독소증, 페스트, 마버그열, 에볼라열, 라싸열, 두창, 야토병
- 인수공통감염병 : 장출혈성대장균감염증, 일본뇌염, 브루셀라증, 탄저, 공수병, 동물인플루엔자 인체감염증, 중증급성호흡기증후군, 변종 클로이츠펠트-야콥병, 큐열, 결핵

정답 ④

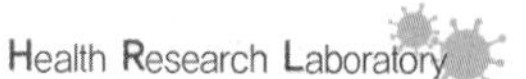

08 **「감염병 예방 및 관리에 관한 법률」에서 제시하고 있는 법정감염병 1급에서 4급까지를 순서대로 나열한 것은?** 2022. 대전보건연구사 보건학

① 탄저 - 홍역 - 유비저 - 장관감염증

② 디프테리아 - E형간염 - 성홍열 - 야토병

③ 풍진 - 폴리오 - 리프트밸리열 - 라임병

④ 탄저 - 풍진 - 라싸열 - 성홍열

해설 ② 1급 - 2급 - 2급 - 1급, ③ 2급 - 2급 - 1급 - 3급, ④ 1급 - 2급 - 1급 - 2급

정답 ①

09 **「감염병 예방 및 관리에 관한 법률」에서 제시하고 있는 내용으로 옳지 못한 것은?** 2022. 대전보건연구사

① 1급 감염병은 24시간 이내 신고해야 하고 격리가 필요하다.

② 감염병의 예방 및 관리에 관한 주요 시책을 심의하기 위하여 질병관리청에 감염병관리위원회를 둔다.

③ 질병관리청장은 보건복지부장관과 협의하여 감염병의 예방 및 관리에 관한 기본계획을 5년마다 수립해야 한다.

④ 감염병관리위원회의 위원장은 질병관리청장이 된다.

해설 ① 제2조 "제1급감염병"이란 생물테러감염병 또는 치명률이 높거나 집단 발생의 우려가 커서 발생 또는 유행 즉시 신고하여야 하고, 음압격리와 같은 높은 수준의 격리가 필요한 감염병으로서 다음 각 목의 감염병을 말한다.

② 제9조(감염병관리위원회) 감염병의 예방 및 관리에 관한 주요 시책을 심의하기 위하여 질병관리청에 감염병관리위원회(이하 "위원회"라 한다)를 둔다.

③ 제7조(감염병 예방 및 관리 계획의 수립 등) 질병관리청장은 보건복지부장관과 협의하여 감염병의 예방 및 관리에 관한 기본계획을 5년마다 수립 · 시행하여야 한다.

④ 제10조(위원회의 구성) 위원장은 질병관리청장이 되고, 부위원장은 위원 중에서 위원장이 지명한다.

정답 ①

10 **「감염병의 예방 및 관리에 관한 법률」상 감염병위기 시 감염병관리기관의 설치 권한이 없는 자는?** 2021. 서울 7급

① 보건복지부장관 ② 질병관리청장

③ 구청장 ④ 보건소장

해설 감염병예방 및 관리에 관한 법 제37조(감염병위기 시 감염병관리기관의 설치 등)

① 보건복지부장관, 질병관리청장, 시 · 도지사 또는 시장 · 군수 · 구청장은 감염병환자가 대량으로 발생하거나 제36조에 따라 지정된 감염병관리기관만으로 감염병환자등을 모두 수용하기 어려운 경우에는 다음 각 호의 조치를 취할 수 있다. 〈개정 2010. 1. 18., 2020. 8. 11.〉

1. 제36조에 따라 지정된 감염병관리기관이 아닌 의료기관을 일정 기간 동안 감염병관리기관으로 지정

2. 격리소 · 요양소 또는 진료소의 설치 · 운영

정답 ④

11 **다음 중 「감염병의 예방 및 관리에 관한 법률」 상 전파가능성을 고려하여 발생 또는 유행 시 24시간 이내에 신고하여야 하고, 격리가 필요한 감염병은?** 2020. 경기보건연구사

① 제1급감염병 ② 제2급감염병

③ 제3급감염병 ④ 제4급감염병

해설 ② **감염병예방법 제2조 3항** : "제2급감염병"이란 전파가능성을 고려하여 발생 또는 유행 시 24시간 이내에 신고하여야 하고, 격리가 필요한 감염병을 말한다. 다만, 갑작스러운 국내유입 또는 유행이 예견되어 긴급한 예방 · 관리가 필요하여 질병관리청장이 보건복지부장관과 협의하여 지정하는 감염병을 포함한다.

① **감염병예방법 제2조 2항** : "제1급감염병"이란 생물테러감염병 또는 치명률이 높거나 집단 발생의 우려가 커서 발생 또는 유행 즉시 신고하여야 하고, 음압격리와 같은 높은 수준의 격리가 필요한 감염병을 말한다. 다만, 갑작스러운 국내유입 또는 유행이 예견되어 긴급한 예방 · 관리가 필요하여 질병관리청장이 보건복지부장관과 협의하여 지정하는 감염병을 포함한다.

③ **감염병예방법 제2조 4항** : "제3급감염병"이란 그 발생을 계속 감시할 필요가 있어 발생 또는 유행 시 24시간 이내에 신고하여야 하는 감염병을 말한다. 다만, 갑작스러운 국내 유입 또는 유행이 예견되어 긴급한 예방 · 관리가 필요하여 질병관리청장이 보건복지부장관과 협의하여 지정하는 감염병을 포함한다.

④ **감염병예방법 제2조 5항** : "제4급감염병"이란 제1급감염병부터 제3급감염병까지의 감염병 외에 유행 여부를 조사하기 위하여 표본감시 활동이 필요한 감염병을 말한다.

정답 ②

12 **다음 중 생물테러감염병에 해당하는 것은?** 2020. 경기보건연구사

① 반코마이신내성장알균(VRE) 감염증

② 신증후군출혈열

③ 큐열

④ 페스트

해설 **질병관리청 고시 질병관리청장이 지정하는 감염병 제3조 : "생물테러감염병" 8개**

탄저, 보툴리눔독소증, 페스트, 마버그열, 에볼라열, 라싸열, 두창, 야토병

정답 ④

13 **다음 중 WHO 감시대상 감염병을 올바르게 짝지은 것은?** 2019. 부산보건연구사

① 장티푸스, 바이러스성 출혈열 ② 콜레라, 폴리오

③ 홍역, 신종인플루엔자 ④ 황열, 탄저

해설 **질병관리청 고시 질병관리청장 지정 감염병 제2조 : "세계보건기구 감시대상 감염병"**

두창, 폴리오, 신종인플루엔자, 중증급성호흡기증후군(SARS), 콜레라, 폐렴형 페스트, 황열, 바이러스성 출혈열, 웨스트나일열

정답 ②

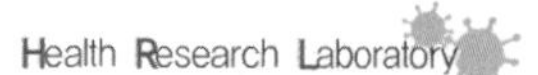

14 **다음 중 「감염병의 예방 및 관리에 관한 법률」 상 인수공통감염병으로만 짝지어진 것은?**

2019. 울산보건연구사

① 결핵, 크로이츠펠트-야콥병(CJD) ② 디프테리아, 결핵
③ 브루셀라증, 큐열 ④ 홍역, 공수병

해설 **질병관리청 고시 질병관리청장이 지정하는 감염병 제5조 : "인수공통감염병" 11개**
장출혈성대장균감염증, 일본뇌염, 브루셀라증, 탄저, 공수병, 동물인플루엔자 인체감염증, 중증급성호흡기증후군(SARS), 변종크로이츠펠트-야콥병(vCJD), 큐열, 결핵, 중증열성혈소판감소증후군(SFTS)

정답 ③

15 **다음 중 제2급감염병을 모두 고른 것은?**

2019. 전북보건연구사

가. 결핵	나. 두창
다. 수두	라. 장티푸스
마. 콜레라	바. 파라티푸스

① 가, 나, 다, 라, 마 ② 가, 다, 라, 마, 바
③ 나, 다, 라, 마, 바 ④ 가, 나, 다, 라, 마, 바

해설 **감염병예방법 제2조 3항 : "제2급감염병" 21개**
결핵, 수두, 홍역, 콜레라, 장티푸스, 파라티푸스, 세균성이질, 장출혈성대장균감염증, A형간염, 백일해, 유행성이하선염, 풍진, 폴리오, 수막구균 감염증, b형헤모필루스인플루엔자, 폐렴구균 감염증, 한센병, 성홍열, 반코마이신내성황색포도알균(VRSA) 감염증, 카바페넴내 성장내세균속균종(CRE) 감염증, E형간염

감염병예방법 제2조 2항 : "제1급감염병" 17개
에볼라바이러스병, 마버그열, 라싸열, 크리미안콩고출혈열, 남아메리카출혈열, 리프트밸리열, 두창, 페스트, 탄저, 보툴리눔독소증, 야토병, 신종감염병증후군, 중증급성호흡기증후군(SARS), 중동호흡기증후군(MERS), 동물인플루엔자 인체감염증, 신종인플루엔자, 디프테리아

감염병예방법 제2조 4항 : "제3급감염병" 26개
파상풍, B형간염, 일본뇌염, C형간염, 말라리아, 레지오넬라증, 비브리오패혈증, 발진티푸스, 발진열, 쯔쯔가무시증, 렙토스피라증, 브루셀라증, 공수병, 신증후군출혈열, 후천성면역 결핍증(AIDS), 크로이츠펠트-야콥병(CJD), 변종크로이츠펠트-야콥병(vCJD), 황열, 뎅기열, 큐열, 웨스트나일열, 라임병, 진드기매개뇌염, 유비저, 치쿤구니야열, 중증열성혈소판감소증후군(SFTS), 지카바이러스 감염증

감염병예방법 제2조 5항 : "제4급감염병" 23개
인플루엔자, 매독, 회충증, 편충증, 요충증, 간흡충증, 폐흡충증, 장흡충증, 수족구병, 임질, 클라미디아 감염증, 연성하감, 성기단순포진, 첨규콘딜롬, 반코마이신내성장알균(VRE) 감염증, 메티실린내성황색포도알균(MRSA) 감염증, 다제내성녹농균(MRPA) 감염증, 다제내성아시네토박터바우마니균(MRAB) 감염증, 장관감염증, 급성호흡기감염증, 해외유입기생충감염증, 엔테로바이러스감염증, 사람유두종바이러스 감염증

정답 ②

16 **다음 중 법정감염병별 신고기간이 올바르지 못한 것은?** 2018. 제주보건연구사

① 제1급감염병 - 즉시 신고 ② 제2급감염병 - 즉시 신고
③ 제3급감염병 - 24시간 이내 신고 ④ 제4급감염병 - 7일 이내 신고

해설 **감염병예방법 제11조 3항 :** 보고를 받은 의료기관의 장 및 감염병병원체 확인기관의 장은 제1급감염병의 경우에는 즉시, 제2급감염병 및 제3급감염병의 경우에는 24시간 이내에, 제4급 감염병의 경우에는 7일 이내에 질병관리청장 또는 관할 보건소장에게 신고하여야 한다. 〈개정 2020.8.11.〉

정답 ②

17 **다음 중 4~9월에 매월 1회 이상 소독을 실시해야 하는 장소로 올바른 것은?** 2019. 대구보건연구사

① 객석 수 300석 이상의 공연장
② 종합병원 · 병원 · 요양병원 · 치과병원 및 한방병원
③ 50명 이상을 수용하는 어린이집 및 유치원
④ 300세대 이상의 다세대 주택

해설 ① 2개월마다 1회 이상, ③ 2개월마다 1회 이상, ④ 3개월마다 1회 이상 소독

정답 ②

18 **다음 중 제1급 - 제2급 - 제3급 - 제4급 순서대로 올바르게 나열된 것은?** 2018. 대구보건연구사

① 두창 - 장티푸스 - 웨스트나일열 - 매독
② 라임병 - 성홍열 - 파상풍 - 장관감염증
③ 치쿤구니야열 - 수두 - 말라리아 - 간흡충증
④ 큐열 - A형간염 - 유비저 - 인플루엔자

정답 ①

19 **다음 중 「감염병의 예방 및 관리에 관한 법률」상 시 · 도지사 또는 시장 · 군수 · 구청장이 역학조사를 하여야 하는 경우를 모두 고른 것은?** 2018. 광주보건연구사

가. 관할 지역에서 감염병이 발생하여 유행할 우려가 있는 경우
나. 둘 이상의 시 · 도에서 역학조사가 동시에 필요한 경우
다. 관할 지역에서 예방접종 후 이상반응 사례가 발생하여 그 원인규명을 위한 조사가 필요한 경우
라. 역학조사가 불충분하였거나 불가능하다고 판단되는 경우

① 가, 나, 다 ② 가, 다
③ 나, 라 ④ 가, 나, 다, 라

해설 감염병예방법 시행령 제13조(역학조사의 시기)
법 제18조 제1항 및 제29조에 따른 역학조사는 다음 각 호의 구분에 따라 해당 사유가 발생하면 실시한다. 〈개정 2020.9.11〉
1. 질병관리청장이 역학조사를 하여야 하는 경우
 가. 둘 이상의 시 · 도에서 역학조사가 동시에 필요한 경우
 나. 감염병 발생 및 유행 여부 또는 예방접종 후 이상반응에 관한 조사가 긴급히 필요한 경우
 다. 시 · 도지사의 역학조사가 불충분하였거나 불가능하다고 판단되는 경우
2. 시 · 도지사 또는 시장 · 군수 · 구청장(자치구의 구청장)이 역학조사를 하여야 하는 경우
 가. 관할 지역에서 감염병이 발생하여 유행할 우려가 있는 경우
 나. 관할 지역 밖에서 감염병이 발생하여 유행할 우려가 있는 경우로서 그 감염병이 관할 구역과 역학적 연관성이 있다고 의심되는 경우
 다. 관할 지역에서 예방접종 후 이상반응 사례가 발생하여 그 원인 규명을 위한 조사가 필요한 경우

정답 ②

20 **다음 중 「감염병의 예방 및 관리에 관한 법률」상 질병관리청장이 직접 역학조사를 하여야 하는 경우가 아닌 것은?** 2018. 전북보건연구사

① 관할 지역 밖에서 감염병이 발생하여 유행할 우려가 있는 경우로서 그 감염병이 관할 구역과 역학적 연관성이 있다고 의심되는 경우
② 둘 이상의 시 · 도에서 역학조사가 동시에 필요한 경우
③ 시 · 도지사의 역학조사가 불충분하였거나 불가능하다고 판단되는 경우
④ 예방접종 후 이상반응에 관한 조사가 긴급히 필요한 경우

정답 ①

9 감염병의 분류

구분	감염병의 종류
신종 및 재출현 감염병	중증급성호흡기증후군, 중동호흡기증후군, 지카바이러스감염증
수인성 및 식품매개감염병	콜레라, 장티푸스, 세균성이질, 장출혈성대장균감염증, A형간염, 파라티푸스
예방접종 대상 감염병	홍역, 볼거리, 수두, 파상풍, 백일해
사람 간 접촉에 의한 감염병	인플루엔자, 신종인플루엔자, 중동호흡기증후군, 에볼라바이러스병
성접촉매개감염병	매독, 임질, 연성하감, 클라미디아감염증, 성기단순포진, 첨형(뾰족)콘딜로마, 비임균성 요도염
절지동물매개감염병	말라리아, 쯔쯔가무시증, 중증열성혈소판감소증후군, 뎅기열, 지카바이러스감염증
인수공통감염병	렙토스피라증, 신증후군출혈열, 브루셀라증, 탄저, 큐열
만성감염질환	결핵, B형간염, C형간염, 후천성면역결핍증, 프리온질환
의료관련감염병	황색포도알균, 녹농균, 대장균, 클렙시엘라균 등
해외여행감염병	황열(예방접종 증명서 필요), 수막구균성수막염, 말라리아 등

(1) 수인성 및 식품매개 감염병

① 콜레라

구분		내용
병원체 및 임상적 특징		㉠ 병원체는 그람음성간균인 Vibrio cholera로 혈청형 O1(고전형과 엘토르형)과 O139형이 콜레라를 유발한다. ㉡ 1950년대까지 유행한 고전형 콜레라는 설사가 심해 급격한 탈수와 전해질 불균형으로 치명률 50% ㉢ 1960년대부터 유행하고 있는 엘토르형은 불현성감염이 많고 임상증상이 가벼워 치명률 1% 미만 ㉣ 특징 : 급성 수양성 설사와 구토를 주증상으로 하며, 복통과 열은 없다.
역학적 특성		㉠ 사람 간 전파가 가능하지만 감염되려면 많은 수(10^{8-11})의 균이 필요하므로 심각한 오염 또는 음식물 내에서 증식이 있었던 경우에 유행 ㉡ 잠복기는 2~3일이지만 최대 5일까지 가능하므로 검역기간은 5일 ㉢ 주병원소는 사람 ㉣ 우리나라 콜레라 발생의 대부분은 해외유입이며, 주로 여름과 겨울에 발생하는 계절성을 보인다.
예방 및 관리	환자 관리	㉠ 확진자는 입원 · 격리시키고 ㉡ 치료는 탈수와 전해질 불균형을 교정하기 위한 수액치료가 가장 중요하며, 설사 및 균배출 기간의 단축을 위한 항생제 치료 ㉢ 소화기감염병은 회복기에도 보균하고 있으므로 임상적으로 회복되었다고 하더라도 바로 격리를 해제해서는 안된다. ㉣ 격리해제 기준 : 항생제 치료 종료 후 48시간 후 24시간 간격으로 연속 2회 실시한 대변배양검사에서 음성으로 판정된 경우
	유행시 조치	㉠ 안전한 물 공급 및 손씻기 등 개인위생 철저 ㉡ 유행지역 : 지역사회의 설사환자 모니터링 강화 및 설사환자는 보건소에 신고
	예방	㉠ 예방접종 : 사회경제수준 향상에 따른 위생개선으로 필요성 감소하여 일부 유행지역에서 제한적으로 사용 ㉡ 환자발생 시 해당 국가는 세계보건기구에 신고해야 하며, 국가 간 육로, 공항, 항만 등에 대한 검역조치 철저

② 장티푸스

구분	내용
병원체 및 임상적 특징	㉠ 병원체는 그람음성간균인 Salmonella Typhi ㉡ 치료를 하지 않으면 고열이 3~4주 지속되며, 회장의 파이어판의 궤양과 장천공, 중추신경계 증상, 급성담낭염, 골수염 발생 ㉢ 치명률이 10%(치료 시 치명률 1% 미만), 적절히 치료받지 않으면 약 10% 환자는 회복기 이후에도 균을 배출, 2~5%는 만성보균자가 된다. ㉣ 특징 : 지속적인 고열, 두통, 쇠약감, 상대적 서맥, 장미진, 비장종대 등의 증상, 일반적으로 설사보다는 변비가 우세
역학적 특성	㉠ 세균 수가 10^{6-9} 이상일 경우에 감염을 일으킬 수 있으므로 식수의 심각한 오염 또는 음식물 내에서 증식이 있었던 경우에 유행양상 ㉡ 잠복기는 8~14일(3~30일)로 길다. ㉢ 주병원소는 사람 ㉣ 매년 꾸준히 발생하고 있으며, 주로 늦봄과 초여름에 발생하는 양상을 보인다.

예방 및 관리	환자 관리	㉠ 확진자는 입원 · 격리시키고 ㉡ 항생제 감수성 결과에 따라 처방 ㉢ 장티푸스는 장기보균자가 발생할 수 있기 때문에 좀 더 엄격한 격리해제 기준 ㉣ **격리해제 기준** : 항생제 치료 종료 후 48시간 후 24시간 간격으로 연속 3회 실시한 대변배양검사에서 음성으로 판정된 경우
	유행시 조치	㉠ 무증상자라고 하더라도 확진자와 역학적으로 연관된 사람은 보균자 유무를 확인해야 한다. ㉡ 접촉자 중 식품업 종사자나 수용시설 종사자는 음성이 확인될 때까지 업무 중단
	예방	㉠ **백신** : 주사용 아단위 백신(Vi capsular polysaccharide vaccine) ㉡ **접종 대상** : 장티푸스 유행지역 여행자, 장티푸스균 취급 실험실요원, 식품위생 업소 · 집단급식소 조리종사자, 급수시설 종사자, 보균자 가족

③ 세균성이질

병원체 및 임상적 특징		㉠ 병원체는 그람음성간균인 Shigella로 Shigella dysenteriae(A군), S. flexneri(B군), S. boydii(C군), S. sonnei(D군) 4개 군으로 분류 ㉡ 우리나라는 1940년대 중반까지 Shigella dysenteriae와 S. boydii가 주로 유행하였고, 이후 S. flexneri, 1990년대부터 S. sonnei가 유행 ㉢ Shigella dysenteriae가 가장 심한 증상을 보이고, S. flexneri, S. sonnei로 갈수록 증상이 약하다. ㉣ **특징** : 발열, 복통, 구토, 뒤무직을 동반한 설사, 용혈요독증후군, 파종성 혈관 내 응고 등 합병증 발생,
역학적 특성		㉠ 10~100마리의 적은 수로도 감염이 가능하여 음식 내 증식과정 없이 적은 오염으로도 집단발병할 수 있고, 사람 간 전파도 쉽게 일어난다. ㉡ 1998년 학교급식을 시작하면서부터 2000년대 중반까지 대규모 유행이 발생하였다가 HACCP 도입 등 급식위생 개선으로 최근 감소 ㉢ 잠복기는 1~3일(12시간~7일), 주병원소는 사람이나 영장류에서 유행하였다는 보고도 있다. ㉣ 2000년대 중반까지는 주로 여름에 발생하였으나 2000년대 후반 이후로는 주로 겨울에 발생하는 계절성을 보인다.
예방 및 관리	환자 관리	㉠ 확진자는 입원 · 격리시키고 ㉡ 항생제 감수성 결과에 따라 치료약제 선정 ㉢ **격리해제 기준** : 항생제 치료 종료 후 48시간 후 24시간 간격으로 연속 2회 실시한 대변배양검사에서 음성으로 판정된 경우
	유행시 조치	㉠ 사람 간 전파가 쉽게 일어나므로 접촉자들에 대한 관리와 교육 철저 ㉡ 접촉자 중 식품업 종사자나 수용시설 종사자는 음성이 확인될 때까지 업무 중단 ㉢ **유행지역** : 지역사회의 설사환자 모니터링 강화 및 설사환자는 보건소에 신고
	예방	㉠ 백신은 없으며, 접촉자들에 대한 예방적 항생제 투여도 권고되지 않는다. ㉡ 환경위생 조치와 손씻기 등의 보건교육이 예방에 가장 중요

④ 장출혈성대장균감염증

<table>
<tr><td>병원체 및 임상적 특징</td><td colspan="2">㉠ 병원체는 E. coil 0157 : H7으로 장에 출혈을 일으키는 병원체
㉡ 환자의 2~7%에서 용혈요독증후군으로 진행하며, 항생제 사용 시 오히려 발생이 증가
㉢ 특징 : 용혈요독증후군, 혈전혈소판감소 자색반병과 같은 심각한 합병증 유발</td></tr>
<tr><td>역학적 특성</td><td colspan="2">㉠ 장출혈성대장균에 오염된 소고기를 덜 익혀먹거나 충분히 소독되지 않은 우유 등의 섭취, 농장에서 소 분변과 접촉하는 경우 주로 발생
㉡ 소에게는 병원성이 없는 일반대장균이나 사람에게는 병원성이 있으며, 사람 간 전파도 쉽게 일어난다.
㉢ 잠복기는 2~8일(평균 3~4일)
㉣ 주로 여름에 발생하는 계절성을 보인다.</td></tr>
<tr><td rowspan="3">예방 및 관리</td><td>환자 관리</td><td>㉠ 확진자는 입원 · 격리시키고
㉡ 수액 보충 및 전해질 균형의 유지가 중요하고, 용혈요독증후군에 대해서는 투석 등의 대증적 치료를 시행한다.
㉢ 격리해제 기준 : 항생제 치료 종료 후 48시간 후 24시간 간격으로 연속 2회 실시한 대변배양검사에서 음성으로 판정된 경우</td></tr>
<tr><td>유행시 조치</td><td>㉠ 오염이 의심되는 식수나 식품을 같이 섭취한 공동 노출자나 밀접한 접촉자는 발병여부 관찰하며, 확진검사를 받도록 한다.
㉡ 접촉자 중 식품업 종사자나 수용시설 종사자는 음성이 확인될 때까지 업무 중단
㉢ 유행지역 : 혈변형 설사는 일단 보건소에 신고하는 등 환자 모니터링 강화</td></tr>
<tr><td>예방</td><td>㉠ 백신은 없으며, 접촉자들에 대한 예방적 항생제 투여도 추천되지 않는다.
㉡ 환경위생 조치와 손씻기 등의 보건교육이 예방에 가장 중요</td></tr>
</table>

⑤ A형간염

<table>
<tr><td>병원체 및 임상적 특징</td><td>㉠ 병원체는 Picornaviridae에 속하는 껍질이 없는 RNA 바이러스로 7가지 유전형이 있고, 사람과 관련된 것은 Ⅰ, Ⅱ, Ⅲ, Ⅶ이다.
㉡ 6세 미만 소아는 70% 이상이 무증상이거나 가벼운 증상이나, 6세 이상의 소아나 성인은 대부분 간염증상이 생기고 이 중 70%는 황달 동반.
㉢ 만성간염으로는 거의 이행하지 않지만 0.5% 미만의 환자들에게는 전격 간염으로 이행하며 사망률은 0.2%
㉣ 특징 : 고열, 구역 및 구토, 피로감, 복부통증, 황달 등인데 다른 간염바이러스에 의한 급성간염과 구별이 어렵다.</td></tr>
<tr><td>역학적 특성</td><td>㉠ 분변-구강경로 사람에서 사람으로 직접 전파되거나 분변에 오염된 물이나 음식물을 섭취함으로써 간접적으로 전파되기도 한다. 또한 오염된 혈액제재나 주사기의 공동사용 등 혈액매개로도 전파될 수 있다.
㉡ 1990년대 이전까지는 대부분 국민이 소아기에 무증상 또는 경미한 자연감염을 통해 항체를 획득하여 성인에서 중증 A형간염 환자는 거의 없었으나, 사회경제적 발전과 더불어 위생개선 및 상수도 보급 등으로 최근의 20~30대는 소아기에 자연감염을 경험하지 않아 보호항체가 없는 경우가 대부분이며, 최근의 국내 성인 A형간염 유행의 주연령층이 되었다.</td></tr>
</table>

		㉢ 잠복기는 15~50일(평균 28일)로 길다. ㉣ 2000년대 들어 발생이 급증하여 2009년에 발생률 최고치를 보인 후 점차 감소하였고, 봄과 여름철에 보다 많이 발생하고 있다.
예방 및 관리	환자 관리	㉠ 수액, 영양공급, 항구토제 등 보존적 치료를 하며, 전격 간염이 간부전으로 진행하면 간이식을 고려한다. ㉡ 격리해제 기준 : 잠복기 동안 간세포에서 증식된 바이러스가 담관과 장을 통해 분변으로 고농도로 배출되는데 황달을 동반한 증상이 나타나면 분변 내 바이러스 농도는 급격히 감소하므로, 일단 증상을 동반한 환자는 심한 설사를 하지 않는다면 격리할 필요는 없다.
	유행시 조치	㉠ 안전한 물을 공급하고 손씻기 등 개인위생을 철저히 한다. ㉡ 접촉자는 노출 후 적어도 2주 이내에 예방접종을 실시한다.
	예방	㉠ 불활화 사백신은 면역성이 높아서 1차접종 후 95% 이상, 2차접종 후 거의 100%에서 항체 양성률을 보인다. ㉡ 영유아는 12개월 이후에 1차접종하고 6개월 후에 2차접종을 한다. ㉢ 20~30대 성인은 항체양성률이 30% 미만이므로 항체검사 없이 접종하고, 40대 이상은 항체검사 후 접종한다. ㉣ 특히 만성간질환자, 혈액응고질환자는 전격 간염 예방을 위해, 그리고 군인 및 의료인 등 감염가능성이 높거나 외식업종사자와 같이 타인에게 전파가능성이 높은 집단에게도 접종을 권장한다.

(2) 예방접종 대상 감염병

① 홍역

병원체 및 임상적 특징	㉠ 병원체는 Paramyxo virus과 Morbili virus속에 속하는 단일사슬 RNA 바이러스이다. ㉡ 사람이 유일한 숙주로, 비인두 호흡기 상피에 바이러스가 감염되어 증식한다. ㉢ 잠복기(10~12일), 전염력이 가장 강한 전구기(2~4일), 발진기(6~7일)의 순서로 진행된다. ㉣ 특징 : 전구기에 발열, 식욕부진, 결막염, 기침, 콧물 등의 증상이 나타나고 40℃까지 열이 오르면서 발진이 시작된다. 합병증에는 중이염, 폐렴, 장염, 뇌염, 아급성 경화성 범발성 뇌염 등이 있다. 치명률은 1,000명 당 1~3명. ㉤ 사망 원인은 폐렴(주로 소아)과 뇌염(주로 청소년과 성인)이 90% 이상. 예방접종을 하지 않은 어린이나 임산부가 고위험군
역학적 특성	㉠ 호흡기 비말로 사람 간에 전파되며, 갇힌 공간에서 공기 전파가 가능하고, 환자의 비인두 분비물과 직접 접촉으로도 전파가 가능하다. ㉡ 홍역환자의 발진이 나타나기 4일 전부터 발진 후 4일까지 전파가 가능하다. ㉢ '특징적인 발진, 동물숙주 · 매개동물의 부재, 계절별 발생, 잠복감염 부재, 한 가지 혈청형, 효과적인 백신'의 특징으로 박멸가능성이 높다. ㉣ 전 세계적으로 발생하는 질병부담이 가장 큰 어린이 호흡기감염병 중의 하나로, 늦은 겨울과 봄에 주로 발생한다.

예방 및 관리	환자 관리	㉠ 홍역 바이러스에 맞는 항바이러스 치료제는 없다. 보존적 치료로 영양보충과 적절한 수분섭취로 탈수를 막는 것이 중요하다. ㉡ 세균성 감염을 막기 위해 항생제를 사용하고, 24시간 간격으로 2회 비타민 A를 주어서 안질환을 예방하도록 한다. ㉢ 의심환자를 진찰한 경우 지체 없이 관할 보건소에 신고하여야 하며, 확진환자와 의사환자 모두 신고한다.
	유행시 조치	㉠ 환자와 접촉자에 대한 관리를 철저히 해야 한다. ㉡ 병원에서 격리기간은 전구증상이 나타난 후부터 발진 발생 후 5일까지이며, 학교에서는 발진이 생긴 후 4일간 등교하지 않도록 한다. ㉢ 환자와 접촉한 감수성자들에 대해서는 72시간 이내에 예방 접종하거나, 5일 이내에 면역글로불린을 투여하고 홍역발생 여부를 관찰한다.
	예방	㉠ **홍역 관리와 퇴치 접근전략** : 예방접종을 시행하여 집단면역 수준을 95% 이상으로 올리는 것이 중요 ㉡ 약독화 생백신인 홍역, 볼거리, 풍진 혼합백신(MMR)을 사용하며, 접종시기는 생후 12~15개월과 4~6세로 두 차례 접종한다.

② 볼거리(유행성이하선염)

병원체 및 임상적 특징		㉠ 병원체는 Paramyxo virus과 Rubula virus속에 속하여 human parainfluenza와 Newcastle disease 바이러스와 같은 속으로 단일사슬 RNA 바이러스이다. ㉡ 잠복기는 16~18일 ㉢ **특징** : 감염자 중 15~20%만 전형적인 볼기리 증상, 40~50%는 비특이적이거나 일차적 호흡기증상만, 나머지는 무증상으로 지나가게 된다. ㉣ 전구기에 근육통과 식욕감퇴, 미열 등의 비특이적인 증상이 있고, 합병증에는 수막뇌염, 고환염, 부고환염, 난소염, 췌장염, 청력장애 등.
역학적 특성		㉠ 비말과 침에 의한 공기 매개로 전파되며, 환자의 타액에 직접 접촉하는 것으로도 전파가 가능하다. ㉡ 급성기의 3일 전부터 임상증상 발생 후 4일째까지 전염력이 있다. 인플루엔자와 전염력이 비슷하며, 홍역이나 수두보다는 전염력이 낮다. ㉢ 우리나라는 2015년의 유행을 보면 학교를 중심으로 하는 집단발생 사례가 많아 18세 이하 연령이 전체발생의 84.2%였다. ㉣ 전 세계적으로 발생하며 겨울과 봄에 많이 유행한다.
예방 및 관리	환자 관리	㉠ 볼거리 백신의 가장 큰 합병증은 뇌수막염으로, 현재 국내에서는 Jeryl Lynn주와 RIT주 백신만이 사용되고 있다. ㉡ 의심환자를 진찰한 경우 지체 없이 관할 보건소에 신고하여야 하며, 확진환자와 의사, 환자 모두 신고한다.
	유행시 조치	㉠ 환자는 증상발현 후 9일까지 호흡기 격리를 한다, ㉡ 환자의 타액이나 호흡기 분비물 등으로 오염된 물품은 소독한다. ㉢ 홍역과 달리 노출 후 예방접종을 하거나 면역글로불린을 투여하는 것은 효과가 없다.
	예방	㉠ 약독화 생백신인 홍역, 볼거리, 풍진 혼합백신(MMR)을 사용한다. ㉡ 접종 시기는 생후 12~15개월과 4~6세로 두 차례 접종한다.

③ 수두

구분		내용
병원체 및 임상적 특징		㉠ 병원체는 VZV(Varicella Zoster virus)로 Herpesviridae과 Alphaherpes-viridae아과의 이중사슬 DNA 바이러스로 herpes virus와 같은 군에 속한다. VZV(Varicella Zoster Virus)에 의한 초회 감염은 수두이고, 지각신경절에 잠복해 있다가 재발하면 대상포진으로 나타난다. ㉡ 인간만이 숙주이고, 잠복기는 10~21일 ㉢ **특징** : 무증상 감염은 거의 없다. 전구기에 발열, 권태감, 식욕부진, 두통, 복통 등의 증세가 발진이 나타나기 1일 전에 있을 수 있고, 발진이 시작된 후 2~4일간 지속된다. 발진은 두피, 몸통, 사지로 퍼져나간다. ㉣ 성인의 경우 증상도 심하고 합병증도 더 많이 발생한다.
역학적 특성		㉠ 환자의 타액에 의한 비말감염이나 직접 접촉으로 전염된다. ㉡ 전염성이 매우 강해서 가족 내 감수성이 있는 사람에게 전파될 확률은 65~86%이다. ㉢ 전염기간은 발진이 나타나기 전 24~48시간과 발진이 시작된 후 3~7일(수포가 딱지가 될 때까지)이다. ㉣ 전 세계에서 매년 약 6천만 명의 수두환자가 발생한다.
예방 및 관리	환자 관리	㉠ 백신접종자가 접종 42일 이후에 수두에 걸린 경우 돌파감염이라 하는데, 미접종자의 수두 감염에 비해 증상이 경미하고 전파가능성도 낮다. ㉡ 의심환자를 진찰한 경우 지체 없이 관할 보건소에 신고하여야 하며, 확진환자와 의사, 환자 모두 신고한다.
	유행시 조치	㉠ 환자는 딱지가 질 때까지 격리하고, 가족과 의료진의 손씻기가 잘 이루어져야 한다. ㉡ 수두환자와 접촉한 감수성자는 노출 후 3일 이내(또는 5일까지) 수두백신을 접종한다. ㉢ 수두백신을 접종할 수 없는 경우이고 노출 후 96시간 이내라면 수두 대상포진 면역글로블린도 효과가 있으나, 이미 발병한 경우에는 치료효과는 없다.
	예방	㉠ 수두백신은 중등도와 중증의 수두를 예방하는 데에는 95%의 효과가 있으나 경증의 수두를 예방하는 데는 70~85% 효과가 있다. ㉡ 접종 시기는 생후 12개월~12세까지는 1회 접종, 13세 이상은 2회 접종한다.

④ 파상풍

구분	내용
병원체 및 임상적 특징	㉠ 파상풍은 혐기성 그람양성 막대균인 Clostridium tetani가 생성한 독소에 의해 발생하는 급성질환 ㉡ 균체는 열에 약하고 산소가 있는 상태에서는 사멸하지만, 아포는 열이나 일반적인 소독제에도 매우 강하다. ㉢ 잠복기는 3일~3주이나 상처가 심하거나 상처의 위치가 중추신경계에 가까울수록 잠복기가 짧아진다. ㉣ **특징** : 전신형으로 최초 증상은 저작근과 경부 근육에서 동통을 동반한 근육수축이 나타나다가 삼키지 못하게 되고, 이후 전신에 과반사 현상이 일어난다.

<table>
<tr><td colspan="2"></td><td>특히 배부근육의 지속적인 수축으로 활모양 강직이 발생한다. 후두 및 호흡기 근육 경직에 의한 호흡곤란은 치명적이 될 수 있고, 방광 괄약근 경직에 의한 배뇨곤란이 발생하면 심한 동통을 느낄 수 있다.</td></tr>
<tr><td colspan="2">역학적 특성</td><td>㉠ 피부나 점막의 상처를 통해 파상풍균이 들어와 발생하며, 동물에 물려서 감염되기도 한다.
㉡ 전 세계적으로 발생하지만 DTaP 백신 접종률 증가추세에 비례하여 발생률이 감소하고 있다.
㉢ 국내에서는 1956년 DPT접종 시행 이후 발생률이 낮아졌으나 최근 점차 증가하는 양상으로 50세 이상의 고연령층에서 주로 발생하고 있다.</td></tr>
<tr><td rowspan="3">예방 및 관리</td><td>환자 관리</td><td>㉠ 개방성 병소가 있는 환자는 격리 수용해야 하지만 접촉자에 대한 격리는 필요 없다.
㉡ 의심환자를 진찰한 경우 지체 없이 관할 보건소에 신고하여야 하며, 확진환자와 의사, 환자 모두 신고한다.</td></tr>
<tr><td>유행시 조치</td><td>㉠ 질병에 걸린 후에도 면역이 생기지 않으므로 회복 후에 파상풍 백신을 접종해야 한다.
㉡ 흙이나 대변 등에 오염된 상처를 입은 경우 파상풍 능동면역 여부를 확인하여 3회 이상 접종하였으면 파상풍에 대한 처치를 할 필요가 없지만, 접종력을 모르거나 3회 미만 접종한 경우에는 파상풍 인간면역글로불린(TIG)을 사용하고, TIG가 없으면 파상풍 항독소를 투여한다.</td></tr>
<tr><td>예방</td><td>㉠ 차후의 면역을 위하여 Td로 예방접종을 시행한다.
㉡ 병소의 분비물에는 아포를 가진 파상풍균이 있으므로 오염된 물건은 고압멸균을 하여야 한다.</td></tr>
</table>

⑤ 백일해

병원체 및 임상적 특징	㉠ 백일해는 혐기성 그람음성의 짧은 막대균인 Bordetella pertussis에 의해 발생하는 호흡기질환 ㉡ 잠복기는 7일~10일(4~21일) ㉢ 청소년이나 성인에서는 소아 백일해에 비해 심하지 않고 특징적 소리도 나타나지 않는 경우가 많아 다른 호흡기 감염과 감별이 어렵다. ㉣ **특징** : 초기에는 기침이 산발적으로 나타나지만 1~2주가 지나면 발작적으로 진행되어 2~6주간 지속된다. 심한 기침발작 후 숨을 들이쉴 때 특징적인 소리가 발생한다.
역학적 특성	㉠ 사람에서만 발생하며 공기를 떠다니는 호흡기 분비물이나 비말핵을 통해 간접 전파되거나 기침을 할 때 튀어나온 비말에 직접 접촉하여 발생 ㉡ 소아감염질환 중 전염력이 강한 질환 중 하나로 가족 내 2차발병률이 80%에 달한다. ㉢ 특히 5세 이하에서 발병률이 높으며, 초기 1~2주간 미열, 콧물, 경미한 기침 등 감기증상을 보이는 카타르기에서 가장 높은 전염력을 보임 ㉣ 국내에서는 1950년대 말 백신 도입, 1980년대 이후 개량형 백신 도입으로 백신 접종률이 90~98%까지 증가되어 1990년대 이후 사망례 없음

예방 및 관리	환자 관리	㉠ 환자가 발생하면 항생제 치료를 받지 않는 경우 최소 3주 이상 호흡기 격리를 하고, 항생제 치료를 받는 경우는 치료 5일까지 격리한다. ㉡ 의심환자를 진찰한 경우 지체 없이 관할 보건소에 신고하여야 하며, 확진환자와 의사, 환자 모두 신고한다.
	유행시 조치	㉠ 접촉자는 예방적 항생제를 투여하고, ㉡ 가족 내 접촉자와 밀접한 접촉이 불가피한 경우 연령, 예방접종력, 증상 발현 유무와 무관하게 에리스로마이신을 14일간 복용하도록 한다.
	예방	㉠ 생후 2개월, 4개월, 6개월, 15~18개월, 4~6세에 5회에 걸쳐 디프테리아, 파상풍과 함께 DTaP로 시행하고, 11~12세에 Tdap 또는 Td로 시행 ㉡ 이후 매 10년마다 Td를 추가 예방접종을 시행한다.

⑥ 일본뇌염

병원체 및 임상적 특징		㉠ Flaviriridae과의 Flavi virus 속에 속하는 70개 바이러스 중 하나로 단일사슬 RNA 바이러스이다, ㉡ 잠복기는 7~14일이고, 임상경과는 전구기(2~3일), 급성기(3~4일), 아급성기(7~10일), 회복기(4~7주)로 진행한다. ㉢ 증상을 보이더라도 뇌염까지 발전하지 않는 부전형이 많지만 뇌염으로 발전하는 경우 5~70%의 사망률을 보이고 장애율도 75% 정도로 높다. ㉣ 특징 : 감염자 250명 중 약 1명 이하에서 증상을 보일 정도로 불현성감염이 대부분이다.
역학적 특성		㉠ 모기에 의한 대표적인 절지동물 매개감염병이면서 동시에 인수공통 감염병이다. ㉡ 동물 중에서 말, 돼지, 가금류가 감염되고, 주로 야간에 동물과 사람을 흡혈하는 Culex 속의 작은빨간집모기에 의해 전파된다. ㉢ 세계적으로 3~15세 이하의 연령에서 연간 3~5만 명의 환자가 발생하는데 주로 동북아시아와 동남아시아에서 발생한다. ㉣ 우리나라는 일본뇌염 백신이 도입된 이후 1982년 마지막 유행이 있은 후부터 2009년까지 환자발생이 연간 10명 이하로 퇴치수준에 이르렀으나 2010년 이후 기후변화로 매개모기의 번식과 성장이 왕성해짐에 따라 일본뇌염 재유행 가능성이 있다.
예방 및 관리	환자 관리	㉠ 질병 노출 후에 사용하는 효과적인 면역글로불린은 아직 없다. ㉡ 의심환자를 진찰한 경우 지체 없이 관할 보건소에 신고하여야 하며, 확진환자와 의사, 환자 모두 신고한다.
	유행시 조치	㉠ 사람 간 전파는 없으므로 환자와 접촉자를 격리시킬 필요는 없다. ㉡ 매개체인 모기 박멸과 예방접종으로 숙주의 면역력을 높이는 방법이 주요 예방방법이다.
	예방	㉠ 일본뇌염 백신은 불활성화 사백신과 약독화 생백신이 있다. ㉡ 사백신은 기초접종으로 12~23개월 사이에 7~30일 간격으로 1차와 2차 접종을 시행하고, 2차 접종 12개월 후에 3차 접종을 시행한다. 추가 접종은 만 6세와 12세에 총 2회 접종을 권고하고 있어 총 5회 접종으로 완료된다. ㉢ 생백신을 접종하는 경우는 12~23개월 사이에 1차를 시행하고, 12개월 후에 2차 접종을 시행한다.

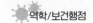

(3) 사람 간 접촉에 의한 감염병

① 인플루엔자

구분		내용
병원체 및 임상적 특징		㉠ 인플루엔자 바이러스는 3가지 유형이 있는데 사람에서 유행을 일으키는 것은 주로 A형과 B형이며, 항원의 대변이로 대유행을 일으키는 것은 사람 뿐만 아니라 조류와 돼지 등 숙주의 범위가 넓은 A형이다. ㉡ 인플루엔자 바이러스 A의 숙주는 조류와 가금류, 돼지, 말, 밍크 등이며, 특히 조류에서는 16가지 H아형과 9가지 N아형이 모두 존재한다. ㉢ 인플루엔자 바이러스 A는 종간 감염이 가능하고, 특히 돼지는 조류형과 사람형의 수용체를 모두 가지고 있기 때문에 숙주 사이를 오가는 바이러스의 유전자 재조합 장소를 제공한다. 조류 인플루엔자의 한 예인데, 인체감염 A형 H5N1도 조류에서 직접 사람으로 감염되었다. ㉣ 잠복기는 1~3일 정도이며, 급작스런 고열, 오한, 인후통, 기침, 근육통의 증세를 보이며 통상 7일 이내의 이환기간을 갖는다. ㉤ 특징 : 소아의 경우 구토와 설사 등의 위장관 증상도 보일 수 있다. 바이러스성 폐렴, 세균성 폐렴, 뇌염, 심근염, 심외막염, 수막염 등의 합병증을 잘 일으켜 특히 노인, 만성심질환자, 폐질환자, 당뇨병환자, 면역저하자, 임산부 등에서 입원률과 사망률을 증가시킨다.
역학적 특성		㉠ 전 세계에서 분리되는 다양한 인플루엔자 바이러스들도 매년 분리되고 있으나 발생률과 유병률을 판단할 수 있는 자료는 거의 없다. ㉡ 인플루엔자가 유행할 때 폐렴 및 호흡기질환 사망자가 뚜렷이 증가한다. 특히 겨울에 인플루엔자로 인한 사망자 수도 높은 추세이다. ㉢ 기본적인 전파방법은 비말에 의한 직접 전파이다. 건조된 점액이나 호흡기분비물에서도 수 시간 생존이 가능하며, 밀집된 공간에서는 공기 매개 전파도 가능하다. ㉣ 증세가 발현하기 1일전부터 7일까지 바이러스를 배출하여 전염을 일으키며, 소아에서 바이러스 배출기간이 더 길다.
예방 및 관리	환자 관리	㉠ 환자 격리는 현실적으로 진단의 지연 때문에 추천되지 않는다. ㉡ 환자에 대한 치료는 보존적인 치료와 항바이러스제(뉴라미니다제 저해제)가 사용된다.
	유행시 조치	㉠ 환경소독이나 검역은 크게 도움이 되지 않는다. ㉡ 접촉자에 대해서는 항바이러스제로 예방화학요법을 실시할 수 있다. ㉢ 심한 유행인 경우에는 밀집환경이 되지 않도록 방역당국의 조치에 귀 기울이면서 감시와 보건교육에 적극 동참하도록 한다.
	예방	㉠ 예방접종과 항바이러스제를 이용한 예방화학요법이 모두 가능하나, 현재 항바이러스제는 경제성, 약품에 대한 내성발현, 부작용 등을 고려해 예방목적으로는 제한적으로만 사용하며, 인구집단을 대상으로 예방접종을 적극적으로 사용한다. ㉡ 인플루엔자 예방접종의 우선목적은 인플루엔자로 인해서 합병증과 사망률이 증가하는 취약계층에 대해서 예방하는 것이다.

		㉢ 우리나라 인플루엔자 예방접종은 65세 이상 노인, 만성질환 환자, 집단요양시설 거주자, 아스피린을 상복하는 6개월~18세 소아, 그리고 취약계층에게 인플루엔자 바이러스를 전파시킬 위험도가 높은 의료인과 환자 가족들이 주요 우선 접종대상이다. ㉣ 우리나라 65세 이상 인구의 접종률은 75% 정도이나, 만성질환자에서의 접종률은 아직 낮다.

② 신종 인플루엔자 A(H_1N_1)

병원체 및 임상적 특징		㉠ 신종플루병원체는 바이러스를 이루는 8개의 RNA가 유라시아 돼지, 북미 돼지, 조류 그리고 사람 인플루엔자 바이러스에서 기원한 RNA들로 재조합된 바이러스이다. ㉡ 평균 잠복기는 1.5~2일(범위 1~일) ㉢ 신종플루에 걸렸을 때 합병증이 많고, 입원율 및 치명률이 높은 고위험군은 전체 사망자의 60~75% 정도로 평가되는데 합병증의 종류나 고위험군도 계절인플루엔자와 크게 다르지 않다. ㉣ **특징** : 고열과 기침 등 기존 인플루엔자와 큰 차이가 없으며, 비말로 인한 전파방식이나 감염가능기간도 계절인플루엔자와 유사하다.
역학적 특성		㉠ 신종플루의 지역사회 발병률은 과거 신종인플루엔자 대유행 시의 발병률(20~40%)보다는 낮고 계절인플루엔자(5~10%)보다는 높다. ㉡ 감염재생산수는 1.3~1.6 범위로 추산되어 계절인플루엔자(1.2)보다 약간 높으며, 2차 발병률은 계절인플루엔자보다 2배 정도 높다. ㉢ 연령별 발생률은 25세 이하에서 높고 65세 이상에서 가장 낮은 특성을 보여 전체 신종플루 환자 중 65세 이상 비중은 대부분 3% 이하다. ㉣ 개인수준의 중증도는 기존의 인플루엔자보다 높지 않으나 발병률과 젊은 층의 사망 등 국가적인 차원의 질병부담은 높다고 할 수 있다.
예방 및 관리	환자 관리	㉠ 2009년 신종인플루엔자 A(H_1N_1)의 대유행은 다행히 중증도가 낮고 고연령층에서 일부 면역이 있어서 감수성자가 적고, 계절적으로 북반구에서는 늦은 봄 ~ 여름에 유행이 시작했기 때문에 항바이러스제나 백신 등을 준비할 시간적 여유가 있다. 이는 기존 신종인플루엔자 대유행에 피해가 적은 이유이다. ㉡ 대유행에 대한 대처도 보건의료분야뿐만 아니라 사회 각 분야에서 진행되어야 하므로 준비도 철저히 해야 한다.
	유행시 조치	㉠ 신종인플루엔자의 대유행은 계절인플루엔자의 유행보다 유행의 범위나 크기가 크고 피해가 훨씬 크기 때문에 국가재난차원에서 다루어진다. ㉡ 대유행 백신은 이미 유행한 뒤에 만들어져 접종되기 때문에 유행 초기에는 큰 역할을 기대하기 힘들다. ㉢ 항바이러스제는 내성이 없는 한 치료와 화학적 예방에 유효하다.
	예방	㉠ **유행 봉쇄** : 유행 초기에 지역사회 유행 도입과 유행 시기를 늦추는 것을 목적으로 검역, 격리, 접촉자 추적 및 조치 등을 수행 ㉡ **질병부담완화정책** : 이미 지역사회 유행단계에서 감염자와 환자 수를 줄이기 위해 사용하는 공중보건방법

③ 중동호흡기증후군(MERS)

<table>
<tr><td colspan="2">병원체 및 임상적 특징</td><td>㉠ MERS 바이러스는 2012년 사우디아라비아에서 처음 분리되어 여러 중동국가에서 단봉낙타의 코분비물, 우유, 대소변 등에서 바이러스가 분리되었고, 사람에 감염된 바이러스와 같은 것으로 판명되어 단봉낙타가 사람에게 바이러스를 전파하는 병원소 역할을 하는 것으로 판단된다.
㉡ 잠복기는 2일~14일(통상 5~6일)이다. 메르스 감염은 무증상에서부터 중증의 호흡기감염증에 이르기까지 임상스펙트럼이 넓다.
㉢ 고연령이거나 당뇨병, 신부전, 만성폐질환, 면역저하를 가져오는 만성질환자들에게 심한 증상으로 전이하는 경우가 많으며 치명률도 높다. 2012~2016년까지 WHO에 신고된 환자의 평균 치명률은 35.5%였으며, 2015년 우리나라의 메르스 치명률은 20.4%였다. 2016년 현재 메르스 바이러스에 대한 특이적 항바이러스제는 아직 개발되어 있지 않다.
㉣ 특징 : 발열(40~98%), 기침(54~86%), 숨참(60~72%), 각혈(7~17%), 설사(7~26%), 복통(17~24%) 등의 증상이 있다.</td></tr>
<tr><td colspan="2">역학적 특성</td><td>㉠ 사우디아라비아의 경우 2012년 환자 보고 후 전체 환자의 85% 이상이 발생하는 곳으로 지역사회에서 지속적으로 존재하는 바이러스가 원내 전파를 통해 지속적인 유행을 일으키는 곳으로 보고 있다.
㉡ 대부분 환자들의 주된 전파경로는 감염자와 접촉으로 실제로 사우디아라비아 내의 병원 내 감염과 관련된 경우가 많다.
㉢ 병원은 사람 간 접촉이 많고, 일반인보다 기저질환으로 인한 면역수준이 낮으며, 감염관리가 잘 안 될 경우 원내감염이 쉽게 전파될 수 있는 조건이 형성되어 있기 때문에 병원 감염관리가 취약한 곳에서 쉽게 유행이 일어날 수 있다.
㉣ 2015년 우리나라의 메르스 유행도 중동지역을 여행했던 1명의 환자로부터 시작되었으며, 병원 내 감염을 통해 유행되고 확산되어 원내 감염관리의 취약함을 보여주었다. 사람 간 전파는 비말에 의한 전파와 접촉에 의한 전파양상을 보여주었고, 바이러스에 의한 환경오염이 전파에서 역할을 할 가능성도 보여주었다.</td></tr>
<tr><td rowspan="3">예방 및 관리</td><td>환자 관리</td><td>환자는 음압병상 격리가 필요하다.</td></tr>
<tr><td>유행시 조치</td><td>㉠ 낙타 등의 자연숙주가 있는 국가에서는 자연숙주에 대한 감시와 접촉을 피하는 정책이 필요하다.
㉡ 모든 국가에서는 개인위생과 감염관리 수준을 높이는 것이 중요하다.</td></tr>
<tr><td>예방</td><td>㉠ 현재 백신은 개발되어 있지 않다.
㉡ 특히 병원에서의 유행은 대규모 환자발생을 야기시키므로 병원 내 감염관리수준을 높여서 의료인이나 타 환자, 그리고 환경오염으로 인한 전파를 차단하는 것이 중요하다.</td></tr>
</table>

④ 에볼라바이러스병

<table>
<tr><td colspan="2">병원체 및 임상적 특징</td><td>㉠ 에볼라바이러스는 마버그바이러스, 큐바바이러스와 함께 Filovirdae과에 속하는 RNA 바이러스이다.
㉡ 5가지 에볼라바이러스 종 중 자이레에볼라바이러스(치명률 57~90%), 수단바이러스(치명률 41~65%), 분디부교바이러스(치명률 40%)가 사람에게 중증의 임상질환을 일으키는 문제의 바이러스이다.
㉢ 에볼라바이러스의 자연숙주는 박쥐로, 박쥐는 원숭이와 같은 영장류나 다른 야생동물에 바이러스를 옮기고 사람은 이들 영장류나 박쥐와의 접촉으로 감염된다.
※ Spill-Over Event : 야생의 병원소에서 높은 감염률을 가진 병원체가 새롭게 사람이나 다른 종으로 전파되는 현상
㉣ 잠복기는 2일~21일(통상 5일~7일)
㉤ 특징 : 급작스런 발열, 심한 피곤함, 근육통, 두통, 인후통 등의 증상이 오며, 이후 설사와 구토, 피부발진, 그리고 진행 됨에 따라 간부전과 신부전 등 기관부전에 다른 증상이 나타난다. 출혈증상은 흔하지 않으나 위장관출혈로 인한 흑색변, 점상출혈, 점막출혈 소견을 보일 수 있고 사망사례들은 조기에 임상증상이 나타나는 경향이 있으며 대부분 증상발현 후 6일~16일 사이에 사망한다.</td></tr>
<tr><td colspan="2">역학적 특성</td><td>㉠ 야생의 영장류나 박쥐 또는 이들의 혈액이나 분비물과 직접 접촉하여 감염된 사람이 병원이나 가족들에게 역시 직접 접촉을 통해서 사람 대 사람으로 감염을 시켜서 지역사회 유행이 일어나게 된다.
㉡ 유행지역 병원에서 일하는 의료인은 가장 높은 고위험군으로 분류되며, 이들 의료인의 손이나 오염된 기구에 의해서 다른 환자에게 전파되는 것이 에볼라 초기유행의 전형적 모습이다. 환자와 같이 생활하는 가족들에게 환자의 체액이나 분비물로 전파가 된다.
㉢ 에볼라바이러스병에서 회복된 후에도 상당기간 정액 중에 바이러스가 배출되기 때문에 WHO에서는 발병 후 3개월 이후 한 달 간격으로 계속 정액 내 바이러스 검사를 권유하고 있다.
㉣ 발병 후 정액 내 바이러스 검사에서 적어도 2번 음성으로 나오기 전까지는 다른 사람과 성적접촉을 하지 않거나 반드시 적절한 콘돔을 사용하여야 한다.</td></tr>
<tr><td rowspan="2">예방 및 관리</td><td>환자 관리</td><td>㉠ 에볼라바이러스병 환자는 음압시설은 물론 환자 체액이 병원의 다른 곳으로 이동되지 않아도 기본검사와 체액처리가 될 수 있는 시설을 갖춘 곳에 환자를 격리하여야 하며, 혈액 등을 이용한 검사나 관련 바이러스 실험은 BSL4에 상응하는 곳에서만 수행하여야 한다.
㉡ 회복된 환자에 대해서도 바이러스가 잔존하는 체액관리와 교육이 중요하다.</td></tr>
<tr><td>유행시 조치</td><td>㉠ 에볼라바이러스가 야생에 존재하는 지역에서는 야생지역에서 바이러스가 인구집단으로 유입하는 것을 줄이는 전략이 필요하다.
㉡ 적절한 감시체계와 초기대응체계를 갖추어서 일단 사람에 유입된 바이러스의 전파를 조기에 차단하는 것이 모든 지역에서 중요하다.
㉢ 특히 병원 내 감염관리가 매우 중요하므로 의료인은 감염이 의심되는 환자를 다룰 때 이에 상응하는 적절한 개인보호구를 착용하고 손 위생 등 주의지침을 철저히 지켜야 한다.</td></tr>
</table>

		㉣ 유행 시 사체와 장례식을 통한 전파를 차단하거나 투명한 정보공개전략 등 대중교육과 협조를 이끌어내는 것이 매우 중요하다.
	예방	㉠ 현재 에볼라바이러스병에 대한 백신은 개발 중이며, 임상시험 결과에 따라 WHO에서 효과적인 백신전략방안을 수립 중이다. ㉡ 최근 회복자의 혈청을 이용한 치료 등과 함께, 인간화 마우스항체를 이용한 zMapp, RNA 중합체저하제 등 다양한 치료제가 개발되고 있다.

(4) 절지동물 매개 감염병

① 말라리아

병원체 및 임상적 특징		㉠ 병원체는 Plasmodium 속의 삼일열원충, 열대열원충, 난형열원충, 사일열원충이며, 국내에는 삼일열원충만 있다. ㉡ 삼일열원충의 잠복기는 12~18일이지만 온대지역에서는 6~12개월로 장기 잠복기를 보이는 균주가 있으며, 국내 삼일열원충이 이에 속한다. ㉢ 병원소는 사람이다. 국내에서는 감염형 원충인 포자소체를 가지고 있는 중국얼룩날개모기 중 암모기가 사람을 흡혈함으로써 전파된다. 사람 간 직접 전파는 없으며 드물게 수혈, 주사기 공동 사용으로 감염될 수 있다. ㉣ 특징 : 두통, 피곤함, 복부불편감, 근육통 등 비특이적 증상이 나타난 후 발열이 나타나고, 이후 급격히 상승하는 고열, 발한 등이 순서대로 발생하는 열발작이 주기적으로 나타난다. 혈액 도말검사에서 원충을 찾아서 확진한다.
역학적 특성		㉠ 말라리아는 세계적으로 가장 많이 발생하는 감염성질환 중의 하나다. ㉡ 국내 말라리아 환자는 1953년 이후 정부와 WHO의 퇴치사업으로 지속적인 감소추세를 보였고, 1984년 발생 후에는 토착형 말라리아는 보고되지 않았으나 최근 해외유입 말라리아가 증가하고 있다. ㉢ 발생지역은 1994년 경기도 파주지역에서만 발생하였으나 2000년에는 경기도 북부, 인천시 및 강원도 북부 17개 지역이 위험지역으로 분류되었고, 이후 인천시 강화군 등 경기 · 인천 · 강원의 비무장지대를 중심으로 환자 발생이 지속되고 있다. ㉣ 환자발생 시기는 5~10월 집중 발생하였고, 민간인구 10만 명당 발생률은 남성이 1.1명, 여성이 0.4명이었고, 연령별로는 30~59세가 많았다
예방 및 관리	환자 관리	㉠ 환자는 혈액 격리를 하고 치료종료 후 3년 동안 헌혈을 금지한다. ㉡ 환자의 치료는 클로로퀸을 3일 투여한 후 재발방지를 위한 프리마퀸을 14일간 투여한다.
	유행시 조치	㉠ 말라리아의 전파를 막기 위해서는 발생한 환자를 빨리 발견하여 치료를 함으로써 모기에게 원충을 전파할 기회를 줄여야 한다. ㉡ 환자 및 병원체 보유자는 보건당국에 신고하여야 한다.
	예방	㉠ 모기에 물리지 않도록 노력하는 것이 최선으로 모기장을 사용하고 적절한 복장을 착용하여 안전한 숙소를 꾸며야 한다. ㉡ 모기의 밀도를 줄이기 위해 축사는 잔류분무소독을 하고, 모기 활동시간에 분무소독을 실시하는 등 모기를 박멸하기 위해 노력한다.

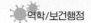

② 쯔쯔가무시증

<table>
<tr><td colspan="2">병원체 및 임상적 특징</td><td>㉠ 병원체는 리케차인 Orientia 쯔쯔가무균으로, 항원의 차이에 따라 국내에는 Boryong, Gilliam, Karp, Kato 등이 있으며, 혈청형별로 병원성 및 지역별 분포에 차이를 나타낸다.
㉡ 병원소는 털진드기로 유충이 우연히 사람을 물어 체액 섭취과정에서 전파되며, 털진드기의 숙주동물은 등줄쥐이다. 사람 간 전파는 없다.
㉢ 잠복기는 6~12일(평균 10~12일)
㉣ 특징 : 잠복기를 거쳐 갑작스러운 발열, 오한, 두통, 피부발진, 림프절 종대가 나타난다. 발열 후 7일경 반점상 피부발진이 몸통에서 사지로 퍼지며, 발열 초기에 털진드기 유충에 물린 자리 가운데 1cm 크기의 검은 딱지 가피가 30~90% 환자에게서 관찰된다. 합병증은 폐렴, 심근염, 뇌수막염 등이 있다.</td></tr>
<tr><td colspan="2">역학적 특성</td><td>㉠ 동남아시아의 동부, 중부에 주로 토착화되어 있으며, 벌목지역이나 제초작업 등 털진드기가 서식하는 환경에서 일하는 농부와 야외놀이 등산 등으로 풀숲과 접촉하는 사람들에게서 발생하고 있다.
㉡ 2006년~2015년 국내 쯔쯔가무시증 발생환자는 여성이 남성에 비해 1.7배 높았고, 연령별로는 50대 이상에서 급증 50~79세가 대부분이며, 직업분포는 농업인이 가장 많았고, 월별 발생정점은 10~11월이었고 지역별로 중·북부지역은 남부지역에 비해 1~2주 정도 정점이 빨랐다.
㉢ 2006년~2015년 기준, 인구 10만 명당 쯔쯔가무시증 발생률이 높은 지역은 전라북도, 전라남도, 충청남도, 경상남도 지역이었다.</td></tr>
<tr><td rowspan="3">예방 및 관리</td><td>환자 관리</td><td>㉠ 치료는 독시사이클린을 많이 사용한다.
㉡ 환자와 의심환자는 반드시 보건당국에 신고하여야 한다.</td></tr>
<tr><td>유행시 조치</td><td>㉠ 환자와 접촉자는 격리할 필요가 없으며
㉡ 조기에 진단하여 적절한 치료를 하면 사망을 감소시킬 수 있다.</td></tr>
<tr><td>예방</td><td>㉠ 백신은 개발되어 있지 않으므로 털진드기에 물리지 않도록 주의하는 것이 최선이다.
㉡ 작업 또는 야외활동 시에는 진드기 기피제를 사용하고 긴 상하의 옷을 착용하고 풀밭 위에 눕지 않도록 하며, 풀밭에 앉을 때에는 돗자리를 사용하고, 야외에서 용변을 보지 않도록 한다.</td></tr>
</table>

③ 중증열성혈소판감소증후군(SFTS)

구분		내용
병원체 및 임상적 특징		㉠ 병원체는 Bunya virus에 속하는 중증열성혈소판감소증후군 바이러스(SFTS Virus)로 3개의 분절로 구성된 유전자를 가지고 있다. ㉡ 전파경로는 바이러스를 보유하고 있는 작은소참진드기(일명 야생진드기)에 물려 감염된다. 체액이나 혈액을 통해 사람 간 전파도 가능하다. ㉢ 잠복기간은 평균 6~14일이다. ㉣ 쯔쯔가무시증과는 다르게 진드기에 물려도 가피가 형성되지 않으나 물린 흔적은 남아 있을 수 있다. ㉤ 특징 : 고열과 오심 · 구토, 설사 등의 위장관계 증상, 피로감과 혈액검사로 백혈구 및 혈소판 감소증을 확인할 수 있다. 중증사례의 경우 말어눌, 경련, 의식저하와 같은 신경학적 증상이 나타나며, 심하면 다발성 장기부전 및 사망(치명률 6~30%)에 이를 수 있다.
역학적 특성		㉠ 중국 중부 및 동북부지역에서 2009년 고열, 소화기증상, 혈소판 감소, 백혈구 감소, 다발성 장기부전을 특징으로 하는 원인불명의 질병이 유행하였고, 그 후 2011년 중국에서 원인 바이러스를 최초로 확인하였다 ㉡ 국내에서는 2013년 최초로 환자가 신고되었다.
예방 및 관리	환자 관리	㉠ 환자는 격리할 필요는 없으나 혈액 등에 대한 직접적인 노출로 인해 감염될 수 있으므로 의료진은 환자 접촉 시 표준주의원칙을 준수한다. ㉡ 치료방법은 특이적인 치료제가 없으며, 의사의 판단에 따라 증상에 따른 내과적 치료를 실시한다. ㉢ 환자와 의심환자는 지체 없이 보건당국에 신고하여야 한다.
	유행시 조치	㉠ 진드기에 물린 시간이 길어질수록 중증열성혈소판감소증후군에 걸릴 가능성이 높기 때문에 진드기에 물린 것을 확인한 후에는 장갑을 끼고 피부에 가깝게 핀셋을 대고 비틀거나 하여 진드기를 제거하도록 한다. ㉡ 진드기에 물린 부위는 알코올 또는 비눗물로 세척하고 즉시 병원을 방문하여 진드기를 제거하도록 한다.
	예방	㉠ 중증열성혈소판감소증후군이 진드기 매개질병이므로 참진드기에 물리지 않도록 노력하는 것이 중요하다. ㉡ 농작업 등으로 야외활동이 불가피한 농업인은 의복과 피부에 진드기 기피제를 도포하여 진드기와 접촉을 막아야 하며, 풀밭에서 용변을 보지 말고, 진드기가 붙어 있을 수 있는 들쥐와 접촉을 피해야 한다.

④ 뎅기열

<table>
<tr><td colspan="2">병원체 및 임상적 특징</td><td>㉠ 병원체는 Flaviviruses에 속하는 뎅기바이러스이다. 뎅기바이러스는 4개의 혈청형을 가지고 있는데, 감염된 바이러스에서 회복되면 해당 혈청형에 대해서는 영구면역을 갖게 되나 다른 혈청형에 대한 면역은 일시적이거나 부분적인 효과뿐이다.
㉡ 잠복기는 3~14일(평균 잠복기는 4~7일)
㉢ 치명률이 높은 형태인 중증뎅기열에는 뎅기출혈열과 뎅기쇼크증후군이 있다. 뎅기출혈열은 소아에서 주로 발생하며 뎅기 유행지역에서 소아 사망의 중요한 원인이 된다.
㉣ 특징 : 잠복기 후 급작스런 발열이 2~7일간 지속되며 심한 두통, 근육통, 관절통, 오심, 구토 및 발진 등의 증상이 나타난다. 발열기에 피부에 점상출혈, 잇몸출혈이나 코피 등이 나타날 수 있으며, 해열기에는 전신에 반구진 발진이 나타날 수 있다.</td></tr>
<tr><td colspan="2">역학적 특성</td><td>㉠ 뎅기바이러스를 옮기는 주된 모기는 이집트숲모기로, 이 모기가 발열기 환자를 물게 되면 외잠복기간(8~12일) 이후부터 모기의 수명인 최대 한달 동안 사람에게 바이러스를 옮길 수 있다.
㉡ 이집트숲모기는 일출 후 2시간과 일몰 전 수 시간 대에 활동하는 주행성 모기로, 뎅기열 이외에도 황열 및 치쿤구니야열 등 많은 질병을 매개하는 모기이다. 주로 열대와 아열대 지역에서 서식하기 때문에 국내에서는 아직 발견되지 않고 있다.
㉢ 뎅기열은 해외유입감염병 중 가장 많은 질환이다. 국내 유입되는 뎅기열 환자의 98%는 동남아시아와 남아시아 지역을 여행 후 감염되었다.</td></tr>
<tr><td rowspan="3">예방 및 관리</td><td>환자 관리</td><td>㉠ 뎅기열은 사람에서 사람으로 직접 전파되는 질병이 아니므로 접촉자 관리나 소독 등은 필요 없고 검역대상 감염병도 아니다.
㉡ 환자가 감염된 지역을 조사하여 모기에 대한 방역과 미처 신고되지 않은 감염자를 확인하는 것이 필요하다.</td></tr>
<tr><td>유행시 조치</td><td>㉠ 유행지역에서는 급성발열기 환자가 감염원이 될 수 있으므로 모기가 접근하지 못하도록 차단하는 것이 중요하다.
㉡ 해외여행 시 여행지역에 뎅기열의 유행 여부를 확인하고 여행 전 이에 대비하는 것이 중요하다.</td></tr>
<tr><td>예방</td><td>㉠ 뎅기열이 유행하는 지역에서는 뎅기열을 매개하는 모기의 분포와 특성을 바탕으로 모기를 구제하는 것과 보건교육을 통해서 모기에 안 물리도록 하는 것이 예방에 가장 중요하다.
㉡ 뎅기열은 황열과 달리 아직 상용화된 백신은 없으며, 말라리아처럼 화학적 예방도 없다.</td></tr>
</table>

⑤ 지카바이러스감염증

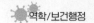

<table>
<tr><td colspan="2">병원체 및 임상적 특징</td><td>㉠ 병원체는 Flaviviruses 계열로, 지카바이러스에 감염된 이집트 숲모기에 의해 감염되며, 국내 서식하는 흰줄 숲모기도 매개 가능한 것으로 알려져 있으나 아직 국내유입 환자 수가 적고 감염된 모기가 확인된 적도 없어 국내 전파가능성은 매우 낮다.
㉡ 사람 간 전파는 산모에서 태아로 수직감염, 수혈, 성접촉, 그 외 감염된 체액에 접촉 등에 의해 가능하다.
㉢ 잠복기는 감염된 모기에 물린 후 2~14일
㉣ 특징 : 발진을 동반한 갑작스런 발열, 관절통, 결막염, 두통 등이 있으며, 증상은 3~7일 정도 지속되며 경미한 편이다.</td></tr>
<tr><td colspan="2">역학적 특성</td><td>㉠ 지카바이러스 감염증은 80% 정도가 불현성감염이다.
㉡ 지카바이러스 감염에 의하여 소두증 신생아 출산 증가와 길랑바레증후군의 증가경향이 있어 철저한 예방이 필요하다.
㉢ 최근 국내유입 환자의 대부분은 베트남, 필리핀 등 동남아시아지역 여행 후 감염되어 주의가 필요하다.</td></tr>
<tr><td rowspan="3">예방 및 관리</td><td>환자 관리</td><td>㉠ 환자는 충분한 휴식과 수분을 보충한다.
㉡ 모기를 통해 다른 사람에게 전파되는 것을 예방하기 위해 모기에 노출되는 것을 최소화해야 한다.
㉢ 치료 완료 후 최소 1개월 동안은 헌혈을 하지 말아야 한다.</td></tr>
<tr><td>유행시 조치</td><td>㉠ 감염이 발생한 국가를 여행하고 돌아온 후 2주 이내에 발열, 발진, 관절염, 충혈 등 의심증상이 생기면 의료기관을 방문하여 진료를 받으면서 해외 여행력을 반드시 이야기하여야 한다.
㉡ 바이러스는 정액을 비롯하여 소변, 타액 등 다양한 체액에서 장기간 생존하므로 해외 발생국가에서 돌아왔다면 무증상이어도 남녀 모두 귀국 후 6개월간 임신을 연기하거나 성관계 절제 혹은 콘돔을 사용하는 것이 바람직하다.</td></tr>
<tr><td>예방</td><td>㉠ 예방접종과 치료약이 없으므로 발생국가를 방문 시 모기에 물리지 않는 것이 최선의 예방이다.
㉡ 국내 발생에 대하여 감시체계를 철저히 운영하고 모기와 환자의 유입도 완벽하게 차단하여야 한다.</td></tr>
</table>

(5) 인수공통 감염병

① 렙토스피라증

병원체 및 임상적 특징		㉠ 병원체는 Leptospira 속으로 병원성 Leptospira interrogans와 독립생활을 하는 Leptospira biflexa로 구분되며, L. interrogans는 26종의 혈청군과 300종 이상의 혈청형이 밝혀져 있다. ㉡ 잠복기는 2~30일(보통 5~14일) ㉢ 대부분 경증의 비황달형이며, 5~10%는 중증 황달, 신부전, 출혈 등을 보이는 전형적인 웨일씨병을 보인다. ㉣ 특징 : 임상경과상 제1기(패혈증기)와 제2기(면역기)로 구별되며, 발병초기 증상은 갑작스러운 두통, 근육통과 압통, 오한을 자주 수반하는 발열이며, 패혈증기에는 비특이적인 인플루엔자 유사증상이 4~7일 있으며, 1~2일의 열소실기간 경과 후 제2기로 들어간다. 제2기는 IgM 항체의 생성과 함께 혈액 및 뇌척수액 등에서 렙토스피라균이 사라지고 뇌막증상, 발진, 포도막염, 근육통 등이 생기거나 자기 한정성 임상경과를 보이면서 회복된다. 제2기 동안 무균성뇌막염이 발생하는데 환자의 15~80%가 증상을 보이며 어른보다는 아이에서 더 흔하게 나타난다.
역학적 특성		㉠ 직업성 질환으로 농부, 사탕수수밭 종사자, 하수청소부, 광부, 수의사, 축산업자, 도축장종사자, 군인 등에서 감염되며, 환자는 대부분 남자다. ㉡ 국내는 1920년 창경궁 족제비에서 최초로 균이 분리되었다. 1982~1984년 농촌지역에서 폐출혈을 주증상으로 하는 환자들에게서 L. intero - haemorrhagiae가 분리되어 인체감염이 처음 확인되었다.
예방 및 관리	환자 관리	㉠ 감염된 동물의 오줌에 오염된 젖은 풀이나 흙, 물 등에 점막이나 상처 난 피부가 접촉될 때 전파된다. ㉡ 직접 접촉은 가축을 기르는 사람, 수의사, 농부 등의 직업과 관련된 집단에서 흔하다. ㉢ 농촌에서 가을에 홍수로 쓰러진 벼를 일으켜 묶는 작업을 공동으로 할 때 집단으로 발생하기도 한다. ㉣ 환자나 의심환자는 보건당국에 신고하여야 한다.
	유행시 조치	㉠ 위험환경에 노출되는 직업인들은 장갑과 장화를 신고 긴 소매가 달린 옷을 입도록 한다. ㉡ 환자 격리 시 혈액과 체액에 대한 주의가 필요하다. ㉢ 조기 항생제 치료가 필수적이며, 페니실린이나 테트라사이클린이 매우 효과적이다.
	예방	㉠ 주거환경에서 구서작업을 철저히 한다. ㉡ 가축에게 예방접종을 하면 질병은 막을 수 있지만 균이 배설되는 것을 완전히 막지는 못한다.

② 신증후군출혈열(유행성 출혈열)

구분		내용
병원체 및 임상적 특징		㉠ 병원체는 Hantann virus와 Seoul virus 등으로 발생빈도는 2:1 정도로 한탄바이러스 감염이 많다. ㉡ 잠복기는 5~42일(평균 2~3주) ㉢ 병태생리학적으로 발열기(3~5일), 저혈압기(1~3일), 핍뇨기(3~5일), 이뇨기(7~14일), 회복기(3~6주) 등 5가지 병기로 구분할 수 있다. ㉣ 특징 : 발열기(갑자기 시작하는 발열, 두통, 안구통, 요통, 안면홍조, 발병 후 3일째부터 점상출혈이 나타난다), 저혈압기(환자의 25~48%에서 나타나며, 갈증과 요통이 심해지고 심한 경우 혈압이 떨어지면서 의식장애가 나타나기도 한다), 핍뇨기(환자의 48~66%에서 나타나며, 쇠약감 갈증이 지속되고 구역, 구토, 복통이 악화된다. 요독증에 의한 출혈성 경향을 보여 요량이 감소하고 15% 정도는 무뇨를 보인다), 이뇨기(요량이 1~2일에 걸쳐 하루 1,000~2,000ml 이상으로 증가하며, 환자의 상태가 급격히 회복하며 대부분 증상이 없어진다), 회복기(소변량이 정상으로 돌아온 후 체력이나 일반상태가 호전되어 회복한다)
역학적 특성		㉠ 병원소는 등줄쥐와 집쥐이며, 사람은 우연감염이다. 감염된 설치류의 소변, 대변, 타액 등을 통하여 분비되는 배설물이 건조하여 먼지 등과 함께 부유하다가 호흡기를 통해 감염된다. ㉡ 사람과 쥐의 혈청검사로 세계적으로 분포하고 있다고 추정한다. 연중 발생하지만, 유행시기는 국내의 경우 10~12월이다. ㉡ 1951년 한탄강 주변의 한국전 참전병사에서 발생한 것이 최초 보고이며, 2001년 이후 꾸준하게 매년 300명 이상 발생하고 있다.
예방 및 관리	환자 관리	㉠ 환자를 통해 다른 사람에게 감염되었다는 보고는 없으며, 사람 간 감염되지는 않는다. ㉡ 환자나 의심환자는 보건당국에 신고하여야 한다.
	유행시 조치	㉠ 야외작업 시 보호장구를 착용하고 들이나 풀밭에 눕거나 옷을 벗어놓지 말아야 한다. ㉡ 야외활동 후 귀가 시 옷을 세탁하고 목욕한다. ㉢ 조기진단과 조기치료가 중요하다.
	예방	㉠ 설치류를 방제한다. ㉡ 군인 및 농부 등 직업적으로 한탄바이러스에 노출될 위험이 높은 경우, 또는 실험실에서 한탄바이러스를 다루거나 쥐실험을 하는 경우 및 야외활동이 많아 노출위험이 크다고 판단되는 경우에는 예방접종을 권고하고 있다.

Point

가을철 3대 발열성 질환

구분	신증후군출혈열	양충병(쯔쯔가무시)	렙토스피라
병원체	Hantaan virus	리케치아	렙토스피라 속의 여러 종(세균)
병원소	들쥐(등줄쥐)	털진드기	소, 개, 돼지, 쥐
전파방식	야생들쥐의 배설물(뇨, 타액)이 입으로 들어가거나 호흡기도로 흡입될 때 감염	감염털진드기에 물릴 때 감염	• 감염동물과 접촉할 때 • 감염동물의 분변에 오염된 물이 피부에 묻을 때 • 감염동물의 분변에 오염된 음식이나 물을 먹을 때
잠복기	12~16일	10~12일	약 10일
증상	발열, 기력상실, 식욕상실, 구토, 출혈, 저혈압, 단백뇨 배설, 신장기능 상실, 쇼크	두통, 고열, 결막염, 임파선 비대, 기침, 폐렴, 진드기 물린 곳에 딱지가 생김	발열, 오한, 두통, 심한 불쾌감, 구토, 근육통, 결막염, 황달, 신부전, 용혈성빈혈, 피부 및 점막출혈, 발진
감염기	사람 사이의 직접감염은 일어나지 않는다.	사람 사이의 직접감염은 일어나지 않는다.	사람 사이의 직접감염은 일어나지 않는다.
치료	대증요법	항생제 투여	항생제 등 투여
치명률	6%	1~4%	20% 이상

③ 브루셀라증

구분		내용
병원체 및 임상적 특징		㉠ 병원체는 Brucella abortus(소에 존재), B. melitensis(염소, 양, 낙타에 존재), B. suis(돼지에 존재), B. canis(개에 존재)로 국내 신고사례는 대부분 Brucella abortus이다. ㉡ 잠복기는 5일~5개월(보통 1~2개월) ㉢ **특징** : 열, 오한, 발한, 두통, 근육통, 관절통 등이며, 열은 아침에는 정상이고 오후나 저녁에 고열이 난다. 골관절계 합병증이 가장 흔하다.
역학적 특성		㉠ 가축과 부산물을 다루는 축산업자, 도축장 종사자, 수의사, 인공수정사 및 실험실 근무자에서 발생하는 직업병으로, 남자에서 많이 발생한다. 위생상태가 열악한 지역에서는 환경적 노출로 여자와 소아에서 발생이 많다. ㉡ 전파경로는 다양하여 감염된 동물의 점막 및 혈액, 대소변, 태반, 분비물 등과 접촉 시 혹은 오염된 우유 및 유제품을 생으로 섭취하거나, 육류를 생으로 먹고 감염될 수 있다. 실험실과 도축장에서는 공기감염으로 전파가 가능하다. ㉢ 사람 간 전파는 드물지만 성 접촉, 수직감염(분만, 출산, 수유 등), 수혈, 장기이식, 비경구적(주로 정맥주사) 경로 등으로 감염될 수 있다. ㉣ 1960년 사천 양돈장에서 브루셀라 수이스, 제주목장에서 유산된 소의 태아에서 브루셀라 아보투스를 분리하였다. 사람의 감염은 2002년 경기도 파주에서 41세 남자가 저온 살균처리하지 않은 생우유를 섭취하고 발열 등의 증상을 보여 국내 처음 블루셀라증 환자로 신고되었다.
예방 및 관리	환자 관리	㉠ 환자 상처의 분비물이 없다면 격리할 필요는 없다. ㉡ 환자나 의심환자는 보건당국에 신고하여야 한다.

	유행시 조치	㉠ 환자의 화농성 분비물과 이에 오염된 물품은 소독처리하여야 한다. ㉡ 스트렙토마이신과 독시사이클린 또는 라팜핀과 독시사이클린으로 6주간 치료하는 것이 효과적이다. ㉢ 해외여행 시에도 소 등 동물과 접촉을 피하고 소독이 되지 않은 우유와 유제품을 먹지 않아야 한다.
	예방	㉠ 가장 이상적 예방방법은 가축에서의 브루셀라 박멸이다. 현재 국내에서는 소의 불루셀라병을 조기에 진단 후 살처분하는 정책을 펴고 있다. ㉡ 예방을 위하여 우유 및 유제품은 살균하여 섭취하고, 고위험군에게는 교육을 실시하여 작업시 적절한 보호구와 보호복을 착용하도록 한다.

④ 탄저

병원체 및 임상적 특징	㉠ 병원체는 Bacillus anthracis(탄저균)으로 그람양성의 아포형성 막대균으로 비운동성 세균이고, 협막을 생성한다. ㉡ 임상증상은 균이 침범하는 부위에 따라 위장관 탄저, 피부 탄저, 폐(흡입) 탄저로 분류되며, 잠복기는 위장관 탄저(1~6일), 피부 탄저(1~12일, 보통 5~7일), 폐 탄저(1~43일, 최장 60일)이다. ㉢ **특징** : 위장관 탄저의 경우는 오염된 육류를 섭취한 후 발생하게 되는데, 초기에는 구역, 구토, 복통, 토혈, 혈변 등의 증상이 나타나면서 환자의 일부가 패혈증으로 진행하여 사망하게 된다. 피부 탄저의 경우는 포자가 피부상처를 통해 감염되면 초기에는 구진의 형태로 나타나서 1~2일 후에 수포, 농포, 괴사가 일어나며 탄저 농포라는 가피가 형성된다. 치료하지 않은 환자의 10~20%는 패혈증이나 수막염을 유발하여 사망할 수 있다. 폐 탄저의 경우는 탄저균을 이용한 생물테러 시 가능성이 높다. 초기에는 주로 미열, 마른기침 등의 상기도 감염증상을 보이며 후기에는 발열, 호흡곤란, 쇼크가 발생한다. 저혈압과 청색증으로 진행하면서 환자의 75%가 패혈성 쇼크에 의해 24시간 내 사망한다.
역학적 특성	㉠ 탄저는 동물 탄저가 흔한 아메리카의 중앙 및 남부, 유럽의 동남부, 아시아와 아프리카의 농업지역에 토착화되어 있다. ㉡ 병원소는 가축 및 야생동물이며, 이들이 죽을 때 흘리는 혈액으로 균이 퍼져나간다. 저항력이 매우 강한 아포를 형성하며, 아포로 오염된 토양 및 물건은 수십 년 간 감염력을 보유하고, 감염된 동물의 털이나 가죽도 오랫동안 아포를 가지고 있어 유행이 발생할 수 있다. ㉢ 위장관 감염은 오염된 소고기를 충분히 익히지 않고 먹을 때 생기며, 피부감염은 탄저로 죽은 동물의 조직과 접촉할 때나 오염된 털과 가죽으로 만든 양탄자나 오염된 흙과 접촉할 때 발생할 수 있다. 폐(흡입) 감염은 가죽이나 털을 가공하는 과정에서 탄저균 아포를 호흡기로 흡입하여 감염된다. ㉣ 선진국에서는 가축에 대한 철저한 예방접종으로 사람탄저는 거의 발생치 않고 있으나, 개도국에서는 수입한 동물 가죽이나 털로 만든 제품을 만드는 근로자나 감염된 동물을 다루는 수의사와 농부에게서 직업병으로 발생하고 있다. ㉤ 국내에서는 1905년에 탄저 발생에 대한 첫 기록이 있고, 2008년 경북 영천에

		서 소 1두에서 탄저가 발생하였으나 폐사된 소 관리를 철저히 하여 사람에서는 발생하지 않았다.
예방 및 관리	환자 관리	㉠ 탄저 환자에 대해서는 역학조사를 실시하여 감염원을 조치하고 테러가능성도 확인하여야 한다. ㉡ 피부 탄저환자는 이환기간 동안 접촉 격리(항생제 투여 시 24시간이면 감염력 없어짐)하고, 폐(흡입) 탄저환자는 이환기간 동안 호흡기 격리하고 환자 병변의 분비물과 이에 오염된 물품은 차아염소산염, 과산화수소, 과산화아세트산을 이용하여 소독한다. ㉢ 환자 치료는 즉시 페니실린G 400만 단위를 4~6시간 간격으로 7~10일간 정맥주사하는 등 항생제를 투여한다. ㉣ 공동노출원에 의한 추가환자 발생여부를 추적 조사하여, 접촉자 관리는 시프로플록사신 500mg을 1일 2회 또는 독시사이클린을 100mg 1일 2회 예방적 화학요법을 실시하고, 호흡기를 통해 노출되었을 때는 6주간 투여한다. ㉤ 환자나 의심환자는 보건당국에 신고하여야 한다.
	유행시 조치	㉠ 탄저균에 노출된 동물 가죽을 거래해서는 안 되며, 탄저균 감염이 의심되는 동물을 먹거나 사료로 쓰면 안 된다. ㉡ 탄저로 의심되어 폐사한 동물은 도살장에 보내 소각하는 것이 가장 좋은 방법이며, 묻을 때에는 깊게 묻은 뒤 5% 수산화나트륨이나 무수성 산화칼슘을 살포한다.
	예방	㉠ 위험지역에 있거나 탄저가 의심되는 동물은 항생제로 치료하고, 예방접종을 하여야 한다. ㉡ 오염된 털이나 가죽을 가공하는 사업장 근로자, 실험실에서 탄저균을 다루는 연구원, 생물무기에 노출될 위험이 있는 군인 등 고위험군은 예방접종을 권장하고 개인위생을 지키도록 교육하여야 한다.

⑤ 큐열

병원체 및 임상적 특징	㉠ 병원체는 리케차과 콕시엘라속의 그람음성 간균인 Coxiella burnetii이다. ㉡ 병원성은 낮지만 높은 감염력을 보여 매우 적은 수의 병원체만으로도 감염이 가능하며, 혹독한 환경에서도 생존 가능하며, 대식세포의 대식작용을 억제하여 면역체계를 벗어나 사람과 동물 몸속에서 생존하여 만성감염으로 진행되기도 한다. ㉢ 잠복기는 3~30일이다. 불현성감염이 50~60%를 차지하며, 현성감염도 경미한 경우가 많아 5% 정도만 입원치료가 필요하고, 감염에서 회복되면 평생면역을 갖게 된다. ㉣ 임산부는 자연유산이나 태아사망을 유발할 수 있으며, 심장판막질환을 가지고 있거나 혈관이식을 받은 사람, 면역저하자 및 만성 신장질환을 가진 사람들은 만성큐열로 잘 진행하여 심각한 합병증인 심내막염의 형태로도 나타나고, 만성큐열 환자의 65% 정도는 사망할 수 있다. ㉤ **특징** : 갑작스런 고열과 함께 오한, 심한 두통, 전신권태감, 근육통, 혼돈, 인

<table>
<tr><td colspan="2"></td><td>후통, 땀흘림, 가래 없는 기침, 구역, 구토, 설사, 복통, 흉통 등의 증상을 동반하며, 발열은 40℃ 까지 상승하고 1~3주간 지속되고, 체중감소가 상당기간 지속될 수 있다. 환자의 30~50%는 비정형 폐렴으로 진행할 수 있다. 장기간 발열이 지속되는 환자에서 간비대와 황달을 동반한 간염이 합병증으로 발생한다.</td></tr>
<tr><td colspan="2">역학적 특성</td><td>㉠ 병원소는 포유류, 새, 절지동물, 진드기 등이며, 인체 감염원으로 확인된 동물은 소, 염소, 양 등 가축과 개나 고양이 같은 반려동물도 드물게 감염원이 될 수 있다.
㉡ 전파경로는 감염된 소, 양, 염소 등의 젖, 대소변이나 출산 시 양수 및 태반을 통하여 병원체가 고농도로 배출되어 오염된 공기를 흡입하여 감염된다. 병원균이 포함된 입자는 바람을 타고 1km 이상 날아갈 수 있고, 소독하지 않은 오염된 유제품이나 식품을 먹어 감염될 수 있다.
㉢ 고위험군은 감염된 동물과 접촉할 기회가 많은 수의사, 축산물 가공업자, 축산업 종사자, 도축 종사자, 실험실 근무자 등이다.
㉣ 사람 큐열 발생현황은 2006년 6명을 시작으로 2015년 27명으로 증가 신고되었고, 감염자 중에는 축산업 종사자가 가장 많았다.</td></tr>
<tr><td rowspan="3">예방 및 관리</td><td>환자 관리</td><td>㉠ 환자의 격리는 필요 없지만 환자의 가래와 혈액, 또는 이에 오염된 물건들을 소독한다.
㉡ 치료로는 독시사이클린이 우선적인 선택치료제이며, 어린이는 클로람페니콜을 사용할 수 있다.
㉢ 환자나 의심환자는 보건당국에 신고하여야 한다.</td></tr>
<tr><td>유행시 조치</td><td>㉠ 소 작업 시 보호구와 보호복을 착용하고 상처가 있으면 동물과 접촉하지 않도록 주의한다.
㉡ 소가 출산 또는 유산 시 전파가 잘 일어나므로 출산 부산물 등은 소각하거나 매물처리하여야 한다.
㉢ 우유와 유제품은 먹기 전 또는 가공 전에 반드시 저온 살균소독하고 생고기를 먹지 않는다.
㉣ 작업 후 손 소독제를 사용하고 장비와 보호구를 소독한다.</td></tr>
<tr><td>예방</td><td>㉠ 가축과 사람에 대한 예방접종이 개발되어 있지만 국내에서는 실시하지 않고 있다. 동물이 큐열에 감염되지 않도록 노력해야 한다.
㉡ 고위험군에 대한 예방 및 관리, 보건교육이 필요하다.</td></tr>
</table>

(6) 만성감염질환

① 결핵

<table>
<tr><td colspan="2">병원체 및 임상적 특징</td><td>㉠ 병원체는 M. tuberculosis complex(결핵균복합체)로 M. tuberculosis(결핵균), M. bovis(소결핵균), M. africanum(아프리카결핵균)으로 구분되며, 우리나라에서 문제가 되는 것은 M. tuberculosis(결핵균)이다.
㉡ 결핵균의 증식은 산소분압과 관련이 있어서 폐첨부에서 잘 발생하는데, 결핵균은 환자가 기침하거나 호흡기 비말과 함께 나와 전파가 되고, 특히 비말의 수분성분이 마르고 남은 비말핵 형태로 공기 중에 떠다니며 상당기간 공기매개 전파를 일으킬 수 있다.
㉢ 활동성 결핵환자와 밀접한 접촉을 하는 경우는 33~65%에서 감염이 이루어지며, 환자가 도말양성인 경우 감염률이 더 높다. 일단 감염이 되면 10%는 발병하고 90%는 잠정감염으로 남게 된다.
㉣ 특징 : 발병해도 병변이 심하게 진행하기 전까지는 기침이나 객혈의 증상이 없고, 미열이나 야간발한, 피로감, 체중감소와 같은 비특이적 증상뿐이어서 조기발견이 어려워 유행관리가 어려운 질환이다.</td></tr>
<tr><td colspan="2">역학적 특성</td><td>㉠ 우리나라는 1995년까지 매 5년마다 전국결핵유병률 조사를 실시하였으나 효율이 크게 떨어져 2000년부터는 결핵감시체계를 도입하여 발생률 등을 파악하고 있다.
㉡ 2015년 신고된 환자의 연령별 발생률을 보면, 전체적으로 남자에서 여자보다 더 높고, 특히 고연령층에서 이런 경향은 두드러지나 20~30대에서는 남녀간 발생률 차이가 크지 않다.</td></tr>
<tr><td rowspan="3">예방 및 관리</td><td>환자 관리</td><td>㉠ 약물치료는 감수성 있는 약제를 병행해서 6개월 이상 치료해야 하고, 정균제보다는 살균제를 선택하는 것이 원칙이다.
㉡ 약물치료는 6개월 이상을 요하므로 치료에 대한 순응도와 약물의 부작용을 모니터링하고, 환자교육을 철저히 하는 것이 중요하다.
㉢ 일단 약물치료를 시작하면 급격히 감염력이 떨어지나 대부분의 2차 전파는 치료 전에 이루어지므로 조기진단이 중요하다.
㉣ 발견된 환자는 보건소에 신고한다.</td></tr>
<tr><td>유행시 조치</td><td>㉠ 결핵환자의 집락으로 유행이 자주 발견되는 곳은 학교 등 집단생활 시설들이다.
㉡ 환자의 동거가족 및 긴밀한 접촉자는 검진을 받도록 하고, 여기서 이상이 없더라도 의심되는 증상이 있으면 다시 검진을 실시한다.
㉢ 환자가족 내 6세 미만의 어린이가 있으면 이들을 대상으로 예방화학요법을 실시한다.
㉣ 6세 이상 접촉자의 경우는 결핵 감염자로 판단될 경우 예방화학치료를 실시한다.</td></tr>
<tr><td>예방</td><td>㉠ 우리나라 결핵관리에서 주안점을 두고 있는 것은 BCG 예방접종과 환자의 조기발견, 조기치료이다.
㉡ BCG 예방접종은 생후 1개월 이내에 접종한다.
㉢ 공기를 자주 순환시키거나 자외선(햇빛) 조사는 결핵전파를 낮출 수 있다.
㉣ 예방화학요법도 필요한 경우에 실시할 수 있는 예방법이다.</td></tr>
</table>

Point

❀ **Tuberculin 검사(소아나 유아기의 결핵균 감염여부 및 감수성 유무에 대한 피내주사에의 피부반응검사)**

1. OT(old tuberculin) test : 초기에 사용, Tuberculin액을 피내접종하여 48시간 후 발적 부위의 직경이 4mm 이하면 음성, 10mm 이상이면 양성
2. PPD(purified protein derivates : 결핵균의 배양에 의한 순화단백제) test : 최근 사용하는 피내주사에 의한 피부반응검사, PPD 접종 72시간 후 발적 부위의 직경이 10mm 이상이면 양성, 그 미만은 음성 (BCG 접종 실시)
3. 개방성 환자에 폭로된 후 3주일 이후에 투베르쿨린 반응에 민감

② B형간염

구분		내용
병원체 및 임상적 특징		㉠ 병원체는 Flaviviridae과의 Hepadna virus 중 HBV(Hepatatitis B Virus : B형간염 바이러스)가 원인병원체이며, 사람이 유일한 숙주다. ㉡ 상온에서 한 달 정도 생존하며, 90℃에서 1시간 정도 가열 시 전염력이 없어진다. ㉢ HBV 감염 시 신생아 감염의 90%, 5세 미만 감염의 30%가 만성으로 진행하며, 남아와 다운증후군, 세포면역이 떨어진 경우, 모체 HBeAg 양성 여부 등이 만성감염의 위험을 높인다. ㉣ 주산기 감염은 태반 감염보다는 분만 시 감염이 대부분이며, 오염된 주사기에 찔릴 경우 감염은 HBV가 10~60%로 다른 감염에 비해 높다. ㉤ 잠복기는 2~3달 정도 ㉥ **특징** : 급성간염인 경우 피로감, 식욕부진 등의 전구증상 후 황달 등이 증세가 나타나며, 만성간염의 경우는 대부분 임상적 증상이 없으나 만성감염자의 15~25%는 간경화나 간암으로 진행하는 것으로 추정되며, 세계적으로 간세포암의 80%는 HBV에 의한 것으로 추산된다.
역학적 특성		㉠ 우리나라는 1980년대 전 인구의 HBsAg 양성률이 7~8% 수준이었으나 이후 지속적으로 낮아져서 2014년까지 3% 수준을 유지해왔다. ㉡ 우리나라 건강보험자료를 이용해 추산한 급성 B형간염의 유병률은 2001년 인구 10만 명당 184명 수준이었으나 2007년 84명 수준으로 계속 낮아지고 있다.
예방 및 관리	환자 관리	㉠ B형간염 항원 양성인 산모로부터 감염된 신생아는 90% 이상에서 만성보균자가 되고, 40~50대에 만성간염이나 간경변증과 같은 간질환으로 진행한다. ㉡ 우리나라도 주산기 감염이 주로 문제가 되기 때문에 모든 산모에 대하여 B형간염검사를 실시하고, 그 결과에 따른 수직감염예방사업을 실시하고 있다.
	유행시 조치	㉠ 수직감염예방은 B형간염 항원 양성인 산모에게 태어나는 신생아에게 B형간염 백신과 면역글로블린을 주는 것으로 95%의 예방효과가 있다. ㉡ 현재 우리나라는 B형간염 항원 양성인 산모로부터 태어난 신생아에게 예방접종과 검사비를 국가가 지원하고 있다.
	예방	㉠ 1983년 백신의 도입과 1995년 모든 영아를 대상으로 한 예방접종은 경제적이고도 효과적인 예방방법이다. ㉡ 병원에 근무하는 의료인들은 수혈을 통한 감염의 예방과 병원 등 주사바늘에 노출되기 쉬운 환경에 대한 안전교육과 조치가 필요하다.

③ C형간염

<table>
<tr><td colspan="2">병원체 및 임상적 특징</td><td>㉠ 병원체는 Flaviviridae과의 Hepadna virus 중 HCV(Hepatatitis C Virus : C형간염 바이러스)가 원인병원체이며, 최소한 6개의 유전형과 100여개의 아형이 존재한다. 유전형에 따라 항바이러스제에 반응하는 정도는 다르다.
㉡ 잠복기는 2주~6개월(평균 6~9주) 정도로 길며, 간경화나 간암이 나타나기까지 약 20년 동안 만성감염이 지속될 수 있다.
㉢ 특징 : 초감염은 90% 이상이 무증상이거나 경미하지만, 감염자의 50~80%는 만성감염으로 발전, 이중 절반은 간경화나 간암으로 발전한다.</td></tr>
<tr><td colspan="2">역학적 특성</td><td>㉠ HCV는 전세계적으로 분포하며, WHO에서는 전 세계 인구의 2~3% 정도에 해당하는 1억3천만 명 ~ 1억7천만 명 정도가 HCV에 감염되어 있다고 추정하고 있다.
㉡ HCV의 감염률은 그 지역의 오염된 주사기의 공유 정도나 혈행성감염이 가능한 안전하지 않은 의료행위와 연관이 있다고 알려져 있다.
㉢ 병원소는 사람이다. 주 전파경로는 혈행성으로 오염된 혈액을 통한 수혈이나 혈액제제에의 노출, 침습적 의료행위에 사용되는 도구의 오염, 오염된 주사기의 공유, 비위생적인 침습적 전통의술 등이 주요 전파수단이며, 이외에 성접촉으로도 전파가 가능하다.</td></tr>
<tr><td rowspan="3">예방 및 관리</td><td>환자 관리</td><td>㉠ 환자의 치료는 리바비린과 인터페론을 같이 사용하는 것인데, 40~80% 정도에서 치료에 반응하며, 반응여부는 HCV의 유전형이 중요한 역할을 한다.
㉡ 그러나 리바비린은 기형아를 유발하기 때문에 임산부에서는 사용할 수 없다. 따라서 부작용에 대한 모니터링이 절대 필요하다.</td></tr>
<tr><td>유행시 조치</td><td>㉠ 노출 후 예방적 면역그로불린 투여도 효과적이지 않기 때문에 HCV의 노출을 피하는 것이 예방에서 가장 중요하다.</td></tr>
<tr><td>예방</td><td>백신은 아직 개발되어 있지 않다.</td></tr>
</table>

④ 후천성면역결핍증

<table>
<tr><td>병원체 및 임상적 특징</td><td>㉠ 병원체는 인체면역결핍 바이러스(Human Immunodeficiency Virus : HIV)이다.
㉡ HIV에 대한 감염여부를 판정하기 위해서는 항체검사를 하게 되는데, 항체미검출 기간은 감염 후 6~12주 가량 된다.
㉢ HIV에 감염된 사람은 평생 전염력이 있다. HIV는 공기나 물 또는 직장, 학교, 가정 등에서의 일상적 신체접촉을 통해서는 전파되지 않는다.
㉣ 특징 : 건강한 보균자로부터 각종 기회감염, 악성종양, 신경계통의 합병증까지 매우 다양한 임상증상이 나타나고, HIV 감염 자체보다 이로 인한 합병증이 주된 사망원인이 된다. HIV에 최초 감염되면 짧은 급성 HIV 증후군 과정을 거친 다음 오랜 기간의 무증상 잠복기로 접어들고 이 기간 동안 증상은 없고 혈중의 바이러스는 서서히 감소하지만 대신 림프조직내로 들어가서 활발한 증식을 계속하며 인체의 면역기능을 파괴시킨다. 면역기능의 파탄이 한계점에 도달하게 되면 여러 가지 합병증이 생기게 되는데 이 상태가 후천성면역결핍증 즉 AIDS인 것이다.</td></tr>
</table>

<table>
<tr><td colspan="2">역학적 특성</td><td>㉠ 1990년대 중반 항바이러스제제 병합요법이 도입됨에 따라 신규 HIV 감염자 수는 감소하게 된 반면에 생존자 수는 늘고 있는 추세이다.
㉡ 최근에 발생된 HIV 감염자들을 행태특성에 따라 구분해보면 대다수인 64%는 일반인들이었으며, 성매수자/감염인 파트너 16%, 남자 동성애자 8%, 정맥주사용 마약사용자 7%, 성매매 종사자 4% 순이었다.
㉢ 우리나라에서는 1985년 해외에서 근무하다가 귀국한 사람이 최초 HIV 감염사례로 확인된 이후 완만한 증가추세를 보여 2014년 기준으로 생존 HIV 감염인 수는 9,615명(남자가 92%)으로 우리나라 HIV 감염률은 다른 국가들에 비해서 낮은 수준으로 간주되고 있다.
㉣ 2014년 신고된 1,081명의 감염자 중 성별로는 남성이(12:1), 연령별로는 20대(32%)가 많았으며, 역학조사를 통해 전파경로가 파악된 653명 중 단 1명의 수직전파 사례를 제외하고는 모두 성접촉에 의한 전파였다.</td></tr>
<tr><td rowspan="3">예방 및 관리</td><td>환자 관리</td><td>㉠ HIV 감염자 진료비 지원 및 상담사업 운영 확대
㉡ HIV/AIDS 신고 및 보고체계 효율화</td></tr>
<tr><td>유행시 조치</td><td>㉠ 감염취약집단 대상 HIV 검진 및 상담 활성화
㉡ HIV/AIDS에 대한 차별적 인식 개선</td></tr>
<tr><td>예방</td><td>㉠ 우리나라는 1987년 후천성면역결핍증예방법을 제정하였으며 이 법률에 근거해 HIV/AIDS 예방 및 감염자 보호를 위한 제도를 운영해 왔다.
㉡ 1990년대 중반 항바이러스제제 병합요법의 도입을 계기로, 현재는 감염취약 인구집단의 자발적 HIV 검사 활성화, HIV 감염자에 대한 사회적 지지와 치료 접근성 보장을 위한 노력에 역점을 두고 있다.</td></tr>
</table>

Point

1. HIV 혈청검사 결과 해석

양성 검사결과의 해석	음성 검사결과의 해석
① AIDS바이러스에 대한 항체가 혈액에 존재한다. ② AIDS바이러스에 감염되었고 신체는 항체를 만든다. ③ 아마도 활동성 HIV를 몸에 가지고 있을 것이고 다른 사람들에게 바이러스를 옮길 수 있다고 가정해야 한다. ④ 반드시 AIDS를 가진 것은 아니다. ⑤ 앞으로 반드시 AIDS에 걸리는 것은 아니다. ⑥ AIDS에 대한 면역자가 아니다. ⑦ HIV혈청 양성이라면 혈액, 혈청, 신체장기, 정액을 기증하지 않는다. ⑧ HIV혈청 양성이라면 다른 HIV혈청양성인 사람과 비보호적인 성행위를 하지 않는다(교차 감염으로 질병의 심각성을 더 증가시킬 수 있으므로).	① AIDS바이러스에 대한 항체는 현재 당신의 혈액에 존재하지 않는다. ⓐ 당신이 HIV에 감염되지 않았거나 ⓑ HIV에 감염되었지만 항체를 만들어내지 않았음을 의미할 수도 있다. ② AIDS에 대해 계속적인 예방을 해야 함을 의미한다. ⓐ 음성 검사결과는 AIDS에 대한 면역이 있음을 의미하지 않는다. ⓑ 감염되지 않았다는 것을 의미하지도 않는다. ⓒ 단지 신체가 아직 항체를 생산하지 않았음을 나타낸다. ⓓ 주사바늘, 면도기, 칫솔, 성행위 기구 등이나 혈액에 감염된 물건을 같이 사용하지 않는다.

2. AIDS환자 교육내용

① 질환의 기본적 병태생리와 진행
② 약물의 사용목적, 용량, 효과, 부작용, 투여방법, 상호작용
③ 고단백질, 고칼로리식이로 최적의 영양상태 유지의 중요성
④ 좋은 위생상태의 유지와 그 중요성
⑤ 감염의 예방과 조기발견
⑥ HIV의 전파 예방방법
⑦ 보고해야 할 증상과 징후
⑧ 추후관리의 중요성
⑨ 지역의 AIDS기구의 이름과 위치
⑩ 다음과 같은 행위는 가능하다.
- 식탁에 같이 앉아 음식을 나누어 먹는 경우
- 서로 만지고 껴안고 악수를 하는 등의 신체적인 접촉을 하는 경우
- 몸을 가까이 대고 앉는 경우
- 같은 방을 사용하거나 공공시설을 같이 쓰는 경우
- 가벼운 키스
- 머리빗, 침대 시트, 수건, 옷 등을 같이 쓰는 경우
- 변기를 같이 사용하는 경우
- 목욕이나 샤워를 같이 하는 경우
- 식기를 같이 사용하는 경우

3. 질환의 특성

① HIV는 혈액, 정액, 타액, 눈물, 유즙, 뇌척수액에서 발견된다.
② HIV는 60℃이상, 20분간 자비소독 시 또는 표백제 사용 시 파괴가 가능하다

4. HIV감염자 관리

① 3개월 간격으로 면담하고 주소이전 등 변동사항이 있으면 수시로 연락이 되도록 한다.
면담 시 점검할 내용 : 건강상태, 결혼 여부, 주거변동 사항, 임신 여부, 경제적 사항, 현직업, 양성자로서 사회적응 유도, AIDS에 대한 지식, 전파방지를 위한 노력 등
② 배우자의 항체결과 음성인 경우 6개월 마다 반복검사를 하고, 6개월에 1회씩 면역기능 검사를 실시한다. 면역기능 저하 시 주의사항을 본인에게 통보하며, 필요 시 관리병원과의 연계를 확립시킨다.
③ 질병발생 시 즉시 관리병원에서 진료를 받을 수 있도록 하고 만일 에이즈로 발병되었을 경우 보건복지부에 보고한다.
④ **건강보호**: HIV감염자가 AIDS환자로 이행되는 과정을 지연시키기 위해 주로 약물요법과 적절한 섭생을 통한 영양관리가 실시되어야 한다.
⑤ 감염경로에 대해 역학조사를 즉시 실시하도록 한다.
⑥ 남편이 감염자라 하더라도 산모가 비감염자일 경우 그 신생아는 비감염상태이므로 혈액을 채취할 필요는 없다.
⑦ **항체 양성자가 출산했을 경우, 보건복지부에 HIV/AIDS 감염의심 신생아 · 유아의 추적검사** : HIV 감염확진을 위하여 출생 직후, 생후 4주, 4개월, 6개월, 12개월, 18개월 이상 주기로 검체를 질병관리청에 송부(채혈하기 어려운 경우 4주, 6개월 이상, 18개월)

⑤ 프리온 질환

구분		내용
병원체 및 임상적 특징		㉠ 프리온 질환은 신경세포막에 정상적으로 존재하는 단백질인 프리온의 3차원 구조의 병적 변환에 의해 발생하는 질환을 통칭하는 것으로, 사람과 동물에서 발생하며 퇴행성으로 발생하는 자연발생적인 질환 이외에도 유전적으로 발생하는 경우가 있고 감염병과 같이 숙주 간 전파에 의해 발생할 수 있다. ㉡ 사람에서는 1920년대 크로이츠펠트-야콥병(CJD : Creutzfeldt-Jakob Disease)이 처음 보고된 이래 가족형과 의인성 CJD가 보고되었고, 1950년대 파푸아뉴기니 고산부족에서 장기간 식인습관으로 인해 Kuru의 집단발병이 보고되었다. ㉢ **특징** : 프리온은 인체의 정상적인 구성원인 단백질로 이루어져 있음에도 불구하고 병원체와 같은 전파성을 보여 기존의 병원체 개념을 뛰어넘는 다음과 같은 특성을 가지고 있다. ⓐ 병적 프리온 자체가 감염력을 가져 인접한 정상 프리온을 변형시키면서 유전물질이 없이 전파가 가능하다. ⓑ 일반적으로 병원체를 파괴하는 데 사용하는 살균방법 및 고온처리는 프린온을 제거하는 데 무력하여 수술 및 수혈 등 의료행위의 안전성에 중요한 문제를 제기한다. ⓒ 전파에서 질병발생까지의 기간이 매우 길어 최소 수년 ~ 수십 년의 잠복기를 가져서 원인요인 노출시기와 질병발생 간의 관계를 밝히기 힘들어 예방대책 수립에 어려움이 많다. ⓓ 면역형성이 매우 약하거나 없고 항체검사 등 간단한 방법으로 질병을 선별하는 것이 현재로서는 매우 어렵다. ⓔ 매우 드문 질환임에도 치명률은 현재까지 100%이고 치료방법도 없다.
역학적 특성		㉠ 사람에서 프리온 질환의 발생은 세계적으로 백만 명당 0.5~1.5명 수준으로 지역과 인종에 무관하게 대체로 일정한 편이다. ㉡ 질병 이환기간이 짧고 치명률이 100%인 특성을 고려할 때, 사망률과 발생률은 시간 차이가 있는 점을 제외하고는 거의 같다. ㉢ 사람 프리온 질환 중 산발성 CJD는 85~87%, 유전형 CJD는 9~14%, 의인성 CJD는 1~5%를 차지하며, CJD 진단을 위해서는 반드시 부검 혹은 생검이 필요하다. ㉣ 국내에서는 2001년 크로이츠펠트-야콥병(변형 포함)을 지정감염병으로 지정하였고, 질병관리청 감시체계를 통해 신고된 환자들은 연간 30~60명 사이로 백만 명당 1명에 가까운 수준이나 아직 병리조직검사를 통해 진단받은 경우는 소수이고, 주로 생검에 의한 것이어서 사후 뇌은행 등을 통한 조직학적 진단율은 높지 않다. 최근 의인성 CJD와 GSS, FFI 등의 질환이 모두 보고되었으나 아직 vCJD는 보고된 적이 없다
예방 및 관리	환자 관리	희귀난치성질환에 포함되므로 국가의 의료비가 지원되며 범위의 확대가 필요하다.
	유행시 조치	㉠ 의료행위의 안전을 보장할 수 있도록 연구와 장기적인 대응책이 필요하다. ㉡ 효과적인 질병감시체계의 구축이 필요하다.
	예방	㉠ 식품을 통한 전파를 예방하기 위해서는 수입산 소 부산물의 철저한 검역과 관리가 필요하다. ㉡ 진단이 어려운 특성상 신경과 의사를 중심으로 감시체계를 구축하고 있으나 부검률이 매우 낮아 정확한 진단과 연구에 어려움이 있으므로 정확한 진단과 연구를 위해서는 부검센터의 활성화와 뇌은행의 설립이 필요하다.

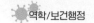

(7) 성접촉 매개 감염병

<table>
<tr><td>병원체 및 임상적 특징</td><td>
① 매독
㉠ 원인병원체는 매독균(Treponema Pallidum)이다. 성접촉이 주된 전파경로이나 수직전파와 혈액을 통한 전파도 비교적 흔하다.
㉡ 잠복기는 10일~3개월(보통 3주)
㉢ 매독균에 대한 노출 후 경과시간과 증상특성에 따라 1기 매독(노출 후 3주 경과된 후 통증없는 구진이나 궤양이 발생하는 것으로 2주~6주 후에 자연소실), 2기 매독(감염 6주~6개월 후에 열, 두통, 권태감, 림프절 종대를 동반한 피부병변 증상을 보이는 것으로 수주~12개월에 걸쳐 자연소실되며 장기간 동안 아무런 증상이 나타나지 않는 단계), 3기 매독(장기간의 잠복기를 거쳐 피부, 뼈, 간, 심혈관계, 신경계 등에 특징적 병변과 증상이 나타나는 상태), 잠복매독(임상증상이 나타나지 않는 감염상태)
㉣ 특징 : 선천매독은 대개 임신 4개월 후에 경태반 전파로 유발되는 것인데 생후 2년 내에 발병하는 조기 선천매독은 성인에서의 2기 매독과 비슷한 임상적 특징을 보이며, 후기 선천매독은 생후 2년 후 발병하며 Hutchinson 치아, 간질성 결막염, 군도 정강이 등이 특징적 소견이다
② 임질
㉠ 원인병원체는 임균(Neisseria Gonorrhoeae)이다. 성접촉으로 전파된다.
㉡ 잠복기는 2~7일이다.
㉢ 특징 : 남자는 화농성 요도분비물, 배뇨 시 통증, 요도입구 발적 등의 증상을 수반하는 요도염의 형태로 시작되어 요도주위 농양과 부고환염등과 같은 합병증을 유발하기도 하며, 여자는 초기증상은 경미한 편이며 주로 자궁경부염이나 요도염 관련증상이 나타나며 자궁내막염과 난관염 등의 합병증을 거쳐 불임을 초래하기도 한다.
③ 연성하감
㉠ 원인병원체는 헤모필루스 두크레이균(Hemophilus Ducrei)이다. 성접촉으로 전파된다.
㉡ 잠복기는 1~35일(통상 4~10일)
㉢ 특징 : 남녀 모두 성기궤양과 가래톳이 특징적인 병변이다. 가래톳은 성기궤양이 나타난 후 1~2주 후에 발생하며 심한 통증을 동반한다.
④ 클라미디아감염증
㉠ 원인병원체는 클라미디아 트라코마티스균(Chlamydia Trachomatis)이다. 성접촉으로 전파된다.
㉡ 잠복기는 1~3주이다.
㉢ 특징 : 임질과 거의 유사하며, 남성에게는 요도염으로, 여성에게는 농점액성 자궁경부염의 형태로 나타난다.
⑤ 성기단순포진
㉠ 원인병원체는 제2형의 단순포진 바이러스(Herpes Simplex Virus)이다. 성접촉으로 전파되는 성기부위의 수포성 피부질환이다.
</td></tr>
</table>

<table>
<tr><td colspan="2"></td><td>ⓛ 잠복기는 2~14일이다.
ⓒ 특징 : 초기 감염자들에게는 성기부위에 수포형성 후 궤양이 나타나기도 하지만 아무 증상이 없는 경우도 흔하며 궤양성 병변은 2~3주 이내 대부분 자연치유된다. 초기감염 후 바이러스가 신경절에 잠복하면서 평생 동안 잠복감염을 유지하다가 바이러스가 활성화되며 성기부위에 수포와 궤양을 형성하거나 무증상으로 바이러스를 분비하게 된다.
⑥ 뾰족콘딜로마
ⓐ 원인병원체는 사람유두종바이러스(Human Papilloma Virus : HPV)이다. 성접촉으로 전파되는 외음부의 사마귀성 피부질환이다.
ⓛ 잠복기는 2~3개월이다.
ⓒ 특징 : 내외음부, 회음부, 항문 주위의 육안으로 확인할 수 있는 융기된 병변이 특징적이며, HPV Type 16, 18, 31, 33, 35등은 자궁경부암의 발생과 관련성이 큰 것으로 알려져 있다.
⑦ 비임균성요도염
ⓐ 유레아플라즈마 유레알리티쿰(Ureaplasma Urealyticum) 등 임균 외 병원성 미생물 감염에 의한 요도염을 총칭. 성접촉으로 전파된다.
ⓛ 잠복기는 2~3주이다.
ⓒ 특징 : 빈뇨, 배뇨통, 농성 요도분비물, 요도불쾌감, 요도소양증 등이 나타나지만 무증상 감염도 많다. 합병증으로는 급성출혈성방광염, 전립선염, 정낭염, 부고환염, 요도협착 등이 있다.</td></tr>
<tr><td colspan="2">역학적 특성</td><td>ⓐ 우리나라의 성접촉매개감염병 감시활동의 근간이 되고 있는 표본감시는 2001년도부터 시작하여 2011년도부터는 의료기관 중 피부과, 비뇨기과, 산부인과 진료과목이 있는 의원 또는 병원급 의료기관을 시군구 단위의 인구 10만 명당 1개 기관의 비율(인구 10만 미만인 시군은 보건소만 지정)로 지정하고 있다.
ⓛ 표본감시기관으로부터 보고된 우리나라의 성접촉매개감염병 발생 건수는 총 보고된 표본감시 건수는 2002년 24,583건을 정점으로 2011년까지 지속적으로 감소하고 있는 경향을 보였으나 최근에 와서는 증가하는 양상을 보이고 있다.</td></tr>
<tr><td rowspan="3">예방 및 관리</td><td>환자 관리</td><td>ⓐ 성매개감염병 검진 대상자에 대한 정기검진 실시와 성매개감염병 감염취약집단에 대한 자발적 검진 유도
ⓛ 성매개감염병 환자에 대한 치료 지원</td></tr>
<tr><td>유행시 조치</td><td>ⓐ 성매개감염병 관리정책 수립을 위한 근거로서 표본감시 활성화 조치</td></tr>
<tr><td>예방</td><td>ⓐ 콘돔사용 등 안전한 성 행동의 실천, 조기 검진과 치료는 모든 성접촉매개감염병에 공통적으로 적용되는 기본적인 예방 및 관리원칙이다.
ⓛ 안전한 성 문화 확산을 위한 보건기관의 대국민 교육 홍보 및 콘돔 사용에 대한 사회적 마케팅</td></tr>
</table>

(8) 공수병

① **병원체** : 공수병 바이러스(Rabies virus)는 탄환모양의 향신경성 바이러스이므로 감염동물의 뇌조직 내에서 증식하며 치명적인 뇌척수염을 일으킨다.

② 발병기전

㉠ 광견병 감염동물이 물거나 할킨 교상 부위에 바이러스가 함유된 타액이 들어가면 교상 부위 근육세포에서 바이러스가 증식하게 된다.

㉡ 혈류나 임파관으로는 이동하지 않고 체내이동은 오직 신경섬유를 따라서 이뤄지며 뇌나 척수로 들어간다.

㉢ 보통 머리에서 가까운 부위를 물리면 잠복기가 짧아지는데 이는 뇌까지 도달하는 시간이 단축되고 이동방식 또한 척수를 거치지 않고 안면 혹은 두부의 뇌신경을 통해 직접 뇌로 침입하기 때문이다.

③ **전파양식** : 바이러스의 병원소는 야생동물이며, 사람에서는 종말 감염을 일으킨다. 광견병에 감염된 개, 고양이, 여우, 코요테, 자칼, 스컹크, 망구스 등의 포유동물이 병원소이고 이들의 타액이 감염원이 된다. 감염의 주된 경로는 광견병에 걸린 동물에 의한 교상으로 타액이 사람이나 다른 동물에게 전해짐으로써 일어나나 이외에도 타액에 의한 점막(눈, 코, 입)의 오염, 연무질을 통한 전파, 각막이식 등을 통해서도 전파가 가능한 것으로 알려져 있다. 광견병에 걸린 동물의 타액에 바이러스가 존재하더라도 양이 일정하지 않기 때문에 노출된 경우 모두 감염되는 것이 아니므로 발병률은 높지 않다.

④ **잠복기** : 잠복기는 대개 20~180일이며, 30~60일이 가장 많다. 짧을 때는 9일, 길게는 19년을 보고한 예도 있다. 75%에서 90일 이내에 발생한다.

	개	고양이	소	사람
잠복기	3~8주	2~4주	3~4주	20~90일 *수년에 이르는 경우도 있음

⑤ 주요 증상

㉠ 발병 초기에는 불안감, 두통, 발열, 권태감, 물린 부위의 감각이상이 생기게 된다. 2~10일 후에는 흥분, 불면증, 타액 과다분비 등의 증상과 부분적 마비, 연하근육의 경련 등에 의해 공수증(恐水症)으로 진행한다.

㉡ 중추신경계 증상이 나타나고 2~6일 이내에 섬망, 경련, 혼미, 혼수에 이르며 호흡근 마비 또는 합병증으로 사망한다.

⑥ 치료 및 환자관리

㉠ 일단 임상증상이 나타난 경우는 거의 100%에서 사망하며 특별한 치료법이 없다.

㉡ 혈류를 차단하고 독을 빨아낸다.

㉢ 비눗물로 철저히 세척하고 소독하며 괴사된 조직은 제거한다.

㉣ 필요에 따라 항균치료와 파상풍 예방접종을 실시하며, 상처는 어쩔 수 없는 경우를 제외하고는 봉합하지 않는 것이 원칙이다.

ⓜ 사람을 문 동물은 10일간 격리 관찰하며, 동물이 건강할 때는 예방접종을 하지 않아도 되며, 이상이 있으면 예방접종과 글로불린(HBIG)을 투여해야 한다.

ⓑ 상처소독

ⓐ 모든 교상(嚙傷) 환자는 교상을 당한 직후 소독비누(소독비누가 없을 경우 일반비누)를 이용해서 상처를 충분히 세척하도록 해야 한다.

ⓑ 의료기관에서는 교상 부위를 포비돈(povidone-iodine ; Betadine, Potadine), 알콜(isopropyl alcohol, ethanol) 등 항바이러스 효과가 있는 소독제로 충분히 소독해야 한다.

ⓒ 의료기관에서는 공수병 예방과는 별도로 임상적 상황에 따라 파상풍 예방에 대한 치료를 해야 한다.

ⓢ 교상 후 치료(Postexposure Prophylaxis) : 면역력이 없는 대부분의 교상 환자 치료

ⓐ 백신과 면역글로불린을 모두 투여해야 한다.

ⓑ 백신은 0, 3, 7, 14, 28일에 한 번씩 총 5회 투여한다.

ⓒ 면역글로불린은 0일에 한 번만 투여한다.

ⓓ 백신은 삼각근에 근주하고 삼각근 근주가 불가능한 유아의 경우 대퇴의 전외방에 근주한다.

ⓔ 백신은 둔부에 주사하지 않는다.

ⓕ 면역글로불린과 백신은 반대쪽에 주사한다.

ⓖ 면역글로불린은 가급적 교상 부위에 전량을 주사하되 불가능할 경우 잔량을 둔부에 근주한다.

ⓗ 백신의 투여량은 소아와 성인이 동일하다. 국내 시판 중인 VERORAB의 경우 1회에 1바이알(0.5mL)을 주사한다.

ⓘ 면역글로불린의 투여량은 몸무게 1kg당 20IU를 주사한다.

(9) 디프테리아

① 임상적 특징

㉠ 편도선, 인두, 후두, 비강, 때로는 다른 기관의 점막 또는 피부에 병변을 일으키는 급성 세균성 질환이다.

㉡ 국한된 디프테리아의 경우 목은 중등도로 아프며, 경부림프절의 종대가 있고 압통이 있다. 심한 경우 목에 종창이 생기는데 이를 황소목(bull neck)이라고 한다.

㉢ 후두 디프테리아는 유아와 아동들에게 위중한 반면 비강 디프테리아는 경미한데 만성적이고 한쪽 비강에서만 배설물이 나오며 점막이 벗겨진다. 불현성감염이 현성감염보다 많다.

㉣ 피부 디프테리아가 나타난 뒤 2~6주 후에 독소 흡수로 나타나는 결과는 뇌 및 말초운동과 감각신경들의 마비와 심근염인데 이들의 결과는 위중하다.

㉤ 예방접종을 하지 않은 15세 이하 아동에게 주로 발생하나 예방접종을 맞지 않은 어른에게도 자주 발생하는 온대지역에서는 추운 계절에 발생하는 감염병이다.

ⓑ 불현성, 피부 및 창상감염이 더 많다.

ⓢ 10세 이하 연령층에 주로 발생하고 근래에 와서는 고령자 발생이 증가하는 경향이 있다.

② **병원체** : Corynebacterium diphtheriae

③ **감수성 여부** : 쉬크검사(schick test)

④ **전파양식**

㉠ 환자와 보균자와의 접촉으로 전파, 즉 환자나 보균자의 비인두 분비물이 기침에 의해 수포의 형태로 직접 전파된다.

㉡ 드물게는 감염된 사람들의 병변부위에서 나온 배설물에 오염된 물건과의 접촉으로도 전파된다.

⑤ **잠복기와 전염기**

㉠ **잠복기** : 보통 2~5일 걸리며 더 길 수도 있다.

㉡ **전염기** : 전염기는 다양하며 보통 2주 또는 더 짧을 수도 있으나, 드물게 4주 이상 병변과 배설물에서 균이 검출될 수 있다. 항생제 치료는 감염력을 즉시 중지시킨다.

⑥ **감수성과 저항성** : 면역된 어머니로부터 출생한 영아들은 비교적 면역성이 높다. 그러나 이런 피동면역은 6개월 이내에 상실된다. 디프테리아를 앓고 난 뒤 항상 영구면역을 얻는 것은 아니며 불현성감염으로도 면역은 획득된다.

⑦ **증상**

㉠ **비 디프테리아** : 감기와 비슷, 전신증상 없이 혈액농성, 점액성 분비물

㉡ **편도, 인두 디프테리아** : 전신쇠약, 식욕부진, 인후통, 미열, 빈맥, 흰색 또는 회색 위막, 림프샘염

㉢ **후두 디프테리아** : 고열, 쉰목소리, 기침(개 짖는 소리), 기도폐쇄, 호흡곤란, 창백

⑽ 두창(Small pox), 천연두

① **병원체** : virus

② **병원소** : 환자

③ **전파** : 비말감염, 진애감염, 식품감염, 오염물질감염, 잠복기간은 7~17일 전후

④ **감수성 및 면역성** : 감수성은 전반적으로 높으며 병쾌 후에는 영속면역

⑤ **예방대책** : 검역과 예방접종의 철저한 관리가 필요한 질병

⑥ **특징**

㉠ 열, 전신발진, 구진(丘疹), 수포진(水疱疹)이 생기는 급성 감염병이다.

㉡ 병쾌 후에는 피부손상에 의한 콩알만한 흉이 남는다.

㉢ 1980년 WHO가 전세계적으로 근절되었다고 하였으나 1970년대까지도 아프리카, 아시아, 남미의 후진국에서는 많이 발생하고 있다.

㉣ 주로 추운 계절에 많이 유행되던 감염병이다.

(11) 발진티푸스

① 질병분포

㉠ 주로 비위생적인 환경에 살면서 몸이가 많은 추운 지방에 발생한다.

㉡ 1967년 말 이후 우리나라에서는 종식되었다.

② 원인균 : Richettia Prowazeki

③ 병원소 : 인간

④ 잠복기 : 10~14일

⑤ 전파경로 : 이→사람→이의 감염회전

⑥ 전파기간

㉠ 환자는 열이 나는 동안, 체온이 정상으로 회복된 후 23일까지 감염력이 있다.

㉡ 이는 감염된 사람의 혈액에 접촉한 뒤 26일까지 감염력이 있다.

⑦ 증상

㉠ 갑작스럽고 뚜렷한 두통, 오한

㉡ 1~2일만에 39~41℃의 발열

㉢ 많은 경우 변비

㉣ 발병 4~7일에 붉은 반점이 상체에 생기고 점차로 온몸으로 퍼지나 얼굴, 손바닥, 발바닥에는 없다.

⑧ 감수성과 저항성 : 누구나 감수성이 있으며 보통 한 번 앓고 나면 영구면역이 생긴다.

⑨ 환자 및 접촉자 관리대책

㉠ 치료제는 크로람페니콜이나 테트라싸이클린을 사용한다.

㉡ 치료는 열이 정상으로 돌아온 후 보통 2일간 실시한다.

㉢ 발진티푸스에 노출된 곳(환자의 옷, 환자거처)은 15일간 격리하여 살충제를 뿌린다.

㉣ 모든 접촉자는 2주 동안 감시하에 관찰한다.

⑩ 예방대책

㉠ 고위험군의 경우 살충제를 뿌린다.

㉡ 위생조건을 향상시킨다.

(12) 발진열

① 질병분포 : 쥐들이 많은 곳에서 주로 발생하며 특히 여름과 가을에 다발

② 원인균 : Rickettia Typhi

③ 병원소 : 쥐

④ 잠복기 : 1~2주

⑤ 전파경로

㉠ 쥐벼룩에 의해 사람으로 전파

㉡ 감염된 쥐에 의해 쥐벼룩이 감염된 후 우발적으로 쥐벼룩이 사람에게 기생하게 되어 전파

⑥ 전파양상 : 사람에서 사람으로는 전파되지 않는다.

⑦ 증상

㉠ 근육통, 발열

㉡ 초기에 기침, 가래는 없다.

㉢ 발병 3~5일에 붉은 반점이 상체에 생기고 점차 온몸으로 퍼지나 얼굴, 손바닥, 발바닥에는 없다.

㉣ 반점 : 발진티푸스보다 지속시간도 짧고 수효도 적다.

⑧ 환자 및 접촉자 관리

㉠ 격리는 필요치 않다.

㉡ 테트라싸이클린이나 크로람페니콜을 사용하면 48시간 내로 해열된다.

⑨ 예방대책

㉠ 쥐와 쥐벼룩을 없애도록 한다.

㉡ 고위험군의 경우 사백신 예방접종 1ml를 3번 주사할 수 있다.

(13) 성홍열

① 특징

㉠ 용혈성 연쇄상 구균에 의한 감염으로 급성 고열성 접촉성 질환이다.

㉡ 2~10세에 발생하고 1세 미만은 선천적 면역을 가진다.

㉢ 계절과 관계없이 발생하나, 우리나라에서는 5월 전후로 많이 발생한다.

② 원인균 : 용혈성 연쇄상 구균

③ 전파경로

㉠ 직접 접촉(환자 · 보균자 비말감염)

㉡ 이들이 접촉한 물건

㉢ 균에 의해 오염된 음식물(우유, 아이스크림 등)을 먹고 폭발적으로 발생할 수 있다.

④ 잠복기와 전염기

㉠ 잠복기 : 2~5일

㉡ 전염기 : 발병부터 회복기까지, 충분한 치료를 받은 지 2일 후까지 격리

⑤ 주요 증상

㉠ 전구증상

ⓐ 특징적 3가지 주요 증상으로 발열, 인후통, 구토

ⓑ 발열은 갑작스런 발열(38~40℃)로 시작

㉡ 질병증상(발진기)

ⓐ 발진은 선홍색의 작은 구진이 나타나는데, 전구증상이 있은 후 12~72시간에 나타난다.

ⓑ 목, 겨드랑이, 사타구니에 생기기 시작하고 몸체나 사지는 늦게 나타난다.

ⓒ 얼굴에는 별로 나타나지 않으며 입 주위는 창백하게 보인다.

ⓓ 팔꿈치나 사타구니 내측 부위는 진하게 충혈된 황선이 보이는데, 손가락으로 눌러서 없어지지 않으며 이를 Pastia증세라 한다.

ⓔ 혀는 1일에 회색의 막, 2일에는 막이 벗겨지며 붉은 유두가 보이고 5일에는 막은 없어지고 딸기 모양의 strawberry tongue이 된다.

ⓕ 경부임파부종

㉢ **낙설기** : 발병 후 2주경부터 딱지가 떨어지기 시작한다.

㉣ **합병증**

ⓐ 급성기 도중이나 후에 중이염, 경부 임파선염, 부비동염이 흔하게 합병

ⓑ 급성 사구체 신염이나 류마티스성 심장염은 연쇄상 구균에 대한 과민반응으로 생기는데 대개 감염 2~3주 후에 시작된다.

ⓒ 급성 사구체 신염을 진단하기 위해 소변검사를 발병 2주째부터 4주째까지 매주 한 번씩 해 보아야 한다.

⑥ **치료법**

㉠ 가정통신문을 통하여 환자관리에 대한 가정요법을 부모에게 교육한다.

㉡ 급성기에는 안정을 취한다.

㉢ **항생제 요법** : Penicillin, 과민환자는 erythromycin 투여

㉣ 음식은 유동식, 충분한 수분을 섭취한다.

㉤ 두통이나 인두통이 심하면 진통제를 투여한다.

㉥ **피부간호** : 온수목욕으로 피부활력을 증가, Olive기름으로 마찰한 후 목욕하면 심한 자극을 예방할 수 있다.

㉦ 따뜻한 식염수로 인후세척 및 경부임파선에 온습포 및 냉습포를 한다.

㉧ 환자의 모든 분비물과 기구는 태우거나 소독해야 하며 보균자도 주의 깊게 관찰한다.

⑦ **감수성 검사** : Dick test

⒁ 수막수균성 수막염

① **질병분포** : 온대 및 열대지역에서 모두 흔히 발생하며, 치명률이 높은 소아질환으로 알려져 왔으나 거의 사라져 가고 있다.

② **원인균** : Neisseria Meningitidis

③ **잠복기** : 2~10일

④ **전파경로** : 감염자나 보균자의 코나 인후에서 나오는 분비물로부터 직접 접촉으로 감염된다.

⑤ **증상**

㉠ 열, 심한 두통, 오심, 구토

㉡ 경부강직

㉢ 혼수, 갑작스런 쇠약

㉣ 점상출혈, 발진

⑥ **환자 및 접촉자 관리대책**

㉠ 치료제는 페니실린이나 앰피실린을 사용한다.

㉡ 치료 시작 후 24시간까지 절대 격리하며 환자의 분비물에 오염된 물건은 소독한다.

㉢ 감염자와 접촉한 사람은 48시간 동안 증상발현을 관찰한다.

⑦ **예방대책**

㉠ 감염자와의 직접 접촉을 피한다.

㉡ 사람들이 많이 모이는 곳을 피하고 개인위생과 전신적인 건강상태를 유지하도록 한다.

(15) 아메바성 이질(amoebic dysentery)

① **병원체** : Entamoeba histolytica

원충은 저항력이 약해 배출 후 12시간 이내에 사멸하고, 포낭은 저항력이 강해 분변 중에서 12일, 물 속에서 한 달간 생존 가능

② **감염원 및 감염경로** : 환자나 포낭 보유자 분변에서 원충이나 낭포 배출 → 채소나 음료수, 파리 등에 의해 전파

③ **잠복기** : 3~4주

④ **증상** : 발열이 없음, 설사(변 중 점액이 혈액보다 많음), 복통, 오한, 권태감

⑤ **예방** : 가열섭취, 소독철저

(16) 중증호흡기증후군(SARS)

① **병원체** : 사스코로나 바이러스(SARS-CoV)에 의한 급성 호흡기감염병

② **병원소** : 환자, 잠복기는 평균 5일

③ **임상증상** : 38℃ 이상의 발열이 있으면서 기침 또는 호흡곤란 등 호흡기 증상을 보인다.

④ **특성**

㉠ **전파경로** : 주된 경로는 환자와의 직 · 간접 접촉을 통한 비말전파(Droplet Spread)이며, 공기 중 전파(Airbone Spread)도 가능한 것으로 알려져 있다.

㉡ **잠복기** : 2~10일

㉢ 중국 광동성이 진원지이다.

㉣ 병원감염이 사스 유행의 특징이다.

㉤ 환자의 대부분은 성인이며, 소아에게서도 드물게 발병한다.

㉥ 발병 전에 전파된 사례는 보고된 적이 없다.

㉦ **치명률** : 4~6%

(17) 트라코마(Trachoma)

① 클라미디아 트라코마티스 감염에 의한 눈의 각막과 결막의 급 · 만성 감염병으로 시력장애 또는 실명의 원인이 될 수 있다.

② 병원체가 환자의 눈곱으로 감염되므로 환자가 사용한 수건 · 세면기 · 침구 등은 엄격하게 구

별하여 사용해야 한다.

③ **병원체** : Chlamydia trachomatis

④ **병원소** : 환자

⑤ **전파** : 감염자로부터 직접 또는 수건 등의 개달물을 통해서 전파

⑥ **잠복기** : 5~12일

⑦ **예방대책** : 면역방법은 없으며, 환자가 사용한 수건 및 세면기 등 생활용품의 공동사용 제한

(18) 파라티푸스

① **원인균** : 살모넬라 파라타이피

② **병원소** : 사람이 주 병원소이며 드물게 가축일 때도 있다.

③ **잠복기** : 장열형은 13주이고 위장염형은 110일이다

④ **전파경로**

㉠ 환자나 보균자의 대변으로부터 전파

㉡ 오염된 음식, 즉 고기, 우유제품, 조개 등으로부터 전파

⑤ **전파기간** : 보통 초발증상의 발현시기로부터 회복 후 수주 내지 수개월(보통 회복 후 12주) 동안 배설된다.

⑥ **증상**

㉠ 장티푸스보다 약한 증상

㉡ 기관지염, 오한, 두통, 근육통

㉢ 설사, 복통

㉣ 장출혈과 장천공 가능

㉤ 맥박 불규칙, 빈맥

⑦ **환자 및 접촉자 관리**

㉠ 파라티푸스 환자를 식중독으로 오진하여 제때에 치료하지 못하는 경우가 많다.

㉡ 균이 배출되지 않을 때까지 격리한다.

㉢ 기타 장티푸스 관리와 동일하다.

⑧ **예방대책**

㉠ 장티푸스 예방대책과 동일하게 관리한다.

㉡ 지역사회에 보균자가 있다면 하수도는 수시로 오염될 수 있다. 따라서 물이나 하수도의 균 유무 검사가 필요하다.

(19) 풍진

① **특징**

㉠ 홍역이나 성홍열과 비슷한 홍반성 발진을 동반한 비교적 경미한 전신적 감염질환이다. 소아들의 경우 전신적 증상이 없으나 성인은 미열, 두통, 전신 쇠약감, 감기, 결막염 등의 전구증상을 나타낸다. 특히 성인 여성에게 합병증으로 관절통이나 관절염이 발생한다.

㉡ 임신 초기 3개월에 걸리면 90% 이상에서 선천성 풍진증후군이 발생한다. 또한 태아 내 사망, 자연유산, 주요기관의 선천성 기형이 될 위험이 높다.

㉢ 겨울과 봄에 호발한다.

㉣ 예방접종이 시행되기 전에는 소아질환이었지만 이후 청년기나 성인에게 더 자주 발생한다(특히 수용소, 대학, 군대 내 유행 등).

② **원인균** : Togaviridae과의 Rubivirus속의 rubella virus(풍진바이러스)

③ **전파경로**

㉠ 감염자의 비인두 분비액의 비말(공기)이나 직접 접촉에 의해 감염된다.

㉡ 콧물이나 인두분비물로 오염된 물품에 의한 간접 전파

㉢ 선천적 감염

㉣ 선천성 풍진 증후군에 걸린 소아는 고농도의 바이러스를 배출하므로 중요한 감염원이 된다.

④ **잠복기와 전염기**

㉠ **잠복기** : 14~21일, 보통 18일

㉡ **전염기**

ⓐ 발진 출현 전 7일(전염력이 가장 강하다)~출현 후 7일

ⓑ 선천성 풍진아는 바이러스 배출기간이 1년 이상

⑤ **주요 증상**

㉠ **전구기**

ⓐ 귀 뒤, 목 뒤, 후두부의 임파절이 붓는 것이 특징이다.

ⓑ 만지면 아프고 발진 하루 전에 나타나 1~2주 계속될 수도 있다.

ⓒ 미열, 두통, 피로, 경한 호흡기 증세, 결막염 등

㉡ **발진기** : 임파절이 커진 후 나타난다.

ⓐ 처음에는 얼굴부터 나타나 2~3시간 내 머리, 구간, 전신(팔, 다리)으로 급속히 퍼진다.

ⓑ 발진은 첫날은 홍역과 비슷(엷고 깨끗한 분홍빛, 담홍색)하고, 둘째 날에는 성홍열과 비슷하나, 셋째 날에는 없어지는 것이 특징이다.

ⓒ 결막은 충혈되고 편도선이나 연구개가 발적되어 있다.

㉢ 임신 시 감염된 풍진은 경증이며 불현감염이 많다.

⑥ **치료법**

㉠ 대증요법

㉡ 충분한 휴식, 충분한 수분공급과 영양공급, Vit C.가 풍부한 음식섭취

㉢ **선천성 풍진 증후군** : 백내장, 심장질환(동맥관개존증, 심방중격결손, 심실중격결손), 귀머거리, 심한 지능박약을 동반하는 소두증

⑦ **예방법**

㉠ 일회의 생백신 접종으로 98~99%에서 평생면역을 획득할 수 있다.

㉡ 백신접종 후 일부 접종자의 비인두에서 백신바이러스가 분리되지만 전염력은 없으며, MMR백신의 일부로써 투여된다.

(20) 폴리오

① 질병분포

㉠ 소아와 청년에 주로 발생하는 것이 특징이며 장관점막의 내막세포에서 증식하고 분변으로 배설되어 생활환경을 오염시키므로 비위생적인 환경에서는 쉽게 감염된다.

㉡ 소아의 경우 대부분 불현성감염으로 면역을 얻게 된다.

② 원인균 : polio virus Ⅰ, Ⅱ, Ⅲ형이 있다.

③ 병원소 : 사람뿐이며 불현성감염인 사람, 특히 어린이의 경우가 대부분이다.

④ 잠복기 : 3~35일, 보통 7~14일

⑤ 전파경로

㉠ 환자와 불현성감염자의 인두분비물과 비말과의 직접 접촉에 의한다.

㉡ 우유, 음식물, 기타 인분에 오염된 물의 경구전파가 주요 경로이다.

⑥ 전파기간 : 현성, 불현성감염에 폭로된 3~6시간 뒤에 목의 분비물에서, 72시간 뒤에는 대변에서 각각 발견되며 목에서는 1주 가량, 대변에서는 3~6주 또는 그 이상 지속된다.

⑦ 증상

㉠ 열, 피로, 두통, 오심, 구토

㉡ 심한 근육통과 경련, 목의 강직

㉢ 대부분 하지에서 이완성 마비가 오거나 비대칭적인 것이 특징

⑧ 환자 및 관리대책

㉠ 환자 목의 분비물과 대변 및 오염된 물건은 소독한다.

㉡ 초기 통증완화를 위해 salicylate제제와 demerol을 투여한다.

㉢ 회복 후 마비된 근육에 물리요법 또는 외과적 치료를 한다.

⑨ 예방대책

㉠ 기본 예방접종은 2, 4, 6개월, 추가접종은 18개월, 4~6년에 실시한다.

㉡ 생활환경개선 및 개인위생수칙을 준수토록 교육한다.

(21) 페스트

① 질병분포 : 감염된 쥐와 벼룩에 폭로될 기회가 많은 특정 직업인에게 주로 발생할 가능성이 높다.

② 원인균 : 페스트 간균

③ 병원소 : 야생쥐

④ 잠복기 : 2~6일

⑤ 전파경로

㉠ 원인균에 감염된 쥐벼룩에 물렸을 때 전파된다.

㉡ 감염된 설치류나 토끼류를 다루었을 때 직접 전파된다.

㉢ 폐페스트에 걸린 사람의 호흡기 배설물로부터도 전파된다.

⑥ **전파기간** : 합병증인 폐렴에 걸리면 폐렴에 걸린 동안 전파된다.

⑦ **증상**

㉠ 발병 2일 이내에 서혜부, 액와부 등에 림프절 종창

㉡ 오한, 발열(39~40℃)

㉢ 구토, 설사, 빈맥, 불안

㉣ 2차적으로 폐렴, 폐수종

⑧ **환자 및 접촉자 관리대책**

㉠ 스트렙토마이신, 테트라싸이클린 혹은 클로람페니콜을 가장 흔하게 사용한다.

㉡ 폐렴 발병 시 적절한 환자격리를 실시한다.

㉢ 노출 의심자는 10일간 페스트관련 증상이 없는지 관찰한다.

㉣ 옷에 쥐벼룩이 없는지 확인이 필요하다.

⑨ **예방대책**

㉠ 사백신을 2~3회 예방접종할 경우 수개월간 방어능력을 가지며 추가접종이 필요하다.

㉡ 감염된 동물을 다루거나 베트남 농촌지역, 캄보디아, 라오스를 여행하는 사람은 예방접종을 권한다.

㉢ 적절한 쓰레기관리와 남은 음식관리로 쥐들이 침입하지 못하도록 하고 벼룩에 물리지 않도록 한다.

Point

감염병 진단법

① 장티푸스 - Widal Test
② 성홍열 - Dick Test
③ 디프테리아 - Schick Test
④ 한센병 - Lepromin Test
⑤ 매독 - Wassermann Test
⑥ 피부알레르기 - Patch Test
⑦ 발진티푸스 - Well-Felix Test
⑧ Aids - Elisa Test
⑨ 임파육아종증 - Frei Test
⑩ 결핵 - PPD 혹은 TB Test(Mantoux Test)
⑪ 생화학동정검사 - Coagulase test

Check

01 다음 중 가을철 야외에서 농부들이 좀진드기에 물려서 걸리는 질환은?

① 렙토스피라증 ② 발진티푸스
③ 브루셀라증 ④ 쯔쯔가무시증

해설 **쯔쯔가무시증** : 리케치아 쯔쯔가무시에 의해서 발생하는 감염병으로 털진드기의 유충이 그 지역을 지나가던 사람을 물어서 걸리게 된다.

정답 ④

02 다음 중 우리나라 가을철에 주로 발생하고 한탄바이러스가 병원체이고 등줄쥐가 매개체이며 등줄쥐의 타액, 소변, 분변이 공기 중 건조되어 사람의 호흡기를 통해 감염되는 질환은?

① 레지오넬라증 ② 렙토스피라증
③ 발진티푸스 ④ 신증후군출혈열

해설 **신증후군출혈열(유행성 출혈열)** : 들쥐의 배설물을 통하여 호흡기로 전염되나 사람에서 사람으로의 전파는 없다.

정답 ④

03 다음 중 중증급성호흡기증후군에 대한 설명으로 올바르지 못한 것은?

① 비말감염이 가능하다.
② 소아나 노약자가 취약하다.
③ 원인 바이러스는 코로나바이러스(SARS-CoV)이다.
④ 잠복기가 최대 10일을 초과하지 않는다.

해설 중증급성호흡기증후군에 취약한 자는 호흡기질환자이다.

정답 ②

04 다음 중 「후천성면역결핍증예방법」에 따라 후천성면역결핍증 감염인을 진단하거나 감염인 의 사체를 검안한 의사 또는 의료기관은 보건복지부령으로 정하는 바에 따라 얼마 이내에 진단 · 검안 사실을 관할 보건소장에게 신고하여야 하는가?

① 24시간 이내 ② 48시간 이내
③ 72시간 이내 ④ 7일 이내

해설 **후천성면역결핍증예방법 제5조 제1항**
감염인을 진단하거나 감염인의 사체를 검안한 의사 또는 의료기관은 24시간 이내에 진단 · 검안 사실을 관할 보건소장에게 신고하고, 감염인과 그 배우자(사실혼 관계에 있는 사람을 포함) 및 성 접촉자에게 후천성면역결핍증의 전파방지에 필요한 사항을 알리고 이를 준수하도록 지도하여야 한다. 이 경우 가능하면 감염인의 의사를 참고하여야 한다.

정답 ①

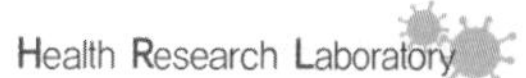

05 **2020년 우리나라 결핵 현황에 대한 설명으로 가장 올바른 것은?** 2022. 서울보건연구사

① 2014년부터 사망자 수는 감소하고 있으나, 발생자 수는 증가하고 있다.
② 객담도말검사의 민감도는 80% 이상으로 높은 편이다.
③ 모든 연령대 중 80대 이상에서 가장 많이 발생하였다.
④ 결핵은 「감염병의 예방 및 관리에 관한 법률」 상 제3급 법정감염병이다.

해설 ① 2012년 이후 결핵환자의 발생률은 감소하는 경향을 보인다.
② 객담도말 검사의 민감도는 50% 미만인 것이 단점이다.
④ 결핵은 「감염병의 예방 및 관리에 관한 법률」 상 제2급 법정감염병이다.

정답 ③

06 **다음의 설명에 공통으로 해당하는 감염병은?** 2021. 서울 7급 및 보건연구사 보건학

- 생물테러감염병 또는 치명률이 높거나 집단 발생 우려가 커서 발생 또는 유행 즉시 신고하고 음압격리가 필요한 감염병이다.
- 세계보건기구가 국제공중보건의 비상사태에 대비하기 위하여 감시대상으로 정한 질환이다.

① 에볼라바이러스병, 콜레라 ② 탄저, 황열
③ 두창, 신종인플루엔자 ④ 마버그열, 폴리오

해설 **1급 감염병과 세계보건기구감시대상감염병**

구분	내용
제1급 감염병	생물테러감염병 또는 치명률이 높거나 집단 발생의 우려가 커서 발생 또는 유행 즉시 신고하여야 하고, 음압격리와 같은 높은 수준의 격리가 필요한 감염병으로서 다음 각 목의 감염병을 말한다. 다만, 갑작스러운 국내 유입 또는 유행이 예견되어 긴급한 예방 · 관리가 필요하여 질병관리청장이 보건복지부장관과 협의하여 지정하는 감염병을 포함한다 (예 에볼라바이러스병, 마버그열, 라싸열, 크리미안콩고출혈열, 남아메리카출혈열, 리프트밸리열, 두창, 페스트, 탄저, 보툴리눔독소증, 야토병, 신종감염병증후군, 중증급성호흡기증후군(SARS), 중동호흡기증후군(MERS), 동물인플루엔자 인체감염증, 신종인플루엔자, 디프테리아).
세계보건 기구 감시 대상 감염병	세계보건기구가 국제공중보건의 비상사태에 대비하기 위하여 감시대상으로 정한 질환으로서 질병관리청장이 고시하는 감염병을 말한다 (예 두창, 폴리오, 신종인플루엔자, 중증급성호흡기증후군(SARS), 콜레라, 폐렴형 페스트, 황열, 바이러스성 출혈열, 웨스트나일열).

정답 ③

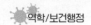

07 「보건복지백서(2019)」의 예방접종 관리사업 내용 중 다음에서 설명하는 사업은?

2021. 서울 7급 및 보건연구사 보건학

- 주요 감염 경로는 임신 28주에서 생후 1주까지의 감염, 오염된 혈액이나 체액에 의한 피부 및 점막을 통한 감염 등이 있다.
- 우리나라 어린이의 해당 사업 예방접종의 완전접종률은 95% 이상을 유지하고 있으며 관리가 성공적으로 이루어지고 있다.
- 이 결과는 WHO 해당 사업 관리 기준(5세 아동 표면항원 양성률 1% 미만)을 뛰어넘는 성과로, 2008년 서태평양 지역 국가 중 최초로 세계보건기구 서태평양 지역 사무처(WPRO)에서 해당 사업 관리 성과 인증을 받았다.

① 만 12세 이하 어린이 국가예방접종 지원사업 추진

② 인플루엔자 국가예방접종 지원사업

③ 어르신 폐렴구균 예방접종사업

④ B형간염 주산기감염 예방사업

해설 (1) **만 12세 이하 어린이 국가예방접종 지원사업 추진** : 예방접종 비용으로 인한 육아부담 경감 및 예방접종률 향상을 위하여 국가예방접종의 보장 범위를 보건소뿐 아니라 의료기관 이용자로 확대하는 시범사업(2005~2007년) 추진 및 관련 법령 제 · 개정 등으로 「어린이 국가예방접종 지원사업」 시행을 위한 제도를 정비하였다.

(2) **인플루엔자 국가예방접종 지원사업**

① 인플루엔자는 인플루엔자 바이러스에 의해 발생하는 질환으로 38℃ 이상의 갑작스러운 발열, 두통, 근육통, 피로감 등 전신 증상과 인두통, 기침, 객담 등 호흡기 증상을 나타낸다.

② 주로 12~4월까지 유행하며, 모든 연령에서 발생할 수 있지만 소아에서 발생률이 가장 높고, 합병증, 입원, 사망의 위험은 65세 이상 어르신, 소아, 만성질환자에서 높은 것으로 알려져 있다.

③ 집단생활을 하는 소아청소년의 경우 긴밀한 접촉으로 인해 전파 속도가 빠르고 지역사회 유행 확산의 주요 원인이 되어 지역사회 인플루엔자 전파방지를 목적으로 인플루엔자 우선접종 권장 대상에 생후 60개월~18세 소아청소년을 2017년 지정하였다.

(3) **어르신 폐렴구균 예방접종사업**

① 폐렴구균은 수막염, 균혈증, 폐렴 등 다양한 침습성 및 비침습성 질환을 유발하는 병원체로, 65세 이상 어르신에서 폐렴구균에 의한 침습성 감염질환 발생 빈도가 높은 것으로 알려져있다.

② 65세 이상 어르신에서 폐렴구균으로 인한 균혈증, 수막염 등의 침습성 질환이 발생할 경우 사망률은 60~80%에 이른다.

③ 침습성 질환 예방을 위해서는 예방접종이 가장 효과적 이지만 국내 성인의 폐렴구균 예방접종률은 15~23% 수준으로 낮다.

(4) **B형간염 주산기감염 예방사업**

① B형간염의 주요 감염 경로는 주산기(임신 28주에서 생후 1주까지) 감염, 오염된 혈액이나 체액에 의한 피부 및 점막을 통한 감염, 성 접촉 등이 있다.

② 국내 영유아의 B형간염 백신 접종률은 96~98%로, 우리나라에서 가장 중요한 감염경로는 B형간염 산모를 통해 이뤄지는 주산기감염이다.

③ B형간염 주산기감염 예방을 위하여 일반적으로 B형간염 전파 위험성이 높은 HBsAg 양성 산모에서 태어난 신생아에게 B형간염 백신을 단독 접종하는 방법과 B형간염 백신 접종과 면역글로불린을 동시에 투여하는 방법이 시행되고 있으며, 그 예방 효과는 각각 75~95%, 85~95%로 알려져 있다.

④ B형간염 주산기감염 예방을 위하여 2002년 7월부터 B형간염 표면항원 양성 산모에게서 태어난 신생아에게 예방접종 및 면역글로불린 투여 비용 및 항원 · 항체 검사비용을 지원하는 'B형간염 주산기감염 예방사업'을 실시하고 있다.

정답 ④

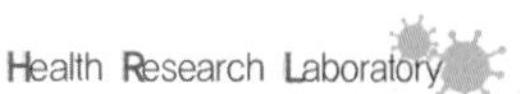

08 **다음에서 설명하는 호흡기 감염병은?** 2021. 서울 7급 및 보건연구사 보건학

- 급성 발열성 감염증으로 제2급감염병
- 병원체 : Streptococcus pyogenes
- 병원소 : 환자, 보균자
- 전파 : 비말에 의한 직접 전파, 손이나 물건을 통한 간접 전파
- 증상 : 전신 발진, 발열, 구토 등
- 치료 : 항생제 투여
- 예방관리 : 환경위생 및 개인위생 관리

① 풍진 ② 홍역
③ 유행성 이하선염 ④ 성홍열

해설 성홍열

구분		내용
특징		㉠ 용혈성 연쇄상구균에 의한 감염으로 급성 고열성 접촉성질환이다. ㉡ 2~10세에 발생하고 1세 미만은 선천적 면역을 가진다. ㉢ 계절과 관계없이 발생하나 우리나라에서는 5월 전후로 많이 발생한다.
원인균		용혈성 연쇄상구균(Streptococcus pyogenes)
전파 경로		㉠ 직접 접촉(환자·보균자 비말 감염) ㉡ 이들이 접촉한 물건 ㉢ 균에 의해 오염된 음식물(예 우유, 아이스크림 등)을 먹고 폭발적으로 발생할 수 있다.
잠복기와 전염기		㉠ 복기 : 2~5일 ㉡ 염기 : 발병부터 회복기까지, 충분한 치료를 받은 지 2일 후까지 격리
주요증상	전구증상	ⓐ 특징적 3가지 주요 증상으로 발열, 인후통, 구토가 있다. ⓑ 발열은 갑작스런 발열(38~40℃)로 시작한다.
	발진기	ⓐ 발진은 선홍색의 작은 구진이 나타나는 데 전구증상이 있은 후 12~72시간에 나타난다. ⓑ 팔꿈치나 사타구니 내측 부위는 진하게 충혈된 황선이 보이는 데 손가락으로 눌러서 없어지지 않으며 이를 Pastia증세라 한다. ⓒ 혀는 1일에 회색의 막, 2일에는 막이 벗겨지며 붉은 유두가 보이고 5일에는 막은 없어지고 딸기 모양의 Strawberry Tongue이 된다.
	낙설기	발병 후 2주경부터 딱지가 떨어지기 시작한다.
	합병증	ⓐ 급성기 도중이나 후에 중이염, 경부 임파선염, 부비동염이 흔하게 합병된다. ⓑ 급성 사구체 신염이나 류마티스성 심장염은 연쇄상 구균에 대한 과민 반응으로 생기는데 대개 감염 2~3주 후에 시작된다.
치료법		㉠ 항생제 요법 : Penicillin, 과민 환자는 Erythromycin 투여 ㉡ 음식은 유동식, 충분한 수분 섭취 ㉢ 따뜻한 식염수로 인후 세척 및 경부임파선에 온습포 및 냉습포

정답 ④

09 **다음 중 아래 감염병의 공통점으로 올바른 것은?** 2020. 제주보건연구사

> 변종크로이츠펠트-야콥병(vCJD), 중증급성호흡기증후군(SARS), 중증열성혈소판감소증후군(SFTS), 장출혈성대장균감염증, 동물인플루엔자 인체감염증

① 바이러스 감염병이다. ② 비말전파 감염병이다.
③ 인수공통 감염병이다. ④ 호흡기계 감염병이다.

해설 질병관리청 고시 질병관리청장이 지정하는 감염병 제5조 : "인수공통감염병" 11개
장출혈성대장균감염증, 일본뇌염, 브루셀라증, 탄저, 공수병, 동물인플루엔자 인체감염증, 중증급성호흡기증후군(SARS), 변종크로이츠펠트-야콥병(vCJD), 큐열, 결핵, 중증열성혈소판감소증후군(SFTS)

정답 ③

10 **다음 중 소화기계 감염병에 비해 호흡기계 감염병의 특징으로 가장 올바른 것은?** 2020. 보건복지부 특채 7급

① 세대기가 잠복기보다 짧다. ② 잠재기간이 잠복기보다 짧다.
③ 증상발현 후 격리효과가 높다. ④ 증상발현 후 치료효과가 낮다.

해설 ② 호흡기계 감염병은 증상발현 전에 균 배출이 시작되므로 잠재기간이 잠복기보다 짧다. 또한 호흡기계 감염병은 증상발현 후 격리효과가 낮고, 치료효과는 높다.

정답 ②

11 **다음 중 결핵에 관한 설명으로 가장 올바른 것은?** 2020. 경북보건연구사

① 객담과 비말감염으로 전파된다.
② 건조와 직사일광 및 열에 모두 강하다.
③ 학명은 클라미디아 투베르쿨로시스
④ 항산성간균으로 그람음성균이다.

해설 ② 건조에는 강하나 직사일광 및 열에는 약하다.
③ 학명은 마이코박테리움 투베르쿨로시스
④ 항산성간균으로 그람양성균이다.

정답 ①

12 **다음 중 우리나라 전역에 분포하고 있으며, 말라리아를 매개하는 모기는?** 2019. 서울 7급

① 작은빨간집 모기 ② 중국얼룩날개 모기
③ 토고숲 모기 ④ 흰줄숲 모기

해설 ① 일본뇌염, ③ 사상충, ④ 황열/뎅기열/지카바이러스감염증/치쿤구니아열/사상충증/웨스트나일열을 매개한다.

정답 ②

13 다음 중 소화기계 감염병과 호흡기계 감염병에 대한 설명으로 가장 올바른 것은?

2019. 전북보건연구사

① 소화기계 감염병은 균 배출보다 증상이 먼저 나타나므로 치료효과는 높은 반면, 격리효과는 낮은 편이다.

② 소화기계 감염병은 잠복기 말부터 증상이 일어나는 초기까지 균 배출이 가장 심하다.

③ 호흡기계 감염병은 균 배출이 먼저 있고, 증상은 나중에 나타난다.

④ 호흡기계 감염병은 증상이 사라진 뒤에도 균 배출이 일어난다.

해설 호흡기계 감염병은 잠복기가 길어 균 배출이 먼저 있고, 증상은 나중에 나타난다.

① 소화기계 감염병은 임상증상이 나타난 현성일 때 격리를 하면 균 배출을 차단하게 되어 격리효과가 높은 반면에, 균 배출로 확진판정을 내릴 때는 이미 임상증상이 끝나가므로 치료효과는 낮다.

② 소화기계 감염병은 증상이 사라진 뒤에도 균 배출이 일어난다.

④ 호흡기계 감염병은 잠복기 말부터 증상이 일어나는 초기까지 균 배출이 가장 심하다.

정답 ③

14 다음 중 아래의 내용에 모두 해당하는 감염병은?

2019. 서울보건연구사

가. 병원체는 rubella 바이러스이다.
나. 비말이나 공기감염으로 비부와 후두부로 체내 침입을 한다.
다. 우리나라 제2급감염병이다.
라. 임신초기에 이환되면 태아에게 영향을 주어 기형아를 분만하는 경우도 있다.

① 백일해 ② 소아마비
③ 수두 ④ 풍진

해설 **풍진**

(1) **특징**

① 홍역이나 성홍열과 비슷한 홍반성 발진을 동반한 비교적 경미한 전신적 감염질환이다. 소아들의 경우 전신적 증상이 없으나 성인은 미열, 두통, 전신 쇠약감, 감기, 결막염 등의 전구증상을 나타낸다. 특히 성인 여성에게 합병증으로 관절통이나 관절염이 발생한다.

② 임신 초기 3개월에 걸리면 90% 이상에서 선천성 풍진증후군이 발생한다. 또한 태아 내 사망, 자연유산, 주요기관의 선천성 기형이 될 위험이 높다.

③ 겨울과 봄에 호발

④ 예방접종이 시행되기 전에는 소아질환이었지만 이후 청년기나 성인에게 더 자주 발생한다. 특히 수용소, 대학, 군대 내 유행 등.

(2) **원인균** : Togaviridae과의 Rubivirus속의 rubella virus(풍진바이러스)

(3) **전파경로**

① 감염자의 비인두 분비액의 비말(공기)이나 직접 접촉에 의해 감염된다.

② 콧물이나 인두분비물로 오염된 물품에 의한 간접 전파

③ 선천적 감염

④ 선천성풍진 증후군에 걸린 소아는 고농도의 바이러스를 배출하므로 중요한 감염원이 된다.

(4) **잠복기와 전염기**

① 잠복기 : 14~21일, 보통 18일

② 전염기

ⓐ 발진 출현 전 7일(전염력이 가장 강하다) ~ 출현 후 7일

ⓑ 선천성 풍진아는 바이러스 배출기간이 1년 이상

(5) **주요증상**

① 전구기

ⓐ 귀 뒤, 목 뒤, 후두부의 임파절이 붓는 것이 특징

ⓑ 만지면 아프고 발진 하루 전에 나타나 1~2주 계속될 수도 있다.

ⓒ 미열, 두통, 피로, 경한 호흡기 증세, 결막염 등

② 발진기 : 임파절이 커진 후 나타남.

ⓐ 처음에는 얼굴부터 나타나 2~3시간 내 머리, 구간, 전신(팔, 다리)으로 급속히 퍼짐.

ⓑ 발진은 첫날은 홍역과 비슷(엷고 깨끗한 분홍빛, 담홍색)하고 둘째 날에는 성홍열과 비슷하나 셋째 날에는 없어지는 것이 특징

ⓒ 결막은 충혈되고 편도선이나 연구개가 발적되어 있다.

③ 분만 시 감염된 풍진은 경증이며 불현감염이 많다.

(6) **치료법**

① 대증요법

② 충분한 휴식, 충분한 수분공급과 영양공급, Vit. C가 풍부한 음식 섭취

③ 선천성 풍진 증후군 : 백내장, 심장질환(동맥관개존증, 심방중격결손, 심실중격결손) 귀머거리, 심한 지능 박약을 동반하는 소두증

(7) **예방법**

① 일회의 생백신 접종으로 98~99%에서 평생 면역을 획득할 수 있다.

② 백신접종 후 일부 접종자의 비인두에서 백신바이러스가 분리되지만 전염력은 없으며, MMR백신의 일부로써 투여된다.

정답 ④

15 **다음 중 간염에 관한 설명으로 가장 올바르지 못한 것은?** 2019. 서울 7급

① A형간염은 분변-경구 감염이 주된 감염 경로이다.

② B형간염은 수혈이나 오염된 주사기 및 모체로부터 수직감염이 잘 이루어진다.

③ B형간염은 주로 유행성 간염을 일으키고 대부분 쉽게 회복된다.

④ C형간염은 대부분 무증상으로 건강검진 등에서 우연히 확인되는 경우가 많다.

해설 ③ A형간염은 주로 유행성 간염을 일으키고 대부분 쉽게 회복된다.

정답 ③

16 **다음 중 홍역에 대한 설명으로 가장 올바르지 못한 것은?** 2018. 충북보건연구사

① 병원체가 공기 중에서 2시간 동안 생존이 가능하여 공기 매개 전파가 이루어진다.

② 병원체가 태반을 통과하기 때문에 수직감염이 가능하다.

③ 사람이 유일한 숙주로 인수공통감염병이 아니다.

④ 유행 주기가 10~20년으로 장기적인 추세변화에 해당한다.

해설 홍역은 2~3년마다 주기적으로 유행을 일으켜 주기변화(순환변화)에 해당한다.

정답 ④

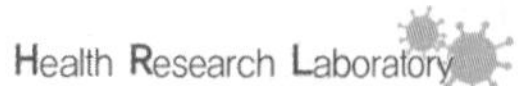

17 **다음 중 백일해에 관한 설명으로 가장 올바르지 못한 것은?** 2018. 전남보건연구사

① 국내에서 백신접종률이 높고, 1990년대 이후 백일해로 인한 사망례 보고는 없다.
② 비말핵을 통해 간접 전파되거나 비말에 직접 접촉하여 발생한다.
③ 심한 기침발작 후 숨을 들이쉴 때 특징적인 소리가 발생한다.
④ 카타르기, 경해기, 회복기 중에서 회복기가 가장 감염력이 강하다.

해설 ④ 호흡기감염병은 증상이 나타나기 전부터 균을 배출하는데 백일해에서도 1기 카타르기는 1~2주 지속되며 콧물, 재채기, 결막염, 눈물, 경미한 기침, 낮은 발열의 가벼운 상기도 감염 증상을 보이는 대신에 감염력이 가장 강한 시기이다.

정답 ④

18 **다음 중 겨울철에 쥐 배설물이 건조되어 먼지와 함께 공중에 떠다니다가 호흡기를 통해 사람에게 공기전파로 감염되는 급성발열성 질환은?** 2016. 전남보건연구사

① 렙토스피라증
② 신증후군출혈열
③ 중증열성혈소판감소증후군
④ 쯔쯔가무시증

해설 ② 신증후군출혈열은 등줄쥐의 배설물이 건조되면서 호흡기를 통해 전파되거나, 들쥐에 기생하는 좀진드기가 전파한다. 늦가을과 늦봄 건조기에 많이 발생한다.

정답 ②

CHAPTER 04 만성 퇴행성 질환

1 만성 퇴행성 질환의 개념

급성 전염성 질환에 대응하는 비전염성 질환을 의미하는 것으로 영속적인 불구상태나 회복 불가능한 병변, 재활을 위한 특별한 훈련이 필요한 만성 질환과 병리학적으로 퇴행성, 대사성 및 신생물들의 모든 질환을 합쳐서 만성 퇴행성 질환이라 한다.

2 만성 퇴행성 질환의 특성

(1) 호전과 악화를 반복하면서 불가역적인 병리변화를 동반한다.

(2) 질병발생 시점이 불분명하며 연령이 증가하면 유병률도 증가한다.

(3) 직집적인 요인이 존재하지 않으며 여러 요인이 복합적으로 작용하여 규명이 어렵고, 잠재기간이 길므로 일관성 있는 관리가 어렵다.

(4) 일단 발생하면 장기간(3개월 이상)에 걸쳐 치료와 감시를 요한다.

(5) 기능장애를 동반한다.

3 만성 퇴행성 질환의 위험요인

(1) 전염성 질환의 기왕력

① **포도상구균 감염** : 급성 류머티즘열, 심장질환 유발

② **매독** : 매독성 심질환 유발

③ **소아마비** : 마비

④ **임신 중 풍진** : 선천성 심질환, 백내장, 벙어리 유발

(2) 유전적 요인

당뇨병, 녹내장, 고혈압 유발

(3) 습관적 요인(기호성 요인)

① 과식이나 과다 지방식, 식염 과다섭취, 자극성 음식섭취, 과음, 운동부족 등의 일상생활 습관 : 비만, 식도암, 후두암, 고혈압, 당뇨병, 심장질환의 유발

② 흡연 : 만성 기관지염, 폐기종, 폐렴, 폐암 및 순환기 계통 질환 유발

③ 음주 : 간경화증, 간암, 동맥경화증, 뇌장애, 비타민 결핍증 유발

(4) 조산이나 출생 시 상해

정신박약, 신체장애

(5) 성별에 의한 차이

① 여자 : 류머티즘성 관절염, 당뇨병, 고혈압, 심질환

② 남자 : 관상심장질환, 만성호흡기질환

(6) 환경적 요인

대기오염, 소음, 방사선 노출 등의 환경요인

(7) 심리적 요인

불안, 긴장, 초조, 공포 등은 소화성 궤양, 고혈압 등 유발

(8) 직업적 요인

직업성 질환에 해당

(9) 사회 · 경제적 요인

부유층에는 당뇨병, 심장병, 유방암이 많고 빈곤층에는 결핵, 장티푸스, 위암, 자궁암이 많다. 동양인에게는 위암, 간암, 자궁암이 많고 서양인에게는 폐암, 유방암, 장암이 많다.

4 만성 퇴행성 질환의 예방

(1) 1차 예방

1차 예방에 필요한 직접원인이 밝혀지지 않아 예방이 어렵다. 현재까지는 금연이나, 금주, 체중조절, 운동, 보건교육을 통하여 질병의 원인이 되는 환경적 요인과 내적 요인을 미리 제거하여 질병발생을 사전에 예방하도록 하는 활동이 1차 예방활동으로 행해진다. 1차 예방의 효과는 발생률 감소로 측정할 수 있다.

Check

01 다음 중 만성병의 예방대책으로 발생률 감소방안은?

① 예방접종, 건강검진 ② 예방접종, 금연교육
③ 재활, 건강검진 ④ 재활, 금연교육

해설 발생률 감소방안은 1차 예방활동으로 행하여진다.

정답 ②

Point

만성질환의 예방대책

1. 장기간에 걸친 건강위험행태와 밀접한 관련이 있어 이에 대한 교정을 통해 만성질환 발생의 70~90% 예방 가능
2. 만성질환의 가장 효과적인 전략
   ① 식생활의 개선
      ㉠ 저식염식 1일 10g 이하, 식품을 골고루 섭취
      ㉡ 동물성 지방섭취 제한, 섬유질이 많은 자연식 섭취
   ② 규칙적인 운동
      ㉠ 체내 신진대사를 돕고 체중을 안정시킴
      ㉡ 신체 각 장기의 기능을 촉진하고 정신적인 스트레스를 해소시킴
   ③ **충분한 수면과 휴식** : 하루 7시간 정도 적당(7시간 수면이 관상동맥실환 가장 낮음)
   ④ 절주와 금연
      ㉠ 술은 특히 간과 뇌에 많은 영향을 줌(알코올은 간에서 지방침윤과 간염 유발, 중추신경억제)
      ㉡ 관상동맥질환 등에 긍정적인 면도 있어 적당량 마시는 것이 중요
      ㉢ 흡연은 중독성을 보이고 각종 질병발생과 밀접한 관련이 있음(흡연자가 비흡연자에 비해 평균 8.3년 단명, 폐암발생은 약 10배)

생애주기별 운동지침

1. 10대
   ① 신체의 성장시기이므로 놀이를 통한 운동으로 신체의 균형을 골고루 발달시켜야 한다.
   ② 배드민턴, 야구, 축구, 농구, 탁구 등 단체운동이 좋다.
2. 20대
   ① 심폐지구력, 근력, 순발력, 평형성 등 모든 체력이 최고수준에 도달될 수 있도록 균형 잡힌 운동을 실시해야 한다.
   ② 유산소 운동과 무산소 운동을 병행해서 실시하는 것이 좋다.
   ③ 심폐기능을 향상시키는 달리기, 등산, 수영, 줄넘기, 에어로빅댄스, 구기종목으로는 농구, 축구, 테니스 등 자신이 좋아하는 것을 선택하는 것이 좋다.
3. 30대
   ① 이때의 운동은 필수적이다.
   ② 일상생활에서 쉽게 할 수 있는 팔굽혀펴기, 윗몸 일으키기, 앉았다 일어서기 등의 근력운동과 가까운 거리 걸어가거나 출퇴근 시 계단을 이용하여 최소한 30분 정도 운동을 실시하여야 심폐기능을 유지할 수 있다.

4. 40대
   ① 이 시기에는 즐기기 위한 운동보다는 치료를 위한 운동이 필요한 시기이다.
   ② 비만과 만성질환 예방을 위해 식사조절과 함께 규칙적인 운동을 통해서 체지방을 조절해야 한다.
   ③ 운동을 다시 시작하는 사람은 전문가에게 운동부하검사, 심전도, 임상검사 등을 받아 불의의 사고를 막아야 한다.
   ④ 체중을 조절하기 위해 달리기, 등산, 배드민턴, 수영, 테니스 등의 유산소 운동을 중심으로 낮은 강도로 30~40분 이상 실시하여야 한다.
   ⑤ 특히 40대 여성은 골밀도가 감소하는 시기이므로 골다공증 예방을 위해 유산소성 운동을 병행해야 한다.

5. 50대
   ① 이 시기는 만성질환 위험인자를 1~2개 이상 갖고 있다. 그러므로 경쟁심을 유발하는 운동을 삼가고 만성질환을 다스리면서 운동을 실시해야 한다.
   ② 전문의사와 운동처방사가 상의하여 과학적인 운동프로그램을 실시하되 운동초보자, 골다공증, 관절염 환자 등 만성병 환자는 수영, 자전거 타기 등의 유산소 운동이 필요하다.
   ③ 오십견이 있는 사람은 유산소 운동과 함께 스트레칭과 맨손 체조로 전신의 근육을 부드럽게 해주면서 관절의 움직임을 향상시킬 수 있다.

6. 60대
   ① 스트레칭운동은 근육을 부드럽게 유지하고 관절의 뻣뻣함을 예방하여 요통을 방지한다.
   ② 스트레칭과 더불어 가장 좋은 운동은 신선한 공기와 더불어 자연 속에서 걷고 산책하는 등산이 좋으며 무릎이 아플 때는 수영, 수중운동이 좋다.
   ③ 규칙적인 운동은 당뇨병 관리, 체지방 감소, 근력과 움직임 향상, 심폐기능 향상, 우울과 불안증 개선에 효과가 있다.

중년기 여성의 중재

1. 운동
   ① 체력평가에 근거한 운동처방을 받아 규칙적인 운동을 하도록 지도한다.
   ② 운동은 심폐기능 및 근력을 강화하고 체중을 조절해 주며 혈액순환 촉진, 혈중 콜레스테롤 제거, 골다공증을 지연시킨다.
   ③ 걷기, 달리기, 댄스, 테니스, 골프, 수영 등이 권장된다.
2. 영양관리
   ① 인의 섭취량과 과도한 단백질 섭취를 제한하고 칼슘과 마그네슘의 섭취를 늘린다.
   ② 빈혈의 경우 철분, 비타민 B12, 엽산 및 기타 무기질을 보충한다.
3. 심리, 정서적 지지
4. 다양한 관리방법
   ① 호르몬 대치요법
   ② 약초 및 약물요법
   ③ **생식기 위축 해결방법** : 케겔운동, 질 윤활제, 수분섭취 장려
5. 유방암과 자궁암 진단의 중요성 교육
6. 고혈압, 당뇨, 관절염 등 만성질환 예방 및 관리 교육 실시

(2) 2차 예방

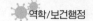

조기 발견을 위한 집단검진 사업이 2차 예방활동이라 할 수 있다. 대부분의 만성 퇴행성 질환은 2차 예방에 치중한다. 2차 예방의 효과는 유병률 감소로 측정할 수 있다.

(3) 3차 예방

질병으로 인한 불능과 조기사망을 감소시키는 것이다. 3차 예방의 효과는 사망률 감소로 측정할 수 있다.

5 연령별 사인순위(2020)

순위	총계	1~9세	10대	20대	30대	40대	50대	60대	70대	80대
1	암	암	자살	자살	자살	암	암	암	암	암
2	심장 질환	운수 사고	암	암	암	자살	자살	심장 질환	심장 질환	심장 질환
3	폐렴	선천성 기형	운수 사고	운수 사고	심장 질환	간질환	심장 질환	뇌혈관 질환	뇌혈관 질환	폐렴
4	뇌혈관 질환									
5	자살									

6 집단검진

(1) 정의

질병의 조기진단을 위해 증상이 없는 건강한 사람들 중 질병을 가진 사람을 신속하고 정확하게 가려낼 수 있는 선별검사가 있어야 하며, 이 검사를 지역사회 인구집단에 적용할 때 집단검진이라 한다.

(2) 집단검진의 조건

① 질병의 발생 및 자연사가 알려진 질병이어야 한다.
② 증상이 나타나기 전 병리상태를 파악할 수 있는 검사방법이 있어야 한다.
③ 검진방법은 신뢰도, 타당도, 예측도가 높아야 한다.
④ 검사가 건강한 사람을 대상으로 하므로 검사방법 자체가 기술적으로 시행이 쉽고, 검사의 단가가 싸며, 일반대중에게 검사방법 자체가 받아들여질 수 있는 것이어야 한다.

⑤ 조기 발견한 질병에 대해 효과적인 치료방법이 있어야 하고 발견 후 진단과 치료에 쓰이는 경비가 일상적인 의료비에 준해 저렴해야 한다.
⑥ 선별해 내려는 상태는 중요한 건강문제여야 하고 질병 자체가 흔해서 국민건강에 차지하는 비중이 커야 한다.

(3) 집단검진의 목적

① 집단검진을 통하여 어떤 지역사회의 유병률과 질병상태를 정확히 파악하고, 질병발생 시 관계되는 요소를 규명할 수 있으며, 질병 전체의 규모나 발생양상을 알 수 있는 많은 정보를 얻을 수 있다.
② 집단검진으로 질병의 조기상태를 파악하면 그 질병의 자연사나 발생기전을 이해하는 데 도움이 된다.
③ 집단검진의 가장 중요한 목적은 조기검진이라 할 수 있는데, 많은 질병에서 조기진단을 하여 조기에 치료함으로써 생명의 연장과 질병의 치유에 도움이 된다.
④ 집단검진을 실시하는 과정에서 주민에게 질병발생에 대한 지식과 예방의 중요성을 인식시키고 정기적인 건강진단을 받도록 유도할 수 있다.

(4) 선별검사의 이익을 제시하는 산출지표

① 선별검사를 받은 집단(개인)의 사망률 감소
② 선별검사를 받은 집단(개인)의 치명률 감소
③ 선별검사를 받은 집단(개인)의 합병증 감소
④ 선별검사를 받은 집단(개인)의 삶의 질 개선
⑤ 선별검사를 받은 집단(개인)의 재발과 전이의 예방 또는 감소

(5) 집단검진 도구의 평가

검사결과	질병		계
	있다(+)	없다(−)	
양성(+)	A 진양성	B 위양성(가양성)	A+B 총 검사 양성 수
음성(−)	C 위음성(가음성)	D 진음성	C+D 총 검사 음성 수
계	A+C	B+D	총계(A+B+C+D)

Point

1. 진단기준을 낮추었을 때 정확도의 변화(구분선이 아래로 이동)
   ① A, B, A+B는 증가하고, C, D, C+D는 감소한다.
   ② A+C, B+D, A+B+C+D는 변함이 없다.
   ③ 검사양성자 수는 증가하고 검사음성자 수는 감소한다.
   ④ 민감도는 증가하고, 특이도는 감소한다.
   ⑤ 위음성도는 감소하고, 위양성도는 증가한다.
   ⑥ 예측도에는 변화가 없다.
2. 유병률이 증가할 때의 정확도의 변화(구분선이 오른쪽으로 이동)
   ① A, C, A+C는 증가하고, B, D, B+D는 감소한다.
   ② A+B, C+D, A+B+C+D는 변함이 없다.
   ③ 민감도, 특이도, 위음성도, 위양성도는 변화가 없다.
   ④ 양성예측도는 증가하고, 음성예측도는 감소한다.
   동일한 민감도와 특이도를 가진 검사법이라도 그 양성예측도와 음성예측도는 대상 인구집단의 유병률에 따라 다르게 되는 현상을 보이게 된다. 일반적으로 해당 질병의 유병률이 높은 집단에서는 양성예측도가 높아지고, 음성예측도는 낮아지는 경향이 있다.

정확도의 척도	유병률이 증가할 때	유병률이 감소할 때
양성예측도	증가	감소
음성예측도	감소	증가
민감도	변화없음	변화없음
특이도	변화없음	변화없음
위양성	변화없음	변화없음
위음성	변화없음	변화없음

3. 타당도 요소의 관계

유병률 변화에 따른 비교	민감도 변화에 따른 비교 (동일한 특이도)	특이도 변화에 따른 비교 (동일한 민감도)
유병률 ↑	유병률 ↔	유병률 ↔
민감도 ↔	민감도 ↓	민감도 ↔
특이도 ↔	특이도 ↔	특이도 ↓
양성예측도 ↑	양성예측도 ↓	양성예측도 ↓↓
위양성 ↔	위양성 ↔	위양성 ↑
위음성 ↔	위음성 ↑	위음성 ↔

4. 검진도구의 조건
   ① 민감도와 특이도의 적절한 수준은 환자를 발견하지 못하는 경우(위음성)와 질병이 없는 사람이 환자로 구분되는 경우(위양성)의 중요성에 따라 결정해야 한다.
      ㉠ 위음성을 줄여야 하는 경우는 환자를 놓쳐서 초래되는 대가가 큰 경우 즉, 질병이 중하거나 명확한 치료가 있는 경우(페닐케톤뇨증, 암), 질환이 전염될 수 있을 때(매독), 특이도의 희생을 감수하더라도 민감도를 증가시켜야 한다.
      ㉡ 위양성을 줄여야 하는 경우는 집단검진에서 양성으로 나온 사람들이 복잡하고 매우 비싼 정밀검사를 받아야 되어서 의료체계에 부담을 주게 되는 경우나 집단검진에서 양성의 판정이 낙인이 되어 문제를 일으킬 수 있을 때, 민감도의 희생을 감수하더라도 특이도를 증가시켜야 한다.

② 민감도와 특이도는 유병률과도 관련이 있다.
㉠ 유병률이 높은 지역은 질병자가 많아 위양성 문제가 생길 가능성이 낮아 민감도가 높은 검사가 유리하다.
㉡ 유병률이 낮은 지역은 질병자가 적어 위음성 문제가 생길 가능성이 낮아 특이도가 높은 검사가 유리하다.

① **신뢰도**(=재현성, 반복성)

㉠ 진단의 시기 및 진단하는 사람 등 측정조건에 따라 검사결과가 얼마나 일관되게 나타나는지에 대한 능력을 의미하며 신뢰도에 영향을 미치는 변이는 다음과 같다.

ⓐ **피검자의 생물학적 변이**

㉮ 피검자의 생물학적 변이는 검사를 시행한 시기는 물론 검사를 시행한 조건에 따라 변화한다.

㉯ 이의 영향을 최소화하기 위해 검사 시기나 검사 조건을 표준화하도록 한다.

㉰ 검사-재검사의 신뢰도를 측정하여 검사의 표준화 정도를 파악할 수 있다.

ⓑ **검사자 내 변이**

㉮ 검사자의 주관적인 평가방법과 숙련도에 따라 검사결과에 영향을 미치는 검사법에서 유발된다.

㉯ 검사-재검사의 신뢰도를 측정하여 검사의 숙련도나 표준화정도를 파악할 수 있다.

ⓒ **검사자 간 변이** : 2명 이상의 측정자가 같은 검사를 평가할 때 발생할 수도 있고, 다른 검사방법을 도입하여 하나의 질병을 평가하고자 할 때도 발생 할 수 있다.

㉡ **신뢰도의 특징**

ⓐ 체계오차가 있는 경우 신뢰도는 높을 수 있다. 반면 무작위오차가 있는 경우 신뢰도는 낮아진다.

ⓑ 타당도가 낮아도 신뢰도가 높은 검사는 치료효과의 추적관찰에 사용할 수 있다.

ⓒ 정확도의 전제조건은 검사의 신뢰도가 된다. 즉 신뢰도가 낮은 검사는 정확도도 낮게 된다.

㉢ **신뢰도의 측정방법**

ⓐ **일치율** : 두 검사자의 검사결과가 서로 일치하는 경우는 25명, 60명이므로 전체 검사자 중 검사결과가 일치하는 율은 {(25+60)/100}×100 = 85%이다.

두 번째 검사자	첫 번째 검사자		계
	양성	음성	
양성	25	10	35
음성	5	60	65
계	30	70	100

ⓑ **카파통계량** : 두 검사자 간 검사결과가 우연히 일치하는 부분을 고려하여 계산한 지표로, 1에 가까울수록 일치율이 높고, 0의 값은 우연히 일치하는 정도에 해당된다.

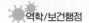

카파통계량 = {(관찰된 일치율)-(우연한 일치율)}/(1-우연한 일치율)

관찰된 일치율 = (a+d)/n

우연한 일치율 = [{(a+c)×(a+b)/n}+{(b+d)×(c+d)/n}]/n

		첫 번째 검사자		계
		양성	음성	
두 번째 검사자	양성	a	b	a+b
	음성	c	d	c+d
계		a+c	b+d	a+b+c+d

Point

가중 카파통계량(weighted kappa statistics)

① 카파통계량이 두 검사자간 범주가 2개인 명목척도로 되어 있는 이분변수의 일치율을 측정하는 신뢰도 지표인 반면에, 가중 카파통계량은 두 검사자 간 점수가 3개 이상인 순서척도로 되어 있는 이분변수의 일치율을 측정하는 신뢰도 지표이다.

② 두 검사결과 간 차이가 적을수록 일치도가 높게 된다.

③ 검사결과 간 차이가 적으면 가중치를 높이고, 검사 결과 간 차이가 많으면 가중치를 낮추는 방법으로 계산하는 지표이다. 단 가중치를 어느 정도 줄 것인지는 연구자가 결정해야 한다.

두 번째 검사자	첫 번째 검사자			
	비정상	가능성 높음	의심	정상
비정상	a	b	c	d
가능성 높음	e	f	g	h
의심	i	j	k	l
정상	m	n	o	p

ⓒ **상관계수** : 연속변수로 측정되는 검사법의 신뢰도를 평가하는 방법

㉣ **신뢰도를 높이는 방법**

ⓐ 측정방법을 표준화한다.

ⓑ 관찰자를 훈련시키고 자격을 부여한다.

ⓒ 측정기기를 정교화한다.

ⓓ 측정을 자동화한다.

ⓔ 반복적으로 측정하고, 표본수를 늘린다.

② **타당도**(정확도) : 검사법이 진단하고자 하는 질병의 유무를 얼마나 정확하게 판정하는가에 대한 능력을 의미한다.

㉠ **내적 타당도**

ⓐ 얻어진 연구결과가 얼마나 연구의 모집단에 적용 가능한 것인가, 즉 정확성을 의미한다.

ⓑ 내적 타당도의 결정요인
㉮ 연구대상의 선정과정
㉯ 연구의 수행과정(특히 자료의 수집과정)
㉰ 얻어진 자료의 분석과정

ⓒ 연구과정에서 발생하는 각종 문제는 내적 타당도의 결여, 즉 바이어스를 초래하게 된다.
㉮ 선택 바이어스 : 연구대상의 선정과정에서 발생된 문제로 인해 발생
㉯ 정보 바이어스 : 연구의 수행과정(특히 자료의 수집과정)에서 발생
㉰ 교란 바이어스 : 인구집단 내 존재하는 다양한 특성 및 그 측정변수 간의 상호 관련성 때문에 발생

ⓛ **외적 타당도** : 얻어진 결과를 표적집단에 일반화할 수 있는지를 의미한다. 외적 타당도는 해당 연구대상이 표적집단에 대한 대표성, 즉 표본추출의 타당성에 따라 결정된다.

ⓒ 기술역학연구는 연구대상의 선정과 관련된 내적 타당성이 중요하며, 대표성이 있는 연구 모집단을 선정하는 외적 타당도도 매우 중요하다.

ⓔ 집단 간 비교를 목적으로 하는 분석역학연구에서는 대표성(외적 타당도)보다는 내적 타당성이 더욱 중요하다.

ⓜ 역학연구의 타당성을 평가하는 경우, 연구 자체의 타당성(내적 타당성)을 먼저 평가하고, 이어서 해당 연구결과가 더욱 광범위한 인구집단에서도 적용 가능한지(외적 타당도)를 평가한다.

ⓑ **타당도 측정방법**

ⓐ **민감도** : 질병에 걸린 사람이 양성으로 나올 확률

= 검사 양성자 수 / 총 환자 수

ⓑ **특이도** : 질병에 걸리지 않은 사람이 음성으로 나올 확률

= 검사 음성자 수 / 총 비환자 수

Point

순차적(2단계) 검사의 총민감도와 총특이도

순차적 검사에서는 일반적으로 덜 비싸고 덜 위험하며 덜 불편한 검사가 먼저 수행되고, 이 검사결과 양성인 사람들에게 보다 비싸고 침습적이며 불편한 검사를 실시함으로서 더 높은 정확도를 얻어 내려고 한다.

1차 검사	환자	비 환자	계
양성	160(a)	160(b)	320
음성	40(c)	640(d)	680
합계	200	800	1,000

2차 검사	환자	비 환자	계
양성	144(a)	16(b)	160
음성	16(c)	144(d)	160
합계	160	160	320

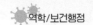

① 총민감도 = (1,2차 검사를 통해서 최종적으로 양성 판정을 받은 자/1차 검사의 총 환자)×100
= (144/200)×100 = 72%

1차 검사의 민감도 = (160/200)×100 = 80%

→ **총민감도는 감소하였다.**

② 총특이도 = {(1차 검사의 d + 2차 검사의 d)/1차 검사에서의 총 비환자}×100
= (784/800)×100 = 98%

1차 검사의 특이도 = (640/800)×100 = 80%

→ **총특이도는 증가하였다.**

ⓒ **위양성률** : 측정도구가 질병에 걸렸다고 판단한 사람 중 실제로 병이 없는 비율

= 확진된 비환자 수 / 총 검사 양성자 수

ⓓ **위음성률** : 측정도구가 질병에 걸리지 않았다고 판단한 사람 중 실제로 병이 있는 비율

= 확진된 환자 수 / 총 검사 음성자 수

Point

위양성과 위음성의 문제점

1. **위양성의 문제점은 특이도가 높은 검진도구를 사용하면 해결된다.**
진단기준이 낮아 민감도가 높은 검사를 하게 되면 → 양성자가 많아지게 되고 → 이로 인해 위양성자가 발생하게 된다. 이로 인해 발생하는 문제점은 다음과 같다.
① 양성으로 선별된 모든 사람들에게 보다 복잡하고 비용이 많이 드는 정밀검사를 수행해야 하므로 보건의료체계에 부담을 줄 수 있게 된다.
② 양성으로 진단된 사람들에게 많은 불안이 발생된다.
2. **위음성의 문제점은 민감도가 높은 검진도구를 사용하면 해결된다.**
진단기준이 높아 특이도가 높은 검사를 하게 되면 → 음성자가 많아지게 되고 → 이로 인해 위음성자가 발생하게 된다. 이로 인해 발생하는 문제점은 다음과 같다.
① 특히 효과적인 중재가 이루어져야 하는 심각한 질병일 때 매우 치명적일 수 있다.
② 예를 들어 초기단계에서만 치료가 가능한 암일 경우 위음성의 결과로 인해 사실상 죽음을 선언한다는 의미를 가지게 된다.

ⓔ **예측도**

㉮ 양성 예측도 : 측정도구가 질병이라고 판단한 사람 중 실제로 질병이 있는 비율

= 확진된 환자 수 / 총 검사 양성자 수

㉯ 음성 예측도 : 측정도구가 질병이 아니라고 판단한 사람 중 실제로 병이 없는 비율

= 확진된 비환자 수 / 총 검사 음성자 수

㉰ 민감도와 특이도, 대상 집단의 유병률을 알면 다음과 같이 구할 수 있다.

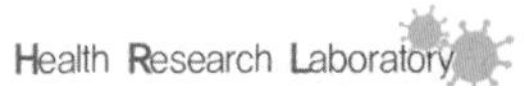

$$\text{양성예측도} = \frac{\text{민감도} \times \text{유병률}}{(\text{민감도} \times \text{유병률}) + (1-\text{특이도}) \times (1-\text{유병률})}$$

$$\text{음성예측도} = \frac{\text{특이도} \times (1-\text{유병률})}{\{(1-\text{민감도}) \times \text{유병률}\} + \{\text{특이도} \times (1-\text{유병률})\}}$$

ⓢ 질병의 기준치(한계치)를 올리는 것은 좀 더 엄격한 기준을 사용하는 것이고, 이렇게 엄격한 기준을 사용하면 민감도는 감소하지만 특이도는 증가한다. 반대로 덜 엄격한 기준은 민감도가 증가하지만 특이도는 감소한다.

ⓞ 어떤 질병을 진단하는 검사가 두 가지가 있을 때 두 검사에서 동시에 양성인 대상자를 "질병 있음"으로 진단한다면, 이는 엄격한 기준을 사용하는 것으로 민감도는 감소하고, 특이도는 증가할 것이다. 그러나 두 검사 중 어느 하나에서 양성인 경우를 "질병 있음"으로 진단한다면 덜 엄격한 기준을 사용하는 것으로 민감도는 증가되고 특이도는 감소될 것이다.

Point

연구집단

① **연구모집단** : 규모를 파악할 수 있는 인구집단으로서 연구자가 접근 가능하고, 연구결과를 일반화하고자하는 인구집단
② **표집집단** : 모집단을 대표할 수 있는 표본으로서 적절한 표본추출과정을 거쳐 선정된 집단
③ **적격집단** : 표집집단 중 연구목적에 부합되는 적절한 대상을 의미
④ **표적집단** : 최종적으로 그 연구결과를 적용하고자 하는 궁극적인 집단

예를 들어 항고혈압제의 혈압강하 효과를 보는 여러 국가의 여러 기관이 참여하는 임상실험에서는 전체 항고혈압제를 사용하는 환자, 즉 전 고혈압 환자가 표적집단이 되고, 임상실험을 시행하는 국가와 기관의 환자가 연구모집단이 된다. 그 중 해당 기관에서 연구 기간 만날 수 있는 고혈압 환자들이 표집집단이 되며, 기존에 다른 항고혈압제를 복용하지 않고 다른 질환에서 기인하지 않은 고혈압이 적격성 기준에 맞는 환자가 적격환자가 된다. 시험 참여에 동의하여 약을 복용한 경우 최종 연구참여집단이 된다.

체계적 오차와 비체계적 오차

1. 체계적 오차(계통 오차, systemic error)
   ① 타당도와 관련이 있으며 우리가 흔히 말하는 바이어스가 이에 해당된다. 즉 연구설계 및 연구수행, 자료분석 및 자료해석을 잘못하여 타당도에 문제가 생긴 것을 말한다.
   ② 계통오차를 줄임으로써 타당도를 높일 수 있다.
      ㉠ 모집단으로부터 대표성이 있는 표본을 무작위표본추출 등으로 선정하면 선택 바이어스를 줄일 수 있다.
      ㉡ **측정 타당도를 높이는 전략**
         - 측정 대상자가 모르게 측정
         - 맹검법 적용
         - 기구를 보정

③ **종류** : 선택 바이어스, 정보 바이어스, 교란 바이어스

2. 무작위 오차(비체계적 오차)

① 신뢰도와 관련이 있으며, 한마디로 규칙성 없이 랜덤하게 결과 값이 나오기 때문에 반복성, 재현성이 없다.

② 종류

㉠ **표본오차** : 모집단에서 연구대상자를 선정하는 과정에서 발생하며 대상자가 많을수록 표본오차는 감소하게 된다.

㉡ **생물학적 변이** : 정상범위에 있는 사람들이라도 생물학적 측정치(혈당, 혈압, 혈색소, 신장, 체중 등)가 다르게 나타나는 것

㉢ **측정오차** : 측정과정에서 발생하는 오차(관찰자나 측정기기에 의하여 생기는 오차)로 무작위적으로 발생할 수도 있지만 일정한 방향으로 발생할 수도 있다.

③ 표본오차를 완전히 없애기 위해서는 모집단 전수조사를 해야 한다. 즉 표본오차를 줄이고 연구의 신뢰도를 높이기 위해서는 대상자의 수를 크게 해야 한다.

④ **무작위오차를 줄이고 신뢰도를 높이는 전략**

㉠ 측정 방법의 표준화

㉡ 관찰자를 훈련시키고 자격을 부여

㉢ 측정기기의 정교화

㉣ 기구의 자동화

㉤ 측정의 반복

㉥ 표본수의 증가

ROC(Receiver Operator Chracteristic) 곡선

① 검사결과가 연속형변수일 때 각 경계값에 따라 특이도, 민감도를 산출할 수 있는데, 수평축에 '1-특이도', 수직축에 '민감도'의 수치로 각 기준에 따른 점들을 찍을 수 있고, 그 점들을 이은 곡선을 ROC 곡선이라고 한다.

② 수직축에서는 위쪽으로, 수평축에서는 왼쪽으로, 즉 곡선상의 어떤 점이 왼쪽 상부 쪽에 있을수록 타당도가 높은 검사로 볼 수 있다.

③ ROC곡선은 여러 검사법을 비교 평가할 때 유용한데, ROC곡선의 아래 면적(AUC)이 클수록 그 검사법은 질병여부를 진단하는 데 더욱 유용한 검사로 볼 수 있다.

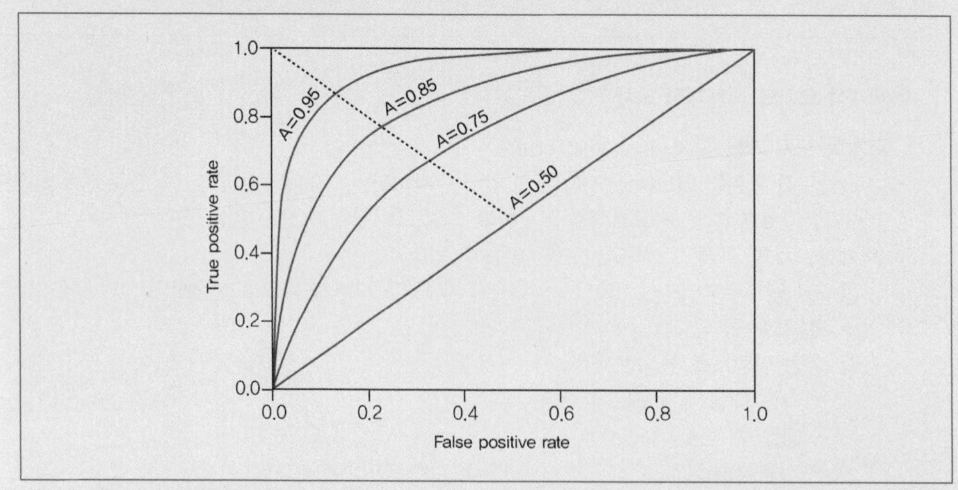

③ 타당도와 신뢰도의 비교

구분	타당도(정확도)	신뢰도
정의	측정값이 측정하고자 목적하는 참값을 반영하는 정도	여러 번 측정할 때 측정값이 같은 값에 접근하는 정도
비교대상	참값과 비교	반복 측정하는 값 간의 비교
대표적 통계량	평균차 오차 = (측정값−참값)/참값	분산계수 = 표준편차/산술평균
연구목적	결론의 타당도를 증대	효과를 측정해내는 힘을 증대
저해요인	관찰자, 관찰대상, 측정도구에 의한 계통오차	관찰자, 관찰대상, 측정도구에 의한 무작위 오차, 생물학적 변이, 측정오차
측정 척도	민감도, 특이도, 예측도, 위양성도, 위음성도, ROC곡선	일치율, 카파통계량, 상관계수, 블랜드-알트만 도표

Check

01 다음 중 아래에서 집단검진의 효율성을 위하여 갖추어야 할 조건을 모두 고른 것은?

가. 검사방법의 시행이 기술적으로 쉬워야 한다.
나. 검사방법이 주민들에게 거부감이 없어야 한다.
다. 검사의 단가가 저렴해야 한다.
라. 질병발견을 위하여 민감도와 특이도가 높은 검진도구가 있어야 한다.

① 가, 나, 다 ② 가, 다
③ 나, 라 ④ 가, 나, 다, 라

정답 ④

02 다음 중 임신 여부를 자가진단하기 위한 L제약회사의 새로 개발된 시약의 민감도는?

진단검사	조직검사 결과		계
	임신	비임신	
양성	45	15	60
음성	25	325	350
계	70	340	410

① 45/60 ② 45/70
③ 325/350 ④ 325/340

해설 민감도=45/70, 특이도=325/340, 음성예측도=325/350, 양성예측도=45/60

정답 ②

03 환자 – 대조군연구에서 환자 중 위험에 노출된 사람이 20명, 그렇지 않은 사람이 20명이다. 대조군 중 위험에 노출된 사람은 900명, 그렇지 않은 사람은 100명이다. 다음 중 교차비는 얼마인가?

① 1/10　② 1/9
③ 9　④ 10

해설 교차비=(20×100)/(900×20)=1/9

구분	환자	건강인
노출	20	900
비노출	20	100

정답 ②

04 B형 간염 위험요인 폭로자의 간암발생 확률이 4/30, B형 간염 위험요인 비폭로자의 간암발생 확률이 1/60이라고 가정할 때, 다음 중 위험요인 폭로자에 대한 간암발생의 비교위험도는 얼마인가?

① 4　② 6
③ 7　④ 8

해설 R1/R2=(4/30)/(1/60)=8

정답 ④

05 음주와 간암 발생과의 연관성을 알아보려는 코호트연구가 아래와 같다. 다음 중 간암발생률은 음주자가 비음주자보다 몇배 더 위험한가?

구분		간암 발생 여부		계
		발생함	발생하지 않음	
음주 여부	음주자	10명	90명	100명
	비음주자	20명	980명	1,000명
계		30명	1,070명	1,100명

① 2배　② 3배
③ 4배　④ 5배

해설 R1/R2 = (10/100)/(20/1,000) = 5

정답 ④

06 혈당기준치를 126mL/dL에서 120mL/dL로 낮췄다. 다음 중 위양성과 위음성의 변화로 가장 올바른 것은?

① 위양성은 감소, 위음성은 증가　② 위양성은 증가, 위음성은 감소
③ 위양성, 위음성 모두 감소　④ 위양성, 위음성 모두 증가

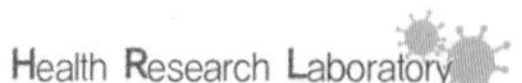

해설 진단기준을 낮추었을 때 정확도의 변화(구분선이 아래로 이동)
- 검사양성자는 증가하고 검사음성자 수는 감소한다.
- 민감도는 증가하고, 특이도는 감소한다.
- 위음성도는 감소하고, 위양성도는 증가한다.
- 예측도에는 변화가 없다.

정답 ②

07 **어느 지역의 이상지질혈증에 대한 30대 유병률은 10%이고, 50대 유병률은 30%라고 한다. 동일한 측정방법을 사용하고 다른 조건이 같을 때, 유병률이 30대에서 50대로 변화될 때 다음 중 증가하는 정확도 수치는?**

① 양성예측도　　② 민감도
③ 음성예측도　　④ 위양성도

해설 유병률이 증가할 경우 구분선이 오른쪽으로 이동한다.
- 민감도, 특이도, 위음성도, 위양성도 변화가 없다.
- 양성예측도는 증가하고 음성예측도는 감소한다.

정답 ①

08 **지역주민을 대상으로 건강 조사를 하였을 때 표본(sample)의 정의로 올바른 것은?**

① 전체 대상 중 일부 집단을 추출한 것
② 연구자의 관심 대상이 되는 구성원 전체 집합
③ 표본추출단위의 속성이나 특성
④ 최종적으로 연구결과를 적용하고자 하는 궁극적인 집단

해설 ② 모집단, ③ 변수, ④ 표적집단

정답 ①

09 **명목형 변수의 신뢰도를 측정하는 방법 중 우연에 의한 일치를 보정하기 위한 방법으로 올바른 것은?** 2022. 서울보건연구사

① 카파통계량　　② 블랜드-알트만 도표
③ 일치율　　④ 군내 상관계수

해설 신뢰도의 측정방법

일치율	두 검사자의 검사결과가 일치하는 경우를 평가하는 방법
카파통계량	두 검사자 간 검사결과가 우연히 일치하는 부분을 고려하여 계산한 지표
상관계수	연속변수로 측정되는 검사법의 신뢰도를 평가하는 방법

정답 ①

10 **10년 이내 심혈관질환으로 인한 사망을 예측하는 다양한 변수들로 구성된 3가지 로지스틱 회귀 분석모형에 대한 ROC곡선이다. 이에 대한 설명으로 가장 올바른 것은?** 2022. 서울보건연구사

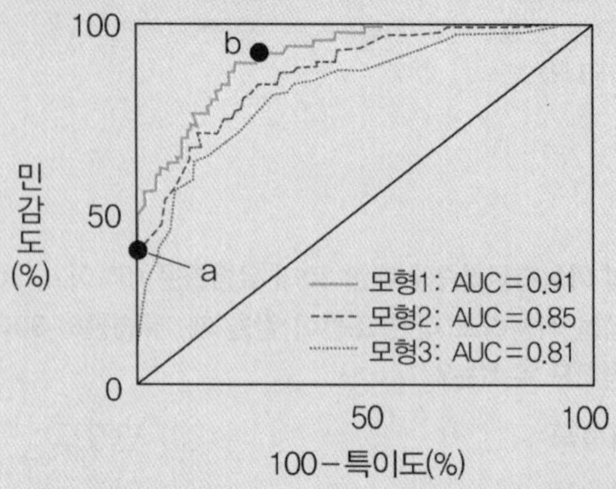

*AUC : area under the curve(곡선아래면적)

① ROC곡선은 생존곡선이라고 불리기도 한다.
② 모형1에서 a지점은 b지점에 비해 심혈관질환으로 인한 사망에 대해 더 엄격한 절사점(cut-off point) 기준이 될 수 있다.
③ 모형을 구성하고 있는 모든 예측변수는 반드시 연속형변수이어야 한다.
④ 모형 3의 예측력이 가장 좋다.

해설 ① ROC곡선은 검사도구의 기준점에 따른 민감도와 특이도를 나타내는 곡선이다. (생존곡선은 시간에 따른 생존확률을 나타내는 것으로 ㅌ축에는 시간, y축에는 생존률을 표시한다.)
③ 로지스틱 회귀분석은 예측변수(독립변수)와 결과변수(종속변수)로 범주형과 연속형 모두 분석이 가능하다.
④ AUC면적이 가장 큰(0.91) 모형 1의 예측력이 가장 좋다.

정답 ②

11 **새로 개발한 종양표지자(tumor marker)의 암 진단 타당도를 평가하기 위하여 건강한 사람과 암 환자의 종양표지자 농도를 측정한 결과 그 분포가 그림과 같았다. 검사 결과 45 이상을 양성(질병 있음)으로 판정하는 기준에 대한 설명으로 가장 옳은 것은?** 2021. 서울 7급 및 보건연구사

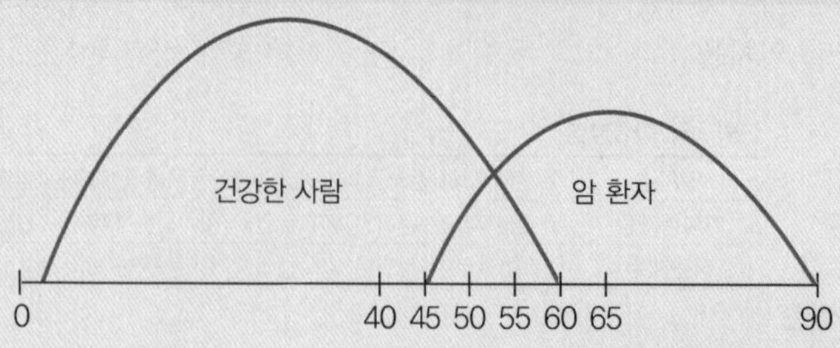

① 검사의 민감도(sensitivity)는 100%이다.
② 양성으로 판정된 사람은 모두 암 환자이다.
③ 암 환자 중에서 일부는 음성으로 판정 받을 수 있다.
④ 암의 최종 확진 검사로 사용하기에 적절한 기준이다.

해설 검사 결과 45 이상을 양성(질병 있음)으로 판정하는 경우 이 검사의 민감도는 100%가 되며, 검사 결과를 60 이하를 음성(질병없음)으로 판정하는 경우 이 검사의 특이도는 100%가 된다.

정답 ①

12 자가진단 키트가 새롭게 개발되었다. 이 키트의 실용성을 테스트하기 위해 200명을 대상으로 키트와 PCR 검사를 실행하여 다음과 같은 결과를 얻었다. 이에 대한 설명으로 가장 옳지 않은 것은?

2021. 서울 7급 및 보건연구사

(단위 : 명)

		PCR 확진 검사 결과	
		감염	비감염
자가진단 키트검사 결과	양성	80	40
	음성	20	60

① 자가진단 키트의 민감도(sensitivity)는 0.8이다.
② 자가진단 키트를 통해 양성 판정을 받아도 그중 약 67%만 실제 질병에 감염된 환자이다.
③ 자가진단 키트의 위음성률(false negative rate)은 0.2이다.
④ 특이도(specificity)가 0.7인 타사의 자가진단 키트 제품과 비교했을 때, 이 자가진단 키트의 위양성률(false positive rate)이 더 낮다.

해설 위양성률 = 40/100 = 0.4, 특이도 = 60/100 = 0.6
동일한 민감도이면서 특이도가 낮아진 경우 위양성은 높아진다. 따라서 특이도(specificity)가 0.7인 타사의 자가진단 키트 제품과 비교했을 때, 이 자가진단 키트의 위양성률(false positive rate)이 더 높게 된다.

특이도 변화에 따른 비교(동일한 민감도)
유병률 ↔
민감도 ↔
특이도 ↓
양성예측도 ↓↓
위양성 ↑
위음성 ↔

정답 ④

13 **다음 중 신뢰도에 대한 설명으로 가장 올바른 것은?** 2020. 광주보건연구사

① 검사대상자 내 변이는 두 검사자의 검사결과가 동일하지 못한 경우의 변이로서 변이를 줄이기 위해서는 정량화 평가지표가 필요하다.

② 급내 상관계수는 두 검사자 간 범주가 3개 이상의 순서척도로 되어 있는 이분변수의 일치율을 측정하는 신뢰도 지표이다.

③ 카파통계량은 두 검사자 간 검사결과에서 우연히 일치하는 부분을 고려하여 계산한 신뢰도 지표이다.

④ ROC 곡선은 검사결과가 연속형변수일 때 진단도구의 각 한계치에 따른 민감도와 특이도의 변화를 곡선으로 작성한 신뢰도 지표이다.

해설 ① 검사자 간 변이는 두 검사자의 검사결과가 동일하지 못한 경우의 변이로서 변이를 줄이기 위해서는 정량화 평가지표가 필요하다. 검사대상자 내 변이는 검사를 시행한 시기는 물론 검사를 시행한 조건에 따라 변화하며, 검사법 자체에 기인하여 변화하는 것보다는 검사 대상이 되는 현상 자체의 생물학적 변이라고 할 수 있다. 따라서 재현성에 미치는 영향을 최소화하기 위해서는 검사시기나 검사조건을 표준화한다.

② 가중 카파통계량은 두 검사자 간 범주가 3개 이상의 순서척도로 되어 있는 이분변수의 일치율을 측정하는 신뢰도 지표이다. 급내 상관계수는 연속변수로 측정되는 검사법의 신뢰도를 평가하는 방법이다. 연속변수의 신뢰도 지표에는 급내 상관계수, 블랜드-일트만 도표 등이 있다.

④ ROC 곡선은 검사결과가 연속형변수일 때 진단도구의 각 한계치에 따른 민감도와 특이도 의 변화를 곡선으로 작성한 타당도 지표이다. ROC 곡선 상의 어떤 점이 왼쪽 상부 쪽에 있을수록 타당도가 높은 검사로 볼 수 있다.

정답 ③

14 **S 종합병원에서 흡연과 위암 간의 연관성을 알아보고자 한다. S 종합병원을 다녀간 전체 위암환자를 모집단으로 하여 그 중에서 뽑힌 표본에서 얻은 결과를 해당 S 종합병원에 일반화하고자 한다. 다음 중 이때 관여하는 타당성 척도는?** 2020. 광주보건연구사

① 내적 타당도 ② 민감도
③ 신뢰도 ④ 외적 타당도

해설 **내적 타당도** : 해당 연구의 모집단에서의 실제 모수를 연구집단, 즉 표본에서 얼마나 정확하게 관찰하는지를 의미하는 개념으로 표본의 측면에서 볼 때는 얻어진 연구결과가 얼마나 연구의 모집단에 적용 가능한 것인가? 즉, 정확성을 의미한다. 따라서 내적 타당도는 연구수행과정에서 오류가 없음을 의미한다.

정답 ①

15 **다음 중 외적 타당도보다는 내적 타당도가 상대적으로 더 중요한 연구방법은?** 2020. 울산보건연구사

① 단면연구 ② 사례군연구
③ 생태학적 연구 ④ 임상시험

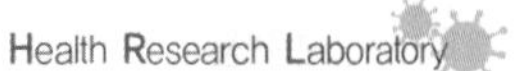

해설 표적집단 혹은 연구가능 모집단의 대푯값(유병률, 발생률 등)을 산출하고자 하는 기술역학 연구는 연구대상의 선정과 관련된 내적 타당성(선택 바이어스와 관련된)이 중요하며, 대표성이 있는 연구가능모집단을 선정하는 외적 타당도도 매우 중요하다. 하지만, 집단 간 비교를 목적으로 하는 임상시험과 같은 분석역학 연구에서는 대표성(외적 타당)보다 내적 타당도가 더욱 중요하다. 두 치료법 간의 치료효과를 비교하기 위해 포함과 제외 기준에 근거하여 제한된 연구대상만을 선정한다.

정답 ④

16 다음 내용은 검사방법의 정확도에 관한 설명이다. 다음 중 (가)~(라)에 들어갈 내용이 순서대로 올바르게 나열된 것은? 2020. 울산보건연구사

> 유병률이 높은 지역은 (가)가 높은 검사가 유리하고, 유병률이 낮은 지역은 (나)가 높은 검사가 유리하다. 위양성을 줄여야 하는 경우에는 (다)를 높여야 하고, 위음성을 줄여야 하는 경우에는 (라)를 높여야 한다.

① 민감도-특이도-민감도-특이도
② 민감도-특이도-특이도-민감도
③ 특이도-민감도-민감도-특이도
④ 특이도-민감도-특이도-민감도

해설 유병률이 높은 지역은 질병자가 많아 위양성 문제가 생길 가능성이 낮아 민감도가 높은 검사가 유리한 반면에, 유병률이 낮은 지역은 질병자가 적어 위음성 문제가 생길 가능성이 낮아 특이도가 높은 검사가 유리하다.

정답 ②

17 인구가 서로 같은 I지역과 B지역에서 I지역의 결핵유병률은 5%이고, B지역의 결핵유병률은 15%이다. 민감도 90%, 특이도 85%인 측정도구로 측정하였다. 다음 중 I지역과 B지역을 비교 설명한 내용으로 가장 올바른 것은?

① B지역의 음성예측도가 더 낮다.
② B지역의 위음성률이 더 낮다.
③ I지역의 양성예측도가 더 높다.
④ I지역의 위양성률이 더 높다.

해설 유병률이 증가할 때 음성예측도는 감소하므로, I지역보다 B지역의 음성예측도가 더 낮다.

정확도 척도	유병률이 증가할 때	유병률이 감소할 때
양성예측도 : a/(a+b)	증가	감소
음성예측도 : d/(c+d)	감소	증가
민감도 : a/(a+c)	변화 없음	변화 없음
특이도 : d/(b+d)	변화 없음	변화 없음
위양성 : b/(b+d)	변화 없음	변화 없음
위음성 : c/(a+c)	변화 없음	변화 없음

정답 ①

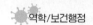

18 **다음 중 겨울철에 유행하는 독감검사의 민감도가 90%, 특이도가 95%일 때, 이 독감검사를 여름철에 할 경우에 나타날 수 있는 현상으로 가장 올바른 것은?** 2020. 경북보건연구사

① 민감도는 감소하고, 특이도는 증가한다.
② 민감도는 증가하고, 특이도는 감소한다.
③ 양성예측도는 감소하고, 음성예측도는 증가한다.
④ 양성예측도는 증가하고, 음성예측도는 감소한다.

해설 겨울철에 유행하는 독감은 겨울철에는 유병률이 높지만 여름철에는 유병률이 낮다. 따라서 여름철에는 유병률이 낮으므로 양성예측도는 감소하고 음성예측도는 증가하는 반면에, 민감도와 특이도 및 위양성과 위음성는 불변이다.

정답 ③

19 **외적 타당도는 표본에서 얻어진 연구결과를 (　　)에 일반화할 수 있는 지를 뜻하는 타당도이다. 다음 중 (　　) 안에 들어갈 올바른 내용은?** 2020. 보건복지부 특채 7급

① 모집단　② 연구집단
③ 표적집단　④ 표집집단

해설 외적 타당도는 표본(연구집단)에서 얻어진 연구결과를 표적집단(외부 모집단)에 일반화 할 수 있는 지를 뜻하는 타당도로서 표본의 대표성을 말한다. 반면에 내적 타당도는 표본에서 얻어진 연구결과를 모집단(연구가능 모집단)에 적용할 수 있는지를 뜻하는 타당도로서 연구과정의 정확성을 말한다.

정답 ③

20 **다음 중 아래 표에서 검사 결과가 양성인 사람이 실제 질병이 있는 환자일 가능성을 가리키는 말은?** 2020. 보건복지부 특채7급

구분	환자	비환자
양성(+)	a	b
음성(−)	c	d

① 민감도　② 양성예측도
③ 음성예측도　④ 위양성도

해설 질병을 진단하는데 있어 검사도구의 효용성은 양성예측도와 음성예측도로 평가한다.
양성예측도는 검사결과가 양성인 사람이 실제 질병이 있는 환자일 가능성을, 음성예측도는 검사결과가 음성인 사람이 실제 질병이 없는 사람일 가능성을 정량화한 지표이다.

정답 ②

21 **다음 중 혈압을 측정할 때 측정의 신뢰도를 높이는 방법으로 가장 올바른 것은?** 2019. 부산보건연구사

① 두 번 측정 후 평균값을 구한다.　② 수은 혈압계를 사용한다.
③ 자동 혈압계를 사용한다.　④ 훈련된 간호사가 측정한다.

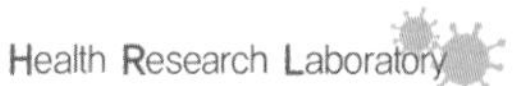

해설 무작위 오차를 줄이고 신뢰도를 높이는 방법
ⓐ 관찰자를 훈련시키고 자격을 부여하며 숙련도를 높인다.
ⓑ 자동화된 기구를 사용한다.
ⓒ 측정기기를 정교화한다.
ⓓ 측정방법을 표준화한다.
ⓔ 측정을 반복하여 오차 및 신뢰도를 확인한다.
ⓕ 표본수를 늘리면 표본오차가 줄어 신뢰도가 높아진다.

정답 ④

22 **다음 중 아래 연구에서 연구가능 모집단에 해당하는 것은?** 2019. 대전보건연구사

> 대전광역시에 거주하는 65세 이상 노인인구를 대상으로 설문조사를 실시하기로 했다. 부산광역시에 거주하는 65세 이상 노인인구는 20만 명이다. 여기서 1%에 해당하는 2,000명을 무작위로 선정했고, 무작위로 선정된 2,000명 중 실제 조사가 가능한 사람은 1,700명이었다. 이 중에서 조사에 동의하여 실제로 조사에 참여한 사람은 500명이었다.

① 무작위로 선정된 2,000명
② 부산광역시에 거주하는 65세 이상 노인인구 20만 명
③ 실제로 조사에 참여한 500명
④ 실제 조사가 가능한 1,700명

해설 ① 표집집단, ③ 연구집단, ④ 적격집단

정답 ②

23 **혈압측정의 신뢰도를 높이기 위해 매일 아침 같은 시간에 혈압을 측정하였다. 다음 중 어떤 변수를 고려한 것인가?** 2019. 울산보건연구사

① 개체 간 변이　② 개체 내 변이
③ 관찰자 간 변이　④ 관찰자 내 변이

정답 ②

24 **아래 표와 같이 인구 1,000명을 대상으로 어떤 질병에 대해 첫 번째 검사를 하였고, 이 검사결과에서 양성 판정을 받은 180명을 대상으로 두 번 째 검사를 하였다. 다음 중 두 단계의 순차적인 검사결과에서 총특이도는 얼마인가?** 2019. 울산보건연구사

첫 번째 검사	질병 있음	질병 없음	합계
양성(+)	80	100	180
음성(−)	20	800	820
합계	100	900	1,000

두 번째 검사	질병 있음	질병 없음	합계
양성(+)	70	10	80
음성(−)	10	90	100
합계	80	100	180

① 90/900 ② 90/(900+100)
③ (800+90)/(900+100) ④ (800+90)/900

해설 총특이도 = (첫 번째 검사의 진음성 환자 + 두 번째 검사의 진음성 환자)/첫 번째 검사의 총 비환자
= (800+90)/900

정답 ④

25 어떤 질병에 대한 검사도구의 양성예측도가 90%이다. 다음 중 이 검사도구의 타당도를 높이기 위한 방법으로 가장 올바른 것은? 2019. 충남보건연구사

① 검사의 변이를 줄인다. ② 민감도를 높인다.
③ 외적 타당도를 높인다. ④ 정밀도(신뢰도)를 높인다.

해설 검사도구의 정확도에는 민감도, 특이도, 예측도가 있다. 즉 검사도구의 정확도를 높이려면 민감도, 특이도, 예측도를 높여야 한다. 반면, 신뢰도를 높이려면 검사의 변이를 줄여야 한다. 연구설계에서 대표성을 높이려면 외적 타당도를 높여야 한다.

정답 ②

26 다음 중 검사결과가 양성인 사람들 중 실제 질병자 수를 나타내는 척도는? 2019. 경북보건연구사

① 민감도 ② 양성예측도
③ 위양성도 ④ 특이도

해설 **양성예측도** : 검사결과 양성으로 판정받은 사람 중 실제 질병수를 의미한다.

정답 ②

27 다음 중 표본에서 얻어진 연구결과를 표적집단에 일반화하는 것이 가능한지를 뜻하는 것은?
2019. 전북보건연구사

① 내적 타당도 ② 신뢰도
③ 외적 타당도 ④ 카파통계량

해설 표본에서 얻어진 연구결과를 모집단을 넘어 표적집단에 적용 가능한지(즉 일반화하는 것이 가능한지)를 뜻하는 것은 외적 타당도이고, 표본에서 얻어진 연구결과를 모집단에 적용 가능한 지(즉 일반화하는 것이 가능한지)를 뜻하는 것은 내적 타당도이다.

정답 ③

28 다음 중 아래 빈칸에 들어갈 내용이 순서대로 올바르게 나열된 것은? 2018. 울산보건연구사

가. 유병률이 높은 지역에서는 (　　　　)가 높은 진단법을, 유병률이 낮은 지역에서는 (　　　　)가 높은 진단법을 이용하는 것이 유리할 수 있다.
나. 조기진단이 필요한 경우에는 (　　　　)가 높은 방법을, 조기진단이 필요 없는 경우에는 (　　　　)가 높은 방법을 이용해야 한다.
다. AIDS처럼 환자를 놓칠 경우 사회적 대가가 큰 질환은 (　　　　)가 높은 검사를 사용한다.

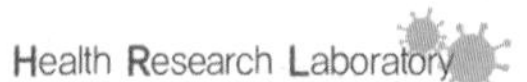

① 민감도, 특이도, 민감도, 특이도, 민감도
② 민감도, 특이도, 특이도, 민감도, 특이도
③ 특이도, 민감도, 민감도, 특이도, 민감도
④ 특이도, 민감도, 특이도, 민감도, 특이도

해설

민감도가 높은 진단법	특이도가 높은 검사법
• 유병률이 높은 지역 • 조기진단이 필요한 경우 • AIDS나 암처럼 환자를 놓칠 경우 사회적 대가가 큰 질환인 경우	• 유병률이 낮은 지역 • 조기진단이 필요 없는 경우

정답 ①

29 **다음 중 반복된 검사의 결과가 일관성이 있는 지의 일치율은?** 2018. 서울보건연구사

① 민감도 ② 신뢰도
③ 예측도 ④ 특이도

해설 **신뢰도** : 진단의 시기 및 진단하는 사람 등 측정조건에 따라 검사결과가 얼마나 일관되게 나타나는지에 대한 능력을 의미한다.

정답 ②

30 **다음 중 검사결과 환자를 환자라고 판정하는 것은?** 2018. 대구보건연구사

① 민감도 ② 예측도
③ 위양성도 ④ 특이도

해설 환자를 환자라고 판정하는 것은 민감도이며, 질병을 가지지 않은 사람을 환자가 아니라고 판정하는 것은 특이도이다.

정답 ①

31 **K씨와 P씨가 각각 진단검사를 실시하였다. 다음 중 일치백분율을 구하면?** 2018. 충남보건연구사

구분		A의 검사		계
		양성	음성	
B의 검사	양성	20	10	30
	음성	10	60	70
계		30	70	100

① 30% ② 60%
③ 70% ④ 80%

해설 일치율 = (20+60)/100

정답 ④

32 다음 중 아래에 해당하는 신뢰도 측정 지표는? 2018. 경남보건연구사

(관찰된 일치율 - 우연한 일치율) / (1 - 우연한 일치율)

① 비교위험도　② 상관계수
③ 일치백분율　④ 카파통계량

해설 **카파통계량** : 두 검사자 간 검사결과가 우연히 일치하는 부분을 고려하여 계산한 신뢰도 지표로 우연히 일치하는 부분을 뺀 것을 의미한다.

정답 ④

33 라임병을 진단하기 위해 면역형광항체법(IFA)으로 1단계 검사를 한 후, 정확도가 더 높은 웨스턴 블럿(western blot)검사로 2단계 검사를 순서대로 시행하였다. 총민감도와 총특이도의 변화는?
2019. 전북보건연구사, 2010. 보건복지부 특채 7급

① 총민감도 감소, 총특이도 증가　② 총민감도 감소, 총특이도 감소
③ 총민감도 증가, 총특이도 증가　④ 총민감도 증가, 총특이도 감소

정답 ①

34 다음 그림은 질환 'X'를 진단하기 위한 여러 가지 검사법을 비교하기 위해 ROC곡선을 그린 것이다. Y축에 제시될 것은? 2018. 서울보건연구사

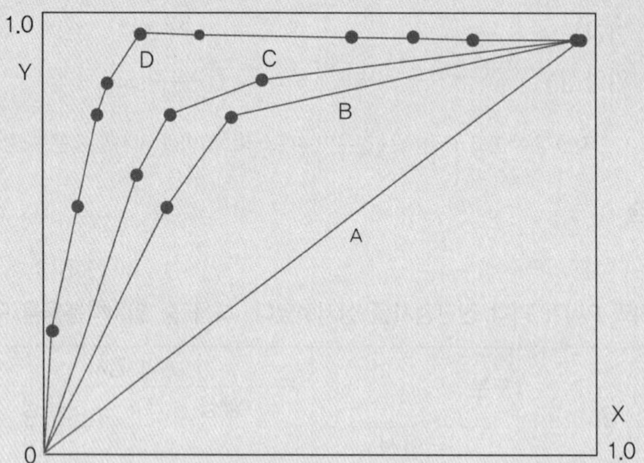

① 민감도　② 타당도
③ 위양성률　④ 위음성률

해설 질병진단검사 결과가 연속형변수일 때 각 기준치에 따라 민감도와 특이도를 산출할 수 있는데, 수평축에 '1-특이도', 수직축에 '민감도'의 수치로 각 기준에 따른 점들을 찍을 수 있고, 그 점들을 이어 곡선을 그린 것을 ROC곡선이라 한다.

정답 ①

7 만성 질환의 종류

(1) 암

① 암통계

㉠ 암 사망률(2020) : 폐암 > 간암 > 대장암 > 위암 > 췌장암

ⓐ 남성 : 폐암 > 간암 > 대장암

ⓑ 여성 : 폐암 > 대장암 > 췌장암

ⓒ 연령별 : 10~20대는 백혈병, 30대는 위암, 40~50대는 간암, 60세 이상은 폐암으로 인한 사망률이 높다.

㉡ 암 발생률(2019, 국립암센터) : 갑상선암 > 폐암> 위암 > 대장암 > 유방암 > 전립선암 > 간암 > 췌장암 > 담낭 및 기타 담도암 > 신장암

② 6대 검진권고 암(보건복지부장관)

검진	검진대상	검진주기
위암	40세 이상 남녀	2년
유방암	40세 이상 여성	2년
자궁경부암	20세 이상 여성	2년
간암	40세 이상 남녀 중 간암 발생 고위험군	6개월
대장암	50세 이상 남녀	1년
폐암	54세 이상 74세 이하의 남녀 중 폐암 발생 고위험군	2년

㉠ '간암 발생 고위험군'이란 남녀 간경변증, B형 간염바이러스 항원 양성, C형 간염 항체 양성, B형 또는 C형 간염바이러스에 의한 만성간질환자를 말한다.

㉡ '폐암 발생 고위험군'이란 30갑년[하루 평균 담배소비량(갑)×흡연기간(년)] 이상의 흡연력을 가진 현재 흡연자와 폐암검진의 필요성이 높아 보건복지부장관이 정하여 고시하는 사람을 말한다.

③ 암예방 교육 및 홍보 : 개정된 암예방 수칙

㉠ 담배를 피우지 말고, 남이 피우는 담배 연기도 피하기

㉡ 채소와 과일을 충분하게 먹고, 다채로운 식단으로 균형 잡힌 식사하기

㉢ 음식을 짜지 않게 먹고 탄 음식 먹지 않기

㉣ 암예방을 위해서 하루 한두 잔의 소량 음주도 피하기

㉤ 주 5회 이상, 하루 30분 이상, 땀이 날 정도로 걷거나 운동하기

㉥ 자신의 체격에 맞는 건강 체중 유지하기

㉦ 예방접종지침에 따라 B형 간염과 자궁경부암 예방접종 받기

㉧ 성 매개 감염병에 걸리지 않도록 안전한 성생활 하기

㉨ 발암성 물질에 노출되지 않도록 작업장에서 안전 보건수칙 지키기

㉩ 암 조기검진 지침에 따라 검진을 빠짐없이 받기

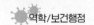

④ 국가 암관리사업(보건복지부, 암관리법)

㉠ **암 예방사업** : 암 예방교육 · 홍보

㉡ **암등록 통계사업** : 병원 암등록, 인구기반 암등록, 암종별 암등록

㉢ **국가 암 조기검진사업** : 암종별(위암 · 간암 · 대장암 · 유방암 · 자궁경부암), 대상자별(의료급여수급권자, 건강보험가입자 · 피부양자)

㉣ **암환자 의료비 지원** : 소아암 환자, 건강보험가입자, 의료급여수급자, 폐암환자

㉤ 재가 암환자 관리사업

㉥ **호스피스 완화의료 지원사업** : 예상 기대여명이 6개월 미만인 말기암환자 대상

㉦ **암정보 교육사업** : 암지식 데이터베이스 구축, 온라인서비스, 전화상담서비스

㉧ **지역 암센터 운영사업** : 시도별 국립대학병원을 지역 암센터로 지정하여 지원

㉨ **골수 기증사업** : 백혈병 등 조혈모세포(골수) 이식이 필요한 환자는 혈연 또는 비혈연 간 조혈모세포 기능의 방법을 통해 이식 가능

Point

TNM staging 분류

1. **종양(T) : 종양의 장벽 침범 정도**
   ① T0 : 원발성 종양의 증거없음
   ② T1S : 상피세포내임
   ③ T1, T2, T3, T4 : 종양의 크기와 침투의 정도가 상승함

2. **결절(N) : 림프절 전이 정도**
   ① N0 : 림프절에 질병의 증거가 없음
   ② N1a, N2a : 국소 림프절에서 질병을 확인할 수 있고, 전이가 의심되지 않는 경우
   ③ N1b, N2b, N3 : 국소 림프절에서 질병을 확인할 수 있고, 전이가 의심되는 경우
   ④ Nx : 국소 림프절에 대하여 임상적으로 평가할 수 없음

3. **전이(M) : 원격 전이 유무**
   ① M0 : 멀리 전이의 증거가 없음
   ② M1, M2, M3 : 멀리 있는 림프절을 포함하여 숙주의 전이성 침투의 정도가 상승함
   ③ 전이의 종류
   ㉠ **림프성 전이** : 림프관을 통하여 전이되는 형태로 가장 흔한 전이 형태
   ㉡ **혈행성 전이**(hematogenous metastasis) : 혈관을 통하여 전이되는 형태로 육종의 전형적인 전이 경로이며 간과 소장, 대장 등이 가장 빈번한 침투부위가 된다.
   ㉢ **파종성 전이**(dissemination, seeding metastasis) : 종양이 체내의 복강, 가슴막 등의 장막을 관통하여 장액을 통해 장막표면 여러 부위에 씨앗을 뿌리듯 전이되는 형태
   ㉣ **이식성 전이**(transplantation metastasis) : 어떤 조작에 의해서 종양세포들이 기계적(의료수술 기구나 장갑을 낀 손에 의해 기계적으로 수송되어)으로 옮겨져서 전이를 일으킨 경우로 실제로는 드물다.
   ㉤ **침윤성 전이** : 주위조직을 밀고 정상조직을 뚫고 들어가 인접해 있는 다른 장기로 파고 들어가는 형태

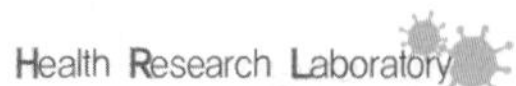

유엔 국제보건기구 산하기관인 국제암연구소(IARC)에서 제시한 발암물질 분류

구분	내용
1급 발암물질 (인체발암 물질)	실험동물은 물론 인간에게도 암을 유발한다는 충분한 연구결과가 존재하는 발암물질로 2014년 현재 114개가 등록되어 있다. 예 에틸렌옥사이드, 포름알데히드, 석면, 에이즈 바이러스 또는 자궁경부암을 야기하는 파필로마 바이러스 등
2A급 발암물질 (인체발암 추정물질)	실험동물에서 암을 유발한다는 충분한 연구결과가 있지만 인간의 경우 아직 충분한 연구결과가 있지 않은 경우로, 2014년 현재 69개로 등록 예 무기납 화합물, 자외선, 자동차 매연, 아크릴아미드 등
2B급 발암물질 (인체발암 가능물질)	사람에게 암을 일으킬 가능성이 있는 물질(인체발암 가능물질), 인체자료가 제한적이고 실험동물 자료도 충분하지 않은 경우로 현재 285개가 등록되어 있다. 예 납, 계면활성제, 1,4-다이옥산, 아크릴로니트릴, 오크라톡신(곡물, 두류에서 검출되는 곰팡이 독소) 등
3급 발암물질 (인체발암성 미분류물질)	인체 발암성의 증거가 부적절하며 실험동물에서의 발암성 증거가 부적절하거나 제한적인 경우 예 커피, 카페인, 콜레스테롤, 멜라민 등
4급 발암물질 (인체 비발암성 추정물질)	인체나 실험동물에서 발암성이 없다는 강력한 증거가 있는 경우

(2) 고혈압증(hypertension)

① 정의

㉠ 고혈압은 혈압이 올라가서 내려가지 않고 높은 상태가 계속되는 것이다. 혈압은 원래 건강한 사람에 있어서도 혈압을 잴 때의 자세, 측정시간 및 계절, 운동, 정서 등 여러 가지 요인에 따라서 상당히 변동이 있을 수 있지만 고혈압이라고 하면 항상 높은 상태가 유지될 때를 말한다.

㉡ 고혈압은 뚜렷한 증상이 없으므로 무언의 살인자라고 표현하기도 한다.

㉢ 고혈압의 증상은 뒷머리가 뻐근한 두통, 어지러움증, 코피, 피로 등이 나타날 수도 있으나, 대부분의 고혈압 환자는 혈압이 높더라도 아무런 증상없이 지내다가 신체검사 등에서 우연히 발견된다.

② 원인

㉠ 일반적으로 원인을 모르는 체질적인 경우가 90%나 되며 이를 본태성 또는 1차성 고혈압이라고 한다. 고혈압은 유전적인 성향이 강한 질환으로 가족 중에 고혈압이 있으면 고혈압이 발생할 확률이 높아진다.

㉡ 한편 다른 병이 있어 2차적으로 오는 속발성 또는 2차성 고혈압이 10% 정도 되는데, 콩팥이상(신장염)이 원인으로 가장 많으며, 드문 원인으로는 내분비 장애, 순환기 장애, 중추신경 이상, 임신중독증이 있다.

③ 증상

㉠ 고혈압은 두통, 이명, 현기증, 불면증, 피로감 및 신경질적인 증상이 나타나며, 비정상적

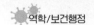

인 출혈이 잦아지고 출혈 시에 잘 멈추지 않는다.

㉡ 고혈압에 의해 동맥경화가 진행되면 코피, 혈뇨, 어지럼증, 시야 흐림이 나타날 수 있으며 심부전에 의한 협심증, 호흡곤란 등의 증상이 나타나기도 한다.

㉢ 고혈압은 뇌혈관 질환 등과 연결되어 언어장애, 혼수상태, 반신마비 등의 결과를 초래하기도 한다.

㉣ **4대 병발증** : 뇌졸중, 동맥경화, 망막장애, 신장장애

④ **예방**

㉠ 생활습관의 수정, 스트레스 해소

㉡ **식이요법**

ⓐ 섭취열량, 콜레스테롤 및 포화지방산을 제한하며 칼륨, 칼슘, 마그네슘을 섭취한다.

ⓑ 저염식 식사의 경우 짠 음식, 국 같은 것을 줄이는 것도 도움이 된다.

ⓒ 적어도 조리가 되어 나온 음식에 소금이나 간장을 더 첨가하여 들지 않도록 한다.

㉢ **표준체중 유지**

ⓐ 표준체중은 (신장 - 100) × 0.9로 계산된 몸무게로 표준체중의 10~20%만큼 체중이 초과되면 과체중, 20% 이상 초과 시는 비만이라고 하는데,

ⓑ 정상체중인 사람보다 과체중인 사람은 고혈압 유병률이 3배, 비만인 경우는 10배 더 높다고 한다.

㉣ **규칙적인 운동**

ⓐ 걷기, 등산, 조깅, 수영, 테니스, 골프, 자전거 타기 등 율동적이고 산소를 소모하는 운동이 좋다.

ⓑ 일주일에 적어도 3회 이상, 매회 20분 이상 규칙적으로 유산소운동을 하는 것이 바람직하다.

㉤ **금연** : 흡연은 혈압을 올리고 동맥경화를 촉진시키므로 담배를 피운다면 즉시 끊어야 한다.

Point

니코틴 대체요법

1. **작용** : 패치나 껌들은 피부나 구강을 통하여 서서히 흡수되어 혈중에 오래 지속된다. 일시적으로 기침이나 가래 또는 집중력의 저하 등이 나타날 수 있는데 일시적인 증상이다.

2. **패치**

① 24시간 부착해야 한다. 패치는 깨끗하고 털이 없는 부위에 부착하는 것이 좋은데 일반적으로 상완부나 어깨에 붙이는 것을 선호한다.

② 부작용은 피부발적과 수면장애

3. **니코틴 껌**

① 껌을 구강에 넣고 몇 차례 씹은 다음에 잇몸과 뺨 사이에 그대로 두어 혈중으로 흡수되도록 한다.

② 계속 씹으면 니코틴이 침과 함께 섞여 삼켜지기 때문에 실패의 원인이 된다.

ⓗ **과음을 피함** : 소주는 1주에 2.5잔, 양주는 2.5잔, 맥주는 3.5잔, 포도주는 4.5잔 이하로 제한하여 과음을 피한다.

ⓢ **약물요법**

ⓐ 고혈압환자의 혈압을 떨어뜨리는 데는 혈압강하제(항고혈압제라고도 한다)를 복용하는 것이 가장 효과적인 방법이다.

ⓑ 혈압강하제를 갑자기 중단하는 일은 삼가야 한다. 치료를 하다가 갑자기 중단하면 치료받기 전보다 더욱 혈압이 높아져 합병증이 발생할 수도 있기 때문이다.

ⓒ 일정한 간격을 두고 혈압을 여러 번 측정하여 혈압이 160/95 이상 되면 치료를 시작하는 것이 좋고, 혈압이 180/110 이상 되면 바로 혈압치료를 시작하는 것이 좋다.

⑤ **고혈압 예방을 위한 7가지 생활수칙**(대한고혈압학회 제정)

㉠ 음식은 싱겁게 골고루 먹읍시다.

㉡ 살이 찌지 않도록 알맞은 체중을 유지합시다.

㉢ 매일 30분 이상 적절한 운동을 합시다.

㉣ 담배는 끊고 술은 삼갑시다.

㉤ 지방질을 줄이고 야채를 많이 섭취합시다.

㉥ 스트레스를 피하고 평온한 마음을 유지합시다.

㉦ 정기적으로 혈압을 측정하고 의사와 진찰을 받읍시다.

⑥ **성인의 고혈압 분류 및 치료기준**(보건복지부 2011)

구분	수축기 혈압	이완기 혈압	생활습관 교정	초기 약물치료	
				약물사용이 꼭 필요한 조건이 없는 경우	약물사용이 꼭 필요한 조건이 있는 경우
정상	< 120	and < 80	장려	불필요	조건에 따른 약물요법
고혈압 전단계	120~139	or 80~90	하여야 함	불필요	
고혈압 1기	140~159	or 90~99	하여야 함	단일약물 또는 복합제	
고혈압 2기	≥ 160	or ≥ 100	하여야 함	복합약물	

(3) 동맥경화증(arteriosclerosis)

① **정의** : 동맥경화증이란 일반적으로 대동맥이나 중등도의 동맥의 내벽이 파괴되거나 혹은 콜레스테롤 또는 트리글리세라이드 등 지방성 물질이 침착되거나 분진, 섬유나 칼슘 등이 많아져서 동맥 본래의 탄력성이 줄어들고, 비후 또는 경화상태가 일어나 동맥이 막혀서 혈액순환이 정상으로 이루어지지 못하는 현상을 말한다.

② **원인**

㉠ 동맥경화증의 가장 큰 원인은 혈액 속에 콜레스테롤이 많은 고콜레스테롤혈증(고지혈

증), 고혈압 및 흡연이다.

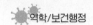

㉡ 당뇨병, 비만증, 운동부족도 원인이 되며, 성격이 너무 꼼꼼하고 다혈질적인 것도 원인으로 알려져 있으나 가장 큰 원인은 노화이다.

㉢ 동맥경화는 노화현상의 하나로 나이가 들면 정도의 차이는 있으나 거의 누구에게나 나타나기 때문이다.

㉣ 증세가 심하면 언어장애, 보행장애, 뇌혈전증, 협심증, 심근경색, 당뇨병, 만성심장병 등 여러 가지 장애가 나타난다.

③ 예방 6대 원칙

㉠ 포화지방산이나 콜레스테롤이 적은 음식의 섭취

㉡ 칼로리 제한을 통해 체중증가 방지

㉢ 고혈압 조절

㉣ 금연

㉤ 규칙적인 운동

㉥ 정기적인 진료

④ 한국인의 이상지질혈증 진단기준

총콜레스테롤	mg/dl
높음	≥ 230
경계치	200~229
정상	< 200
LDL 콜레스테롤	**mg/dl**
높음	≥ 150
경계치	130~149
정상	100~129
적정	< 100
HDL 콜레스테롤	**mg/dl**
낮음	< 40
높음	≥ 60
중성지방	**mg/dl**
높음	≥ 200
경계치	150~199
정상	< 150

(4) 당뇨병(diabetes mellitus)

① 정의 : 당뇨병은 탄수화물의 신진대사장애로 혈당수치가 높고, 소변으로 포도당이 배설되는 상태로 인슐린의 생산, 분비 혹은 이용의 이상으로 발생한다.

② 원인

㉠ 췌장의 베타세포에서 만들어지는 인슐린의 부족과 인슐린의 작용이 장애를 받는 인슐린 저항성의 결과로 생긴다.

㉡ 당뇨병은 이 병에 걸리기 쉬운 체질을 가진 사람에게서 잘 발생하여 비만, 노화, 임신, 감염, 수술, 스트레스, 약물남용 등에 의해 영향을 받는 것으로 생각되고 있다.

㉢ 즉, 당뇨병은 유전적인 요인과 환경적인 요인의 복합작용에 의해 발생한다.

③ 종류

㉠ 제1형 당뇨병

ⓐ 인슐린 의존성 또는 소아당뇨병이라고도 불리는 제1형 당뇨병은 자기면역질환으로 발생하는 당뇨병이다. 인슐린이 전혀 분비되지 않거나 분비가 저하되어 발생한 당뇨병을 말한다.

ⓑ 당뇨병 환자는 매일 인슐린 주사가 필요하다.

ⓒ 제1형 당뇨병은 주로 어린이와 청장년에서 주로 발생하지만 모든 연령에서 발생할 수 있다.

ⓓ 일반적으로 증상이 빨리 나타나고 증상으로는 갈증, 배뇨량 증가, 계속되는 허기, 체중감소, 시력감퇴, 극도의 피로감 등이 있다. 인슐린으로 치료하지 않으면 생명을 위협하는 혼수에 빠질 수 있다.

㉡ 제2형 당뇨병

ⓐ 가장 흔한 유형의 당뇨병으로 인슐린 비의존성 당뇨병이라고도 하며 전체 당뇨병의 90% 이상을 차지한다. 주로 40세 이후에 나타나며 대개 환자가 비만이다.

ⓑ 제2형 당뇨병의 경우 췌장이 인슐린을 분비하지만 우리 몸이 분비된 인슐린을 효과적으로 활용하지 못하여 혈당이 높아지게 된다.

ⓒ 제2형 당뇨병의 증상은 서서히 나타나고 제1형 당뇨병의 증상만큼 뚜렷하지 않다. 증상으로는 피로, 잦은 배뇨, 갈증, 체중감소, 시력감퇴, 잦은 감염, 상처가 잘 아물지 않는 것 등이 있다.

ⓓ 경구 혈당강하제 및 인슐린으로 치료한다.

㉢ 임신성 당뇨병

ⓐ 정의

㉮ 임신에 의해 유발되고 임신 중 당대사의 생리학적인 변화가 과장되어 나타난 결과로 임신 중 처음으로 알게 된다.

㉯ 임신 전기간 동안 임신부의 대사 이상에 의하여 태아의 손상이 초래될 수 있기 때문에, 임신 초기에는 태아 손상 및 자연유산이 발생하고 임신 중기와 말기에는 거대아, 고인슐린증, 사산 등이 발생된다.

㉰ 50% 이상의 여성에서는 20년 이내 현성 당뇨병이 발병하고 장기적으로는 자녀들에게 비만과 당뇨병이 발생할 수 있다.

ⓑ 고위험군

㉮ 30세 이상의 산모

㉯ 가까운 가족에 당뇨환자가 있는 경우

㉰ 뚜렷한 원인이 없는 거대아나 기형아를 출산한 경험이 있는 산모

㉱ 비만한 산모

㉲ 고혈압이 있는 산모

㉳ 요검사상 당이 검출되는 경우 등

ⓒ **원인** : 임신성 당뇨의 원인은 정확히 알려지지 않고 있다.

㉮ 추정 원인으로 태반락토젠, 난포호르몬, 황체호르몬 등의 태반호르몬이 인슐린의 분비를 억제하는 작용과 태반 인슐린 분해효소의 작용이 연관된 것으로 추정되고 있다.

㉯ 태아에서 분비되는 호르몬에 의해 인슐린 저항성(insulin resistance), 즉 혈당을 낮추는 인슐린의 기능이 떨어져 세포가 포도당을 효과적으로 연소하지 못하는 현상이 생기며, 정상 임산부는 인슐린 저항성을 극복하기 위해 췌장에서 인슐린 분비가 증가하지만, 임신성 당뇨병에 걸린 임산부에게는 인슐린 저항성을 극복할 만한 인슐린 분비가 충분하지 않게 된다.

ⓓ **증상** : 보통 특징적인 증상이 나타나지 않는 경우가 대부분이고 종종 피로감, 쇠약감 등의 증상과 임신성 고혈압을 동반하기도 한다.

ⓔ **진단** : 임신성 당뇨병의 진단은 경구 당부하검사로 하게 되며,

㉮ 임신성 당뇨병의 가능성이 많은 임신부의 경우는 최초로 산전관리를 받으러 갔을 때,

㉯ 그렇지 않은 임신부의 경우는 임신 24~28주 정도에 선별검사로 50g 경구 당부하검사를 하고,

㉰ 여기에서 당뇨병이 의심되면 100g 경구 당부하 검사를 시행하여 임신성 당뇨병인지를 확정적으로 진단할 수 있다.

ⓕ **예후**

㉮ 혈당조절이 잘 되지 않을 경우 분만예정일 4~8주 전에 원인불명의 태아사망의 빈도가 증가한다는 보고가 있다.

㉯ 임신부에서는 고혈압과 거대아 초래에 따른 제왕절개술의 빈도가 증가하게 된다.

㉰ 태아에게 저혈당증, 저칼슘혈증, 고빌리루빈혈증, 적혈구 과다증, 신생아 호흡곤란증 등이 유발될 수 있다.

ⓖ **치료** : 혈당조절을 위해 식이요법, 운동요법과 인슐린요법 등이 수행될 수 있다. 적절한 식이요법 및 운동요법 후에도 혈당이 잘 조절되지 않을때 인슐린을 사용하며 경구 혈당강하제는 보통 임신 중에는 추천되지 않는다.

구분	제1형 당뇨	제2형 당뇨
동의어	청소년 당뇨병, 인슐린의존형 당뇨	성인발증 당뇨, 인슐린비의존형 당뇨
시작 시기	어느 연령에서나 올 수 있지만 보통 30세 이전에 온다.	보통 32세 이후에 오나 어린이에게도 올 수 있다.
시작 형태	보통 급하게 온다.	서서히 진행된다.
인슐린 형성 능력	거의 없다.	정상이거나 정상 이상의 경우도 있다.
빈도	10%	85~90%
케톤증	발생할 수 있다.	거의 오지 않는다.
인슐린 주사	필요하다.	20~30%에서만 필요하다.
시작 시 체중	정상체중이거나 마른 상태이다.	일반적으로 비만상태(한국에서는 80%가 비만형)
치료	식이요법, 운동요법 및 인슐린요법	식이요법, 운동요법 및 경구용 혈당강하제 혹은 인슐린요법

④ 증상

㉠ 소변을 많이 보게 되고, 수분의 손실이 있으므로 심한 갈증을 느끼게 되며, 양분을 몸 바깥으로 많이 잃어버리기 때문에 피로감을 느끼고 체중이 감소하게 된다.

㉡ 당뇨병의 고전적인 증상인 다음(물을 많이 마심), 다뇨(소변을 많이 봄), 다갈(심한 갈증), 극심한 피로, 체중감소가 나타나게 된다.

㉢ 이외에도 조직반응의 상처회복이 지연되고 감염이 쉽게 발생하며 당뇨병으로 인해 눈, 콩팥, 신경, 심혈관계 및 발에 합병증이 나타날 수 있다.

⑤ 예방

㉠ 식이요법이 중요하다. : 음식의 양과 질을 고려한 처방된 식이요법을 따라야 한다.

㉡ 체중조절이 중요하다.

㉢ 조기발견, 조기치료를 한다.

㉣ 감염증의 예방, 신체적 건강증진, 과로의 금지 등이 필요하며, 당뇨병 치료에 약재를 투약할 경우 남용하는 일이 없도록 한다.

⑥ 검사방법에 따른 당뇨병 진단기준

㉠ 공복혈당 ≥ 126mg/dl(이 기준은 명백한 고혈당이 아니라면 다른 날에 검사를 반복하여 확인)

㉡ 당뇨병의 전형적인 증상(다뇨, 다음, 설명되지 않는 체중감소)과 임의혈당 ≥ 200mg/dl

㉢ 경구 당부하검사(포도당 용액 75g 섭취 뒤 혈액검사) 2시간 후 혈당 ≥ 200mg/dl

㉣ 당화혈색소 ≥ 6.5%

구분	검사방법	정상	당뇨병 전	당뇨병
혈당치(mg/dL)	공복 시 혈당검사	99 이하	100~125	126 이상
혈당치	경구 당부하검사 (2시간 후 혈당)	139 이하	140~199	200 이상

(5) 대사이상증후군

Point

생활습관병의 개념

① **리븐교수**(1988년) : 비만(복부비만) · 고혈압 · 당뇨병 · 고지혈증 · 인슐린저항성 등의 증후군을 보이며 서로 연관성이 있는 것으로 파악되었으나, 정확한 원인을 몰라 "신드롬 X"라 함.

② **세계보건기구**(1988년) : 대사증후군

① 비만 · 운동부족 · 영양과잉 등 잘못된 생활습관과 관련이 깊어 "생활습관병"이라고도 불리며, 당뇨 · 고혈압 · 고지혈증 · 심장질환 등으로 발현한다. 인슐린이 제대로 만들어 지지 않거나 제기능을 하지 못해 여러 가지 성인병이 복합적으로 나타나는 증상이다.

② 인슐린이 포도당을 제대로 운반하지 못하는 것을 인슐린 저항성이라고 하는데, 대사증후군은 인슐린 저항성으로 인해 나타나는 복합적인 병증을 일컫는다. 이 때문에 대사증후군을 인슐린저항증후군으로 부르기도 한다.

③ 원인은 체내에 인슐린이 있더라도 저항성으로 인해 고혈당이 개선되지 않으면서, 인슐린 농도만 높아지는 데 있다.

④ 주요 증상은 혈당대사 이상으로 인한 당뇨병, 지질대사 이상으로 인한 중성지방 증가, 고밀도 콜레스테롤, 나트륨 성분의 증가로 인한 고혈압, 요산 증가로 인한 통풍 등이다.

⑤ 대사증후군 진단은 일반적으로 복부비만, 당뇨, 고지혈증, 고혈압, 고중성지방 등 5가지 지표를 사용하고 있다.

⑥ 미국 국립고지혈증 교육프로그램(NECP)이 제시한 진단기준으로 이 가운데 3가지 이상이면 대사증후군에 해당한다. 즉, 한 사람이 3가지 이상 보유하는 경우 심뇌혈관질환의 위험이 높다고 판정한다.

㉠ **복부비만** : 허리둘레 남성 102cm(동양인 90cm), 여성 88cm(동양인 85cm) 이상

㉡ **고 중성지방 혈중** : 150mg/dl 이상

㉢ **낮은 고밀도지단백콜레스테롤(HDL)** : 남성 40mg/dl, 여성 50mg/dl 미만

㉣ **고혈압** : 수축기 130mmHg 이상 또는 이완기 85mmHg 이상

㉤ 공복혈당 100mg/dl 이상 또는 당뇨병 치료 중

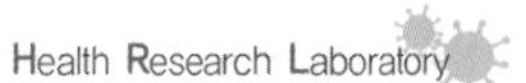

(6) 비만 측정

① BMI수치에 따른 체질량지수 및 비만관련 질환 위험도(WHO)

분류	체질량지수(kg/m²)	비만관련 질환의 위험
저체중	< 18.5	낮음
정상체중	18.5~22.9	보통
과체중	≥ 23.0	
위험체중	23.0~24.9	위험 증가
비만 1단계(obese class Ⅰ)	25.0~29.9	중등도 위험
비만 2단계(obese class Ⅱ)	≥ 30	고도 위험
비만 3단계(obese class Ⅲ)	≥ 40.0	극심한 위험

② Rohrer지수(주로 신장이 124cm 미만 학생에게 사용)
= 체중(kg)/신장(cm)^3×10^7, 160 이상 : 비만, 110 미만 : 저체중

③ Broca지수 : 신장을 고려하여 표준이 되는 체중을 계산하며 실제 체중이 표준의 몇 %인지에 따라 판정한다(주로 124cm 이상 학생에게 사용).

㉠ 비만도(%) = (실제체중 − 표준체중)/표준체중 × 100,
표준체중 : {신장(cm)−100}×0.9(여성일 때는 × 0.85)

㉡ 판정

ⓐ 경도비만 : 비만도 20~30%

ⓑ 중등도 비만 : 비만도 30~40%

ⓒ 고도비만 : 비만도 40% 이상

ⓓ 저체중 : −10%

ⓔ 표준체중 : −10~+10%

ⓕ 과체중 : 10~20%

④ Kaup지수

㉠ 영유아기부터 학령 전반기까지

㉡ 22 이상 : 비만, 15 이하 : 저체중아

㉢ {체중(kg)/신장(cm)^2}×10^4

⑤ 한국소아과학회의 비만도 판정

㉠ 신장과 성별에 따른 표준체중 고려 후 비만도를 계산하는 방법으로 현재 학교에서는 이 방법을 사용하고 있다.

㉡ 비만도(%) = (실제체중 − 표준체중)/표준체중 × 100

㉢ 판정

ⓐ 경도비만 : 비만도 20~30%

ⓑ 중등도 비만 : 비만도 30~50%

ⓒ 고도비만 : 비만도 50% 이상

ⓓ 저체중 : −10%

ⓔ 정상체중 : −10∼+10%

ⓕ 과체중 : 10∼20%

⑥ 신체계측 시 비만 판정

㉠ 성인 비만의 허리둘레 기준

구분	우리나라 (대한비만학회)	아시아태평양 (WHO)	미국	유럽	일본
남자	≥ 90cm	≥ 90cm	≥ 102cm	≥ 94cm	≥ 85cm
여자	≥ 85cm	≥ 80cm	≥ 88cm	≥ 80cm	≥ 90cm

㉡ 체지방률에 따른 성인의 비만 판정기준

구분	정상	경계	비만	심한 비만도
남자(%)	8∼16	17∼20	21∼30	31 이상
여자(%)	20∼25	26∼30	31∼35	36 이상

⑦ 복부비만 측정(WHR : Waist Hip Ratio)

㉠ 복부비만 = 허리둘레(cm) / 엉덩이둘레(cm)

허리둘레 : 배꼽 위 2cm, 엉덩이둘레 : 엉덩이 중 가장 넓은 부분

㉡ 같은 체지방률을 나타낸다 하더라도 복부에 지방이 많이 쌓이는 경우는 성인병 발생률이 증가한다.

㉢ 특히 여성의 경우에는 생리이상이나 자궁, 난소의 질병과 깊은 연관성이 있다.

㉣ 비만율 : 남자 0.91↑, 여자 0.83↑

⑧ 피부두께 측정법 : 팔 위쪽의 뒤쪽 부위와 어깨 뼈의 밑부분에서 피부주름 두께를 측정

⑨ Ponderal index : 사람이 3차원의 구조를 가지고 있는데 비해, 이 값은 키라는 1차원적인 단위를 제곱한 면적에 대한 무게를 나타내고 있기 때문에 일부에서는 ponderal index라고 하는 키의 3제곱에 대한 몸무게를 index(kg/m^3)로 사용하자는 연구도 진행되었다. 85백분위수 이상일 때 비만으로 진단하기도 한다. 한편 Utah 대학의 수학자인 Nick Korevaar라는 사람은 더 정확한 값을 얻으려면 제곱이나 세제곱이 아닌 2.3 ∼2.7 제곱을 해야 한다는 연구도 하였다.

Point

WHO에서 제시한 국제장애분류(ICIDH)

장애는 다음의 3가지 차원으로 나누게 된다.

1. **손상(Impairment)** : 심리적, 생리적, 해부학적 구조의 기능상실이나 비정상을 말한다. 장애에 대한 가장 협소한 개념으로 생물학적이나 해부학적 차원으로 국한한 것이다.
2. **능력장애(Disabilities)** : 손상으로 인한 기능상의 한계나 활동의 제한을 의미하며 노동력 상실이 중요한 판단기준이 된다.
3. **사회적 분리(Handicap)** : 손상이나 능력장애로 사회적 역할에서의 개인적 불이익 또는 제한을 의미하며 일종의 차별이 이루어지는 것을 의미한다.

Check

01 다음 중 만성질환의 특징이 아닌 것은?

① 단일 원인에 의해 질병이 발생한다.
② 비가역적 불구 장애를 수반한다.
③ 특수한 치료법이 요구된다.
④ 3개월 이상 오랜 경과를 보인다.

해설 여러 가지 원인에 의해 질병이 발생한다.
정답 ①

02 다음 중 당뇨병에 대한 설명으로 올바른 것은?

① 당뇨환자는 다량의 식습관으로 인해 비만이 이어진다.
② 성인당뇨는 인슐린 보충치료가 가장 중요하다.
③ 소아당뇨는 인슐린 생성 장애가 가장 큰 원인이다.
④ 신장의 인슐린 분비저하로 인한 기능저하가 발생한다.

해설 ① 비만으로 인해 제2형 당뇨가 발생된다.
② 소아당뇨는 인슐린 보충치료가 가장 중요하다.
④ 췌장의 인슐린 분비저하로 인한 기능저하가 발생한다.
정답 ③

03 다음 중 아래 글이 설명하는 질환은?

가. 일단 발병하면 오랜 기간의 경과를 취한다. 나. 질병발생의 원인규명이 대체로 명확하지 않다. 다. 호전과 악화가 반복되면서 점차 심해진다.

① 급성감염병 ② 만성감염병
③ 만성 퇴행성 질환 ④ 아급성감염 질환

정답 ③

04 다음 중 당뇨병 진단기준 중 공복 시 혈당기준, 식후 2시간 혈당기준이 순서대로 올바르게 나열된 것은?

① 100mg/dL, 126mg/dL ② 100mg/dL, 140mg/dL
③ 126mg/dL, 200mg/dL ④ 140mg/dL, 200mg/dL

정답 ③

05 다음 중 집단검진과 선별검사의 구비조건으로 가장 올바르지 못한 것은?

① 검사 단가가 싸야 한다.
② 많은 사람이 걸리지 않는 희귀질환이어야 한다.
③ 질병 존재를 확인할 수 있는 타당도와 신뢰도가 높은 검사방법이 있어야 한다.
④ 초기에 발견되었을 때 효과적인 치료방법이 있어야 한다.

해설 많은 사람이 이환되는 흔한 질환이어야 한다.
정답 ②

06 다음 중 암 검진주기가 2년인 것은?

① 간암, 유방암, 대장암, 폐암
② 간암, 자궁경부암, 위암, 대장암
③ 대장암, 자궁경부암, 위암, 폐암
④ 위암, 유방암, 자궁경부암, 폐암

정답 ④

07 정상혈압과 고혈압의 기준으로 올바른 것은? 2022. 충북보건연구사

	수축기 혈압(mmHg)		이완기 혈압(mmHg)
① 정상 혈압	120 이하	또는	80 이하
② 정상 혈압	120 미만	그리고	80 미만
③ 고혈압	135 이상	또는	85 이상
④ 고혈압	135 이상	그리고	80 이상

해설

		수축기 혈압(mmHg)		이완기 혈압(mmHg)
정상 혈압		120 미만	그리고	80 미만
고혈압 전단계	1기	120 ~ 129	또는	80 ~ 84
	2기	130 ~ 139	또는	85 ~ 89
고혈압	1기	140 ~ 159	또는	90 ~ 99
	2기	160 이상	또는	100 이상

정답 ②

08 만성질환의 예방 및 관리 방법 중 이차 예방에 해당하는 것은? 2021. 서울 7급 및 보건연구사

① 걷기 운동의 활성화
② 당뇨병 환자의 영양 교육
③ 대장내시경을 이용한 건강검진
④ 뇌졸중 환자의 합병증 관리

해설 ① 일차예방, ② 삼차예방, ④ 삼차예방
정답 ③

보건연구사 역학·보건행정

PART

02 보건통계

CHAPTER 01
보건통계

CHAPTER

01 보건통계

1 보건통계학의 개념

(1) 정의

출생, 질병, 사망 및 보건에 관련 있는 여러 현상들에 대하여 기술통계학적 및 추측통계학적 방법을 도입하여 그 현상들의 일반성이나 규칙성 등을 파악하고, 그 현황을 기술, 제시하며 나아가 그 현상들의 변동을 확률적으로 추론하는 학문이다.

(2) 보건통계학의 역할

① 지역사회나 국가의 보건수준 및 보건상태를 나타내 준다.
② 보건사업의 필요성을 결정해 준다.
③ 보건에 관한 법률의 개정이나 제정을 촉구한다.
④ 보건사업의 우선순위를 결정하며 보건사업의 절차, 분류 등의 기술발전에 도움을 준다.
⑤ 보건사업의 성패를 결정하는 자료를 제공한다.
⑥ 보건사업에 대한 공공지원을 촉구하게 할 수 있다.
⑦ 보건사업의 기초 자료가 된다.
⑧ 보건사업의 행동 활동에 지침이 될 수 있다.

(3) 보건통계의 조건(WHO)

① 이용가능성
② 일반화
③ **수용성** : 개발방법과 결과의 해석이 쉽게 이해될 수 있어야 한다.
④ **재현성** : 동일한 대상과 현상은 다른 누가 측정하더라도 동일한 결과가 나와야 한다.
⑤ **특이성** : 측정하고자 하는 현상이나 현상의 변화만을 반영하여야 한다.
⑥ **민감성** : 측정하고자 하는 현상의 변화를 민감하게 반영하여야 한다.
⑦ **정확성** : 측정하고자 하는 대상 현상을 정확하고 타당도 있게 나타내야 한다.

(4) 통계학의 기본 용어

① **모집단** : 모집단이란 연구자의 관심 대상이 되는 구성원의 전체 집합을 일컫는다. 예를 들어 65세 이상 노인들의 혈압을 알고자 한다면 우리나라 65세 이상 노인 전체가 모집단이 될 것이다.

② **표본** : 모집단에서 조사대상으로 선택된 모집단의 부분집합을 말한다.
③ **변수** : 표본추출단위의 속성이나 특성을 말하며 연구자가 측정할 '무엇'에 해당된다.
　㉠ **독립변수** : 다른 변수에 영향을 줄 수 있는 변수로 설명변수 혹은 예측변수라고도 함
　㉡ **종속변수** : 독립변수에 의해 영향을 받는 변수로 반응변수라고도 함

2 측정수준

(1) 명명척도

① 4가지 중 가장 낮은 단계
② 혈액형, 인종, 결혼상태, 진단명과 같은 자료
③ 자료를 컴퓨터에 입력하기 위해 부호화할 때 범주에 숫자를 배정한다(1 = 남자, 2 = 여자).

(2) 서열척도

① 순위를 매길 수 있는 속성의 범주이나 순위 간의 차이는 일정하지 않다.
② 사회경제적 상태(상, 중, 하), 교육수준, 동통의 강도

(3) 등간척도측정

① 척도간격 사이의 숫자적 거리가 동일하나 절대적 0점은 없다.
② 학생의 성적, 물가지수, 온도
③ 평균, 표준편차를 분석할 수 있다.

(4) 비율수준측정

① 가장 높은 수준의 측정법
② 상호 배타적이고 완전한 범주, 서열 순위가 있고 간격이 동일, 절대적 0점이 있다.
③ 체중, 길이, 부피, 연령, 소득, 투표율, 방송청취율

변수 형태		내용	수학적 개념	현상
이산변수	명목척도	특성을 이름으로 구별하는 변수	=, ≠	성별, 혈액형, 종교
	서열척도	특성의 상대적 크기에 따라 순서로서 구분할 수 있는 변수	〈, 〉	• 석차, 선호도, 경제적 수준(상, 중, 하) • 교육수준(초졸, 중졸, 고졸, 대졸)
연속변수	등간척도	특성의 양에 따른 차이를 수량화할 수 있는 변수	+, −	성적, 기온, 물가지수
	비율척도	특성의 값에 대해 몇 배의 관계가 있는가를 수량화할 수 있는 변수	+, −, ×, ÷	체온, 시간, 거리, 키, 체중

3 표집조사

전수조사는 모집단에 속한 대상 전부를 조사하는 것이며 표본조사는 모집단의 일부인 표본을 이용하여 조사하는 방법이다.

(1) 표본조사를 하는 이유

① 전수조사가 현실적으로 불가능한 경우

② 무한 모집단일 경우

③ 대상자의 특성을 가능한 빨리 파악하여야 하는 경우 예 질병의 집단유행 시

④ 전수조사를 하면 비표본 추출 오차가 커져 오히려 정확성이 떨어지는 경우

⑤ 표본조사만으로도 적당한 오차한계 내에서 모수를 추정할 수 있을 경우

⑥ 표본조사가 전수조사보다 시간, 노력, 경제적으로 이득이 있기 때문

⑦ 대상이 파괴되어야 관측이 가능한 경우 예 탄약의 파괴력 검사

⑧ **장점**

㉠ **경제성** : 실제조사에서 비용과 노력이 적게 소요, 조사결과의 집계, 자료처리 등의 비용과 노력이 적게 소요된다.

㉡ **신속성** : 전수조사에 비해 자료수집과 처리면에서 훨씬 빠르다.

㉢ **심도있는 조사가 가능** : 경제적, 시간적 제약으로 전수조사에서 불가능한 복잡한 조사가 가능하다.

㉣ **조사의 정확성** : 전수조사에 비해 자료 규모가 작아 자료의 입력, 처리과정 등에서 오류를 줄일 수 있다.

㉤ **숙명적 필요성** : 제품의 파괴검사, 혈액검사 등과 같이 전수조사가 불가능한 경우에 적당하다.

⑨ **단점** : 모집단 전수조사의 결과와 일치하지 않으며 표본을 추출하는 과정 자체에서 발생할 수 있는 오차(표본오차)가 들어갈 가능성이 있다.

(2) 표본오차와 비표본오차

① **표본오차**

㉠ 표본을 통해 모수를 추정하기 때문에 발생하는 오차

㉡ 표본오차를 줄이려면 표본의 크기를 크게 하면 되지만 반면 비표본오차가 커질 수 있다.

② **비표본오차**

㉠ 표본추출 이외의 과정, 즉 조사의 시작에서부터 자료의 측정, 분석에 이르기까지 모든 단계에서 발생하는 오차

㉡ 조사대상에서 정보를 얻지 못하기 때문에 발생하는 결측치

㉢ 조사대상자의 응답과 관련하여 발생하는 응답오차

㉣ 자료를 입력 혹은 계산 시에 발생하는 자료처리오차
㉤ 자료수집방법의 차이에 기인한 오차 등

(3) 표본조사의 종류와 방법

① 응답자가 직접 기록하는 형태
㉠ 자기 기입식 설문조사
ⓐ 개별 배포 조사 : 조사자가 학교, 직장, 가정 등 대상자가 상주하는 장소에 직접 방문하여 설문지를 배포한 후 회수하는 방법
ⓑ 집단조사
㉡ 우편조사
㉢ 인터넷 조사

② 설문 조사자가 대신 기록하는 형태
㉠ 면접조사
ⓐ CAPI : 면접자가 응답자와 대면하는 상태에서 컴퓨터 화면에 제시된 설문문항을 질문하고 응답내용을 바로 입력하는 조사방법으로 노트북을 이용할 경우 방문조사도 가능하다.
ⓑ CASIC : 응답자가 직접 컴퓨터에 제시된 설문내용에 응답을 입력하는 조사방법이다.
㉡ 전화조사

(4) 표본추출 방법

① **확률표출법** : 무작위표본으로 비확률표본보다 모집단을 좀 더 대표한다.
㉠ **단순무작위 표집** : 가장 기본적이고 빈번한 방법으로 소규모 조사나 예비조사에서 주로 사용된다. 먼저 대상자 전체에 일련번호를 부여하고, 난수표나 컴퓨터를 이용하여 필요한 표본 수만큼 난수(random number)를 생성한 다음, 생성된 난수에 해당하는 일련번호를 가진 사람을 표본으로 선정한다.
㉡ **층화무작위 표집** : 모집단이 갖고 있는 특성을 고려하여 모집단을 그 구성성분에 따라 몇 개의 동질적인 집단으로 나누고, 각 집단에서 단순무작위 표본추출법을 이용해 표본을 추출하는 방법으로 표본 수가 충분히 크지 않을 때 많이 이용한다.
ⓐ **비례층화추출** : 각 층으로부터 단순 무작위추출을 할 때 표본의 크기를 각 층의 크기에 따라 비례적으로 정하는 것
ⓑ **비비례층화추출** : 각 층의 크기와 무관하게 표본을 추출하는 것
㉢ **집락(군락)표집** : 대개 표본추출법의 최종 단계에서 적용되는데, 모집단의 구성단위를 우선 자연적 혹은 인위적으로 몇 개의 집락으로 구분한 뒤, 무작위로 필요한 집락을 추출한다. 그 후 추출된 집락에 대하여 일부 또는 전수조사를 하는 방법으로, 지역적으로 이 방법은 대상자가 전국적으로 흩어져 있을 때 모든 대상자로 목록을 만들어 무작위추출하는 것이 비실용적이거나 경비가 많이 들 때 사용할 수 있다. 이 추출의 대표적인 예는

국민건강영양조사이다.

㉣ **계통적 표집** : 모집단의 구성요소에 일련번호를 부여한 후 처음의 시작번호를 단순 무작위 추출한 다음에 미리 정해 놓은 일정한 간격{k(=모집단 수/표본의 수)번째 마다}으로 표본을 추출하는 방법이다. 모집단의 목록이 잘 정리된 경우 일정한 간격으로 표본을 추출하는 방법으로 단순무작위추출법보다 추출작업이 쉽고, 선정된 표본들이 고르게 분포되어 있는 경우 표본의 대표성을 확보할 수 있다. 하지만 모집단이 일정한 경향성을 지니는 경우 대표성을 훼손할 수 있다.

Quiz

다음에서 제시하고 있는 표본추출방법을 제시하시오.

1) 지역주민의 고혈압 의사진단 경험률을 대표하는 자료를 얻고자 한다. 기존의 조사에서 고혈압 의사진단 경험률은 성과 연령별로 많은 차이를 보였다. 보다 정확한 자료를 내기 위해 지역주민 1,200명으로부터 120명의 표본을 추출할 때 남녀 각 60명씩, 남녀 각각에서 생애주기 연령별로 각 20명씩으로 총 120명의 표본을 뽑고 싶다.

2) 보건소 등록관리 치매환자 1,000명의 명부를 확보하고 있는 경우 이 중 100명을 추출하여 조사를 하려고 한다.

3) 지역주민의 당뇨병 합병증 검사율을 대표하는 자료를 얻고자 한다. 기존의 조사에서 합병증 검사율은 성과 사회경제적 수준별로 많은 차이를 보였다. 보다 정확한 자료를 내기 위해 지역주민 1,000명으로부터 100명의 표본을 추출할 때 지역 전체의 성과 사회경제적 수준의 분포를 반영하여 그 비율대로 총 100명의 표본을 뽑고 싶다.

4) A시의 전체 중학생 수는 2,000명이다. 이 중 200명을 표본으로 뽑아 중학생의 건강생활 습관을 조사하고자 한다. 이때 총 2,000명으로부터 200명을 뽑기 보다는 전체 10개의 중학교 중 2개교를 먼저 선정하고 선정된 학교로부터 2개 학급씩을 뽑아 해당 학급의 모든 학생(각 학급당 약 50명 씩)들을 조사하려고 한다.

정답 1) 비비례층화무작위표집 2) 집락표집 3) 비례층화무작위표집 4) 집락표집

② **비확률표출법** : 조사자의 의도가 개입되는 주관적인 표본추출방법이다. 현실적으로 확률표본 추출을 시행하기가 어려운 경우가 많으므로 편이성 때문에 사용되고 있다.

㉠ 임의(편의)표집

㉡ 할당표집

㉢ 유의(의도)표집

Check

01 다음에서 흉통의 정도를 표시하는데 사용된 척도로 올바른 것은? 2022. 서울보건연구사

> 65세 남자가 흉통을 호소하며 응급실로 내원하였다. 담당의사는 흉통의 심한 정도를 1단계 ~ 9단계로 표현하였을 경우, 해당 환자는 8단계라고 담당교수에게 보고하였다. 이 환자에게 니트로글리세린을 투여한 후 흉통이 3단계로 감소하였으며, 이 후 지속적인 치료가 이루어 졌다.

① 순위척도 ② 비율척도
③ 등간척도 ④ 명명척도

해설 **측정수준**

명명척도	측정대상자의 특성이나 성질을 상호 배타적인 범주로 타나낸 척도 (예 성별, 혈액형, 종교)
서열척도	측정 대상자의 특성을 상대적 크기로 나타낸 척도 (예 석차, 경제적 수준(상, 중, 하), 통증척도)
등간척도	측정 대상자의 특성을 동일한 간격으로 나타낸 척도 (예 성적, 기온, 물가지수)
비율척도	측정값간의 순위, 간격의 크기, 비율도 가능한 척도 (예 체온, 시간, 거리, 키, 체중)

정답 ①

02 다음에서 설명하는 표본추출방법으로 올바른 것은? 2022. 서울보건연구사

> 중학생 모집단을 학년에 따라 세 그룹(1, 2, 3학년)으로 구분하고, 각 학년에서 다시 성별에 따라 두 그룹(남, 녀)으로 구분하여 총 6개의 집단을 구성한다. 이 후 각 집단으로부터 추출할 표본수를 결정한 뒤, 집단별로 단순무작위표본추출법에 따라 표본을 추출한다.

① 계통표본추출 ② 층화무작위표본추출
③ 비확률표본추출 ④ 집락표본추출

해설 모집단을 그 구성 성분에 따라 몇 개의 동질적인 집단(1, 2, 3학년과 남, 녀)으로 구분한 뒤 단순무작위표본추출법을 사용하였으니 이는 층화무작위표집에 해당된다.

정답 ②

03 넓게 분포되어 있는 표본에서 목록을 나열할 필요없이 추출하는 방법으로 하위그룹 전체를 조사하거나 그 그룹에서 다시 표본을 추출하는 방법은? 2022. 대전보건연구사

① 단순무작위표본추출 ② 집락표본추출
③ 층화표본추출 ④ 무작위표본추출

해설 **집락표본추출** : 모집단을 구성단위를 우선 자연적 혹은 인위적으로 몇 개의 집락으로 구분한 뒤, 무작위로 필요한 집락을 추출한다. 그 후 추출된 집락에 대하여 일부 또는 전수조사를 하는 방법

정답 ②

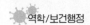

04 **다음 설명에 해당하는 표본추출방법은?** 2021. 서울 7급 및 보건연구사 보건학

> A 병원의 의료서비스 만족도를 측정하기 위해서 2021년 3월부터 6월까지 A 병원을 이용한 환자들을 성별, 연령별, 경제적 수준에 따라 여러 개의 부분 집단으로 나누어 각 부분 집단마다 무작위로 10명의 환자를 추출하였다.

① 단순임의추출법(simple random sampling)
② 층화임의추출법(stratified random sampling)
③ 계통추출법(systematic sampling)
④ 집락추출법(cluster sampling)

해설 **확률표출법**
① **단순무작위 표집** : 가장 기본적인 방법으로 가장 빈번한 방법은 난수표의 사용이다.
② **층화무작위 표집** : 모집단이 갖고 있는 특성을 고려하여 모집단을 그 구성성분에 따라 몇 개의 동질적인 집단으로 나누고, 각 집단에서 단순무작위 표본추출법을 이용해 표본을 추출하는 방법이다.
③ **계통적 표집** : 모집단의 구성요소에 일련번호를 부여한 후 처음의 시작번호를 단순 무작위 추출한 다음에 미리 정해 놓은 일정한 간격(k번째 마다)으로 표본을 추출하는 방법이다.
④ **집락**(군락) **표집** : 대개 표본추출법의 최종 단계에서 적용되는데, 모집단의 구성단위를 우선 자연적 혹은 인위적으로 몇 개의 집락으로 구분한 뒤, 무작위로 필요한 집락을 추출한다.

정답 ②

05 **다음에서 설명하는 변수의 유형은?** 2021. 서울 7급 및 보건연구사 보건학

> • 경제적 수준 : 상, 중, 하
> • 교육수준 : 대졸, 고졸, 중졸, 초졸

① 명목변수 ② 순위변수
③ 간격변수 ④ 비율변수

해설 **척도의 유형**
• **명명척도** : 혈액형, 인종, 결혼상태, 진단명과 같은 자료이다.
• **서열척도** : 순위를 매길 수 있는 속성의 범주이나 순위 간의 차이는 일정하지 않다.
• **등간척도** : 척도간격 사이의 숫자적 거리가 동일하나 절대적 0점은 없다.
• **비율수준 척도** : 상호 배타적이고 완전한 범주, 서열 순위가 있고 간격이 동일, 절대적 0점이 있다.

정답 ②

06 **100명 간격으로 표본을 추출하였다. 이러한 표본추출방법은?** 2021. 울산보건연구사

① 단순무작위 표집 ② 층화무작위표집
③ 계통적 표집 ④ 집락표집

해설 **계통적 표집** : 모집단의 구성요소에 일련번호를 부여한 후 처음의 시작번호를 단순 무작위 추출한 다음에 미리 정해 놓은 일정한 간격으로 표본을 추출하는 방법이다.

정답 ③

07 **일 지역에서 중학생의 스마트폰 이용 현황을 조사하기 위해 지역 내 10개의 중학교 중 2개 학교를 무작위로 뽑고, 다시 각 학교에서 5개 학급을 무작위로 뽑아 해당 학생들을 전수조사 하였다. 이에 해당하는 표본추출방법은?** 2020. 충북보건연구사

① 집락표본추출 ② 층화표본추출
③ 계통표본추출 ④ 단순무작위추출

해설 **집락표본추출** : 모집단의 구성단위를 우선 자연적 혹은 인위적으로 몇 개의 집락으로 구분한 뒤 무작위로 필요한 집락을 추출한다. 그 후 추출된 집락에 대하여 일부 또는 전수조사를 하는 방법

정답 ①

08 **우리나라는 2008년 이후 매년 지역사회건강조사를 실시하고 있다. 시 · 군 · 구별로 각 지역을 대표하는 만 29세 이상 성인 약 900명의 표본을 확률적으로 추출하는데, 지역사회건강조사에서 사용하고 있는 표본추출방법은?** 2020. 보건복지부 특채 7급

① 집락표본추출 ② 할당표본추출
③ 임의표본추출 ④ 단순무작위표본추출

해설 시 · 군 · 구별로 각 지역을 대표하는 조사이므로 집락표본추출을 선택하여야 한다. 지역사회건강조사에서는 이러한 집락표본추출 이외에 층화집락추출, 계통표본추출도 사용하고 있다.

정답 ①

09 **비척도이고, 가감승제가 가능한 척도의 예로 올바른 것은?** 2017. 경기보건연구사

① 종교 ② 암 진행단계(1~4기)
③ 혈당 수치 ④ 온도

해설 ① 명명척도, ② 서열척도, ③ 비율척도(비척도), ④ 등간척도

정답 ③

10 **좋음, 보통, 나쁨으로 나타내어 순위는 의미가 있지만 순위 간의 간격은 의미가 없는 척도를 의미하는 것은?** 2016. 경남보건연구사

① 명명척도 ② 서열척도
③ 등간척도 ④ 비율척도

해설 **서열척도** : 순위를 매길 수 있는 속성의 범주이나 순위 간의 차이는 일정하지 않다.

정답 ②

(5) 우리나라 건강조사

① 국민건강영양조사

㉠ 우리나라를 대표하는 건강조사로 국민건강증진법에 근거하여 실시하고 있다.

> **Point**
>
> 국민건강증진법, 국민건강증진법 시행령 및 국민건강증진법 시행규칙 규정에 근거하여 1년마다 실시되는 정부조사사업으로 우리 국민의 건강상태, 식품 및 영양섭취실태에 관한 전국 규모의 조사를 통해 대표성과 신뢰성이 확보된 국가통계자료를 산출하고 나아가 국가 보건정책을 계획하고 실천하는 데 필요한 기초자료를 제공하는 데 그 목적이 있다. 이 조사는 1969년 '국민영양조사'가 당시 FAO 한국지부에 의해 시작된 이래, 식품위생법 규정과 국민영양개선령 및 시행규칙에 의거하여 1995년까지 매년 실시되었던 '국민영양조사'와 1962년도에 시작되어 1983년부터 3년 주기로 실시되어 온 '국민건강조사 및 보건의식 행태조사'를 통합하고, 과거 국민영양조사에 포함되었던 건강조사부문을 확대시킨 '건강검진조사'가 병행된 조사이다. 1998년 국민건강증진법 제16조에 의거하여 조사의 질과 내용을 획기적으로 개선한 국민건강영양조사가 처음 실시되었다.

㉡ 1기(1998), 2기(2001), 3기(2005)까지는 3년 주기로 조사하였으며 4기(2007~2009), 5기(2010~2012), 6기(2013~2015), 7기(2016~2018), 8기(2019~2021)는 매년 조사하고 있다. 조사대상은 전국 192개 지역의 약 1만명의 만 1세 이상의 국민이다.

㉢ 이 조사를 통해 국민의 건강 및 영양상태에 대한 통계를 생산하며, 국민건강증진종합계획의 목표 지표의 평가에 활용하고, WHO와 OECD 등 국제기구에 조사결과를 제공한다.

㉣ 조사 완료 후 다음 해 11월에 결과를 공표하고, 12월에 해당 홈페이지를 통해 조사결과와 원시자료를 공개하고 있다.

② 지역사회건강조사

㉠ 2008년 이후 매년 전국 17개 시 · 도, 253개 시 · 군 · 구의 대표 통계를 생산하고 있다.

㉡ 지역보건의료계획 수립 및 평가에 필요한 시 · 군 · 구 단위의 건강통계를 생산한다.

㉢ 시 · 군 · 구별로 각 지역을 대표하는 19세 이상 성인 약 900명의 표본을 확률적으로 추출하여 전국적으로 약 20만 명을 조사하고 있다.

㉣ 주요 만성질환(암, 뇌혈관질환, 심장질환, 손상 등)의 이환과 의료이용, 건강 관련 건강행태(흡연, 음주, 신체활동, 안전의식 등), 건강문제와 보건의료 이용 상황 등을 조사하고 있다.

③ 청소년건강행태 온라인조사

㉠ 국민건강증진법에 근거하여 2005년부터 매년 실시하는 조사로 우리나라 청소년의 건강위험행태 현황과 수준을 파악하기 위함이다.

㉡ **대상** : 전국 중학교 1학년~고등학교 3학년까지의 학생 8만 명(800개 표본학교)

㉢ **조사내용** : 흡연, 음주, 신체활동, 식생활, 비만 및 체중조절, 정신건강, 손상 및 안전의식, 구강건강, 개인위생, 약물, 성행태, 아토피 천식, 인터넷 중독, 폭력, 건강형평성, 주관적 건강인지 총 15개 영역

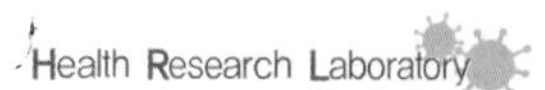

㉣ **방법** : 담당교사 감독아래 학교 전산실에서 45~50분 동안 익명성 자기기입식 온라인 조사방법으로 실시

④ 국민구강건강실태조사

㉠ 구강보건법에 따라 2000년부터 3년 마다 시행하는 조사로 구강건강 지표, 구강보건 행태와 구강보건의료이용 실태를 파악하여 체계적인 구강보건 사업목표를 개발하고 사업계획을 수립하며, 사업의 우선순위 결정에 필요한 기초자료를 확보함을 목적으로 실시한다.

㉡ 치아, 보철, 치주상태, 반점 치아. 구강보건 행태 등의 구강검사와 설문조사를 시행하여 2015년부터 조사대상으로 5세, 12세 2개 연령층으로 변경하였다.

구분	국민건강영양조사	국민구강건강실태조사	청소년건강행태조사	지역사회건강조사
개시년도	1998년	2000년	2005년	2008년
법적 근거	국민건강증진법	구강보건법	국민건강증진법	지역보건법
실시주기	3주기, 매년 실시	3년마다 실시	매년 실시	매년 실시
조사 대상	만 1세 이상	만 5세, 12세	중1~고3	만 19세 이상 성인
조사지역	192개 지역별 23가구	172개 지역별 표본학교	800개 표본학교	시 · 도 및 시 · 군 · 구
조사방법	검진 및 건강설문조사, 영양조사	구강검진, 보호자 설문조사	익명성 자기 기입식 온라인 조사	가구방문 면접조사
조사관할	질병관리청	보건복지부	질병관리청	질병관리청 (보건소 실시)

Point

이차자료

1. 개념

연구가 아닌 다른 목적으로 수집되거나 신고 보고되고, 조사된 자료 중 연구자가 역학연구에 활용하는 자료로 인구자료와 사망자료, 건강보험자료, 병원자료, 감염병 신고자료, 등록자료와 중앙과 지방정부가 시행하는 국민건강조사 등이 있다.

2. 인구자료

① **인구주택총조사** : 5년마다 시행되며 조사 시점에 대한민국의 모든 내 외국인과 이들이 사는 거처가 조사 대상이다. 통계청 홈페이지에 접속하여 자료를 얻는다.

② **주민등록인구통계** : 매월 말일 기준으로 주민등록부에 등재된 내용을 동 · 읍 · 면 단위까지 제공하고 있다. 행정안전부 홈페이지에 접속하여 통 · 반 · 리 단위까지 10세 간격, 5세 간격, 1세 간격으로 성별 인구 수를 내려받을 수 있다.

3. 사망자료

① **양적 특성을 나타내는 지표** : 일반사망률, 연령별 사망률, 특수사망률, 영아사망률

② **질적 특성을 나타내는 지표** : 질병별 특수사망률, 원인별 특수사망률

4. 상병자료

① **건강보험자료** : 이 자료는 원래 행정이나 재정관리를 목적으로 하여 수집된 자료이므로 역학연구에는 부적합할 수 있다. 그럼에도 최근 빅데이터와 관련하여 활용 가치가 빠르게 증대되

고 있다.

② **직장자료** : 산업장과 학교, 군대 등에서 시행하는 정기적인 건강검진이나 의무실, 학교 보건실에서의 연구를 의미하며 특정 집단에 속한 결과들이므로 일반 인구집단으로 일반화하기 어렵다는 단점이 있다. 그러나 직업병과 같이 특정 작업환경에서 발생하는 질병은 직장자료가 절대적으로 필요하며, 일반 인구집단보다 코호트연구 시행이 상대적으로 쉽다는 장점이 있다.

③ **병원자료** : 사례연구와 사례군연구, 환자–대조군연구의 중요한 자료가 된다.

> 병원자료를 이용할 때의 유의점
>
> ㉠ 특정 병원을 방문한 환자들이 그 지역에서 발생하는 모든 환자를 대표하지 않는다.
> ㉡ 중한 증상과 증후를 가진 사람이 경한 증상과 증후를 가진 사람보다 병원을 더 많이 방문한다.
> ㉢ 사회경제적 여건에 따라 병원 방문 기회의 차이가 있을 수 있다.
> ㉣ 병원의 전문성이나 정책, 의사들의 관심에 따라 입원 여부가 달라질 수 있다.
> ㉤ 연구를 목적으로 한 것이 아니므로 연구에 필요한 정보가 없거나 부정확한 기록이 흔하다.
> ㉥ 원인요인 구명을 위한 분석역학연구에서 적절한 대조군 설정하기가 어렵다.

④ **신고자료** : 질병의 유행을 조기에 감지하려는 목적으로는 신고자료가 유용하게 사용될 수 있다. 질병관리청은 신고받은 자료를 취합하고 정리하여 '주간 건강과 질병'이라는 책자와 인터넷을 통해 공표하고 있다.

⑤ **등록자료** : 우리나라 암등록사업은 국내 거주하는 사람들에서 발생한 모든 암환자를 등록하고 있다. 이 자료로 우리나라와 해당 지역의 암발생률과 생존율, 유병률을 산출하며 암 관련 조사 연구에 활용되고 있다.

⑥ **건강조사자료** : 국민건강영양조사, 청소년건강행태온라인조사, 지역사회건강조사, 정신질환실태 역학조사, 국민구강건강실태조사

4 비실험연구 중 서술연구의 종류

(1) 시계열연구

횡단연구와 종단연구의 선택

① **횡단설계** : 한 시점에서 자료를 수집하는 것으로 대부분의 연구는 횡단설계이다.

② **종단설계** : 한 시점 이상에서 자료를 수집하는 연구로 시간이 지남에 따라 변화나 경향을 추적하고, 인과성을 밝히기 위해 필요한 현상의 시간적인 연속성을 밝히는 능력이 있다.

㉠ **경향연구**(Trend study) : 모집단을 대상으로 어떤 현상을 시간에 따라 연구하는 것으로 반복되는 간격을 두고 서로 다른 표본을 선정하나 그 표본의 모집단은 항상 같게 된다. 시간에 따른 변화율과 양상을 조사할 수 있게 되며 미래의 방향을 예측할 수 있게 한다.

㉡ 코호트연구

(2) 사례연구

한 개인, 가족 및 집단의 현상을 집중적으로 장기간 조사하고, 그 결과를 서술하는 것이다.

장점	단점
① 사례연구에서 얻은 결과를 이용하여 실험연구를 할 수 있는 가설을 설정할 수 있다. ② 모집단도 없고 표집도 필요 없기 때문에 사례를 선택하는 방법도 문제가 되지 않는다. ③ 자료수집을 위해 다양한 방법을 사용할 수 있다.	① 일반화의 결여 ② 수집된 자료를 분석하고 해석하는 과정에서 어느 정도의 주관성을 인정해야 한다.

5 중앙집중화(대푯값)

관찰된 자료가 어떤 위치에 집중되어 있는가를 나타낸 값을 대푯값이라 한다.

(1) 최빈값(유행치, mode)

도수분포에서 가장 빈도가 높은 수치를 말한다.

(2) 중위수(중앙치, median)

사례를 측정치의 순서대로 나열했을 때 한 가운데 오는 수치로 만일 사례수가 짝수일 경우 가운데 오는 두 측정치의 평균이 중위수가 된다.

(3) 평균(mean)

모든 사례의 측정치의 합을 사례수로 나누어 얻어진 점수를 말하며 산술평균, 기하평균, 조화평균 등이 있다. 이들 사이에는 $H \leq G \leq M$의 관계가 항상 존재한다.

① **산술평균**(M, X) : 측정치를 전부 합하여, 측정치의 총 개수로 나누는 방법

② **기하평균**(G) : n개의 양수 값을 모두 곱한 것의 n 제곱근을 구하는 것이다. 일반적으로 그 분포가 대칭이 아니고, 중앙치가 좌측으로 몰릴 경우 기하평균을 이용하면 정분포로 될 수 있다.

③ **조화평균**(H) : 총수를 개개의 수치의 역수의 합으로 나눈 몫이다.

(4) 대푯값의 용도

① **평균값** : 등간척도, 비율척도일 때 사용가능

② **중앙값** : 서열척도, 등간척도, 비율척도일 때 사용가능

③ **최빈값** : 명목척도, 서열척도, 등간척도, 비율척도 모두 사용가능

Point

- 명목척도로 측정한 자료의 중심경향치는 최빈값을 사용하는 것이 적절하다.
- 서열척도로 측정한 자료의 중심경향치는 중앙값이 가장 적절하고 최빈값도 가능하다.
- 등간척도로 측정한 자료의 중심경향치는 평균값이 가장 적절하고, 중앙값과 최빈값도 가능하다.
- 비율척도로 측정한 자료의 중심경향치는 평균값이 가장 적절하고, 중앙값과 최빈값도 가능하다.

6 산포도

관찰된 자료가 대표치 전후에 얼마나 밀집 또는 분산되어 있는지 그 흩어져 있는 정도를 나타내는 지표이다.

(1) 범위

가장 큰 점수에서 가장 작은 점수를 뺀 것

(2) 사분편차

Q3 – Q1/2(Q3 : 75%가 되는 값, Q1 : 25%가 되는 값)

(3) 표준편차

가장 광범위하게 사용되는 것으로 편차점수(각 대상자의 값이 평균에서 얼마나 떨어져 있는가를 나타내는 값)를 모두 합해 사례수로 나누는 것, 분산의 제곱근의 값을 말한다.

(4) 평균편차

측정치들과 평균치와의 편차에 대한 절대값의 평균

(5) 변이계수

표준편차를 평균으로 나눈 값으로 측정치의 크기가 매우 차이가 나거나 단위가 서로 다를 때 사용한다.

(6) 분산

개체값과 산술평균값의 차를 제곱한 합계를 총수로 나눈 것을 말한다.

Point

표준오차

모집단의 평균과 분산은 모집단을 구성하고 있는 전체 관측치를 기초로 한 모수(母數)이므로 모집단 고유의 것으로 일정하지만, 모집단의 일부를 취한 표본의 평균은 표본을 선택할 때마다 일정할 수가 없으며 변이를 보인다.

표준오차는 전체 표본평균이 모평균을 중심으로 어떻게 산포되는가를 추정하기 위하여 사용되는 측도로서 표본평균의 표준편차를 말한다. 이 경우 평균의 표준편차를 구하기 위해서는 크기가 n인 표본을 모집단에서 계속 추출해야 하지만 실제로는 이와 같은 일이 실용적이지 못하므로 통상 단일표본에서 평균의 표준편차인 표준오차를 추정한다.
① 표준오차란 표본이 모집단에서 얼마나 떨어져 있는가를 나타낸다.
② 표준오차란 작을수록 표본의 대표성이 높다고 할 수 있다.
③ 표준오차는 표본의 크기와 반비례하며, 표준오차가 작을수록 모수치에 근접한다.

7 표본평균과 모평균의 추정

(1) 정규분포(가우스 분포, Gaussian distribution)

① **정의** : 통계분석에서 가장 널리 쓰이는 기본적인 분포로 어떤 현상의 구간에 대한 확률

② **특징**

㉠ 종을 엎어 놓은 것 같이 되는 분포
㉡ 평균치가 중앙에 있는 분포
㉢ 산술평균, 최빈값, 중앙값이 모두 동일
㉣ 평균(μ)을 중심으로 좌우 대칭인 종 모양
㉤ 표준편차(σ)가 작은 경우 종 높이가 높아지는 대신 폭이 좁아지며, 큰 경우 높이가 낮아지는 동시에 폭이 넓어지게 된다.
㉥ 면적은 항상 1(100%)
㉦ T분포보다 중심부분이 높다(T분포 : 표본의 크기가 작을 때 사용하는 분포).
㉧ 모든 정규분포는 표준정규분포(μ=0, σ=1)로 고칠 수 있다. 이러한 변화 과정을 표준화라고 한다.

Point

기타 확률분포

1. 로그정규분포(log-normal distribution)
정규분포에 비해 오른쪽으로 긴 꼬리를 가지고 있는 분포

2. 이항분포(binomial distribution)
이산형변수 X와 질병유무의 두 가지 사건으로만 이루어진 경우, 예를 들어 질병이 있을 확률은 p라고 할 때 독립인 n명을 조사하였을 때, 질병이 있는 사람의 수에 대한 분포는 이항분포를 따른다.
예 일반적인 주사위를 10회 던져서 숫자 6이 나오는 횟수를 센다. 이 분포는 n = 10이고 p = 1/6인 이항분포이다.
예 인구의 5%가 쌍꺼풀이 있고, 100명을 무작위적으로 선택하였을 때, 이 분포는 n = 100이고 p = 0.05인 이항분포를 따르게 된다.

3. 포아송분포

어떤 일정기간 동안에 특정 사건이 몇 번 발생할 것인지를 표현하는 이산형 분포

> **다양한 분포 가운데 정규분포가 가장 많이 사용되는 이유** : 중심극한정리(CLT) 때문이다. 중심극한정리란 표본의 크기가 대체적으로 30 이상이면 모집단의 분포가 정규분포를 따르지 않더라도, 표본평균은 정규분포에 근사하다는 성질을 말한다.

(2) 편포

① 오른쪽에 꼬리를 가진 분포의 경우(정적편포) : 평균>중앙값>최빈값

② 왼쪽에 꼬리를 가진 분포의 경우(부적편포) : 평균<중앙값<최빈값

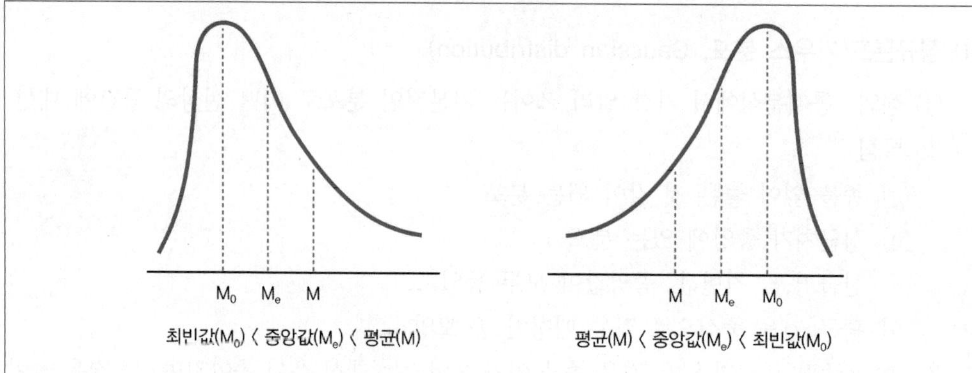

※ 평균값과 최빈값 사이에는 항상 중앙값이 있다.

※ 평균이 최빈값의 왼쪽에 있으면 왼쪽 꼬리분포, 평균이 최빈값의 오른쪽에 있으면 오른쪽 꼬리분포가 된다.

(3) 정규분포의 신뢰구간과 신뢰도

$\mu \pm 1\sigma = 68\%$

$\mu \pm 2\sigma = 95.4\%$

$\mu \pm 3\sigma = 99.7\%$

① 표의 크기가 클수록 신뢰구간의 폭은 좁고 신뢰도는 높아진다.

② 모평균에 대한 95% 신뢰구간이란 100번의 표본을 추출하여 신뢰구간을 구하면 그 구간 안에 모평균 μ가 포함되는 경우가 평균적으로 95번이라는 의미이다.

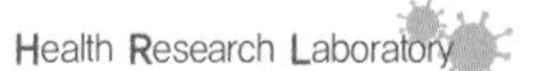

8 타당도 : 실제 모수를 얼마나 정확하게 관찰하는지를 의미하는 개념

(1) 내적 타당도

연구참여집단에서 얻어진 추론을 연구모집단에까지 적용하는 것이 타당한지에 관련된 개념

(2) 외적 타당도

해당 연구모집단에 대한 추론을 보다 광범위한 인구집단, 즉 표적집단에 일반화하는 것이 가능한지에 관련된 개념

Point

이 연구는 한국인(65세 이상)의 치매 유병률을 산출하기 위한 목적으로 경기도 광명시에서 수행하였다.

① **표적집단** : 65세 이상인 한국인
② **모집단** : 광명시에 거주하는 65세 이상 노인
③ **표집집단** : 모집단에서 무작위추출된 65세 이상 노인
④ **적격집단** : 표집집단 중 조사 당시 생존하고, 주소가 정확하고 해당 거주지에 계속 거주하였던 사람
⑤ **연구참여집단** : 적격집단 중 유병률 조사에 참여한 사람

9 가설검정과 모수추정

(1) 통계적 가설검정의 원리

① **귀무가설(H_0)과 대립가설(H_1)** : 일반적으로 연구자가 주장하고자 하는 가설을 대립가설로 설정하고, 이제까지 연구되어진 기존의 사실을 귀무가설로 설정하게 된다.

② **통계적 가설검정하에서 발생하는 오류**

예 성인 남성 흡연자의 모평균을 μ라고 하면

$H_0 : \mu = 120,\ H_1 : \mu \neq 120$

의사결정 \ 실제 현상	H_0 사실	H_1 사실
H_0 기각하지 못함	옳은 결정	제2종 오류(β)
H_0 기각	제1종 오류(α)	옳은 결정

㉠ **제1종 오류** : 귀무가설이 참인데도 불구하고 귀무가설을 기각할 오류
㉡ **제2종 오류** : 대립가설이 참인데도 불구하고 귀무가설을 기각하지 못하는 오류
㉢ 제1종 오류를 범할 확률의 최대 허용한계를 검정의 유의수준이라고 한다. 일반적으로 유의수준은 0.05를 많이 사용하고 있으며, 경우에 따라 0.1 또는 0.01을 사용할 수 있다.
㉣ 검정력(statistical power) = $1-\beta$(제2종 오류)

ⓜ 가설 검정 시 제1종 오류가 증가하면 제2종 오류는 감소하고, 제1종 오류가 감소하면 제2종 오류는 증가하게 된다. 따라서 통계적 가설검정은 제1종 오류를 어느 정도까지(유의수준까지) 허용한 후, 제2종 오류를 최소화(검정력을 최대화)하는 방법을 사용하게 된다.

Point

유의확률

조사한 관측값으로부터 귀무가설을 기각할 수 있는 최소의 유의수준으로 표준정규분포를 이용하면 유의확률은 $0.01 < \rho$-value < 0.05 임을 알 수 있다.

- **유의확률 ρ – value < 유의수준(일반적으로 0.05)** : 귀무가설을 기각
- **유의확률 ρ – value ≥ 유의수준(일반적으로 0.05)** : 귀무가설을 기각하지 못함

10 상관관계 분석과 연구자료 분석 방법

(1) 상관관계 분석

① 어떤 모집단에서 2개의 변수 간에 한쪽 값이 변함에 따라 다른 한쪽이 변하는 관계를 상관관계(r)이라 한다.

② r=1 또는 r=−1일 때는 완전상관, r=0.5 또는 r=−0.5일 때는 불완전상관, r=0일 때는 무상관이다.

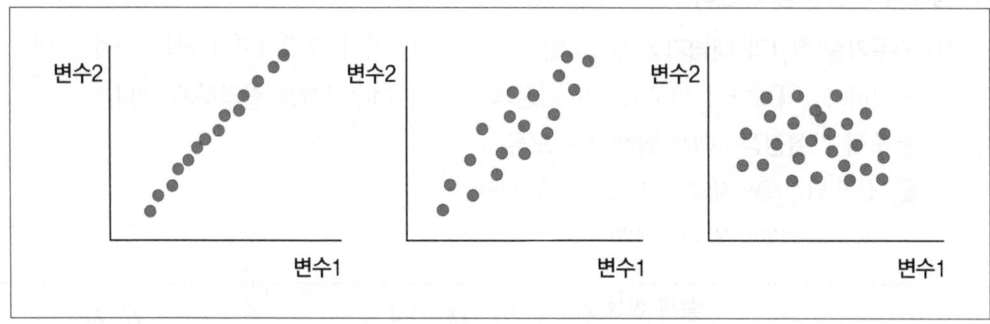

③ 상관관계 연구의 특징

㉠ 위험요인과 질병 간의 상관관계를 규명하고자 하는 기술연구방법이다.

㉡ 즉, 위험요인과 질병 간의 인과관계를 규명하는 것은 아니고 관계가 있느냐 없느냐의 관계가 있을 경우 그 관계가 긍정적인가 부정적인가의 관계유형과 정도를 밝혀주는 역할을 한다.

㉢ 의심되는 원인요인에 대한 폭로와 질병발생 간의 관련성을 조사하는 첫 단계로써 자주 사용된다.

㉣ 장점

ⓐ 기존의 이용 가능한 자료를 사용하기 때문에 단기간 내에 연구를 수행할 수 있다.

ⓑ 비용이 적게 든다.

㉤ 단점

ⓐ 집단에서 얻은 정보는 집단을 단위로 분석하기 때문에 개인수준에 직접 적용하는 데 무리가 따른다.

ⓑ 개인 수준의 자세한 정보가 은폐되어 오판의 위험이 있다.

ⓒ 통제가 필요한 변수에 대한 정보를 구하지 못해 혼란 변수의 효과를 통제하는 능력이 떨어질 수 있다.

(2) 회귀분석

한 변수(X)로 다른 변수(Y)를 예측하는 모형을 만드는 것으로 두 변수 간의 상관관계가 높을수록 보다 더 정확하게 예측할 수 있다. 예 시간과 기억력 사이의 관계

① **단순회귀분석** : 하나의 독립변수와 하나의 종속변수 사이의 단계를 분석하는 기법

② **중회귀분석** : 여러 독립변수들이 종속변수에 어떤 영향을 미치는가를 파악하는 기법

(3) 카이제곱검정

① Pearson이 제안한 방법으로 독립변수와 종속변수가 모두 명목변수일 때 두 변수 간의 관련성을 알아보고자 할 때 사용하게 된다.

② **멕네마 카이제곱검정**(McNemar's 카이제곱 검정) : 짝을 지은 두 표본에서 분포의 차이를 검정할 때 사용하게 된다.

(4) Z검정

모집단의 속성을 알기 위하여 모집단에서 추출된 표본의 통계값인 평균과 연구자의 이론적 혹은 경험적 배경에서 얻은 특정 값을 비교하는 검정방법

(5) T검정

① 두 집단의 평균에 차이가 있는지를 판정하고자 할 때 사용하는 방법이다.

② 독립변수는 명목변수, 종속변수는 연속형변수인 등간척도, 비율척도여야 한다.

Point

짝지어진 t-test(Paired t-test)

1. 비교하는 두 그룹을 전후 비교하거나 대상자 특성을 같게 매칭한 비교로, 서로 독립이지 않은 경우에 사용된다.
2. 사례

   ① 담배 한 개피를 흡연하는 것이 혈압에 얼마나 영향을 미치는지를 분석하는 것으로 대상자에게 담배 1개피를 피우기 전과 후의 혈압을 측정하여 흡연으로 변화되는 혈압을 분석한다.

   ② 보건교육 하기 전과 실시 이후 대상자들의 지식, 태도, 실천을 분석한다.

   ③ 대상자의 오른 팔과 왼 팔로 측정한 혈압의 차이를 분석한다.

(6) 분산분석(ANOVA, F 검정)

① 셋 이상의 모집단의 산술평균에 차이가 있는지를 비교할 때 사용하는 방법이다.

② 독립변수는 3개 이상의 범주로 나누어지는 명목변수이며 종속변수는 연속형변수이다.

③ 분류

㉠ **1요인 분산분석** : 비교집단을 나누는 요인이 하나일 때 사용하는 방법

㉡ **2요인 분산분석** : 비교집단을 나누는 요인이 둘일 때 사용하는 방법

(7) 요인분석(Factor analysis)

① 다양한 변수들 사이의 상관관계를 이용하여 몇 개의 주요한 요인들을 묶어 그 요인들을 이용하여 다양한 변수가 지니고 있는 특성을 압축하여 분석하는 다변량분석방법. 즉, 유사한 변수들끼리 집단화시켜 몇 개의 요인으로 축소시켜 종속변수와의 관련성을 분석할 때 사용하는 방법

② 일반적으로 최종 분석을 시행하기 전에 여러 변수들을 몇 개의 요인으로 집단화하기 위해 사용된다.

(8) 로지스틱 회귀분석(Logistic Regression Analysis)

① 사건의 발생확률을 예측하는 데 사용하는 방법

② 종속변수가 2분법 형태로 나타나는 연구에서 흔히 사용한다.

③ 연령, 성별, 흡연, 체질량지수, 콜레스테롤 등의 독립변수들이 관상동맥성심질환 발생에 어떤 수준의 위험도로 작용하는지 알고자 하는 연구에서 유용하게 사용될 수 있다.

<table>
<tr><th colspan="2" rowspan="2">구 분</th><th colspan="2">종속변수</th></tr>
<tr><th>비연속</th><th>연속</th></tr>
<tr><td rowspan="2">독립변수</td><td>비연속</td><td>카이제곱 검정</td><td>T검정
분산분석</td></tr>
<tr><td>연속</td><td></td><td>상관분석
회귀분석</td></tr>
</table>

구분	목적	예시
T-검정	두 집단 간 차이 비교분석	흡연집단과 비흡연집단 간 폐암발생 유무의 차이를 비교
카이제곱검정	관련성 유무를 비교분석	성별과 학점이 관련이 있는지를 비교분석
상관분석	상관관계 분석	교육수준과 소득 간에 어떠한 상관관계가 있는지를 분석
회귀분석	독립변수가 종속변수에 미치는 영향의 정도 분석	소득과 근무연수가 소비액에 어느 정도 영향을 주는지 분석
분산분석	세 집단 간 차이 비교분석	기독교, 천주교, 불교집단 간 소득의 차이를 비교분석

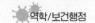

Check

01 **다음 중 상관계수에 관한 아래의 기술 중 올바른 것끼리만 짝지어진 것은?**

> 가. 상관계수가 0에 가까울수록 변수 간에 상관이 없음을 의미한다.
> 나. 상관계수는 변수가 아무리 많더라도 두 변수 간만 구할 수 있다.
> 다. 상관계수의 절대값은 1을 넘을 수 없다.

① 가, 나 ② 가, 다
③ 나, 다 ④ 가, 나, 다

해설 상관관계는 변수의 수에 따라 구분하기도 한다.
정답 ②

02 **주부들의 환경의식을 조사한 척도의 응답 예가 아래와 같다. 다음 중 각 문항점수를 합산해 환경의식수준을 측정한다면 측정의 수준은?**

문항	응답	
	안한다(0점)	한다(1점)
1. 쓰레기 분리수거		O
2. 재활용 봉투 사용		O
3. 자녀 환경교육		O
4. 환경운동 참여	O	

① 등간척도(구간척도) ② 명목척도(범주척도)
③ 비율척도(비례척도) ④ 서열척도(순위척도)

해설 환경의식수준은 응답 총점으로 하는 것이므로 서열척도를 의미한다.
정답 ④

03 **다음의 설명 중 가장 올바르지 못한 것은?**

① 각 변량에서 평균을 뺀 값을 그 변량의 편차라고 한다.
② 분산의 제곱근을 평균편차라고 한다.
③ 자료의 흩어져 있는 정도를 하나의 수로 나타낸 값을 산포도라고 한다.
④ 편차의 제곱의 평균을 분산이라고 한다.

해설 분산의 제곱근을 표준편차라고 한다. 평균편차는 편차에 대한 절대값의 평균을 말한다.
정답 ②

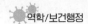

04 **다음 중 의원, 병원, 종합병원으로 구분하고 각각에서 무작위로 추출하는 방법은?**

① 계통표본추출 ② 단순임의추출
③ 비확률표본추출 ④ 층화표본추출

해설 의원, 병원, 종합병원으로 3개의 층으로 나누어 무작위로 추출한 것이므로 층화표본추출에 해당된다.
정답 ④

05 **다음 중 변이계수는 표준편차를 어떤 값으로 나누어 얻은 값인가?**

① 범위값 ② 분산값
③ 평균값 ④ 평균편차값

해설 **변이계수** : 표준편차를 평균으로 나눈 값
정답 ③

06 **어떤 통계값의 표준편차가 적다는 것은 무엇을 의미하는가?**

① 측정값들이 평균값과 일치한다.
② 측정값들이 평균값에서 멀리 떨어져 있다.
③ 측정값들이 비슷비슷하게 평균값에 가까이 있다.
④ 측정값들이 비슷비슷하게 평균값에서 멀리 떨어져 있다.

해설 **표준편차** : 가장 광범위하게 사용되는 것으로 편차점수(각 대상자의 값이 평균에서 얼마나 떨어져 있는가를 나타내는 값)를 모두 합해 사례수로 나누는 것이다.
정답 ③

07 **측정치가 중심으로부터 흩어져 있는 정도를 나타내는 산포도 중 일반적으로 가장 많이 사용하는 값은?** 2022. 인천보건연구사

① 표준편차 ② 분산
③ 변이계수 ④ 평균편차

해설 **표준편차** : 가장 광범위하게 사용되는 것으로 분산의 제곱근 값을 말한다.
정답 ③

08 **노인환자를 연령대별로 3개의 군을 나누어 의료이용 만족도 점수를 조사하여 비교하는 데 적절한 분석기법은?** 2022. 충북보건연구사

① T-test ② 분산분석
③ 상관분석 ④ 회귀분석

해설 분산분석은 셋 이상의 모집단의 산술평균에 차이가 있는지를 비교할 때 사용하는 방법이다.
정답 ②

09 **국민의 건강 및 영양 상태에 관한 현황 및 추이를 파악하여 보건정책 사업의 우선순위 선정 및 평가에 필요한 자료를 제공하며 세계보건기구와 경제협력개발기구(OECD) 등에서 요청하는 통계자료를 제공하는 우리나라 국가건강조사로 올바른 것은?** 2022. 경남보건연구사 보건학

① 지역사회 건강실태조사 ② 청소년 건강행태조사
③ 국민건강영양조사 ④ 사망원인통계조사

해설 **국민건강영양조사** : 국민건강증진법을 근거로 전국 192개 지역의 약 1만명의 만 1세 이상의 국민을 대상으로 매년 실시되는 대표적인 건강조사이다. 이 조사를 통해 건강 및 영양상태에 대한 통계를 생산하며, 또한 WHO와 OECD 등 국제기구에 조사결과를 제공하고 있다.

정답 ③

10 **측정 단위가 다른 변수의 산포도를 비교하고자 할 때 유용한 것은?**
2021. 서울 7급 및 보건연구사 보건학

① 표준편차 ② 표본오차
③ 변이계수 ④ 분산

해설 ① **표준 편차** : 가장 광범위하게 사용되는 것으로 편차 점수(각 대상자의 값이 평균에서 얼마나 떨어져 있는가를 나타내는 값)를 제곱한 후 나온 값을 모두 합해 사례 수로 나누는 것
② **표준 오차** : 전체 표본평균이 모평균을 중심으로 어떻게 산포되는가를 추정하기 위하여 사용되는 척도로서 표본 평균의 표준 편차를 말한다.
③ **변이 계수** : 표준편차를 산술평균으로 나눈 값으로 측정치의 크기가 매우 차이가 나거나 단위가 서로 다를 때 사용한다.
④ **분산** : 개체값과 산술평균값의 차를 제곱한 합계를 총 수로 나눈 것을 말한다.

정답 ③

11 표준화율

(1) 정의

집단에 대한 종합적 비율로서 인구 구성에 따른 차이를 배제한 편견없는 비교가 가능하지만, 선택된 표준인구에 따라 차이가 있을 수 있기 때문에 표준인구 선정에 신중을 기해야 한다.

(2) 표준인구는 우리나라의 두 지역을 비교하고자 할 경우 우리나라 인구를 표준인구로 하거나 비교하고자 하는 두 지역의 인구를 합하거나 또는 그 평균인구를 표준인구로 정한다.

(3) 종류

① 직접표준화법

㉠ 직접법은 표준인구를 택하여 이 표준인구가 나타내는 연령분포를 비교하고자 하는 군들의 연령별 특수사망률에 적용하는 방법이다.

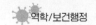

㉡ 직접법을 사용하려면 보정하려는 집단의 연령별 특수사망률과 표준인구의 연령별 인구 구성이 필요하다.

> 표준화율 = (기대 발생수 총합/표준인구) × 단위인구

ⓐ 비교하고자 하는 집단의 특성별 구성비를 갈도록 하기 위해 표준집단을 구한다.
ⓑ 각 집단에서 조사된 연령별 발생수를 이용하여 연령별 발생률을 구한다.
ⓒ 표준인구에 연령별 발생률을 적용하여 표준인구의 기대발생수를 구한다.

> 기대사망수는 표준인구에 A집단과 B집단의 연령별 사망률을 곱한다.
> **예** A집단의 15세 미만 기대 사망자수 = 3,500 × (2/1,000) = 7

ⓓ 직접표준화법에 의한 표준화율, 즉 표준인구 1,000명당 기대발생수를 구한다.

연령	A집단		B집단		표준 인구	기대 사망자 수 (A집단)	기대 사망자 수 (B집단)
	인구수	연령별 사망률 (1,000명당)	인구수	연령별 사망률 (1,000명당)			
15세 미만	1,500	2	2,000	2	3,500	7	7
15~44세	2,000	6	2,500	10	4,500	27	45
45세 이상	1,500	20	500	20	2,000	40	40
계	5,000		5,000		10,000	74	92

조사방률 : A집단 (45/5,000)×1,000=9.0, B집단 (39/5,000)×1,000=7.8
보정사망률 : A집단 (74/10,000)×1,000=7.4, B집단 (92/10,000)×1,000=9.2

② 간접표준화법

㉠ 비교하고자 하는 한 군의 연령별 특수발생률을 알 수 없거나, 대상 인구수가 너무 적어서 안정된 연령별 특수발생률을 구할 수 없는 경우에 간접법을 사용한다.

㉡ 많은 인구에서 산출된 안정된 연령별 특수사망률을 적은 인구에 적용하여 적은 인구 집단이 많은 인구집단의 연령별 특수사망률을 경험한다고 가정할 때 예상되는 사망자 수를 산출할 수 있다.

> 표준화사망비 = 어떤 집단에서 관찰된 총 사망자 수/이 집단에서 예상되는 총 기대사망자 수

㉢ 간접표준화 과정

ⓐ 두 지역의 단위인구 1,000명당 조사망률을 구한다.
ⓑ 기준이 되는 표준인구의 연령별 사망률을 구한다.
ⓒ 표준인구의 연령별 사망률을 이용해 각 연령별 기대사망자 수와 총 기대사망자 수를 구한다.

> 기대 사망자수 = 표준인구의 연령별 사망률 × 대상집단의 인구구성
> **예** 15~34세 : (2.5/1,000) × 23 = 0.0575 ≒ 0.1

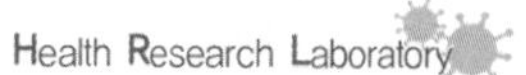

ⓓ 표준화사망비(Standardized Mortality Ratio, SMR)를 구한다. 이는 실제 사망자 수/기대사망자 수로써 산출한다.

ⓔ 마지막으로 표준화사망률을 구한다.

심장병이 없는 집단과 의심되는 집단의 일반 사망률

연령	심장병이 없는 집단				심장병이 의심되는 집단			
	인구수	%	사망자 수	연령별 사망률 (1,000명당)	인구수	%	사망자 수	연령별 사망률 (1,000명당)
15~34세	13,681	55.2	35	2.5	23	20.5	1	43.5
35~54세	8,838	35.7	102	11.5	24	21.4	5	208.3
55세 이상	2,253	9.1	149	66.1	65	58.0	14	215.3
계	24,772	100.0	286		112	99.0	20	
조사망률	(286/24,772)×1,000=11.5				(20/112)×1,000=178.6			

심장병이 없는 집단에 대한 심장병이 의심되는 사람의 표준화사망비

연령	심장병 의심자 수	심장병이 없는 집단의 연령별 사망률(1,000명당)	기대사망자 수	실제 사망자 수
15~34세	23	2.5	0.1	1
35~54세	24	11.5	0.3	5
55세 이상	65	66.1	4.3	14
계	112		4.7	20
연령보정 전 두 집단의 사망비 : 178.6/11.5 = 15.5				
표준화사망비 = 20/4.7 = 4.25				

Point

직접 표준화법	① 표준인구를 택하여 이 표준인구가 나타내는 연령분포를 비교하고자 하는 군들의 연령별 특수발생률에 적용하는 방법 ② 반드시 알아야 할 내용 • 표준인구의 연령별 인구구성 • 표준인구의 연령별 특수발생률 • 비교하고자 하는 군의 연령별 특수발생률 ③ 직접 표준화 율 = (기대 발생 수 총합 / 표준인구)×단위인구
간접 표준화법	① 비교하고자 하는 한 군의 연령별 특수발생률을 알 수 없거나, 대상인구 수가 너무 적어서 안정된 연령별 특수발생률을 구할 수 없는 경우에 사용 ② 반드시 알아야 할 내용 • 표준인구의 연령별 특수발생률 • 비교하고자 하는 군의 연령별 인구구성 • 비교하고자 하는 군의 총 발생수 ③ 표준화 사망비 = 어떤 집단에서 관찰된 총 발생수 / 이 집단에서 예상되는 총 기대발생수

Check

01 **사망률의 연령보정 표준화 방법 중 직접법에 해당하는 내용은?**

① 연령별 특수사망률을 알지 못하는 경우
② 표준인구의 인구구성을 이용
③ 표준인구의 연령별 특수사망률을 이용
④ 적은 인구규모로 인해 연령별 특수사망률을 구할 수 없는 경우

해설 나머지는 모두 간접법에 해당된다.

정답 ②

02 **A지역과 B지역의 사망률을 비교하기 위해 간접표준화법을 사용하여 A지역의 표준화사망비(SMR)를 구하였다. 여기서 표준화사망비가 의미하는 것은?**

① A지역의 연령별 특수사망률의 합
② A지역의 사망수준을 1로 보았을 때 B지역의 사망수준
③ B지역의 사망수준을 1로 보았을 때 A지역의 사망수준
④ A지역의 표준화사망률을 B지역의 표준화사망률로 나눈 비

해설 A지역의 표준화사망비 = A지역 실제 총 사망자 수/A지역 기대 총 사망자 수, 즉 B지역이 표준인구가 되며 B지역의 사망수준을 1로 보았을 때 A지역의 사망수준을 의미한다.

정답 ③

03 **사망률의 표준화에 대한 설명으로 옳은 것은?**

① 직접표준화는 비교하려는 한 군의 연령별 특수사망률을 알 수 없을 때 사용한다.
② 직접표준화는 대상인구수가 너무 적어 안정된 연령별 특수사망률을 구할 수 없을 때 사용한다.
③ 간접표준화에서는 표준화사망비를 산출한다.
④ 간접표준화는 대상집단의 연령별 특수사망률을 알 수 있을 때 사용한다.

해설 ① 간접표준화는 비교하려는 한 군의 연령별 특수사망률을 알 수 없을 때 사용한다.
② 간접표준화는 대상인구수가 너무 적어 안정된 연령별 특수사망률을 구할 수 없을 때 사용한다.
④ 직접표준화는 대상집단의 연령별 특수사망률을 알 수 있을 때 사용한다.

정답 ③

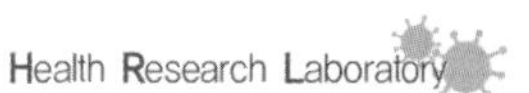

04 **㈎, ㈏ 두 지역의 어느 한 해의 인구수와 사망자수가 다음과 같을 때, 두 지역의 조사망률과 직접 표준화로 구한 연령표준화사망률을 비교한 것으로 가장 옳은 것은? (단, 표준인구는 ㈎지역과 ㈏지역의 인구를 더하여 사용한다.)** 2022, 서울보건연구사

㈎지역			㈏지역		
	인구수	사망수		인구수	사망수
65세 미만	5,000	50	65세 미만	15,000	50
65세 이상	15,000	150	65세 이상	5,000	150
합계	20,000	200	합계	20,000	200

① 조사망률과 연령표준화사망률 모두 두 지역이 같다.
② 조사망률은 두 지역이 같고 연령표준화사망률은 ㈎가 ㈏보다 크다.
③ 조사망률은 두 지역이 같고 연령표준화사망률은 ㈏가 ㈎보다 크다.
④ 조사망률은 ㈏가 크지만, 연령표준화사망률은 ㈎가 크다.

해설 직접 표준화 결과

	표준인구	기대사망수	
		가	나
65세 미만	20,000	(50/5,000)×20,000 = 200	(50/15,000)×20,000 = 66.7
65세 이상	20,000	(150/15,000)×20,000 = 200	(150/5,000)×20,000 = 600
합계	40,000	400	666.7

(가),(나)지역 조사망률 = (200/20,000)×1,000 = 10 즉 A, B지역 모두 조사망률은 인구 1,000명당 10명
(가)지역 표준화사망률 = (400/40,000)×1,000 = 10
(나)지역 표준화사망률 = (666.7/40,000)×1,000 = 16.7

정답 ③

05 **역학적 특성이 서로 다른 지역의 사망률을 비교하기 위해 간접법을 적용하여 표준화 사망률을 계산하는 경우 필요한 지표는 무엇인가?** 2022, 충북보건연구사

① 표준인구의 인구구성, 비교집단의 인구구성
② 표준인구의 인구구성, 비교집단의 특수사망률
③ 표준인구의 특수사망률, 비교집단의 인구구성
④ 표준인구의 특수사망률, 비교집단의 특수사망률

해설 간접표준화 사망률 계산 시 반드시 알아야 할 내용
- 표준인구의 연령별 특수발생률
- 비교하고자 하는 군의 연령별 인구구성
- 비교하고자 하는 군의 총 발생수

정답 ③

06 **다음은 광부와 버스 운전사에 대한 폐암 표준화사망비(Standardized Mortality Ratio, SMR)이다. 이에 대한 해석으로 가장 옳은 것은? (단, 1981~1985년의 표준화사망비 산출에는 A국가의 1981년 표준인구를 사용했고, 2001~2005년의 표준화사망비 산출에는 A국가의 2001년 표준인구를 사용하였다.)**

2021. 서울 7급 및 보건연구사

	표준화사망비(SMR)	
	1981~1985년	2001~2005년
광 부	1.71	1.34
버스 운전자	1.43	1.09

① 1981~1985년 광부의 폐암 사망자 수는 같은 기간의 버스 운전사의 폐암 사망자 수보다 많다.

② 1981~1985년 광부의 폐암 사망률은 1981년 A국가 표준인구에서 기대되는 것보다 높다.

③ 1981~1985년 광부의 폐암 사망률은 2001~2005년 동일 직업의 폐암 사망률보다 높다.

④ 1981~1985년 버스 운전사의 폐암 연령보정사망률은 2001~2005년 동일 직업의 폐암 연령보정사망률보다 높다.

해설 "표준화사망비= 실제 사망수 / 기대 사망수" 이므로 1981~1985년 광부의 폐암사망률은 A국가 표준인구에서 기대되는 것보다 1.71배 높은 것이다.

정답 ②

07 **A지역과 B지역의 연령군별 인구수와 사망자수를 제시한 표이다. 1,000명당 B지역의 표준화사망률은?**

2021. 울산보건연구사

A지역			B지역		
	인구	사망		인구	사망
40~64세	2,000	10	40~64세	1,000	5
65세 이상	500	6	65세 이상	1,500	15

① 5 ② 6.5

③ 7 ④ 7.8

해설 B지역의 표준화사망률 = (35/5,000) × 1,000 = 7

	표준인구	A지역 표준화	B지역 표준화
40~64세	3,000	3,000×(10/2,000)=15	3,000×(5/1,000)=15
65세 이상	2,000	2,000×(6/500)=24	2,000×(15/1,500)=20
계	5,000	39	35

정답 ③

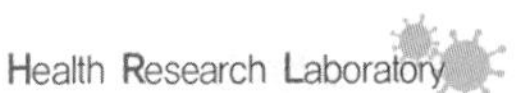

08 A지역과 B지역의 연령별 사망자 및 총 인구수는 다음 표와 같다. B지역 인구를 표준으로 하여 간접표준화법으로 계산한 A지역의 표준화사망비(SMR)는? 2018. 충북보건연구사

연령(세)	A지역		B지역	
	사망자(명)	총 인구(명)	사망자(명)	총 인구(명)
20세 미만	10	10,000	100	100,000
20~40세	30	10,000	400	200,000
40세 이상	50	10,000	900	300,000

① 87% ② 115%
③ 150% ④ 160%

해설 A지역 표준화 사망비 = (A지역 관찰된 총 사망자수/예상되는 총 기대 사망수) × 100
= (90/60) × 100 = 150%

연령(세)	B지역(표준인구)		A지역 표준화	
	사망자(명)	총 인구(명)	기대 사망자(명)	총 인구(명)
20세 미만	100	100,000	10,000×(100/100,000)=10	10,000
20~40세	400	200,000	10,000×(400/200,000)=20	10,000
40세 이상	900	300,000	10,000×(900/300,000)=30	10,000
합계	1,400		60	

정답 ③

12 도수분포표

(1) 정의

① 주어진 자료를 몇 개의 계급으로 나누고, 각 계급에 속하는 도수를 조사하여 나타낸 표이다.

② 통계처리가 요구되는 자료들을 수집, 정리하여 순서대로 일목요연하게 정리함으로써 자료의 크기나 대소의 분포 등의 특성을 나타낼 수 있는 통계처리의 기초자료를 마련하고자 할 때 주로 사용하게 된다.

(2) 도수분포표의 구성

① **계급**(class) : 자료가 취하는 전체 범위를 몇 개의 소집단 혹은 범주로 나누는 것을 의미한다.

② **도수**(frequency) : 각 계급의 자료의 수

③ **상대도수**(relative frequence) : 각 계급의 자료의 수를 전체 자료의 수로 나눈 비율

(3) 작성순서

① 자료의 수(N)를 센다.

② 자료의 범위(R)을 구한다. 자료의 범위란 자료의 최대값과 최소값을 말한다.

③ 계급의 수(10~20 혹은 10 전후)를 정한다. 계급의 수는 자료의 크기에 따라 결정된다.

④ **계급구간을 정한다.** : 계급의 상한과 하한을 정한다. 계급의 하한은 가장 중요한 것으로 측정지의 최소값이 그 계급의 중간값이 되거나 중간값에 가까운 값 중에서 택한다.

⑤ 각 계급구간에 속하는 도수를 파악한다.

⑥ 상대도수를 구한다.

⑦ 누적도수와 누적상대도수를 구한다.

한달 동안에 요통으로 물리치료실에 내원한 환자들의 나이

계급구간	도수	누적도수	상대도수	누적상대도수
10 이상~19 이하	5	5	0.05	0.05
20~29	9	14	0.09	0.14
30~39	11	25	0.11	0.25
40~49	17	42	0.17	0.42
50~59	23	65	0.23	0.65
60~69	19	84	0.19	0.84
70~79	10	94	0.10	0.94
80~89	6	100	0.06	1.00
합계	100	100	1.00	1.00

* 계급의 수 : 8개
* 계급의 크기 : 10살
* 도수가 가장 큰 계급 : 50~59살
* 도수가 가장 작은 계급의 계급값 : 14.5살

13 보건지표

(1) 사망수준에 관한 지표

조사망률(보통사망률), 영아사망률, 신생아사망률, 모성사망률, 비례사망지수, 비례사망률

Point

출생에 영향을 미치는 요인

① **생물학적 요인** : 남녀 모두 생리적으로 생식능력을 가져야 하는데, 이 능력을 가임력이라고 한다.

② **사회문화적 요인**

㉠ **혼인연령** : 혼인연령이 낮아질수록 출산력이 높다. 개도국의 평균 초혼연령은 선진국에 비해 상당히 낮다.

㉡ **자녀 수에 대한 가치관** : 전통적인 농업사회는 대가족 제도를 선호하고, 유교문화권에서는 가계 계승차원에서 자녀의 가치를 중시하며 개도국의 경우에는 자녀를 노후보장과 가족노동력 확보 차원에서 중시한다. 서구사회에서는 자녀에 대해 별다른 가치를 부여하지 않는 가정이 많다.

㉢ **결혼의 안정성** : 이혼, 별거, 사별 등은 출산력을 저하시킨다. 이혼 가능성(이혼 및 재혼의 사회적 요인 정도)도 출산력을 억제한다.

㉣ 피임과 인공유산

사망에 영향을 미치는 요인

① 생물학적, 사회적, 경제적, 문화적 요인 등이 영향을 미치며 구체적인 주요 영향요인으로는 남녀의 성, 연령, 보건의료 혜택, 경제수준, 직업, 거주지역, 종교 등을 들 수 있다.

② **선진국의 주요 사망요인** : 만성 퇴행성 질환(심장병, 혈관계 질환, 암 등), 간경화, 당뇨병, 자살 등

③ **개도국의 주요 사망요인** : 전염성 질환(결핵, 기관지염 등)

④ **선진국 유아기의 주요 사망요인** : 내생적 원인(선천성 기형, 출생 상해, 질식 등)

⑤ **개도국 유아기의 주요 사망요인** : 외생적 원인(불결한 환경, 부적절한 의료시설 등)

⑥ 우리나라는 암, 심장질환, 뇌혈관 질환이 3대 사망원인이며, 연령이 낮은 층에서는 교통사고가 주요 사망원인이다.

(2) 질병이환 수준에 관한 지표

발생률, 유병률, 발병률, 치명률 등

(3) 인구재생산 수준에 관한 지표

보통출생률, 일반출생률, 합계생산률, 총재생산률, 순재생산률 등

(4) 의료시설활용 수준에 관한 지표

병상이용률, 병상회전율, 평균재원일수 등

(5) 보건수준 관련 사회경제적 지표

인구증가율, 국민소득, 부양비 등(보건수준을 직접 나타내지 않아 보건사업의 목표 설정에는 이용할 수 없으나, 건강증진에 영향을 주는 자원의 지표로 건강증진 설명에 이용)

(6) 보건수준 평가의 3대 지표

① 영아사망률 : 국가나 지역사회의 건강수준을 가장 잘 반영하는 지표
  ㉠ 모자보건, 환경위생 및 영양수준 등에 민감
  ㉡ 생후 12개월 미만의 일정한 연령군이기 때문에 일반사망률에 비해 통계적인 유의성이 큼
② 비례사망지수(PMI) : 연간 총 사망자 수에 대한 50세 이상의 사망자 수의 백분율
  ㉠ 연령별 사망자 수만 알면 산출 가능해 WHO 보건지표로 사용
  ㉡ 클수록 보건수준이 양호
③ 평균수명
  ㉠ 0세 출생자의 평균생존년수, 출생 시(0세)의 평균여명
  ㉡ 보건의료정책 수립, 보험료율 · 인명피해 보상비 산정, 장래인구추계 작성, 국가 간 경제 · 사회 · 보건수준 비교에 활용

(7) 영아 & 모성 사망지표

영아사망률	(출생 후 1년 미만에 사망한 영아 수 / 연간 총 출생아 수)×1,000
	한 국가의 보건학적 상태뿐만 아니라 사회적 · 경제적 · 문화적 조건 등과 관계가 있으므로 한 나라의 사회 · 경제지표로 사용된다.
신생아 사망률	(28일 미만의 사망아 수 / 연간 총 출생아 수)×1,000
	초생아 사망률과 함께 연기된 사산으로 선천적인 원인이 지배적이며 예방이 불가능하고 보건상태가 향상될수록 영아사망률과 신생아사망률의 차이가 감소된다.
후기 신생아 사망률	(생후 7일~생후 28일 미만 사망아 수 / 연간 출생아 수)×1,000
	사망원인이 생물학적 요인보다 주거 · 영양 · 의료 등의 환경요인에 의해 영향을 받는다.
영아 후기 사망률	(생후 28일~1년 미만 사망아 수 / 연간 출생아 수)×1,000
주산기 사망률	{(같은 해의 임신 28주 이후 태아 사망+생후 7일 미만의 신생아 사망 수) / 어떤 연도의 출생아 수}×1,000
α-index	그 연도의 영아 사망 수 / 어떤 연도의 신생아 사망 수
	이 값이 1에 근접할수록 거의 모든 영아 사망이 신생아 사망이다. 그 지역의 건강수준이 높은 것을 의미하며, 값이 클수록 신생아기 이후의 영아 사망이 크기 때문에 영아 사망에 대한 예방대책이 필요하다.
유아사망률	(같은 해의 1~4세의 사망 수 / 특정 연도의 1~4세 중앙인구 수)×1,000
초생아 사망률	(같은 해의 생후 7일 이내 초생아 사망 수 / 특정 연도의 총 출생아 수)×1,000
모성사망비	(같은 해 임신, 분만, 산욕기 합병증으로 사망한 부인 수 / 총 출생아 수)×1,000
모성사망률	(같은 해 임신, 분만, 산욕기 합병증으로 사망한 부인 수 / 가임연령 여성 인구 수)×1,000
	전반적인 보건수준을 나타내는 중요한 지표로 임산부의 산전, 산후관리 수준 및 지역사회 의료전달체계 · 사회 · 경제적 수준을 반영한다.

[비고] 주산기 사망률 = $\frac{\text{생후 7일 종료일까지 신생아 사망수 + 주산기 동안 태아 사망}}{\text{어떤 연도의 출생아 수 + 주산기 동안 태아 사망}} \times 1{,}000$

주산기는 WHO의 정의에 의하면 임신 22주 완료일부터 생후 7일 종료일까지를 의미한다.
출산아수는 그 해의 총 출생아수와 주산기 동안의 태아 사망(임신 기간을 모르는 경우 체중 500g 이상인 태아 사망을 포함함)의 합으로 산출한다.

(8) 사망지표

조사망률 (보통사망률)	{동일 기간의 전체 사망자 수 / 주어진 기간의 평균(또는 중앙)인구} ×1,000
원인별 사망률 (사인별 사망률)	{동일 기간의 한 특성에 의한 사망자 수 / 주어진 기간의 평균(또는 중앙)인구} ×100(또는 1,000)
특성별 사망률	(특정 연령군의 사망자 수 / 특정 연령군의 인구) ×100,000
	성별 특수사망률 = (특정 성별 사망자 수 / 특정 성별 인구) ×100,000
비례사망비(PMR) (비례사망률)	(한 특성에 의한 사망자 수 / 전체 사망자 수) ×100(또는 1,000)
비례 사망지수(PMI)	(50세 이상 사망자 수 / 전체 사망자 수) ×100(또는 1,000)
치명률	(그 기간 동안 동일 질병에 의한 사망자 수 / 어떤 기간 동안 특정질병에 걸린 환자 수) ×100

[비고] 비례사망(proportional mortality)

- 전체 사망자 중 특정원인에 의해 사망한 사람들의 분율. 즉 총 사망 중 특정원인이 차지하는 비중을 나타낸다.
- 비례사망은 같은 인구집단에서 사망원인 분포의 시간적 흐름에 따른 차이를 보거나 동일 집단의 층간 사망원인의 차이를 보는 등의 목적으로 사용된다.
- 인구집단을 분모로 하여 산출한 것이 아니므로 인구집단의 조사망률에 따라 영향을 받는다. 따라서 특정원인의 사망위험을 비교하는 목적으로 사용해서는 안 된다.

(9) 인구생산지표

조출생률	{그 연도의 출생아 수 / 어떤 연도의 연 평균(또는 중앙) 인구수} ×1,000
일반 출산율	{그 연도의 출생아 수 / 어떤 연도의 15~49세 여자의 연 평균(또는 중앙)인구수} ×1,000
연령별 출산율	{그 연도의 동일 연령층 여자가 낳은 출생아 수 / 어떤 연도의 특정 연령층 여자의 연평균(또는 중앙)인구} ×1,000
합계출산율	Σ15~49세의 각 연령층별 출산율
총재생산율	한 여성이 일생 동안 여아를 몇 명 낳는가에 대한 지수 = 합계출산율 × (여아 출생 수 / 총 출생 수)
순재생산율	연령별 여성의 사망률을 적용하여 재생산을 계산한 것으로 한 여성의 세대가 다음 여성의 세대와 교체될 때 그 크기의 비를 말한다(세대 간격은 약 25~30년). = 총 재생산율 × (가임여성 시 생존 수 / 여아출생 수)

[비고] ① 일반출산율은 임신 가능한 여성들을 분모로 하고 있어 출산의 지표로서는 조출생률보다는 더 좋은 지표이다. 다만, 국가 간 비교 시 가임여성의 정의를 고려하여야 한다. 우리나라의 경우 15~49세 정의하고 있고 미국의 경우 15~44세로 정의하고 있다.

② 여성들의 생식능력이 연령에 따라 다르기 때문에 합계출산율은 이를 반영한 지표로 출산력을 반영하는 가장 민감한 지표이다. 또한 국가별 출산력 수준을 비교하는 주요 지표로 사용되고 있다.

14 병원통계

(1) 일일평균 외래 환자 수

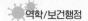

일정기간 중 하루에 평균 몇 명의 외래 환자가 내원하는가를 알아보는 지표

= 기간 중 외래 환자 수(연인원) / 기간 중 외래 경영일수(= 진료일수)

(2) 평균재원일수

기간 중 퇴원한 환자들이 평균 며칠씩 재원하였는지를 나타내는 수

= 기간 중 재원일수 / 기간 중 퇴원환자 수(또는 실제 환자 수)

(3) 병원이용률

병원의 진료서비스의 양이나, 시설의 활용도를 종합적으로 설명하는 지표

= (조정환자수 / 연가동 병상수)×1,000

(4) 병상이용률

환사가 이용할 수 있도록 가동되는 병상이 실제 환자에 의해 이용된 비율로 병원의 인력 및 시설의 활용도를 간접적으로 알 수 있다.

병상이용률 = (1일 평균 재원 환자 수 / 병상수)×100
연간 병상이용률 = (연간 총 누적재원일수 / 365×병상수)×100

(5) 병원친화도

해당 병원이 소재하는 지역에서 해당 병원을 이용한 구성백분율을 의미하며, 지역 내 주민들의 해당 병원에 대한 선호도를 파악할 수 있다.

= 일정기간 해당 지역 내 해당 병원에서 퇴원한 환자 수 / 일정기간 해당 지역 내의 퇴원 환자 수

(6) 병상 회전간격

환자 퇴원 후 다음 환자가 입원할 때까지 병상이 평균적으로 유휴상태에 있는 기간(평균유휴일수)을 의미하며 병상회전간격이 짧을수록 병상이용률이 높음을 의미한다.

= 연유휴상태병상수(연병상수 – 퇴원환자 총재원일수) / 퇴원 실인원수

(7) 입원율

대상인구 1,000명당 연간 입원수를 나타내는 지표

= (대상인구 중 연간 입원환자 수 / 대상인구)×1,000

(8) 병상점유율

단위인구가 하루에 점유하고 있는 병상의 비로서, 보통 1,000명당 1일간의 재원일수로 계산된다.

= (1일 평균 병상점유 수 / 인구)×1,000

(9) 병상회전율

일정기간 내에 한 병상을 통과해 간 평균환자 수를 나타낸다.

= (해당 기간의 평균 퇴원환자 수 / 해당 기간의 가동병상 수)×1,000

(10) 1일 평균환자 수

= 병상수×병상이용률

Check

01 **총인구수 100만 명인 도시의 연간 총 사망자 수는 6만 명이다. A질병 이환자 수는 10만 명이고, A질병으로 인한 사망자 수는 2만 명이다. 이때 A질병으로 인한 비례사망률을 백분율(%)로 나타내면?**

① 2.0% ② 20.0%
③ 33.3% ④ 40.0%

해설 비례사망률 = (2만 명/6만 명)×100=33.3%
정답 ③

02 **일정기간 동안 실제 입원환자(퇴원환자) 수를 가동병상 수로 나눈 비율로서 병상당 입원환자를 몇 명 수용하였는가를 나타내는 병상 이용의 효율성 측정지표는?**

① 병상이용률 ② 병상점유율
③ 병상회전율 ④ 병원이용률

해설 **병상회전율** : 일정기간 내에 한 병상을 통과해 간 평균환자 수를 나타낸다.
정답 ③

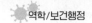

03 **A지역의 1990년 자료이다. 다음 중 옳은 것은?**

총 인구수 : 10,000명
사망자 수 : 100명(사망자 중 1세 미만 5명)
콜레라 이환자 : 300명
콜레라로 인한 사망자 : 10명

가. 조사망률 : 100/10,000
나. 콜레라 치명률 : 10/300
다. 콜레라 사망률 : 10/10,000
라. 영아사망률 : 5/10,000

① 가, 나, 다 ② 가, 다
③ 나, 라 ④ 가, 나, 다, 라

해설 영아사망률 = 1세 미만의 사망자 수/출생아 수

정답 ①

04 **각각의 인구가 10,000명인 a지역과 b지역의 현황이 다음과 같을 때 가장 올바른 것은?**
2023. 충북보건연구사

- a지역 : 사망자 수 200명, 이 중 암사망률은 5%
- b지역 : 사망자 수 100명, 이 중 암사망률은 10%

① 암사망률은 두 지역이 모두 같다.
② 암사망률은 a지역이 b지역보다 작다.
③ 암사망률은 a지역이 b지역보다 크다.
④ 암사망률은 구할 수 없다.

해설
- a지역의 암사망자수는 200×0.05 = 10명, b지역의 암사망자수는 100×0.1 = 10명
- a지역의 암사망률은 (10/10,000)×100 = 0.1%, b지역의 암사망률 역시 (10/10,000) = 0.1% 이므로 a, b 두 지역의 암사망률은 모두 같다.

정답 ①

05 **2021년 서울시의 사망지표를 구하고자 한다. 다음에서 제시하고 있는 지표 중 분모를 같이 사용하는 것으로 올바르게 조합된 것은?**
2022. 서울보건연구사

가. 조사망률 나. 결핵특수사망률
다. 여성사망률 라. 결핵비례사망률

① 가, 나 ② 가, 다
③ 나, 라 ④ 가, 나, 다

해설

조사망률	(전체 사망자 수 / 해당 지역, 특정 기간의 중앙인구수)× 10^x
결핵특수사망률	(결핵으로 인한 사망자 수 / 해당 지역, 특정 기간의 중앙인구수)× 10^x
여성사망률	(여성 사망자 수 / 해당지역, 특정기간의 여성의 중앙인구수)× 10^x
결핵비례사망률	(결핵으로 인한 사망자 수 / 해당 년도의 총 사망자 수)× 10^x

정답 ①

06 보건지표에 대한 설명으로 가장 옳지 않은 것은? 2021. 서울 7급

① 병상이용률 = (퇴원자수 / 평균가동병상수) × 1,000

② 치명률 = (그 질병으로 인한 사망자수 / 어떤 질병에 걸린 환자수 × 100

③ 유병률 = (현재 이환자수 / 시점(기간)의 인구 × 1,000

④ 성비 = (남자수 / 여자수) × 100

해설 병상이용률 = (1일 평균 재원환자 수/평균가동병상수) × 1,000

정답 ①

07 다음 중 세계보건기구의 3대 보건지표에 해당하는 것을 모두 고른 것은? 2021. 서울 7급 및 보건연구사 보건학

> 가. 해당년도 출생아 천명 가운데 1년 이내에 사망한 영아의 수
> 나. 신생아 사망에 대한 영아 사망의 비
> 다. 연간 총사망자 수에 대한 50세 이상인 사망자 수의 백분율
> 라. 출생시의 평균여명

① 가, 나　　② 가, 라

③ 나, 다　　④ 다, 라

해설 WHO의 3대 보건지표

1. **조사망률**(Crude Death Rate) : 해당년도 중앙인구수에 대한 총 사망자수
2. **평균수명**(Expectation Of Life) : 출생시의 평균여명
3. **비례사망지수**(Proportional Mortality Indicator, PMI) : 연간 총사망자 수에 대한 50세 이상인 사망자 수의 백분율

정답 ④

08 다음에서 설명하는 인구변화의 지표는? 2021. 서울 7급 및 보건연구사 보건학

> • 가임기여성(15~49세)을 기준으로 한 여성이 평생 동안 낳을 수 있는 자녀의 수
> • 국가별 출산력 수준을 비교하는 주요 지표로 이용

① 총 재생산율　　② 순 재생산율

③ 합계 출산율　　④ 연령별 출산율

해설 ① **총 재생산율** : 한 세대의 여자들이 15~49세 동안 낳은 여아의 수를 나타내는 지표로 각 연령별 여아출산율의 합계이다.
② **순 재생산율** : 각 연령에서의 여성 사망률을 고려하여 계산된 재생산율을 말한다. 순재생산율이 1 이상이면 다음 세대에 인구가 증가하는 것을 의미하는 것으로 확대 재생산이라고 하고, 1 이하이면 인구의 감소를 나타내는 것으로 축소 재생산이라고 한다.
③ **합계 출산율** : 한 세대의 여자들이 15~49세 동안에 낳은 정상 출생아의 수를 나타낸다. 각 연령별 출산율을 합하여 산출한다.
④ **연령별 특수출산율** : 15세경부터 급격히 상승하여 20대 후반에 최고에 이르고 그 후 서서히 감소하여 50세 전후에는 0이 된다.

정답 ③

15 주관적 건강지표

(1) 정신질환과 인지능력 측정도구

① MMPI(Minnesota Multiphasic Personality Inventory) : 가장 널리 쓰이고 있는 다면적 인성검사로서 566문항, 383문항의 두 종류의 검사지가 있다. 개인의 비정상적인 행동을 객관적으로 측정하여 정신치료에 이용하고 있으며 측정하고자 하는 임상척도는 건강염려증, 우울증, 히스테리, 반사회성, 남성 특성과 여성 특성, 편집증, 강박증, 조현병, 경조증, 내향성의 10가지이다.

② CES-D-K : 일반인구집단을 대상으로 하는 자기기입식 우울증 간이 선별도구로 지난 일주일 동안 경험한 우울을 측정하는데 모든 연령층에 적용가능하며 역학연구에 적합하다. 20문항으로 구성되어 있으며 총점은 60점으로 점수가 높을수록 우울 정도가 높음을 의미한다. 16점은 우울증 추정, 25점은 우울증 확정으로 분류한다.

③ MMSE(Mini-Mental State Examination) : 치매선별검사 도구로 인지기능 손상을 간단, 신속하게 측정할 수 있는 대표적인 검사이나, 치매를 확진하거나 치매의 유형을 구별할 수는 없다. 점수는 0~30점이며 점수가 높을수록 인지기능 정도가 높음을 의미한다.

④ GDS(Global Deterioration Scale) : 치매가 의심되는 환자나 인지기능 장애가 의심되는 환자의 임상양상과 심각도를 평가하도록 제작되었다. 주로 기억력과 일상생활기능에 초점을 맞추고 있어 치료의 경과나 예후를 판정할 수 있으며 다른 질환과 감별하는 데에도 이용할 수 있다.

(2) 일상생활능력 조사도구

① 일상생활 수행능력(ADL)

㉠ 노인의 건강을 기능수준에 기초하여 건강상태를 평가하는 것으로 10항목에 대한 수행능력의 정도를 평가하여 3단계(혼자서 가능, 약간의 도움이 필요, 전적인 도움이 필요)로 구분한다.

㉡ **10항목** : 식사하기, 목욕하기, 세수 · 머리빗 사용하기, 옷입기, 배변조절, 배뇨조절, 화장실 사용, 침대 · 의자에서의 이동, 이동거리(50m), 계단오르기

㉢ 점수가 높을수록 의존성이 높음을 의미한다.

② **도구적 일상생활 수행능력**(IADL) : 3점 척도(1 : 완전 자립, 2 : 부분 의존, 3 : 완전 의존)로 이루어진 7문항(몸단장, 집안일, 식사준비, 빨래하기, 근거리 외출, 금전관리, 약 챙겨 먹기)과 4점 척도(1 : 완전 자립, 2, 3 : 부분 의존, 4 : 완전 의존)로 이루어진 3문항(교통수단 이용하기, 물건 사기, 전화 사용) 등 10문항으로 구성되어 있다. 점수가 높을수록 의존성이 높음을 의미한다.

Check

01 삶의 질 측정 도구에 해당하는 것은? 2021. 서울 7급 및 보건연구사

① ADL ② SF-36

③ MMPI ④ CES-D-K

해설 건강 관련 삶의 질을 측정하기 위해 Ware와 Sherbourne(1992)에 의해 개발된 The Short-Form-36 Health Survey(SF-36) version II 한글판 도구는 신체적 및 정신적 건강 관련 삶의 질에 대한 35개 문항과 건강상태 변화에 대한 1개 문항으로 총 36개 문항으로 구성되었다. 건강 관련 삶의 질은 8개의 하부영역으로 구성되었고, 이는 신체적 건강 관련 삶의 질과 정신적 건강 관련 삶의 질로 구성된다.

정답 ②

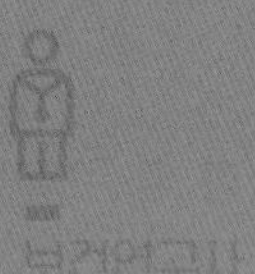
보건연구자

보건연구사 역학·보건행정

PART

03 보건행정

CHAPTER

01 보건행정의 이론적 기초

1 행정의 개념

(1) 행정의 정의

① 일반행정학에서의 행정관리설은 행정을 "이미 수립된 법이나 정책을 구체적으로 집행하고 관리하는 기술적 과정"으로 정의하였다.

② 최근의 행정개념은 공공문제의 해결과 이를 위한 정부 외의 공사조직들의 연결네트워크를 강조하는 경향이 있는데, 이러한 행정의 개념은 Governance로서의 행정을 의미한다. 이와 같은 개념은 1970년대부터 발전하기 시작하였는데 이러한 관점에서 행정의 개념을 정의하면, "행정이란 공익목적을 달성하기 위한 공공문제의 해결 및 공공서비스의 생산, 분배와 관련된 정부의 제반활동과 상호작용"이라고 정의할 수 있다.

(2) 공공행정과 민간행정의 유사점

① 인간의 협동행위

② **관리기술의 활용** : 관리기법상 정보체계, 비용편익분석, 목표관리와 같은 관리기술을 활용

③ 목표달성을 위한 수단

④ 합리적인 의사결정

⑤ 관료제적 성격

(3) 공공행정과 민간행정의 차이점

구분	공공행정	민간행정
추구하는 목적	봉사, 공익	경영, 이윤추구
정치적 성격	정치적 감독, 국민비판, 감시대상, 책임성	이윤추구, 도의적 국민비판, 무책임성
법적 규제성	강함	약함
고객에 대한 평등성	강하게 적용	약하게 적용
강제수단의 유무	국가권력, 강제수단	기업 내 한정 강제
영향력의 규모	광범위(국가 전체)	행정보다 협소(계약관계)
독점성의 유무	독점성	경쟁성
조직구성원 신분보장	강함(공무원)	약함(회사원)

정책결정의 공개성	공개(외교, 국방, 보안상 예외도 있음)	비공개
권력수단의 유무	있음	없음
획일성과 자율성	획일성	자율성
평가기준	다원적 기준(능률성, 합법성, 민주성, 효과성)	단일적 기준(능률성)

(4) 행정과정

① Gulick의 7가지 관리과정(POSDCoRB) : 최고관리층의 하향적 지시에 의한 조직관리방식으로 고전적 조직관의 대명사적 용어를 제시

㉠ P(Planning) : 행동하기 전에 무엇을 어떻게 해야 하는지를 결정하는 과정

㉡ O(Organizing) : 2명 이상이 공동의 목표달성을 위하여 노력하는 협동체를 조직하는 과정

㉢ S(Staffing) : 조직원의 채용과 훈련, 작업조건, 동기유발 등 제반활동

㉣ D(Directing) : 최고관리자의 계속적인 의사결정을 구체적인 형태로 명령, 지시하는 제반과정

㉤ Co(Coordination) : 조직의 목표를 달성하는 데 있어서 조화된 기능을 발휘할 수 있도록 같은 성질의 업무를 모으고 동조되도록 하는 의식적인 행위

㉥ R(Reporting) : 업무수행과정에서 상관에게 업무보고를 하는 것으로 보고에 필요한 기록, 조사 등 포함

㉦ B(Budgeting) : 재정계획, 회계, 재정통제의 형식에 의한 예산편성에 따르는 모든 것으로써, 최고경영자는 예산을 통해 조직을 통제하고 관리

② Fayol의 5가지 행정과정(POCCC)

㉠ 1916년 프랑스 관리과정학파의 창시자로 「일반 및 산업관리론」에서 제시

㉡ Planning(기획) → Organizing(조직) → Commanding(명령) → Coordinating(조정) → Controlling(통제)

(5) 행정변수

행정활동에 영향을 미치는 요인

① **구조** : 법, 제도, 행정목표, 의사전달체제, 내부환경 등

② **국민의 행태** : 인간의 행태, 동기, 태도, 가치관, 성격, 의사결정 등

③ **환경** : 정치, 경제, 사회, 문화, 국민 등

④ **공무원의 가치관** : 변화에 대응능력을 지닌 쇄신적, 창의적인 태도

2 보건행정의 개념

(1) 보건행정의 정의

① W. G. Smillie : 보건행정이란 공공기관 또는 사적 기관이 사회보건복지를 위하여 공중보건의 원리와 기법을 응용하는 것이다.

② 지역사회주민의 건강을 유지, 증진시키고 정신적 안녕 및 사회적 효율을 도모할 수 있도록 하기 위해 국가나 지방자치단체가 주도적으로 수행하는 국민의 건강을 위한 제반활동이다.

(2) 보건행정의 특성

① 보건행정의 목적은 지역사회주민의 건강증진에 주안점을 두어야 한다.

② 지역사회주민의 욕구와 수요를 반영하며 시대와 환경의 변화에 부응하여야 한다.

③ 국가나 지방자치단체가 주도적으로 업무를 관장한다.

④ 관리측면에서 볼 때 보건의료사업을 기획, 집행 및 통제함으로써 국민의 건강증진을 달성하는 기능을 수행한다.

⑤ 우리나라 보건행정은 공공행정으로서의 기능이 미약하다.

3 보건행정의 범위

주장자	보건행정의 범위	
WHO	1. 보건관련 기록 보존 3. 환경위생 5. 모자보건 7. 보건간호	2. 보건교육 4. 전염병 관리 6. 의료
미국보건협회	1. 보건자료 기록과 분석 3. 감독과 통제 5. 개인보건서비스 실시 7. 사업과 자원 간의 조정	2. 보건교육과 홍보 4. 직접적 환경서비스 6. 보건시설의 운영
Emerson	1. 보건통계 3. 환경위생 5. 모자보건 7. 보건검사실 운영	2. 보건교육 4. 전염병 관리 6. 만성병 관리

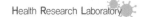

4 보건행정의 성격(특성)

(1) 공공성 및 사회성

보건행정은 국민의 건강유지와 증진을 위한 조직적인 행정이므로 당연히 공익을 위한 공공이익과 사회성을 갖는다.

(2) 봉사성

보건행정은 넓은 의미에서 국민에게 적극적으로 서비스하는 봉사기능을 가지고 있다.

(3) 조장성 및 교육성

보건행정은 지역사회주민의 자발적인 참여 없이는 그 성과를 기대하기 어려우므로 지역사회주민을 위한 조장 및 교육을 실시함으로써 목적을 달성한다. 즉, 보건행정은 교육을 중요한 수단으로 사용하고 있다.

(4) 과학성 및 기술성

보건행정은 발전된 근대과학과 기술의 확고한 기초 위에 수립된 과학행정인 동시에 기술행정이다.

(5) 건강에 관한 개인적 가치와 사회적 가치의 상충

생명의 유일함에 대한 무한대의 서비스 욕구를 추구하는 개인의 가치와 한정된 서비스를 분배하려는 사회적 형평성이 상충하는 경우가 발생한다.

(6) 행정대상의 양면성

소비자 보건을 위한 규제와 보건의료산업 보호를 위한 자율을 함께 고려하여야 하는 양면성이 존재한다.

Check

01 보건행정의 특성으로 볼 수 없는 것은?

① 공공성 ② 사회성
③ 교육성 ④ 규제성

정답 ④

02 세계보건기구가 정한 보건행정의 범위에서 벗어나는 것은?

① 보건관계기록의 보존 ② 대중에 대한 보건교육
③ 소아보건 ④ 감염병 관리

정답 ③

03 **다음 중 보건행정의 특성을 연결한 것으로 올바른 것은?**

가. 특별한 합리적인 이유 없이 특정 개인이나 집단에게 유리하게 제공하거나 서비스 제공의 부당한 거부 및 회피는 허용되지 않는다.
나. 정부의 적극적인 개입으로 사회보장과 의료보장을 실현하는 것이 복지국가의 이념이다.
다. 국민 스스로 질병예방과 건강증진을 위해 노력하도록 자율적이고 자발적인 참여를 유도한다.

	가	나	다
①	공공성,	과학성,	조장성
②	공공성,	봉사성,	조장성
③	과학성,	공공성,	조장성
④	봉사성,	조장성,	공공성
⑤	조장성,	공공성,	봉사성

해설 **보건행정의 성격(특성)**
- **공공성 및 사회성** : 보건행정은 국민의 건강유지와 증진을 위한 조직적인 행정이므로 당연히 공익을 위한 공공이익과 사회성을 갖는다.
- **봉사성** : 보건행정은 넓은 의미에서 국민에게 적극적으로 서비스하는 봉사기능을 가지고 있다.
- **조장성 및 교육성** : 보건행정은 지역사회주민의 자발적인 참여 없이는 그 성과를 기대하기 어려우므로 지역사회주민을 위한 조장 및 교육을 실시함으로써 목적을 달성한다.
- **과학성 및 기술성** : 보건행정은 발전된 근대과학과 기술의 확고한 기초 위에 수립된 과학행정인 동시에 기술행정이다.

정답 ②

04 **다음은 보건행정이 추구하는 목적 중 무엇에 대한 내용인가?**

국민의 요구에 부응하는 보건정책을 수행하였는 지를 묻는 것으로 정책수혜자의 요구와 기대, 그리고 환경변화에 얼마나 융통성 있게 대처해 나가느냐에 대한 능력을 의미한다.

① 대응성(responsiveness)
② 형평성(equity)
③ 능률성(efficiency)
④ 효과성(effectiveness)

해설 ① **대응성(responsiveness)** : 대응성은 국민의 요구에 부응하는 보건행정을 수행하였는 지를 묻는 보건행정의 가치이다. 즉, 대응성이란 정책수혜자의 요구와 기대, 그리고 환경변화에 얼마나 융통성 있게 대처해 나가느냐 하는 능력을 의미한다.
② **형평성(equity)** : 같은 상황에 있는 사람에게 유사한 수준의 대우를 하는 것을 형평성이라고 한다.
③ **능률성(efficiency)** : 능률이란 최소의 비용과 노력, 시간으로 최대의 성과, 산출을 얻는 비율, 즉 투입 대 산출의 비율을 말하는데, 보건행정에서도 적은 자원의 투입으로 산출을 극대화시키는 것이 필요하다.
④ **효과성(effectiveness)** : 효과성은 의도하거나 기대한 것과 같은 소망스러운 상태가 나타나는 성향을 말한다.

정답 ①

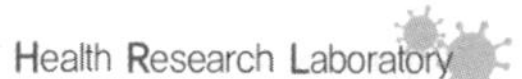

05 **보건행정의 특성에 대한 설명으로 가장 옳지 않은 것은?** 2021. 서울 7급

① 공공성 및 사회성을 지닌다.
② 국가가 국민의 행복과 복지를 위해 직접 개입하고 간섭하는 봉사행정이다.
③ 전문성이 요구되므로 지역사회 주민의 참여는 최소한으로 이루어진다.
④ 과학행정인 동시에 기술행정이다.

해설 **보건행정의 특성**
- 공공성 및 사회성
- 봉사성
- 조장성 및 교육성
- 과학성 및 기술성

정답 ③

5 보건행정의 체계모형

(1) 투입요소

인력, 시설, 물자, 자금, 건물설계, 지식(정보), 시간

(2) 변환과정

① **기획** : 의사결정, 재무관리, 시간관리
② **조직** : 조직구조, 조직문화, 조직변화
③ **지휘** : 리더십, 동기부여, 주장행동, 의사소통, 갈등 및 스트레스 관리
④ **조정** : 업무 · 직원 관리, 목표 조정
⑤ **통제** : 의료의 질, 보건업무 평가

(3) 산출요소

① **중간산출** : 효과성, 효율성, 형평성
② **최종산출** : 만족(환자와 직원만족), 이환율, 사망, 퇴원, 건강증진, 건강수준 향상

(4) 환류

통제 및 조정(정부, 공급자 및 소비자단체)

(5) 환경

정부시책, 보건의료체계, 사회기대, 경제동향, 기술 및 생산요소의 발달

Point

보건의료체계의 투입-산출모형

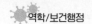

1. **환경**
   ① 보건의료체계를 둘러싸고 있는 초시스템(supersystem)

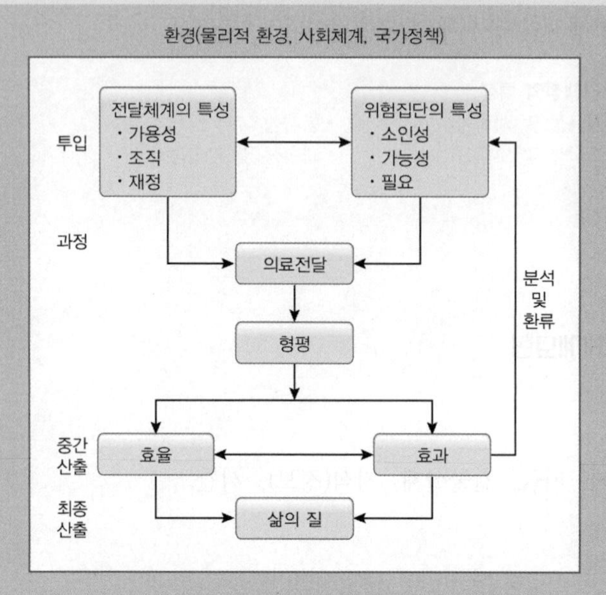

   ② 하위시스템인 보건의료체계에 영향

2. **투입**
   ① **보건의료서비스 제공 여건(물적 자원)** : 가용성(자원), 조직, 재정 등
   ② **보건의료서비스의 대상(인적 자원)** : 인구집단, 환자 대상 위험집단의 특성
      ㉠ **소인성 요인** : 보건의료 이용 동기 제공(지식, 태도, 신념)
      ㉡ **가능성 요인** : 보건의료 자원의 접근성
      ㉢ **필요(요구)** : 보건의료서비스에 대한 요구
3. **과정** : 보건의료 공급자와 수요자인 환자 간의 상호작용
4. **산출**
   ① **중간산출** : 형평성, 효율성, 효과성 등
   ② **최종산출** : 삶의 질, 안녕
5. **분석 및 환류** : 산출과 목표와의 차이에 대한 평가 및 해결

보건의료체계의 유형

투입	① 생산요소 : 의사, 병상, 의료기술, 보건의료조직 ② 의료서비스의 대상 : 인구집단, 환자
과정	① 의료전달 ② 환자와 공급자 간의 상호작용
산출	① 형평성, 효율성, 효과성 ② 삶의 질
환류	① 고혈압 사업의 비용분석 ② 사업의 효과
환경	① 보건의료체계를 둘러싸고 있는 부분 ② 기후, 수질, 문화, 지식, 국가정책

Check

01 보건의료체계의 투입-산출모형에 관한 설명으로 옳지 않은 것은?

① 환경에는 사회체계와 국가정책이 포함된다.
② 삶의 질에 근거한 안녕 상태는 최종 산출에 해당한다.
③ 과정은 보건의료 공급자와 수요자 간의 상호 작용이다.
④ 소인성 요인과 필요 요인은 투입요소 중 보건의료 전달체계의 특성이다.

해설 소인성, 필요, 가능성은 투입요소 중 보건의료 위험집단의 특성이고, 가용성, 조직, 재정은 투입요소 중 보건의료 전달체계의 특성이다.

정답 ④

6 보건행정의 기술적 원칙

(1) 생태학적 고찰

보건사업에 있어서 가장 근본이 되는 것으로 인구집단의 성별, 연령별 구성 및 사회 문화적 특성 등 생태학적 특성을 조사하여 보건행정이나 사업수행에 활용할 수 있어야 한다.

(2) 역학적 기초

인간집단을 대상으로 질병의 양상 등을 파악하는 것으로 질병발생에 있어 숙주, 환경, 병인의 상호관계를 규명하여 보건행정에 활용할 수 있어야 한다.

(3) 의학적 기초

보건행정에 있어 의학적 기초는 예방의학적 입장, 종합적 보건봉사 및 의료봉사라는 입장에서 주로 적용된다.

(4) 환경보건학적 기초

질병이나 건강관리에 있어서 인간을 중심으로 대책을 강구하는 것이 의학이라면, 발생요인을 외적 또는 환경요소를 중심으로 연구하는 학문이 환경위생학이라 할 수 있다.

(5) 사회적 기초

국민, 단체, 기관들의 사회적 관계를 통하여 시행된다.

7 보건행정의 사회과학적 접근방법

(1) 가치관적 접근

① 1차적 고려대상

② 보건의료에 대한 평등주의적 견해와 자유주의적 견해로 구별

(2) 역사론적 접근

① 두 번째 접근방식

② 현재와 미래의 보건정책과 사업의 방향수립 및 실시 여부

(3) 비교체계론적 접근

NHS와 NHI 혹은 자유방임형체계, 의료보험체계 혹은 국민보건서비스체계 등

(4) 정책론적 접근

① 보건정책이 미래지향적인가, 현실문제의 해결에 적합한가 여부

② 비용-효과분석과 비용-편익분석 등을 통한 타당성 여부 평가

(5) 법률적 접근

① 보건의료가 헌법에 명시된 국민의 기본적 권리를 충족하는가 여부

② 국가는 행정기능의 발휘를 통해 국민의 기본권이 실현될 수 있도록 노력

(6) 경제론적 접근

① 제한된 보건자원으로 경제적으로 저렴하게 양질의 보건의료를 제공하는가 여부

② 소비자의 의료이용 파악 및 분석

(7) 관리론적 접근

① 사회과학적 접근에서 마지막 단계

② 과정적 기능과 행태적 기능으로 구성하여 실시

CHAPTER

02

보건행정 조직과 조직이론

1 조직의 개념

(1) 고전적 조직의 의미

고전적 조직이론은 과학적 관리론에 기초하여 이론이 구성되어져 있는데, F. W. Taylor는 “조직이란 완만한 환경 속에서 집단 내부의 목표를 달성하기 위하여 업무를 분할하고 업무에 상응하는 책임과 의무소관을 명확히 하는 과정”이라고 정의하였다.

(2) 현대적 조직의 의미

현대적 의미의 조직은 “급속한 환경변화 속에서 목표의 원활하고 신속한 적응을 위하여 인간행동을 규합하는 과정”이라고 정의된다.

(3) C. I. Barnard

조직구성원에 중점을 두어 “조직이란 공동의 목표를 달성하기 위해 노력을 바칠 의욕을 지닌 2인 이상의 인간들이 상호 의사전달하는 집합체”라고 정의하였으며, 아울러 조직의 3대 요소는 “공동목표, 2인 이상의 협동체, 커뮤니케이션”이라고 하였다.

2 조직구조의 변수 : 조직의 효율성에 영향을 주는 요소

구분	변수	특징
기본 변수	복잡성	• 수직적 분화 : 계층화(계층의 수, 계층제의 깊이 등) • 수평적 분화 : 횡적인 분화 및 직무의 전문화 정도 • 장소적 분산 : 공간적 확산 정도
	공식성	직무의 정형화, 표준화된 정도
	집권성	의사결정권의 상위계층으로의 집중상태
상황 변수	규모	조직의 물적 수용능력, 인력, 투입, 산출의 양 및 자원
	기술	투입을 산출물로 전환시키는 방법
	환경	조직의 외부영역으로 환경의 불확실성이 높을 경우 분권화, 낮을 경우 집권화가 발생
	이외 전략, 권력작용 등이 있다.	

3 조직이론의 역사적 흐름

구분	고전적 조직이론 (1930년 이전)	신고전적 조직이론 (1930~1950년)	현대조직이론 (1950년 이후)
기초이론	과학적 관리론(기계화), 행정관리론, 관료제 이론	인간관계론, 행태과학론, 의사결정론	체계이론, 상황이론
인간관	합리적 경제인관(X이론)	사회인관(Y이론)	복잡인관, 자아실현인관
추구가치	기계적 능률, 구조 · 기술, 행정개혁, 수단 중시	사회적 능률, 실증 · 인간주의	다원적 가치, 조직발전, 동태적 조직, 상황적응적 요인
주 연구대상	공식적 구조	비공식적 구조	계층적 구조(체제적 구조)
연구방법	원리접근법 (형식적 과학성)	경험적 접근법 (경험적 과학성)	복합적 접근법 (경험적 과학성 제고, 관련과학 활용)
환경	폐쇄형	폐쇄형	개방형
행정변수	구조	인간	환경

(1) 고전적 조직이론(과학적 관리론)

① 발달배경

㉠ 과학적 관리학파인 Taylor의 시간과 동작을 분석하여 경영의 합리화 운동을 전개

㉡ 행정관리학파인 Gulick은 POSDCoRB와 조직의 원리를 제시

㉢ 합리적 · 합법적 이념형을 제시한 Weber의 관료제 이론

② 주요 특징

㉠ **분업** : 행정의 전문성을 강조

㉡ **계층적 과정** : 조직의 수직적 관계를 말하며, 명령통일, 권한과 책임의 위임 등이 따른다.

㉢ **공식구조를 강조** : 효과적인 수직적 관계를 형성 · 유지하는 수단이 된다.

㉣ 기계적 능률성 중시

㉤ 환경변수 무시(폐쇄체제)

㉥ 상의하달형 의사전달(경직성 초래)

㉦ 시간×동작을 통한 1일 과업량을 설정

㉧ **능률의 법칙**(3S) : 단순화(Simplification), 표준화(Standardization), 전문화(Specialization)

③ 문제점

㉠ 인간성 소외현상 초래

㉡ 비공식 조직, 사회적 능률성, 환경변수, 외부문제 등 무시

(2) 신고전적 조직이론(인간관계론)

① 발달배경

㉠ 1930년대 과학적 관리법의 한계점을 보완하고자 대두

㉡ Mayo의 호손(Hawthorne)실험

ⓐ 과학적 관리법이 지나치게 인간을 기계시하고 작업을 세분화하기 때문에 인간소외, 흥미상실, 인간성의 무시로 오히려 작업의 능률이 저하된다는 비판에서 Mayo가 하게 된 실험이다.

ⓑ 실험내용

㉮ 첫 번째, 조명도 실험 : 조명도의 밝기와 산출량과는 관계가 없었다.

㉯ 두 번째, 계전기실 실험 : 휴가시간, 점심제공, 주당 노동시간의 감소도 산출량과는 관계가 없었다.

㉰ 세 번째, 면접조사 : 흉금을 털어놓게 하여 불만을 개선하자 생산량이 증가되었다. 즉, 작업자들에게 자신이 주요한 존재라는 인식을 시켜주자 생산량이 증가한 것이다.

㉱ 마지막 연구로 비공식조직이 작업자의 태도를 결정한다는 것을 알게 되었다. 즉, 구성원들을 인간으로 대접해야 한다는 인간관계론이 만들어지게 된 것이다.

② 특성

㉠ 구성원의 능력은 육체적인 면보다 사회적인 면이 중시된다.

㉡ 비경제적 요인의 우월성을 강조한다.

㉢ 비공식집단 중심의 사기형성이 중요하다.

㉣ 의사소통, 리더십과 참여의 중요성을 강조한다.

③ 문제점

㉠ 기계적 능률성과 합리적 측면의 무시

㉡ 내부문제 중시로 인한 외부문제의 등한시

(3) 현대조직이론

① 의의 : 고전적 조직이론과 신고전적 조직이론에서 설명하지 못하는 복잡하고 다양한 동태적 현대조직이론의 필요성에서 등장한 이론이다. 하지만 다양한 이론이 제시되고 있을 뿐 지배적 흐름은 찾기 어려워 이들을 총칭해서 현대조직이론이라고 한다.

② 체계이론

㉠ 전체성을 강조하는 총체주의적 관점

㉡ 목표론적 관점

㉢ 환경의 영향 중시

㉣ 체제의 기능 : Parsons의 AGIL기능

ⓐ 적응기능(Adaptation)

ⓑ 목표달성기능(Goal Attainment)

ⓒ 통합기능(Integration)

ⓓ 형상유지기능(Latent Pattern Maintenance)

③ 상황이론

㉠ 모든 상황에 맞는 보편적이고 최선의 조직관리전략은 없다는 전제에서 출발한다.

㉡ 상황에 따라 다양한 이론을 적용시킬 수 있으며, 때로는 고전적 조직이론, 때로는 신고전적 조직이론을 적절히 활용해야 한다는 논리이다.

Check

01 고전적 인간관에 대한 설명으로 옳지 못한 것은?

① 인간을 기계의 부품으로 본다.
② 과학적 원리를 강조한다.
③ 합리적 · 경제적 인간관이다.
④ 민주성의 확립에 기여한다.

해설 민주성 확립에 기여하는 것은 신고전적 조직이론의 특징이다.

정답 ④

02 조직이론에 대한 설명 중 옳지 못한 것은?

① 고전적 조직이론에서는 조직 내부의 효율성과 합리성이 논의 대상이었다.
② 신고전적 조직이론은 인간의 조직 내 사회적 관계와 더불어 조직과 환경의 관계를 중점적으로 다루었다.
③ 신고전적 조직이론은 인간에 대한 관심을 불러 일으켰고 조직행태론 연구의 출발점이 되었다.
④ 현대적 조직이론은 동태적이고 유기체인 조직을 상정하며 조직발전(OD)을 중시해 왔다.

해설 신고전적 조직이론은 인간의 조직 내 사회적 관계를 중점적으로 다루었지만, 조직과 환경의 관계를 중점적으로 다루지는 못하였다.

정답 ②

03 인간관계이론에 대한 다음의 설명으로 옳지 못한 것은?

① 비공식 집단의 활성화가 조직의 생산성 향상에 기여한다.
② 사회적 능률이 조직의 생산성 향상에 기여한다.
③ 의사결정의 참여를 확대시키는 것이 조직의 생산성 향상에 기여한다.
④ 목표 과업을 구체적으로 제시하는 것이 조직의 생산성 향상에 기여한다.

해설 과학적 관리론에서는 목표 과업을 구체적으로 제시하는 것이 조직의 생산성 향상에 기여한다고 주장하였다.

정답 ④

04 신고전적 조직이론에 대한 설명으로 옳지 않은 것은?

① 조직과 환경에 대한 연구이다.
② 사회적 능률과 규범이 생산성을 결정한다고 보았다.
③ 호손실험은 조명과 작업효율 간의 관계를 연구할 목적으로 시작되었다.
④ 과학적 관리론의 단순화, 표준화로 인한 문제점을 해결하고자 발전된 이론이다.

해설 조직과 환경과의 관계를 연구한 것은 현대조직이론이다.

정답 ①

05 과학적 관리론에 관한 비판으로 옳지 못한 것은?

① 관리자의 명령과 통제에 의한 일방적 경영관리이다.
② 경영의 과학화가 아닌 노동의 과학화이다.
③ 생산성만 강조하는 편향적 관리이다.
④ 조직 전체의 관리에 역점을 두었다.

해설 과학적 관리론의 경우 인간성이나 환경변수를 무시하였다.

정답 ④

4 조직의 원칙

(1) 계층제의 원리

① 의의 : 계층제란 "권한과 책임의 정도에 따라 직무를 등급화시키고, 이에 따라 상하 간의 계층을 설정하여 지휘계통과 명령계통을 확립시킨 피라미드형의 직제를 말한다."

② 계층제의 특징

㉠ **계층의 수** : 조직의 대규모화와 전문화, 그리고 업무의 다양성과 구성원의 수가 증가됨에 따라 조직의 계층도 증가한다.

㉡ **계층수준** : 계층수준이 높을수록 주요 정책에 대한 비정형적인 업무를, 낮을수록 정형적 업무나 구체적인 운영을 담당한다.

㉢ **계층제와 분업의 관계** : 계층제는 업무의 곤란도나 책임도의 차이에 기준을 두고 있는 수직적 분업의 일종이다.

㉣ **계층제와 통솔범위의 관계** : 통솔범위가 넓어지면 계층의 수는 적어지고, 통솔범위가 좁아지면 계층의 수는 많아진다(역관계).

㉤ **계층제와 계선 · 참모와의 연계** : 계층제는 계선조직을 중심으로 형성되나, 참모조직은 계층제 형태를 띠지 않는다.

(2) 통솔범위의 원리

① 의의 : 통솔범위란 1인의 상관, 감독자가 효과적으로 직접 감독할 수 있는 부하의 수로서, 이 개념은 개인이 기울일 수 있는 주의력의 범위에는 심리적 · 생리적으로 한계가 있음에 근거를 두고 있다. → 관리한계의 원리, 관리책임의 원리

② 통솔범위에 관한 이론

㉠ 영국의 홀데인위원회에서는 내각의 수는 10~12명이 적정하다고 주장하였다.

㉡ Davis는 육체활동의 통솔범위는 10~30명, 정신활동의 통솔범위는 3~6(9)명이 적합하다고 주장하였다.

③ 통솔범위의 결정요인

㉠ 시간적 요인 : 신설조직보다는 기성조직, 안정된 조직의 감독자가 좀더 많은 부하직원을 통솔할 수 있다.

㉡ 공간적 요인 : 공간적으로 분산되어 있는 경우보다 동일장소에 집중되어 있을 때 통솔범위가 확장된다.

㉢ 직무의 성질 : 단순하고 반복적 · 표준화된 동질적 업무를 다루는 경우에 통솔범위가 확장된다.

㉣ 감독자와 부하의 능력 : 감독자의 통솔능력이 뛰어나고 부하들이 유능하고 잘 훈련되어 있는 경우 통솔범위가 확장된다.

㉤ 의사전달기술의 발달 : 교통 · 통신기술 및 과학기술 등 의사전달기술이 발달하면 통솔범위가 확장된다.

㉥ 통솔범위와 계층제 : 동일조직에서 상부로 올라갈수록 통솔범위가 축소되며, 하부로 내려갈수록 확대된다. 계층의 수를 늘리면 통솔범위가 축소되고, 계층의 수를 줄이면 확대된다.

㉦ 감독자의 신임도와 부하집단의 특징 : 감독자가 부하에게 신임을 받고 있으면 통솔범위가 확대되고, 부하집단의 사기 · 인간관계 · 창의성 등도 영향을 미친다.

(3) 전문화 · 분업의 원리

업무를 성질별, 기능별로 분할하여 계속적인 수행을 거쳐 조직의 능률성을 제고하고자 하는 원리를 말한다. 분업의 원리라고도 하며 J. D. Mooney는 기능의 원리라고도 하였다.

(4) 명령통일의 원리

① 의의 : 한 사람의 상관으로부터 명령을 받고 보고하는 원리이며 의사전달의 능률화를 위한 원리로서, 하나의 조직에는 오직 한 명의 장이 있어야 함을 말한다. 계층제의 한 원리에 속한다.

② 장점

㉠ 책임의 소재를 명확히 함으로써 부하에 대한 통제를 가능케 한다.

㉡ 조직구성원에게 명령 및 보고 대상자를 명시하여 줌으로써 조직지위의 안정성을 확보한다.

㉢ 의사전달의 효용성을 확보한다.

㉣ 조직책임자의 전체적 통합과 조정을 가능케 한다.

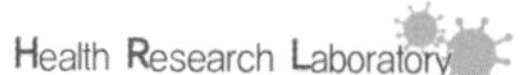

㉤ 계선조직에 전형적으로 적용된다.

③ 단점

㉠ 횡적 조직 간의 조정을 어렵게 한다.

㉡ 기능적 전문가의 영향력이 감소된다.

㉢ 행정의 분권화와 권한위임을 저해한다.

Point

Simon은 명령통일의 원리를 신화에 불과하다고 비판하였고, Taylor는 명령통일의 원리를 수정한 '기능적 십장제(복수의 상관으로부터 명령을 받도록 하는 장치)'를 제시하였으며, 오늘날의 많은 조직에서는 '예외의 원리(일부 계층을 건너뛸 수 있게 하자는 원리)'를 조직원리로 받아들이고 있다.

(5) 조정 · 통합의 원리

① 조정의 원리란 조직체의 공동의 목적을 달성하기 위하여 행동의 통일을 이룩하도록 집단의 노력을 질서정연하게 결합하고 배열하는 과정을 조정(coordination)이라 했다.

② J. D. Mooney는 조정의 원리는 현대조직의 최고 · 제1의 원리라고 주장하였다.

(6) 위임의 원리

위임의 원리란 업무에 대한 결정권을 타인에게 부여하는 것을 의미한다.

(7) 목표의 원리

목표의 원리란 상부조직이 갖는 장기적인 목표와 하부조직이 갖는 단기적인 목표의 명확성이 유지되어야 한다는 것을 의미한다.

(8) 책임과 권한의 일치 원리

어떤 과업에 대한 권한과 책임이 일치해야 한다는 것을 의미한다.

Check

01 조직원리 중 공동 목표를 달성할 수 있도록 구성원 간의 업무수행을 질서정연하게 하는 원리는?

① 계층제 원리　　② 통솔범위 원리

③ 명령통일 원리　　④ 조정의 원리

해설 **조정의 원리** : 조직체의 공동의 목적을 달성하기 위하여 행동의 통일을 이룩하도록 집단의 노력을 질서정연하게 결합하고 배열하는 과정을 의미한다.

정답 ④

02 공동의 목표를 달성하기 위하여 행동을 통일시키는 조직의 원리는?

① 조정통합의 원리
② 명령통일의 원리
③ 전문화 · 분업의 원리
④ 통솔범위의 원리

해설 **조정통합의 원리** : 조직체의 공동의 목적을 위하여 행동의 통일을 이룩하도록 집단의 노력을 질서정연하게 결합하고 배열하는 과정을 의미하며, Mooney는 이를 현대조직의 최고 제1의 원리라고 주장하였다.

정답 ①

03 계층제에 관한 설명으로 옳지 않은 것은?

① 통솔범위가 넓어질수록 계층 수가 많아진다.
② 공식적 의사전달의 경로이다.
③ 권한 위임 및 상하 간 권한 배분의 기준 및 경로이다.
④ 하위층의 창의력과 사기를 저해할 수 있다.
⑤ 종적 서열주의만을 강조하면 부문 간의 할거주의를 초래할 수 있다.

해설 통솔범위가 넓어질수록 계층 수가 적어진다.

정답 ①

04 다음 중 명령통일의 원리가 가장 잘 적용된 조직은?

① 계선조직
② 막료조직
③ 비공식조직
④ 참모조직

해설 명령통일의 원리란 한 사람의 상관으로부터 명령을 받고 보고하는 원리이며 의사전달의 능률화를 위한 원리로서, 하나의 조직에는 오직 한 명의 장이 있어야 함을 말한다. 이는 막료조직보다는 계선조직에 잘 적용되는 원리이다.

정답 ①

05 다음 조직의 원리 중 부분적 합리주의에 해당하는 것은?

① 명령통일의 원리
② 목적의 원리
③ 분업의 원리
④ 조정의 원리

해설 **전문화, 분업의 원리** : 업무를 성질별, 기능별로 분할하여 계속적인 수행을 거쳐 조직의 능률성을 제고하고자 하는 원리를 말한다.

정답 ③

06 다음의 (가)와 (나)에 해당하는 개념을 옳게 짝지은 것은? 2021. 서울 7급

> 조직 내에서 분업의 원리에 따라 일을 세분화하여 담당자에게 전담하도록 할당하거나 배분하는 것을 ___(가)___라고 하며, 한 사람의 상관이 몇 사람의 부하를 직접 적절하게 감독할 수 있는가를 결정하는 것을 ___(나)___(이)라고 한다.

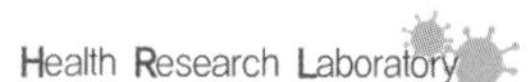

(가)	(나)		(가)	(나)
① 전문화	통솔범위		② 부문화	조정
③ 전문화	명령통일		④ 부문화	계층제

해설 조직의 원칙
- **계층제의 원리** : 권한과 책임의 정도에 따라 직무를 등급화시키고, 이에 따라 상하간의 계층을 설정하여 지휘계통과 명령계통을 확립시킨 피라미드형의 직제
- **통솔범위의 원리** : 1인의 상관, 감독자가 효과적으로 직접 감독할 수 있는 부하의 수
- **전문화 분업의 원리** : 업무를 성질별, 기능별로 분할하여 계속적인 수행을 거쳐 조직의 능률성을 제고하고자 하는 원리

정답 ①

5 조직의 유형

(1) **P. M. Blau & W. G. Scott의 분류** : 조직의 수혜자를 기준으로 한 분류

① **호혜적 조직** : 조직구성원 모두의 상호 이익이 가장 중요한 목표인 조직 예 정당, 노동조합, 이익단체, 사교클럽 등

② **사업조직** : 소유주가 조직의 수혜자로서 역할을 하는 조직 예 일반 민간기업체, 공장 등

③ **서비스조직(봉사조직)** : 조직과 정기적 · 직접적 관계를 갖는 고객이 조직의 수혜자로서 기능을 하는 조직 예 병원, 학교, 법률상담소, 사회사업기관 등

④ **공익 조직(공중복리 조직)** : 공익을 추구하는 조직으로, 일반 국민과 불특정 다수인이 수혜자가 되는 조직 예 행정기관, 군대, 소방서, 경찰서 등

Point

유형	주된 수혜자	예
호혜적 조직	조직의 구성원	• 클럽, 노동조합, 정당, 이익단체 • 문제점 : 구성원들의 무관심, 구성원에 대한 통제의 어려움이 존재한다.
사업조직	소유주	• 이윤을 추구하는 사기업체, 은행, 보험회사 • 특징 : 조직의 성장과 발전, 능률성을 중시한다.
서비스조직	고객 집단	• 병원, 학교, 사회사업 기관, 법률 상담소 • 특징 : 조직의 전문성이 중요하게 취급된다.
공익조직	일반 국민	• 행정기관, 군대, 경찰서, 소방서 • 특징 : 민주적 통제가 중요한 문제로 대두된다.

(2) **T. Parsons & D. Katz & Kahn의 분류** : 조직의 사회적 기능을 기준으로 한 분류

① T. Parsons : 사회시스템으로써 '적응, 목표달성, 통합, 형상 유지'의 4가지 기능을 기준으로 한 분류

㉠ 경제조직(적응 기능) : 사회나 구성원이 소비하는 상품을 생산하는 조직 예 기업, 경제조직

㉡ **정치조직**(목표달성 기능) : 사회 가치를 창출하고 권력을 창출하여 배분하는 역할을 수행하는 조직 예 정당, 정부, 정치조직

㉢ **통합조직**(통합 기능) : 사회구성원의 갈등을 해소하는 역할을 수행하는 조직 예 사회복지조직, 경찰, 사법기관

㉣ **현상유지조직**(현상유지 기능) : 교육이나 문화 활동을 통해 사회의 틀이 오랫동안 유지되도록 하는 조직 예 학교, 종교집단, 정부기관

② D. Katz & Kahn : Parsons의 조직의 기능을 기준으로 한 분류

㉠ **적응조직**(적응 기능) : 연구소, 대학

㉡ **경제적 · 산업적 조직**(목표달성 기능) : 회사, 공기업

㉢ **정치 · 관리적 조직**(통합 기능) : 정당, 정부기관, 노조, 압력단체

㉣ **현상유지조직**(현상유지 기능) : 학교, 교회, 가정

Point

구분	Parsons	Katz & Kahn
적응 기능	경제조직(회사, 공기업)	적응조직(연구소, 대학, 조사기관)
목표달성 기능	정치조직(행정기관, 정당)	경제적 · 생산적 조직(산업조직)
통합 기능	통합조직(경찰, 사법기관, 정신병원)	정치적 · 관리적 조직(행정기관, 정당, 노동조합, 압력조직)
현상유지 기능	현상유지조직(학교, 교육단체)	현상유지조직(학교, 종교단체)

(3) A. Etzioni의 분류 : 조직 상하 간의 복종관계를 기준으로 한 분류

① **강제적 조직** : 조직구성원들에게 강제로 조직의 명령에 따르도록 하는 조직으로(질서 목표), 구성원은 조직에 대해 소외감을 느낀다. 예 군대, 교도소, 경찰, 감금 정신병원

② **공리적 조직** : 승진, 보수 등이 조직구성원으로 하여금 명령에 순응하게 하는 조직으로(경제적 목표), 대다수 구성원은 타산적으로 행동하게 된다. 예 기업, 경제단체, 이익단체, 평상시의 군대

③ **규범적 조직** : 이념이나 규범이 조직에 따르도록 하는 조직으로(문화적 목표), 구성원은 조직에 대하여 헌신적이고 사명감을 지니고 도덕적으로 행동한다. 예 종교단체, 정당, 정치단체, 가족, 대학

Point

구분	권위의 유형	특징	종류
강제적 조직	강제적 권위	조직구성원이 고도의 소외감을 느끼는 조직, 질서 목표	경찰서, 감금 정신병원
공리적 조직	보수적 권위	개인의 타산적 이해관계에 따라 관여하는 조직, 경제 목표	회사
규범적 조직	규범적 권위	개인이 권위나 권력에 대하여 높은 일체감을 갖는 조직, 문화 목표	학교, 교회, 종교단체

(4) R. Likert의 분류 : 조직구성원의 참여 정도를 기준으로 한 분류

Likert는 관리체제 유형을 착취적 권위형(제1체제), 온정적 권위형(제2체제), 협의적 민주형(제3체제), 참여적 민주형(제4체제)으로 분류하고, 생산성이 높을수록 제4체제와 가까운 관리체제를 갖는다고 언급하였다.

① **착취적 · 권위적 조직**(제1체제) : 관리자들이 주로 공포와 위협적인 방법들을 사용하며, 일방적인 상의하달 식의 명령이 흔히 일어난다. 또한 상하 간의 관계가 매우 소원할 뿐만 아니라 모든 결정들이 조직의 최상층부에서 이루어지는 관리방식을 의미한다.

② **온정적 · 권위적 조직**(제2체제) : 주로 경제적 보상체계에 의한 관리가 행하여지고 부하들의 상사에 대한 태도가 복종적이다. 의사소통에 있어서도 밑으로부터의 의견 개진은 대체로 상사들이 듣기를 원하는 정보로 국한되어 있으며, 중요한 결정들은 상층부에서 이루어지고 일부가 중간관리층에 위임되기도 한다.

③ **협의적 · 민주적 조직**(제3체제) : 자문형 또는 협의형이라고도 하며, 경제적 보상과 아울러 조직몰입 방식을 통하여 동기 부여를 진작시킨다. 의사소통은 상하 양방향으로 이루어지지만 하위 계층의 의견은 자문성의 성격으로 그치는 경우가 많다.

④ **참여적 · 민주적 조직**(제4체제) : 집단참여형의 관리방식을 말하며, 완전한 자율과 자유로운 참여, 대화와 신뢰를 바탕으로 한 의견 교환과 접촉 및 협동과 공정성을 보장하는 이상형의 관리체제라 할 수 있다.

Point

구분	권위형 체제		참여형 체제	
분류	제1체제(착취형)	제2체제(온정적 권위형)	제3체제(협의형)	제4체제(참여집단형)
특징	관리자가 일방적 의사결정	상급자의 동의에 의한 부분적 권한 위임	주요정책 외에는 하급자가 결정	모든 결정과정에 하급자의 광범위한 참여

(5) H. Mintzberg의 분류 : 조직의 규모와 복잡성의 정도를 기준으로 한 분류

① **단순구조 조직** : 상대적으로 구조가 간단하고 소규모 조직이지만 조직환경이 매우 동태적이며 조직기술은 정교하지 않은 유동성이 강한 조직(최고관리자에게 권한 및 통제수단이 집중)

㉠ 엄격한 통제가 요구되는 신생조직, 독재조직, 위기에 처한 조직 등 예 자동차딜러

㉡ 전략 정점(최고관리층)과 운영 핵심(작업계층)의 2계층으로 구성된 조직

② **기계적 관료제조직** : 일반적으로 조직규모가 크고 조직환경이 안정되어 있으며 표준화된 절차에 의해 업무가 수행되는 조직(권한 및 통제 수단의 조직적 분화와 작업의 표준화)

㉠ 은행, 우체국, 대량 제조업체, 항공회사 등

㉡ 전략 정점에서 중요한 결정으로 하고, 일상적인 업무는 중간관리자의 감독 하에 운영 핵심(작업계층)에서 공식적 규정과 규칙에 따라 수행되는 조직

③ **전문적 관료제조직** : 전문적 · 기술적 훈련을 받은 조직구성원에 의해 표준화된 업무가 수행되고, 전문가 중심의 분권화된 조직으로써, 조직환경이 상대적으로 안정되고 외부통제가 없

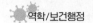

는 조직(권한 및 통제수단의 수평적 분화와 기술의 표준화)

㉠ 대학, 종합병원, 사회복지기관, 컨설팅 회사 등

㉡ 운영 핵심(작업계층과 작업 중추)이 큰 비중을 차지하고 있으며, 전략 정점과 운영핵심 사이에 계층의 수가 비교적 적다.

④ **대형지부 조직** : 대규모 조직 내 중 · 소규모의 독자적 구조를 가진 분립된 구조로써, 다수의 지부를 가지고 있는 거대조직(권한 및 통제 수단이 하부 단위로 준자율적이며, 산출의 표준화)

㉠ 대기업의 자회사, 대학분교, 지역병원을 가진 병원조직

㉡ 조직의 관리층이 핵심적 역할

⑤ **임시특별 조직** : 고정된 계층구조를 가지지 않고 공식화된 규칙이나 표준화된 운영절차가 없는 조직으로, 조직구조가 매우 유동적이고 환경도 격동적인 연구개발 조직과 같은 성향의 조직(권한 및 통제수단의 수평적 분화와 상호 조절)

㉠ 첨단기술연구소, 우주 센터, 광고회사

㉡ 지원 참모의 위치가 중요하다.

Point

H. Mintzberg의 조직분류

구분	규모	핵심부문	특징	예
난순 구조	소규모	최고관리자 (전략정점)	조직 기술은 정교하지 않다.	엄격한 통제의 신설조직, 독재조직, 위기에 처한 조직
기계적 관료제	대규모	기술 구조	안정적, 표준화된 절차	은행, 우체국, 대량 생산제조업체
전문적 관료제	가변적	운영 핵심	전문적 · 기술적 조직구성원에 의한 표준화된 업무, 분권화된 조직, 안정적 외부통제가 없는 조직	대학, 종합병원, 컨설팅 회사
대형 지부	대규모	중간관리층	독자적 구조, 분립된 조직, 중간관리층의 핵심적 역할	대기업의 자회사, 대학 분교
임시 특별	상호조절	지원 참모	유동적, 비표준화, 동태적	첨단기술연구소, 우주센터, 광고회사

(7) Senge의 학습조직

① **전제적 이론** : Senge의 학습조직은 개방체제 모형과 자기실현적 인간관을 전제적 이론으로 삼았다.

② 조건

㉠ 조직구성원들이 진정으로 원하는 결과를 창출할 능력을 지속적으로 신장할 것

㉡ 새롭고 개방적인 사고방식이 육성될 것

㉢ 공동의 갈망이 자유롭게 분출될 것

㉣ 조직구성원들이 함께 배우는 방법을 계속적으로 배울 것 등

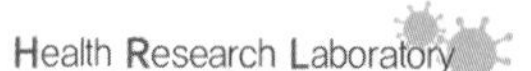

③ Senge의 학습조직을 탄생시키는 5가지 수련

㉠ **자기완성** : 목표를 달성시키는 데 필요한 요건이며 방법이고 기술이다.

㉡ **사고의 틀** : 타인의 생각과 관점, 그것이 자신의 선택과 행동에 영향을 미치는지에 관한 끊임없는 성찰

㉢ **공동의 비전** : 구성원 간의 공감대

㉣ **집단적 학습** : 구성원 간의 진정한 대화

㉤ 시스템 중심의 사고체계를 구성하는 여러 요인들을 통합 · 융합시킬 수 있는 능력들을 말한다.

Point

구분	기존 조직	학습 조직
계층 단계	많음	적음
구조	분업의 원리, 수직적 구조	수평적 구조
기능성	단순 기능	다기능
외부와의 경계	고정적	유동적
공동체 의식	통제에 의한 공동체 의식	목표의 공유에 의한 공동체 의식
조직원들 간의 관계	관료적	대등
권한의 소재	리더에게 집중	조직원들 간 분산
책임의 소재	책임의 전가	스스로 책임
정보의 공유 여부	정보의 독점	정보의 공유
주요 의사소통	공식적 의사소통	비공식적 의사소통
변화의 대응력	지연, 경직	신속, 유연

6 동기부여이론(조직의 인간관계전략)

H. Koonz는 "조직이 개인으로 하여금 소망스러운 상태로 인도하는 것"을 동기부여라고 하였는데, 내용적 차원과 과정적 차원으로 나눌 수 있다.

(1) 내용적 차원

내용적 차원의 이론은 인간의 선험적인 욕구를 인정하고 이의 자극을 통한 동기부여를 유발함을 말한다.

① **A. H. Maslow의 인간욕구 5단계설** : Maslow는 인간의 욕구는 성장요인과 충족요인의 지속적 작용을 통하여 저차원의 욕구에서 고차원의 욕구로 단계적인 상승을 한다는 전제하에 5단계의 욕구론을 제시하였다.

㉠ 생리적 욕구

ⓐ 인간의 가장 기본적인 욕구로서 목마름, 배고픔, 수면 등이 이에 해당한다.

ⓑ 관리전략 : 보수체계의 적정화, 휴양 · 휴가제도, Flex Time제도

㉡ 안전의 욕구

ⓐ 생명에 대한 위기, 즉 사고, 전쟁, 질병, 경제적 불안 등으로부터의 해방의 욕구를 말한다.

ⓑ 관리전략 : 고용 · 신분의 안전성, 연금제도, 작업환경의 안정성

㉢ 사회적 욕구

ⓐ 애정의 욕구, 친화의 욕구로 불리며, 여러 사람들로부터 사랑을 얻고자 하는 욕구를 말한다.

ⓑ 관리전략 : 의사전달의 활성화, 갈등제거, 비공식조직의 인정, 인간화 등

㉣ 존경의 욕구

ⓐ 다른 사람들로부터 존경을 받고 싶어하는 욕구로서 명예욕, 권력욕, 지위욕 등이 이에 해당한다.

ⓑ 관리전략 : 제안제도, 참여촉진, 교육훈련과 평가, 승진, 전직 · 전보 등

㉤ 자아실현적 욕구

ⓐ 자신의 가능성, 잠재력을 발휘하여 자신의 이상과 목적을 성취하고자 하는 욕구를 말한다.

ⓑ 관리전략 : 조직에 대한 사회적 평가의 제고, 직무충실 · 확대, 사명감 고취 등

② C. P. Alderfer의 E.R.G이론

㉠ Alderfer는 Maslow의 인간욕구 5단계설을 수정하여 3가지로 제시하였다.

Alderfer	존재(Existence)욕구		인간관계(Relatedness)욕구		성장(Growth)욕구
Maslow	생리적 욕구	안전의 욕구	사랑의 욕구	존경의 욕구	자아실현의 욕구

㉡ Maslow와의 차이점

ⓐ Alderfer는 인간의 욕구란 항상 저차원의 욕구에서만 출발하는 것이 아니다.

ⓑ 인간의 욕구는 보통 만족하면 진행하지만 좌절하면 퇴행한다고 파악하였다.

ⓒ 동시에 몇 가지의 욕구가 함께 작용할 수 있다고 보고 있다.

ⓓ 자기존경 욕구를 성장의 욕구에 포함시켰다.

㉢ Maslow와의 공통점 : 하위수준의 욕구가 충족되면 상위수준의 욕구가 동기유발의 힘을 얻게 된다.

③ D. McGregor의 X-Y이론 : McGregor는 「기업의 인간적 측면」(1960)에서 인간에 대한 가정을 전통적 인간관인 X이론과 현대적 인간관인 Y이론으로 제시하고 있다.

구분	X이론	Y이론
인간관	㉠ 성악설 ㉡ 철이 안든 아동형 ㉢ 당근과 채찍이론 ㉣ 경제적 합리성을 강조 ㉤ 권위적 리더십 ㉥ 공식적 조직에서 중시 ㉦ 고도의 계층제	㉠ 성선설 ㉡ 성인형 ㉢ 자아실현 인간관 ㉣ 자기통제 · 자기책임 · MBO ㉤ 민주적 리더십 ㉥ 비공식적 조직의 활용 ㉦ 인간적 보상을 강조
관리전략	㉠ 폐쇄적 · 정태적 · 기계적 구조 ㉡ 집권 · 권위주의적 리더십 ㉢ 강제 · 명령 · 위협 · 벌칙 ㉣ 상부 책임제도의 강화 ㉤ 경제적 보상체계의 강화	㉠ 개방적 · 동태적 · 유기적 구조 ㉡ 분권 · 권한의 위임 ㉢ MBO, 의사결정의 민주화 ㉣ 자기평가제도 ㉤ 인간적 · 자발적 처리 ㉥ 비공식 조직의 활용

④ Z이론 모형

㉠ S. Lundstedt의 Z이론(자유방임형 조직) : 상황적 인간으로서 대학이나 연구실에서 나타나는 유형으로, 타인의 간섭을 싫어하고 자유로운 상태를 추구하는 인간으로 자유방임주의형 리더십이 지배한다(X이론은 권위형, Y이론은 민주형 리더십을 도출).

㉡ Ouchi의 Z이론(경영가족주의) : 미국경영 스타일(A형) + 일본경영 스타일(J형), 즉 일본식 경영방식을 도입한 미국기업이 가장 바람직한 것으로 보고 이를 Z이론이라고 명칭한다.

ⓐ 특징

㉮ 평생고용제

㉯ 장기간에 걸친 평가와 승진

㉰ 내부통제방식(자율적)

㉱ 비전문적 경력통로

㉲ 집단적 의사결정과 책임을 통한 만족감의 추구

㉳ 전체에 대한 관심

ⓑ 장점

㉮ 강한 집단의식으로 팀워크 개발

㉯ 협조적 노사관계에 의한 높은 생산성

㉰ 조직의 목표와 개인목표의 일치가능성 상승

ⓒ 단점

㉮ 종신고용제에 의한 인력비용의 과도지출

㉯ 기업의 안정기 및 성장기에만 적용가능

㉰ 자주성, 자율성, 창조성의 결여

㉱ 하위직의 승진기회 폐쇄

ⓜ 강한 집단성으로 책임의식의 결여

ⓑ 계선보다 참모를 등한시하여 전문화에 역행

ⓒ D. Lawless의 Z이론(복잡한 인간, 상황적응적 관리)

ⓐ 고정적이고 획일적인 관리전략을 부인하면서 처해 있는 상황에 잘 적응하는 리더십을 중요시 여김

ⓑ 이론으로 인정되기 어렵고, 알맹이 없는 이론이라는 비판을 받음

ⓡ Ramos의 Z이론(괄호인)

ⓐ X이론의 인간을 작전인, Y이론의 인간을 반응인, 제3의 인간형을 괄호인이라고 하며, 괄호인은 지혜와 슬기를 가진 사람으로 객관적으로 검토할 수 있는 능력의 소지자라고 하는 이론

ⓑ 괄호인은 이지적 인간으로 자기의 내부세계 및 환경을 떠나서 자아를 객관적으로 검토할 수 있는 능력의 소지자

ⓒ 괄호인은 자기존중과 자율성을 기초로 한 이상지향형이며, 성공을 위하여 무리한 노력을 하지 않고, 정서적으로 안정되고 객관적 · 쇄신적 성향을 지닌 인간형

ⓓ 괄호인은 물질적 동기에 의하여 자극시킬 수 없으며, 오히려 사회적 참여의 기회증대, 직장을 통한 인생의 의의 발견, 개성표현의 확대 등을 통하여 자극

⑤ F. Herzberg의 2요인 이론

㉠ **위생요인**(불만족요인, X이론) → **미충속 시 불만** : 작업자의 환경범주와 관련된 것으로서 정책과 관리, 감독기술, 근무조건, 개인상호 간의 관계, 임금, 인간관계, 안전문제 등을 들고 있으며, 인간의 본능적 측면과 관련된 아담의 본성을 말한다.

㉡ **동기요인**(만족요인, Y이론) → **충족 시 생산성 향상** : 직무 자체와 관련된 심리적 욕구로서 성취감, 안정감, 승진, 직무 자체에 대한 만족감, 보람있는 일, 능력신장 등 정신적 측면을 언급하는 아브라함 본성과 관련된다. 아울러 Herzberg는 조직의 생산제고와 직결되는 것은 위생요인이 아니라 만족요인의 충족이라고 언급하고 이에 근거한 동기부여를 역설하였다.

⑥ Schein의 인간본질의 4가지 관점

㉠ 합리적, 경제적 인간관

ⓐ 인간은 자기에게 최대의 경제적 이익이 있는 경우에만 움직인다. 이는 고전적 조직이론(과학적 관리론)에서의 기본적인 인간관이다.

ⓑ 조직의 운영을 위해서는 조직의 합리적 설계, 통제체제의 확립, 경제적 위상체제의 확립이 필요하다. 즉 권위적, 강압적 감독과 통제가 필요하다.

㉡ 사회인간관

ⓐ 인간의 사회심리적 욕구충족을 중시하는 인간관으로 동기유발은 경제적 유인보다는 사회적 유인에 의해 발생된다. 이는 인간관계론에서 강조하고 있다.

ⓑ 조직구성원의 사회 · 심리적 욕구충족, 자생집단의 인정과 수용이 중요한 관리전략이다.

㉢ 자기실현인관

ⓐ 인간은 자아를 실현하려는 존재이다. 따라서 인간은 직무의 만족을 통하여 내재적 동기부여를 한다.

ⓑ 관리자는 촉진자, 촉매자로서의 역할을 수행해야 하며, 외적인 정보제공과 참여적 관리, 자기통제와 자기개발을 통한 관리전략을 수립하는 것이 효과적이다.

㉣ 복잡인관

ⓐ 조직의 상황에 따라 구성원의 성향이 달라지고 욕구에는 개인차가 있다. 상황적응이론의 인간관이라 할 수 있으며 현대사회에서 가장 적합한 인간관이라 할 수 있다.

ⓑ 복잡인관에 근거한 관리자는 진단가로서 인간의 변이성과 개인차를 파악하여 유연성과 신축성 있는 관리전략을 수립해야 한다. 즉, 상황적응적 관리, 신축성 있는 대인관계기술, 진단가의 역할을 수행하기 위하여 직원들의 다양한 능력과 욕구를 감지할 수 있는 감수성과 진단능력이 있어야 한다.

⑦ **C. Argyris의 성숙 – 미성숙 이론** : Argyris는 인간의 퍼스낼러티는 미성숙상태로부터 성숙상태로 변하며, 조직관리자는 조직구성원을 성숙한 인간으로 관리하여야 한다고 주장하였다. 그는 인간의 퍼스낼러티가 미성숙상태에서 정체되는 것을 방지하기 위한 방안으로써 "직무확대, 참여적 리더십, 현실중심적 리더십"을 강조하고 있다.

미성숙 모형	성숙 모형
㉠ 수동적 활동	㉠ 능동적 활동
㉡ 의존적 상태	㉡ 독립적 상태
㉢ 단순한 행위	㉢ 다양한 행위
㉣ 변덕스럽고 얇은 관심	㉣ 깊고 강한 관심
㉤ 단기적 전망	㉤ 장기적 전망
㉥ 종속적 지위에 만족	㉥ 대등 내지 우월한 지위에 만족
㉦ 자기의식의 결여	㉦ 자기의식 및 자기규제 가능

⑧ **McClelland의 3욕구이론** : 작업환경과 관련된 3가지 주요한 동기와 욕구들이 있다고 주장한다.

㉠ **권력욕구** : 타인을 행동하도록 만들려는 욕구

㉡ **친화욕구** : 친근하고 가까운 인간관계에 대한 욕구

㉢ **성취욕구** : 남보다 뛰어나고 표준에 맞게 무언가 이루어내고, 성공을 추구하려는 욕구

(2) 과정적 차원

① 개념

㉠ 욕구충족과 동기유발 사이에는 인간만이 가지고 있는 어떤 주관적인 평가과정이 개제한다.

ⓛ 기대이론은 사람에 따라 반응이 다르게 되므로 동기를 부여하는 최선의 방법이 있는 것은 아니라고 본다.

② Vroom의 기대이론(VIE이론)

㉠ 직무를 수행하는 과정 시 나타나는 기대감과 보상의 정도에 의해 동기부여가 결정된다고 파악하는 이론으로 기대이론, 형평이론, 순치이론 등이 대표된다.

ⓛ 기대이론은 K. Lewin과 E. Tolman에 의하여 제시되었고, V. H. Vroom에 의해 발전되었다.

㉢ 사람이 행위를 선택하는 데 영향을 미치는 요인

ⓐ Valence(유의성) : 행위의 결과로 얻게 되는 보상에 부여하는 가치

㉮ 긍정적 유의성 : 개인이 원하는 결과에 대한 강도로서 보상, 승진, 인정 등을 의미

㉯ 부정적 유의성 : 과업과정에서의 압력과 벌 등을 의미

ⓑ Instrumentality(수단성) : 개인이 지각하는 1차적 결과와 2차적 결과와의 상관관계

ⓒ Expectation(Expectancy, 기대감) : 개인행동이 자기 자신에게 가져올 결과에 대한 기대감

M = f(V, I, E) : M은 일을 하고자 하는 심리적 힘, 즉 동기의 강도를 의미

㉣ 사람이 조직 내에서 어떠한 행위 또는 일을 수행할 것인가의 여부를 결정하는 데는 그 일이 가져다 줄 가치와 그 일을 함으로써 기대하는 가치가 달성될 가능성, 그리고 자신의 일처리능력에 대한 평가가 복합적으로 작용하게 된다.

③ Porter & Lawler의 업적 · 만족이론

㉠ 업적은 개인이 원하는 목적과 결과를 성취하려는 노력에 의하여 결정되고 만족은 실제로 달성하는 결과에 의하여 결정된다.

ⓛ 업적은 만족의 원인이 될 수 있으나 이들의 관계는 내외적인 보상에 의해 연결된다.

ⓐ **외적 보상** : 보수, 승진, 지위, 안전

ⓑ **내적 보상** : 높은 업적에 대해 개인이 스스로 얻는 만족으로 이것이 외적인 보상보다 중요

④ **Adams의 공평(정)성이론** : 노력과 직무만족은 업무상황의 지각된 공정성에 의해서 결정된다. 즉, 개인은 자신의 노력과 그 결과로 얻어지는 보상과의 관계를 다른 사람과 비교하여 자신이 느끼는 공정성에 따라 동기가 영향을 받는다.

Check

01 맥그리거의 Y이론으로 옳지 않은 것은?

① 일을 좋아하는 사람이 있다면 그것은 위선이다.
② 인간은 자기를 규제하고, 통제할 수 있는 능력이 있다.
③ 인간은 능동적이며, 책임감을 가진 존재이다.
④ 인간은 변화를 좋아하고, 계속 새로운 것에 도전한다.

해설 인간은 선천적으로 일을 좋아한다.
정답 ①

02 McGregor가 제시한 Y이론에 의한 인간이라 볼 수 없는 것은?

① 경제적 보상체계가 확립되어야 한다.
② 노동을 하는 것도 휴식을 취하는 것처럼 자연스러운 것이다.
③ 조직의 문제를 해결하는 데 상상력과 창의력을 발휘할 수 있다.
④ 적절한 조건만 갖추어지면 책임을 받아들일 뿐만 아니라 책임을 맡으려고 노력한다.

해설 경제적 보상체계가 확립되어야 하는 것은 X이론이다.
정답 ①

03 매슬로우의 욕구이론 중 자신의 잠재력을 극대화시키려는 욕구단계는?

① 사회적 욕구
② 자아실현 욕구
③ 존경의 욕구
④ 생리적 욕구

해설 **Maslow의 자아실현적 욕구** : 자신의 가능성, 잠재력을 발휘하여 자신의 이상과 목적을 성취하고자 하는 욕구를 말한다.
※ **관리전략** : 조직에 대한 사회적 평가의 제고, 직무충실 · 확대, 사명감 고취 등
정답 ②

04 ERG이론에 대한 설명으로 옳지 않은 것은?

① 인간의 욕구를 생존, 관계, 성장이라는 3요소로 설명하였다.
② 하위욕구가 반드시 충족되어야 상위욕구로 이행된다는 가정을 수용한다.
③ 욕구구조가 신축적이며 개인 차이를 인정하고 있다.
④ 동기이론 중 엘더퍼가 주장한 욕구이론이다.

해설 ②는 매슬로우가 주장한 내용이다.
정답 ②

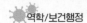

05 **조직에서 인간의 동기를 설명하는 허즈버그(Herzberg)의 이론에 대한 설명으로 가장 옳지 않은 것은?**

① 사람의 욕구를 만족과 불만족의 2요인으로 설명하고 있다.
② 욕구를 단계적으로 보고 하위욕구가 충족되면 다음 단계의 욕구가 동기 부여를 할 수 있다.
③ 임금에 대한 불만족을 제거하여야 하지만 이를 통해 동기가 부여되는 것은 아니다.
④ 성취감, 승진 등의 동기요인이 만족되면 적극적인 태도로 유도될 수 있다.

해설 ②는 매슬로우의 인간욕구 5단계설을 의미한다.
정답 ②

06 **동기부여 이론 중 과정이론에 해당하는 것은?**

① 매슬로우의 욕구단계 이론
② 맥그리거의 XY단계 이론
③ 허츠버그의 2요인 이론
④ 브룸의 기대이론

정답 ④

07 **Vroom의 기대이론에 대한 설명으로 옳지 않은 것은?**

① 어떤 방법으로 동기를 불러일으킬 수 있는 가에 초점을 둔 과정이론이다.
② 수단성은 개인활동의 성과와 그에 따른 보상의 관계를 나타낸다.
③ 기대감은 특정 행위를 통해 달성될 성과의 객관적 확률이다.
④ 유의성은 특정한 보상에 대한 한 개인의 선호도이다.

해설 기대감이란 개인 행동이 자기 자신에게 가져올 결과에 대한 주관적인 확률을 의미한다.
정답 ③

08 **브룸(Vroom)의 기대이론에 대한 설명으로 가장 옳지 않은 것은?** 2021. 서울 7급

① 기대성, 수단성, 유의성의 세 가지 요소가 모두 높을 때 동기 부여 수준이 가장 높다.
② 수단성은 기대하는 수준의 성과를 달성하면 보상을 받을 것이라는 믿음이다.
③ 기대성은 자신의 노력이 일정한 성과를 달성한다는 기대이다.
④ 기대성의 대표적인 예로는 인센티브, 승진 등이 있다.

해설 Vroom의 기대 이론(VIE 이론) : 사람이 행위를 선택하는 데 영향을 미치는 요인
ⓐ Valence(유의성) : 행위의 결과로 얻게 되는 보상에 부여하는 가치
- 긍정적 유의성 : 개인이 원하는 결과에 대한 강도로써 보상, 승진, 인정 등을 의미
- 부정적 유의성 : 과업과정에서의 압력과 벌 등을 의미

ⓑ Instrumentality(수단성) : 개인이 지각하는 1차적 결과와 2차적 결과와의 상관관계
ⓒ Expectation(Expectancy, 기대감) : 개인행동이 자기 자신에게 가져올 결과에 대한 기대감

정답 ④

7 관료제

(1) 개념[구조적 개념(M. Weber)]

구조적으로 볼 때 관료제는 일정한 규칙의 지배를 받는 계층적인 형태를 가진 합법적이고 합리적인 복잡한 대규모 조직을 의미한다.

Point

관료제의 등장배경

① 화폐경제의 발달 ② 자본주의의 발달
③ 행정의 양적 증대 · 질적 변화 ④ 사회적 차별의 철폐 및 균등화
⑤ 물적 관리수단의 집중화 ⑥ 관료제적 조직의 기술적 우위성

(2) M. Weber의 관료제

① Weber이론의 지배유형

㉠ **전통적 지배** : 지배의 정당성의 근거가 과거부터 존속되어 온 전통이나 지배자의 권력의 신성성에 대한 신념에 입각하여 이루어지는 지배유형을 말하며, 이러한 지배가 전형적으로 이루어지고 있는 것이 가산적 관료제이다.

㉡ **카리스마적 지배** : 일상적인 것을 초월한 지도자의 비범한 자질이나 능력에 대한 외경심이 피지배자의 복종 근거가 되는 지배유형이다.

㉢ **합법적 지배** : 지배의 정당성이 법규화된 질서 또는 명령권이 합법성의 신념에 입각하고 있는 지배유형을 말하며, 합리적 지배라고도 한다. 합리적 지배의 순수한 유형이 근대적인 관료제적 지배이다.

② 근대적 관료제의 특징

㉠ **계층적 구조** : 조직단위 상호 간 또는 조직 내부의 직위 간에는 명확한 명령복종관계가 확립되고 있다.

㉡ **권한과 책임의 명료화** : 관료의 권한과 직무범위는 법규에 의해 규정되며, 관료제의 지배원리는 합리적 절차에 따라 제정된 법규 또는 규칙에 따른다.

㉢ **공 · 사 엄별주의** : 직무수행은 몰주관적 · 비인격적 성격을 띠며, 관료는 비정의적 자세를 견지하고 법규에 따라 공정한 업무처리를 수행한다.

㉣ **업무의 전문화와 세분화** : 모든 직무는 전문지식과 기술을 지닌 관료가 담당하고, 이들은 시험 또는 자격증 등에 의해 공개적으로 채용된다. 또한 관료들은 지속적인 교육훈련을 통해 전문적 능력을 기르고 관료직을 평생의 직업으로 여기고 전념한다.

㉤ **전임직** : 강한 신분보장이 이루어진다.

㉥ **문서중심의 간접적이고 객관적인 사무처리** : 직무의 수행은 서류(문서)에 의거하여 이루어지며, 그 결과는 문서로 기록 · 보존된다.

ⓢ **고용관계의 자유계약성** : 관료제에서 고용관계는 전통적인 신분관계가 아닌 평등한 관계에서 고용의 자유 계약이 허용된다.

ⓞ **예측가능성** : 관료제는 고도의 안정성을 강조하는 조직이며 목표가 명확히 주어진 상태에서 이를 능률적으로 수행할 것이 요구된다. 이에 따라 미래상황을 보다 확실히 예측할 수 있다고 전제한다.

ⓙ **몰정의성 및 비정의성** : 지배양식이 법규에 근거하기 때문에 감정 및 정의적 요소에 기초를 한 행위를 배제한다.

ⓒ **기타** : 고도의 집권성 · 상하 간의 수직적 인간관계(명령과 복종체제) 등이다.

(3) 관료제의 순기능과 역기능(병리현상)

① 관료제의 순기능

㉠ 표준화에 의해 조직구성원들의 행동이 통제되고 예측이 가능하므로 조직의 전문성 · 능률성 · 생산성을 높일 수 있다.

㉡ 법과 규칙에 근거를 두고 업무를 처리함으로써 조직활동의 객관성 · 예측가능성 · 일관성을 확보할 수 있다.

㉢ 비정의성을 중시하여 인간의 감정을 배제하고 공평 · 무사한 업무처리를 할 수 있다.

㉣ 계층제에 입각하여 명령 · 복종관계와 질서를 확립할 수 있다.

㉤ 문서주의에 따라 직무수행의 객관성 · 정확성 · 공식성을 기할 수 있다.

㉥ 능력 · 성적주의와 공직에의 기회균등을 보장할 수 있다.

② 관료제의 역기능(병리현상)

구분	병리현상
구조적인 면	㉠ **할거주의** : 오랜 근무로 인한 이해부족, 조직 내 권력관계에 의한 경쟁때문에 소속기관과 부서만 생각하고 타 부서에 대한 배려를 하지 않는다. ㉡ **갈등조정수단 부족** : 집권화에 따른 기능적 부문 사이의 갈등해소를 위한 제도적 장치가 부족하다. ㉢ **전문가적 무능** : 구조적 분화에 따라 타 분야에 대해 문외한이 되는 훈련된 무능현상이 나타난다(포괄적인 통제력 부족). ㉣ **조직의 활력상실** : 특정한 동일업무의 반복으로 권태와 무력감에 빠지게 된다.
행태적 · 인간적인 면	㉠ **무사안일주의(변화에 대한 저항)** : 문제해결방식으로 선례를 중시하고, 자신의 신분보호에 몰두하여 소극적 태도로 업무에 임하며, 상급자의 권위에 의존하려는 경우가 빈번하다. ㉡ **인간성 상실** : 대규모 조직의 부속품처럼 기계화 · 비정의화되어 인격적 관계를 상실 ㉢ 이기주의(관료제적 이익추구) ㉣ 각자의 능력을 넘는 수준까지 승진한다는 'Peter의 원리'가 나타난다. ㉤ 극단적 비밀주의, 권력에 대한 욕구, 출세주의 ㉥ **귀속주의** : 비공식적 집단에 의한 문제해결

환경적인 면	㉠ 문서주의(Red Tape, 서면주의), 형식주의, 번문욕례, 다인장주의, 문서화, 형식과 절차를 내세워 업무처리를 지연시킨다. ㉡ **목표와 수단의 전도현상, 지나친 규칙준수로 인한 동조과잉** : 조직 전체의 목표달성 보다는 규칙과 질서에 지나치게 집착한다. ㉢ 환경적응능력 부족

8 계선과 막료조직

(1) 의의

① **계선기관** : 계층제의 구조하에서 목표달성에 직접적으로 봉사하는 기관(장관 · 차관 · 국장 · 과장 · 계장)을 말한다.

② **막료기관** : 계선을 간접적인 측면에서 보좌, 지원하여 주는 기관이다.

(2) 계선과 막료의 특징 및 장단점

① 계선과 막료의 특징

㉠ **계선(라인조직)의 특징** : 계선은 계층제적 성격(장관, 차관, 실장, 계장 등)을 띠며, 조직목표 달성에 직접 기여하고 국민과 직접 접촉한다. 또한, 명령권 · 집행권을 행사하고, 수직적 명령복종관계를 가지며, 일반행정가가 주축이 된다.

㉡ **막료(라인-스텝조직)의 특징** : 비계층적 성격(행정기관장의 인격 확장)을 띠며, 조직목표 달성에 간접적으로 기여하고 국민과 직접 접촉하지 않는다. 또한 명령 · 집행권은 없으며, 수평대등한 관계를 이루되, 전문행정가가 주축이 된다.

② 막료의 유형

㉠ **보조형 막료** : 인사 · 회계 · 예산 · 서무 등과 같이 계선기관을 유지 · 관리 · 보조함으로써 봉사기능을 수행하고, 군대의 특별참모에 해당하며, 계선기관의 하부조직을 형성한다.

㉡ **자문형 막료** : 기획 · 조사 · 자문 · 연구 등의 기능을 담당하는 좁은 의미의 막료로서, 군대의 일반참모에 해당하고 계선 · 보조 양 기관에 대해 조언 · 권고하며(고유한 의미), 최고집행자 직속에 있는 막료이다.

Point

행정농도

1. **의의** : 행정농도란 L. Pondy가 사용한 말로써 직접인력에 대한 간접인력의 비율을 의미한다. 즉, 계선기관에 대한 막료기관의 비율 또는 관리층에 대한 비관리층의 비율을 의미한다고 볼 수 있다.
2. **특징**
   ① 조직의 규모가 클수록 행정농도는 커지는 경향이 있다.
   ② 후진국보다는 선진국의 행정농도가 높다.
   ③ 행정농도가 높을수록 조직의 동태화, 민주화의 측면이 강하다.
   ④ 우리나라의 경우 행정농도가 비교적 높은 편이다.

(3) 위원회 조직

① 개념

㉠ 복수의 자연인으로 구성된 합의제 형태를 지닌 막료조직 형태이다.

㉡ 상설적인 형태로서 소수의 인원으로 구성되어 있다.

② 순기능

㉠ 신중한 문제해결에 유리

㉡ 참여를 통한 민주성 확보

㉢ 할거주의 방지

㉣ 행정의 계속성, 안정성, 중립성 확보

㉤ 창의적 의사결정 도모

③ 역기능

㉠ 시간 및 비용의 과다소모

㉡ 책임소재의 불분명

㉢ 신속한 정책결정이 곤란

㉣ 최선보다는 차선 선택의 문제 발생

㉤ 타협적인 결정

9 기계적 구조와 유기적 구조(Robey)

구분	기계적 구조	유기적 구조
장점	예측가능성	적응성, 탄력성, 신축성
조직특성	• 좁은 직무범위 • 계층제 • 표준운영절차(SOP) • 공식적이며 몰인간적인 대면관계 • 분명한 책임관계	• 넓은 직무범위 • 적은 규칙 및 절차 • 비공식적이며 인간적인 대면관계 • 모호한 책임관계
상황조건	• 명확한 조직목표와 과제 • 분업적이고 단순한 과제 • 성과측정이 가능 • 권위의 정당성 확보 • 금전적 동기부여	• 모호한 조직목표와 과제 • 분업이 어려운 복합적인 과제 • 성과측정이 어려움 • 도전받는 권위

10 의사결정

(1) 의사결정의 개념

① 문제해결을 위한 하나의 행동선택에 관한 결정이다.

② 정보의 수집과 분석을 통한 문제의 발견, 문제해결을 위한 대안의 탐색 · 선택 · 집행과 목표 달성 여부에 관한 평가과정이다.

③ 효과적인 목표달성을 위해 가능한 대안 중에서 하나를 선택하는 과정이다.

(2) 의사결정과정

현재 문제의 인지와 확인 → 대안의 탐색과 대안의 평가 → 최적 대안의 선택 → 선택된 대안의 집행 → 집행결과의 평가 → 환류(Feed-Back)

① 문제의 인지와 확인

㉠ **문제의 인지** : 이미 설정된 조직의 목표를 규명하고 목표달성의 바람직한 기대치와 실제 달성한 결과치의 차이를 밝히는 것

㉡ **문제의 확인** : 내외적인 정보를 취합함으로써 문제를 확인(병원 내원환자 수 및 유형, 일당 진료비, 진료비 증감자료 등)

예 외적인 자료 : 정부정책자료, 유관기관의 자료, 소비자에 대한 자료 등

② 대안의 탐색과 평가

㉠ Brain Storming

ⓐ 가장 창의적인 집단의사결정기법(자유연상법)

ⓑ 대략 4~12명의 집단 내에서 사회자에 의해 제기된 구체적이고, 명확하고, 협소하게 한정된 문제로부터 시작하여, 도중에 비판없이 새롭고 비상습적인 해결책의 최대가능한 수가 짧은 시간(대략 30분) 안에 발견된다. 그 과정에서 그렇게 수집된 idea의 아주 낮은 비율만이 직접 실행 가능한 것으로 수용된다.

ⓒ 문제해결에 대한 직관적이고 부정확하며 자아발견적인 방법 중에 하나이다.

ⓓ 4원칙

비판금지	판단과 비판은 아이디어 기록이 끝날 때까지 유보한다.
자유분방	제안은 자유롭게 이루어져야 한다.
대량발언	많은 수의 아이디어가 나올수록 좋다.
수정발언	모든 아이디어들이 제안되고 나면 아이디어들을 결합하고 개발해야 한다.

㉡ Delphi 기법

ⓐ 전문가 합의에 의한 무기명 반복의사결정기법이다.

ⓑ 구조적이고, 형식적이며, 다단계로 구성된 독립된 집단의 질문기법이다.

ⓒ 전문가집단은 결과의 환류와 체계적인 평가의 작업과 합의를 위해 사회적 압력을 배

제한다.

ⓓ 몇몇의 전문가들은 어떤 분야의 미래의 경향에 대해 어떻게 평가할 것인지 조언을 요구받는다. 이것은 전문가 회의에 있어서의 일반적 형식이 아닌 익명적이며 다단계적인 질문과정이다.

ⓔ 특히 과거를 기초로 계산된 경향에서 예측할 수 없는 새로운 발전들의 예측에 적합하다. → 불확실한 미래의 가능성에 대한 장기적인 예측

ⓕ 특징 : 집단효과, 익명성, 통제된 환류와 다중반복, 주관성

ⓖ 한계

㉮ 델파이 기법은 주관적인 절차이다.

㉯ 전문가들이 가지고 있는(모르는) 정보의 다양한 수준은 전체적으로 결과들을 왜곡할 수 있는 결과를 유발한다.

㉰ 여러 라운드 동안 참여자의 수와 집단의 구성이 변함없도록 유지하는 것이 곤란하다.

㉢ Norminal Group Technique(NGT ; 명목적 그룹 테크닉) : 팀의 구성원들이 모여서 문제나 이슈들을 식별하고 순위를 정하는 가중서열화법이다. NGT는 그룹 내의 영향력 있는 자를 중립화시키고 참가자가 모두 동등한 목소리를 듣기 위해 필요하며, 집단이 곤경에 빠져 있을 경우에 특히 유용하다.

Point

NGT의 적용절차

과정 1 : 이슈의 정의와 아이디어 제기

① 당면한 이슈를 소개하고 명확히 한다. 이슈를 모두 볼 수 있도록 벽면이나 칠판에 게시한다.
② **아이디어 제기** : 참가자들은 아이디어를 각자의 카드에 적되 상호협의해서는 안된다. 아이디어 산출시간은 5~10분 정도가 적절하다.
③ **아이디어 수집** : 참가자들은 자신의 아이디어를 차례로 읽어주고, 이를 칠판에 쓰거나 부착한다. 이때도 토론이나 대화는 금지된다.
④ **아이디어 내용의 명확화** : 진행자가 각각의 아이디어를 큰소리로 읽어준다. 아이디어가 애매하면 그 아이디어의 제안자가 즉시 설명해야 하고, 여기서 불명확한 어구로 표현된 것은 정리하도록 한다.
⑤ **아이디어의 결합** : 제안자들이 동의하는 경우에 한하여 둘 이상의 아이디어를 결합할 수 있다.

과정 2 : 서열화

⑥ 아이디어별로 A, B, C 등 식별기호를 배당한다.
⑦ 참가자 전원이 모든 아이디어를 각자 서열화한다. 가장 중요한 아이디어는 가장 높은 점수를 할당한다.
⑧ 참가자의 서열점수를 합산하여 합계가 높은 순서로 서열화한다.

(3) 의사결정의 유형

① 결정의 상황에 따른 분류

㉠ 정형적 결정

ⓐ 일상적이고 반복적인 일로 기계적인 표준처리절차와 규칙(S.O.P) 또는 관례적인 경우이다.

ⓑ 직원의 선발과 임용, 진단서발급, 입 · 퇴원의 결정, 재고관리, 창고관리, 임금지불, 환자스케줄 등이 해당된다.

㉡ 비정형적 결정

ⓐ 선례 · 표준적 절차 등이 없는 결정을 말하며, 관리자는 이러한 상황에 직면하면 자신의 능력, 판단, 상상력 등에 의존할 수밖에 없다.

ⓑ 병원의 신축, 새로운 의료장비의 도입, 병원의 구조조정, 병원 합병에 대한 전략적 결정 등이 해당된다.

② 의사결정 수준에 따른 분류

㉠ 전략적 결정

ⓐ 최고관리층의 결정으로 조직 목표를 정립하고 조직과 환경과의 상호 관계와 관련된 문제이다.

ⓑ 전략적 결정은 포괄적 · 거시적 · 장기적 결정이며, 적극적이거나 행동적인 의미를 지닌다.

ⓒ 급변하고 불확실한 상황에서는 전략적 결정이 적용된다.

ⓓ 장기적 보건 기획, 의료기관의 위치 선정, 전문화, 투자, 합병 등에 관한 결정은 대표적인 전략적 결정이다.

㉡ 관리적 결정

ⓐ 인적 · 물적 자원의 동원과 훈련, 업무의 흐름과 배분경로의 체계화 등에 관한 결정으로 주로 중간관리층의 결정이다.

ⓑ 조직 구조, 자원전환 구조, 내부서비스 구조, 자원의 습득과 개발 등에 대한 결정, 인적자원 관리와 재무 관리, 기본 운영계획

㉢ 운영적 결정

ⓐ 하위관리자들의 결정으로 주로 현재의 업무수행 상황에 대한 결정이다.

ⓑ 조직 내에서 발생하는 일상적인 문제(day-to-day problems)를 취급한다.

ⓒ 세부 운영계획, 즉 간호사의 일일배치 결정이나 입퇴원 결정, 재고관리 등이 속한다.

Point

❀ Ansoff가 제시한 의사결정 유형

1. **전략적 의사결정** : 전략적 의사결정은 기업의 목적 혹은 목표를 설정하는 기능과 그렇게 설정된 목적이나 목표를 달성하기 위해 기업이 가지고 있는 자금, 인력 등의 자원을 최적으로 배분하는 기능을 포함한다. 따라서 전략적 의사결정은 비일상적이고 일회적인 의사결정이라고 할 수 있다.
2. **운영적 의사결정** : 기업 현장에서 일어나는 생산, 판매 등 구체적인 행위와 관련된 것으로, 일단 관리상의 지침이 설정된 후에 하나하나의 행동에 대한 의사결정이 하부로 위양될 수 있는 단순하고 일상적이며 반복적인 기업활동에 관한 의사결정을 의미한다.
3. **관리적 의사결정** : 결정된 목표와 전략을 가장 효과적으로 달성하기 위한 모든 활동과 관련이 있다. 대표적인 예가 조직화이다. 즉, 권한과 책임을 구조화해서 전략과 운영 사이의 갈등을 조정하고 최적의 성과가 날 수 있도록 조정하는 역할을 한다.

③ 경영환경에 따른 의사결정

㉠ 확실한 상황

ⓐ 의사결정의 미래에 대한 정확한 결과를 알 수 있을 만큼 충분한 정보를 가지고 있는 상황

ⓑ 각 행동 대안을 채택하는 경우의 결과도 이미 알려져 있는 상황

ⓒ 최선의 대안을 선택하는 기준도 알려져 있는 상황

ⓓ 선행 계획법, 목표 계획법

㉡ 모험적(위험 하의) 상황

ⓐ 의사결정 결과가 여러 가지로 산출되는 상황

ⓑ 각각의 결과가 어떤 확률로 발생하는가를 알 수 있는 상황에서의 의사결정

ⓒ 의사결정 Tree, 시뮬레이션

㉢ 불확실한 상황

ⓐ 정보가 없거나 있더라도 부족한 경우로 결과의 확률을 알아내기 어려운 상황으로 관리자가 결과에 대해 자신과 신뢰를 할 수 없는 상황

ⓑ 과학적인 방법이 거부되고 주관적인 확률에 근거하여 의사결정하게 되는 상황

ⓒ 의사결정자의 직관이나 자질, 경험, 숙련도에 의존하게 되는 상황

ⓓ Maxi-Mini, Maxi-Max, Mini-Max, Laplace(각 미래발생 확률이 동일하다고 가정한 후, 각 대안에 따르는 성과들의 평균값을 의사결정 기준으로 삼음)

④ 의사결정 접근방법

㉠ **계량적 접근방법** : 합리적인 의사결정을 내릴 수 있다는 경제인의 모형으로 수학, 통계학, 경영과학 등의 지식에 근거한 의사결정 방법

㉡ **정성적 접근방법** : 직관과 경험에 의존하는 의사결정 방법으로, 오랜 경험을 쌓은 실무진들이 즐겨 이용하게 된다.

⑤ 주체별 의사결정

㉠ 개인적 결정

ⓐ 관리자 개인이 독단적으로 결정하는 방법으로 극히 소규모 조직에서 이루어진다.

ⓑ 신속한 결정을 요하는 경우, 의사결정자들 간의 별다른 논쟁이 없는 경우, 관리자가 타인을 불신하는 경우이다.

㉡ 집단적 결정

ⓐ 의사결정자들이 모두 참여하여 결정하는 방법이다.

ⓑ 개인적 결정보다 신속성은 다소 떨어지나 전문성이 높으며 오류를 범할 가능성이 적어진다. 또한 결정된 결과가 다른 사람들에게 수용될 가능성이 높아진다.

Point

❀ 집단적 의사결정의 장단점

장점	단점
•결정안에 대한 수용성 증가 •다양한 경험과 지식의 공유 •보다 많은 정보와 지식의 획득 •의사결정의 정당성 및 합법성 증가 •창의적인 의사결정 확률 증가	•동조 압력으로 인한 소수의 지배 •의사결정에 시간 소요 증가 •최선보다 차선 선택 •집단 사고의 함정 •책임성의 모호성 •동조 과잉

11 리더십

(1) 리더십에 관한 학설

① **자질론** : 성공적인 리더에게는 다른 사람과 구별되는 비교적 안정적이고 지속적인 특성이 선천적으로 주어진다고 파악하는 학설로, 주로 신체적 특성, 사회적 배경, 지적 능력, 성격 등에 의하여 결정된다고 파악한다.

② **상황론** : 상황이론은 리더십의 효과성이 집단의 성격, 직무의 특성, 리더와 부하와의 관계, 집단규범, 부하역할의 명확성, 정보의 이용도, 부하의 성숙성, 리더의 결정에 대한 부하의 수용, 리더의 지위 · 권력 등에 따라서 달라진다는 입장을 취하며, 개인적 요인보다는 사회적 요인을 중시한다.

③ **집단관계이론**(상호작용이론) : 자질론과 상황이론을 종합한 이론으로 '지도자, 피지도자, 상황'의 3대 변수의 상호작용에 의해 리더십이 형성된다고 본다. 이 이론은 너무 많은 변수를 결합시키고 있어서 엄밀한 과학성이 결여되었다는 비판을 받는다. 즉, 지도자의 개인적 자질

(T : Traits), 지도자가 처해있는 상황(S : Situations), 추종자(F : Followers) 등의 상호작용에 의해 지도력(L : Leadership)이 결정된다는 것이다. 이를 공식화하면 다음과 같다.

$$L = f(T \cdot S \cdot F)$$

(2) 리더십의 유형

① White와 Lippitt의 리더십 유형론(권한과 참여 기준)

㉠ **권위형** : 지도자가 중요한 결정을 홀로 내리고 부하로 하여금 이에 따르게 하는 것으로, 시간적 여유가 없거나 부하들의 능력이 부족하거나 또는 참여에 대한 기대가 적은 사회에서는 불가피한 면도 있다. 그러나 사정이 이와 다를 때에는 그 조직의 성과를 저해시킬 가능성이 있다.

㉡ **자유방임형** : 지도자가 스스로 결정하지 않고 오히려 구성원들의 재량을 최대한 인정하는 것으로, 구성원의 능력이 고루 우수하고 업무의 내용이 고도로 전문직업적인 성격을 가져 자율성이 발휘되는 이점이 있으나, 그런 조건을 갖추지 못한 경우 규율이 서지 못하고 일의 진전이 늦어져 성과가 저하되기 쉬운 단점이 있다.

㉢ **민주형** : 지도자가 부하들의 의견을 반영하여 결정하는 것으로, 개인주의 및 민주주의적 문화가 지배하는 사회에서는 직원의 창의성도 살리고 근무의욕을 높일 수 있으나, 권위주의적이며 참여에 대한 기대가 별로 없는 경우에는 시간만 낭비하게 되고 성과도 올리지 못하는 결과가 되기 쉽다. White와 Lippitt는 민주형이 가장 효과적이라고 보았다.

② Blake와 Mouton의 관리격자프로그램(Managreial Grid)

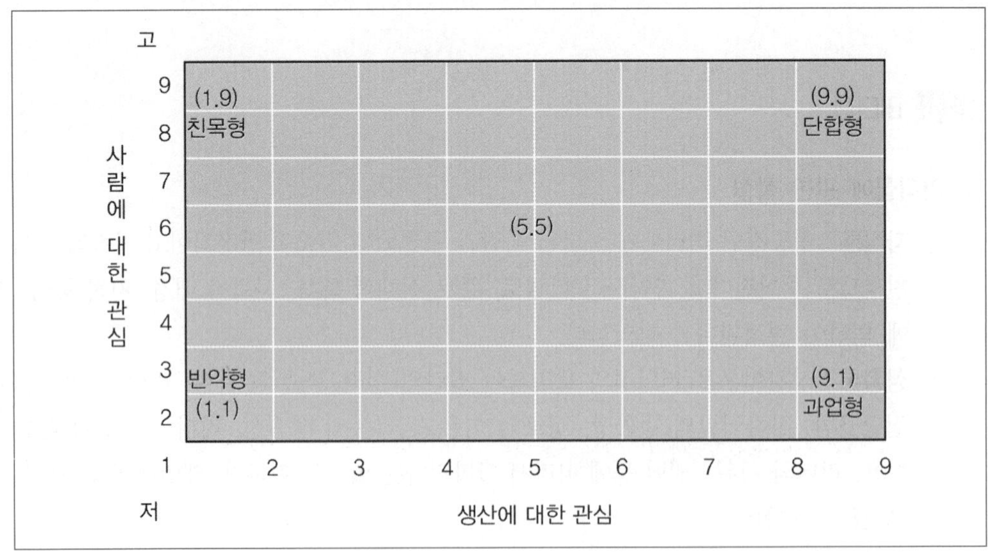

③ Ohio대학의 연구

㉠ 구조주도 중심

ⓐ 리더가 종업원의 업무수행에 기획, 조직, 지시, 통제하기 위해 행동

ⓑ 직무중심 리더십과 유사

㉡ 배려 혹은 인간중심

ⓐ 리더와 종업원 간의 관계에 있어서 신뢰, 우정, 지원, 관심을 드러내기 위해 행동

ⓑ 종업원 중심 리더십과 유사

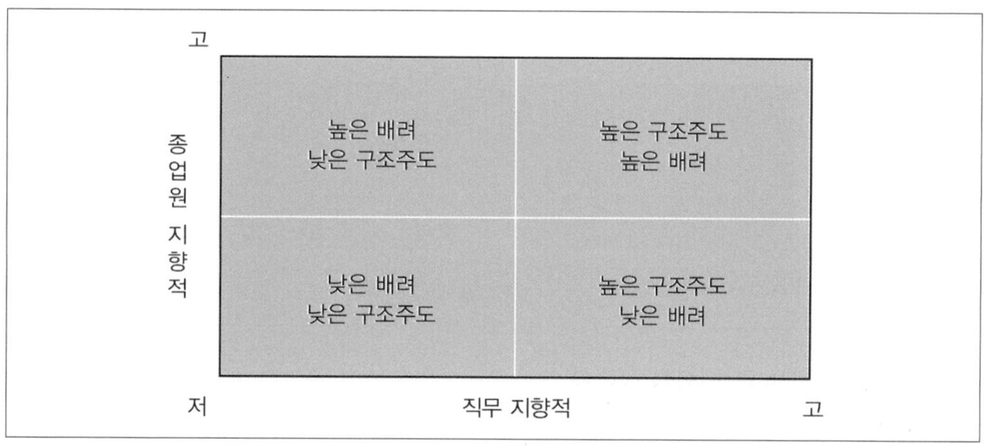

④ Fidler의 상황이론

㉠ 리더십의 효과성 여부는 특정상황이 리더에게 유리한가 또는 불리한가에 의해 결정된다.

㉡ 상황변수

ⓐ **과업구조** : 과업의 일상성 또는 복잡성을 의미하며, 과업이 보다 구조화되어 있을수록 그 상황은 리더에게 호의적으로 된다.

ⓑ **리더와 부하와의 관계** : 집단의 분위기를 의미하며, 리더와 부하 간에 신뢰감과 친밀감, 존경관계가 존재할수록 상호 간에 좋은 관계가 형성된다.

ⓒ **리더의 지위권력** : 리더가 집단구성원에게 명령을 받아들이게끔 구성원 행동에 영향을 줄 수 있는 능력으로서 공식적, 합법적, 강압적 권력 등을 포함한다. 특히 승진, 승급, 해임 등의 상벌에 대한 권력이 매우 중요하며, 이러한 영향력이 많을수록 리더의 지위권력은 강해진다.

㉢ 효과적 리더십

ⓐ **과업지향 리더십** : 상황이 리더에게 아주 유리하거나 극단적으로 불리한 경우 효과적인 리더형태

ⓑ **관계지향 리더십** : 상황이 리더에게 유리하지도, 불리하지도 않은 경우 효과적인 리더형태

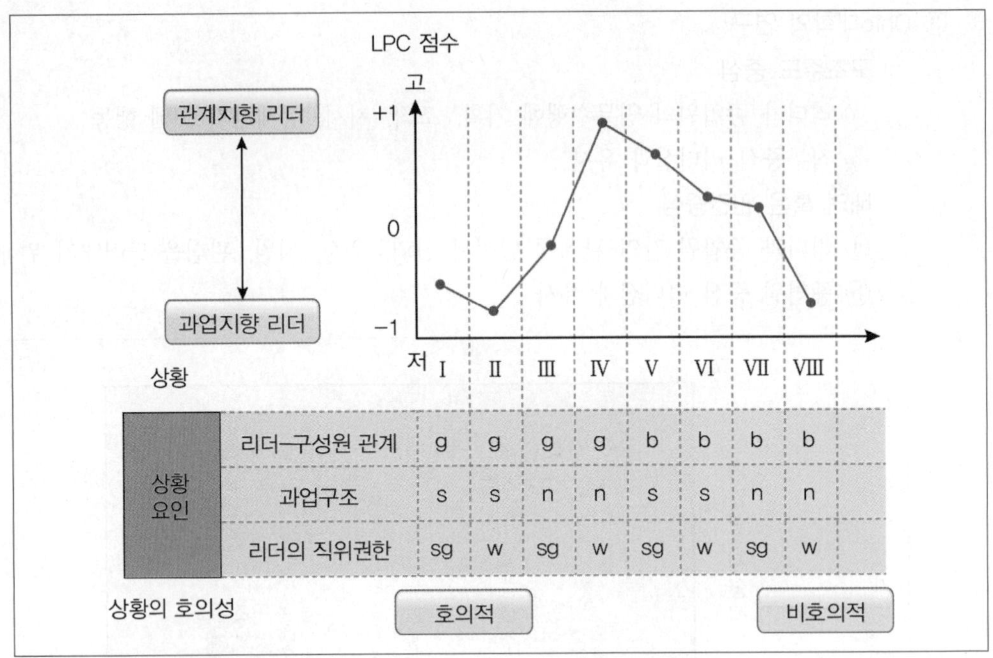

⑤ 거래적 리더십과 변혁적 리더십

㉠ 거래적 리더십

ⓐ 타산적, 교환적 관계를 중시하는 전통적 조직이론

ⓑ 구성원의 결핍욕구를 자극하고 이를 충족시켜주는 것을 반대급부로 조직에 필요한 임무를 수행하도록 동기화시키는 지도자의 특성

ⓒ 거래적 리더십의 구성요인

㉮ 보상 : 리더가 부하들의 업적수준과 만족에 관계된 보상을 하는 것을 의미

㉯ 예외관리 : 기대된 성과기준에 부합되지 않은 과오나 문제가 뚜렷하게 돌출되지 않을 경우 어떤 행동도 취하지 않음을 의미

㉰ 자유방임 : 부하들에게 책임감을 위양함을 의미

㉡ 변혁적 리더십

ⓐ 조직합병을 주도하고, 신규부서를 만들며, 조직문화를 새로 창출해내는 등 조직에서 중요한 변화를 주도하고 관리하는 리더십 행위

ⓑ 조직의 최고관리자에게 필요한 리더십

ⓒ 구성원의 성장욕구를 자극하고 동기화시킴으로써 구성원의 태도와 신념을 변화시켜 더 많은 노력과 헌신을 이끌어내는 지도자의 특성

ⓓ 변혁적 리더십의 구성요인

㉮ 카리스마 : 리더의 초자연적 능력, 신성한 속성, 리더의 개성적 자질 등을 의미하며 구성원들에게 비전을 제공하고 자부심을 심어주며 존경과 신뢰를 얻는 능력을 의미

㉯ 영감 : 카리스마적 리더십 내부에 존재하는 하위요인

㉰ 개별적 배려 : 구성원들에게 개별적인 관심을 보여줌으로써 구성원들의 자기존중감과 자아정체감을 높일 수 있도록 도움을 주는 개념

㉱ 지적 자극 : 구성원들에게 변혁적이고 새로운 시도를 도전하도록 고무하며, 스스로 문제해결책을 찾도록 격려하고 자극하는 행위

구분	거래적 리더십	변혁적 리더십
현상	현상을 유지하기 위해 노력함	현상을 변화시키고자 노력함
목표지향성	현상과 너무 괴리되지 않은 목표지향	보통 현상보다 매우 높은 이상적인 목표지향
시간	단기적 전망, 기본적으로 가시적인 보상으로 동기부여	장기적인 전망, 부하들에게 장기적 목표를 위해 노력하도록 동기부여
동기부여 전략	부하들에게 즉각적이고도 가시적인 보상으로 동기부여	부하들에게 자아실현과 같은 높은 수준의 개인적 목표를 동경하도록 동기부여
행위표준	부하들은 규칙과 관례를 따르기를 좋아함	변환적이고도 새로운 시도에 도전하도록 부하를 격려함
문제해결	부하들을 위해 문제를 해결하거나 해답을 찾을 수 있는 곳을 알려줌	질문을 하여 부하들이 스스로 해결책을 찾도록 격려하거나 함께 일함

⑥ Hersey & Blanchard의 3차원 리더십(상황대응 리더십)

㉠ 리더의 행동을 과업지향적인 행동과 관계지향적인 행동이라는 두 차원을 가로축과 세로축으로 한 4분면으로 분류한 3차원 모형을 제시

㉡ 유형

구분	M1	M2	M3	M4
구성원의 능력	낮음	낮음	높음	높음
구성원의 의지	낮음	높음	낮음	높음

ⓐ M1 : 지시적 리더가 필요함(높은 과업행동 & 낮은 관계행동, S1, 부하에게 기준을 제시하며, 가까이서 지도하고 일방적인 의사소통과 리더 중심의 의사결정을 하게 된다)

ⓑ M2 : 설득적 리더가 필요함(높은 과업행동 & 높은 관계행동, S2, 결정사항을 부하에게 설명하고 부하가 의견을 제시할 기회를 제공하는 등 쌍방적 의사소통과 집단적 의사결정을 지향하게 된다)

ⓒ M3 : 참여적 리더가 필요함(낮은 과업행동 & 높은 관계행동, S3, 아이디어를 구성원과 함께 공유하며 의사결정과정을 촉진하는 등 구성원들을 의사결정에 참여하게 한다)

ⓓ M4 : 위임적 리더가 필요함(낮은 과업행동 & 낮은 관계행동, S4, 의사결정과 과업수행에 대한 책임을 구성원들에게 위임하는 등, 구성원들의 자율적 행동과 과업수행에 대한 책임을 수행하도록 한다)

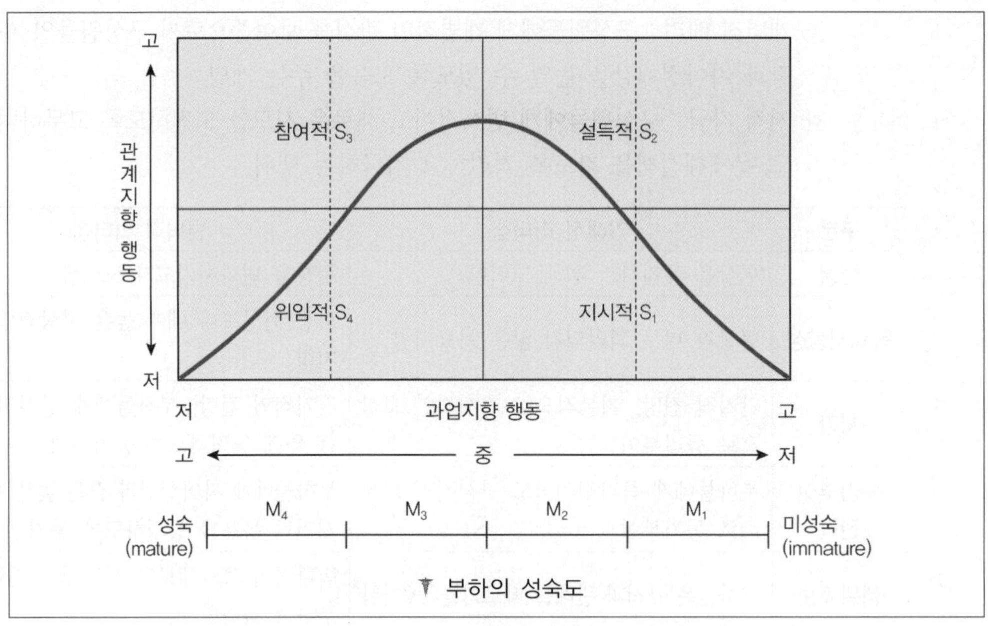

▼ 부하의 성숙도

Check

01 그린리프(Greenleaf)가 제시한 '타인을 위한 봉사에 초점을 두며 종업원, 고객 및 커뮤니티를 우선으로 여기고 그들의 욕구를 만족시키기 위해 헌신하는 리더십'은?

① 거래적 리더십
② 변혁적 리더십
③ 전략적 리더십
④ 서번트 리더십

해설 Greenleaf(1970)는 리더를 다른 사람에게 봉사하는 하인(servant)으로 생각하고, 구성원을 섬김의 대상으로 보아 명령과 통제로 일관하는 자기중심적 리더가 아닌 신뢰와 믿음을 바탕으로 개방적인 가치관을 지닌 리더로 보았다. 따라서 그는 서번트 리더십을 '타인을 위한 봉사에 초점을 두며, 종업원, 고객 및 공동체를 우선으로 여기고 그들의 욕구를 만족시키기 위해 헌신하는 리더십'이라고 정의하였다.

정답 ④

02 리더십이론과 그 특성이 올바르게 연결된 것은?

가. 특성이론 – 리더의 개인적 자질을 강조
나. 행태이론 – 리더 행동의 상대적 차별성 강조
다. 변혁이론 – 부하에 대한 지시와 지원을 강조
라. 거래이론 – 리더와 부하 간의 사회적 교환관계를 강조

① 가, 나, 다
② 가, 다
③ 나, 라
④ 가, 나, 다, 라

해설 거래이론 - 리더와 부하 간의 경제적 교환관계를 강조

정답 ①

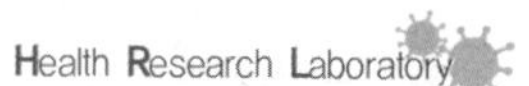

03 **K보건소에 근무하는 직원들은 허쉬와 블랜차드의 리더십이론에서 제시한 구성원 성숙도가 최저인 1단계(M1)에 놓여 있다. 다음 중 이 조직에 적합한 관리자의 리더십 유형은?**

① 낮은 과업지향성과 낮은 관계지향성
② 낮은 과업지향성과 높은 관계지향성
③ 높은 과업지향성과 낮은 관계지향성
④ 높은 과업지향성과 높은 관계지향성

해설 ① M4 ② M3 ④ M2
정답 ③

04 **피들러의 리더십 상황모델에서 강조하는 중요 상황요인을 모두 고른 것은?**

가. 리더와 구성원의 관계	나. 과업구조
다. 리더의 지위 권력	라. 리더의 성격

① 나, 다 ② 가, 나, 다
③ 가, 다, 라 ④ 가, 나, 다, 라

해설 **상황요인** : 리더 – 구성원의 관계, 과업구조, 리더의 직위 권한
정답 ②

05 **보건의료조직의 리더십과 관련된 내용을 설명한 것으로 옳지 않은 것은?**

① 자유방임형 리더십은 부하들이 제멋대로 하도록 완전히 내버려 두는 유형이다.
② 전략적 리더십은 주요한 의사결정에 부하의 참여는 배제하고 상관이 스스로 결정하고 관리한다.
③ 권위형 리더십은 상관이 조직의 기능과 역할을 독점하고 하향적 지시 위주로 조직이 운영된다.
④ 민주적 리더십은 상관과 부하가 모두 적극적으로 참여하며, 이에 따라 부하들의 창의성도 적극적으로 개발할 수 있다.
⑤ 변혁적 리더십은 새로운 비전을 제시하고 구성원들이 그 비전을 향해 혼신의 노력을 쏟도록 커다란 변화를 창조해 내는 영향력을 말한다.

해설 ②는 권위형 리더십에 대한 설명이다.
정답 ②

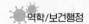

06 변혁적 리더십의 특성에 대한 설명으로 옳은 것은?

① 미래지향적이며 장기적 성향을 갖고 있다.
② 수직적 의사소통이 대부분이다.
③ 변화에 저항적이다.
④ 권력의 원천은 지위에서 온다.

해설 변혁적 리더십은 수평적 의사소통이 대부분이며, 현상을 변화시키려고 노력한다. 또한 부하들에게 자아실현과 같은 높은 수준의 개인적 목표를 동경하도록 동기를 부여한다.

정답 ①

12 조직혁신

(1) 의의 및 특성

① 의의

㉠ **조직혁신** : 조직을 어떤 상태에서 보다 나은 바람직한 상태로 전환시키는 것을 말한다.

㉡ Leavitt는 조직혁신의 대상변수로 ⓐ 과업, ⓑ 인간, ⓒ 기술, ⓓ 구조를 들고 있으며, 조직혁신은 4가지 변수 가운데 특정변수의 변동을 유도하여 다른 변수의 변동을 도모하는 것이라고 하였다.

㉢ 행태적인 조직혁신은 조직구성원의 만족도를 제고시키며 구성원 각자의 발전을 통해 조직의 능률성과 효과성을 높이는 과정인 조직발전(OD)을 의미하며, 구조적인 조직혁신은 조직구조의 과정적인 측면에 대한 개선을 말한다.

㉣ 조직구조의 혁신은 조직구성원의 만족도보다는 조직 자체의 생산성 향상에 더 큰 비중을 두게 되어 조직발전과 대치되기도 한다.

② 조직혁신의 특성

㉠ 계획적 · 의도적이며 목표지향적 성격을 띠고 있다.

㉡ 현상을 타파하고 변동을 인위적으로 유도하는 동태적 과정이고 저항이 수반된다.

㉢ 조직의 구조적 · 기술적 · 행태적 측면의 개혁 · 쇄신에 중점을 두며, 구성원의 행태 · 가치관의 변화를 모색하는 조직발전이 주요한 전략이 된다.

(2) 보건의료조직의 환경변화

① 의료시장 자체가 소비자 위주의 시장으로 전환
② 전 국민 건강보험 실시
③ 보건의료시장의 개방화
④ 보건의료조직 구성원의 의식변화
⑤ 보건의료인력의 다양화

(3) 조직의 환경변화에 대한 전략

① **SWOT**(Strengths, Weaknesses, Opportunities, Threats) **분석전략**

㉠ 조직의 환경분석을 통해 강점(strength)과 약점(weakness), 기회(opportunity)와 위협(threat)요인을 규정하고, 이를 토대로 마케팅전략을 수립하는 기법

㉡ **종류**

ⓐ **SO전략**(강점-기회전략) : 시장의 기회를 활용하기 위해 강점을 사용하는 전략을 선택, 공격적 전략, 시장점유율 확장전략

ⓑ **ST전략**(강점-위협전략) : 시장의 위협을 회피하기 위해 강점을 사용하는 전략을 선택, 차별화전략, 시장투입전략

ⓒ **WO전략**(약점-기회전략) : 약점을 극복함으로써 시장의 기회를 활용하는 전략을 선택, 방향전환전략, 약점극복전략

ⓓ **WT전략**(약점-위협전략) : 시장의 위협을 회피하고 약점을 최소화하는 전략을 선택, 방어적 전략, 서비스표준화전략, 집중화 철수전략

Check

01 **SWOT 분석에서 위협을 회피하고 약점을 최소화하기 위한 전략은?**

① SO전략
② WT전략
③ WO전략
④ ST전략

정답 ②

구분	기회	위협
강점	SO 공격적 전략, 사업구조, 영역 및 시장 확대	ST 다각화 전략, 신사업 진출, 신기술, 신고객 개발
약점	WO 국면전화 전략, 구조조정, 혁신운동	WT 방어적 전략, 사업의 축소, 폐지, 철수

② **틈새전략**(Niche Strategy)

㉠ **원가우위전략** : 설비규모의 유지, 경험에 의한 원가절감, 비용의 엄격한 통제, 연구개발비의 최소화 등으로 원가를 최소화하는 전략

㉡ **차별화전략** : 독특한 제품의 개발로 일반적으로 잘 제공되고 있지 않은 서비스 제공(화상진료, 노인병진료)을 통한 기술영역의 차별화

㉢ **집중화전략** : 원가우위전략이나 차별화전략을 포괄하지만 산업전반이 아닌 특정한 환자분류나 서비스분야의 경쟁력 향상에 집중하는 전략으로 의료시장의 세분화

③ **팀제조직**

㉠ 급변하는 환경변화에 대처하기 위하여 의사결정방식과 의사결정주체를 팀경영에 의한 실무자 위주로 전환하는 전략이다.

㉡ 팀제란 환경변화에 능동적으로 대응하여, 소수정예의 전문인들로 구성된 소규모 형태의 조직이다.

㉢ 고객중심의 서비스를 제공하려면 시장중심의 수평조직형태로 변화하고 협력적이고 참여적인 경영문화를 구축하여 유연성을 갖추어야 한다.

④ Out-Sourcing : 외부조직이나 인력을 활용하여 공공서비스를 공급하는 것으로, 즉 계약에 의한 민간위탁을 의미한다.

⑤ Down-sizing : 정부규모를 줄이는 것, 즉 조직다이어트를 의미한다.

Point

레드오션전략과 블루오션전략

1. 레드오션전략(Red Ocean Strategy)
   ① 기존 시장공간 안에서 경쟁, 경쟁에서 이겨야 한다.
   ② 기존 수요시장 공략, 가치-비용 가운데 택일한다.
   ③ 차별화나 저비용 가운데 하나를 택해 회사전체 활동체계를 정렬한다.
2. 블루오션전략(Blue Ocean Strategy)
   ① 경쟁자없는 새 시장공간 창출, 경쟁을 무의미하게 만든다.
   ② 새 수요창출 및 장악, 가치-비용을 동시 추구한다.
   ③ 차별화와 저비용을 동시에 추구하도록 회사전체 활동체계를 정렬한다.

(4) 구조적 측면에서의 동태화 방안(Adhocracy의 적용)

Adhocracy란 Alvin Toffler가 「미래의 충격」에서 종래의 관료조직을 대체할 미래조직을 가리키는 말로 관료조직처럼 지위나 역할에 따라 종적으로 조직된 것이 아니라 기능과 전문적 훈련에 의해 유연하게 기능별로 분화된 횡적 조직을 말한다. 유연성, 적응성, 대응성, 혁신성이 높다.

① **과제의 폐지** : 계층제 조직의 할거성 등의 문제점을 해결하기 위해 조직 내에 과도하게 세분화된 것과 또는 계를 조직하여 조직의 신축성 · 기동성을 확보하려는 것이지만, 전면적인 과제폐지는 불가능하다.

② Project Team과 Task Force

㉠ Project Team

ⓐ 특정사업(Project)을 추진하거나 과제를 해결하기 위해서 조직 내의 인적 · 물적 자원을 결합하여 창설되는 동태적 조직으로, 계층제구조가 아니라 직무의 상호 연관성이라는 직무 상의 횡적 관련을 중시하여, 전통적인 관료제조직과 공존하면서 여러 기능을 통합하기 위해 조직된 잠정적인 조직이다.

ⓑ 조직구성원은 정규 부서의 소속을 이탈하지 않으며 한시적인 문제를 해결하고 임무가 종료하면 원래의 소속에 복귀한다. 예 WTO 무역협상단

ⓒ 단시일 내에 과업을 강력히 추진할 수 있고 문제 해결에 적합하며, 할거주의를 방지하고, 조직의 신축성 · 전문성을 제고할 수 있으며, 각자의 역량을 최고로 만든다는 장점이 있으나, 심적 불안정성을 야기하고 사회적 풍토의 문제가 제기된다.

㉡ Task Force

ⓐ 특별한 임무를 수행하기 위하여 각 조직 내의 필요한 전문가를 차출하여 한 사람의 책임자 아래 입체적으로 편성한 조직이다.

ⓑ Task Force는 Project Team에 비하여 존속기간이 길고 보다 대규모의 공식 조직이며, 업무내용이 변경될 수 있고, Project Team이 원래의 부서에 재직하면서 임시로 차출되는 형식을 취하는 데 반해, Task Force는 기간 중 구성원이 정규 부서에서 이탈하여 전임제로 참여한다는 점에서 법적 근거를 필요로 한다. 예 우리나라의 행정쇄신위원회, 올림픽조직위원회

ⓒ 외부 전문가의 의견을 도입하고, 변화하는 행정 수요의 정확한 판단을 가능하게 하나, 일반 행정가를 무시하고 행정의 일관성을 저해하는 문제점이 있다.

구분	법적 근거	조직규모	조직구조	조직구성의 범위	근무방식
Project Team	×	작다	수평적 구조	조직부문 내	Part-Time
Task Force	○	크다	2~3계층 존재	조직 간	Full-Time

③ **담당관제** : 행정의 기동적 운영을 위하여 계선 중심의 경직성을 완화시키고 조직환경에의 적응능력을 향상시켜, 전문성 · 능률성 · 기술성의 제고를 통해 행정의 전문화와 정책수립의 질적 향상을 추구하기 위한 막료(참모)제도를 말한다.

④ **행렬 조직**(복합 조직, 매트릭스 조직)

㉠ **의의** : 행렬(Matrix) 조직이란 조직의 신축성을 확보하기 위하여 전통적인 계선적 특성을 갖는 기능 구조에 수평적 특성을 갖는 사업구조(Project Structure)를 결합시킨, 즉 수직적인 직능 조직에 수평적 · 횡적인 프로젝트 조직을 결합한 일종의 혼합적 · 이원적 구조의 상설 조직이다.

㉡ **특징** : 명령계통은 다원화되어 있고, 조직구성원은 양 구조에 중복적으로 소속되어 기능적 관리자(주로 인사)와 프로젝트 관리자(주로 사업) 간에 권한이 분담되며, 환경적 압력이 있거나 부서 간의 상호 의존 관계가 존재하고 내부자원 활용에 규모의 경제가 있는 경우 적절한 조직이다. 예 NASA, 재외공관, 지방행정기관 등

㉢ **장점**

ⓐ 한시적 사업에 신속하게 대처할 수 있다.

ⓑ 각 기능별 전문 안목을 넓히고 쇄신을 촉진시킨다.

ⓒ 조직구성원들 간의 협동적 작업을 통해 조정과 통합의 문제를 해결할 수 있다.

ⓓ 자발적 협력관계와 비공식적 의사전달체계의 결합으로 융통성과 창의성을 발휘할 수 있다.

ⓔ 인적 자원의 경제적 활용을 도모하고, 조직단위 간 정보 흐름의 활성화를 기할 수 있다.

㉣ **단점**

ⓐ 이중 구조 속에 발생하는 책임과 권한 한계의 불명확성 문제가 제기된다.

ⓑ 권력 투쟁과 갈등이 발생할 수 있다.

ⓒ 조정이 어렵고 결정이 지연된다.

ⓓ 객관성 및 예측 가능성의 확보가 곤란하므로 조직 상황이 유동적이고 복잡한 경우에 만 효과적이다.

⑤ 공동관리 구조(동료 조직)

㉠ 대학교, 연구소 등 고도의 전문직 조직에서 널리 사용된다.

㉡ 주요 결정에 모든 성원이 참여하는 완전 민주주의 조직이다.

㉢ 최고도의 분권화를 가지고 있으며 최소한도의 지침만 허용하고 자유재량의 폭을 넓게 가진다.

⑥ Link-Pin 조직 : Likert가 언급하였으며, 조직을 수직적 · 수평적으로 연결하는 조직이다.

(5) 조직발전(OD ; Organization Development)

① 개념 : 조직의 효과성 · 건전성을 높이기 위하여 행태 과학적 지식과 기술을 활용하여 조직구성원의 가치관 · 신념 · 태도와 조직 구조를 변화시켜 조직 개혁을 성취하려는 과정을 의미한다.

② 조직발전의 필요성 : 환경으로부터 지지를 받지 못한 조직은 그 존립의 목적을 상실한 조직이라 할 수 있다. 현대의 조직은 환경에 영향을 크게 받는다. 그리고 이에 대한 능동적인 문제해결 능력의 중요성이 점차 강조되고 있다. 그리하여 조직발전의 필요성이 대두되게 되었다.

③ 조직발전의 특징

㉠ 행태과학적 지식의 이용

㉡ 인간적 측면을 강조해 개인의 자기실현 욕구를 충족시킴

㉢ 장기적 변화과정이며 일상화된 관리 과정 → 평가와 환류의 과정을 중시

㉣ 하위조직체계의 상호 연관성을 강조해 조직의 효율성을 증대

㉤ 계획된 변화 과정

㉥ 상층부 및 정치적 지지가 필요

㉦ 주로 소집단을 대상으로 함

㉧ 교육적 조직 전략

㉨ 조직 전반에 관한 변화로 부분적인 변화가 아님

④ 조직발전의 주요 기법

㉠ 팀 형성(Team Building)

ⓐ 작업집단의 구성원들이 협조적인 관계를 형성하여 임무 수행의 효율화를 도모할 수 있게 하려는 작업집단 개선 기법이다.

ⓑ 수직적 계층의 경우 상하 간의 경직성으로 인해 자율적 집단 형성이 어렵게 되므로, 이러한 문제를 해결하기 위해 집단을 형성하여 집단구성원이 상호 의사소통을 원활히 함으로써, 집단으로서 자율적 · 협동적 · 수평적 인간관계를 도모하였다.

ⓒ McGregor에 의해 제시된 조직발전의 기법이다.

ⓓ 집단문제의 진단 회의, 가족집단 회의(직무 배정과 상호 갈등이 대상), 역할분석 회의 등이 있다.

㉡ 실험실 훈련(감수성 훈련, Sensitive Training, T-Group Study)

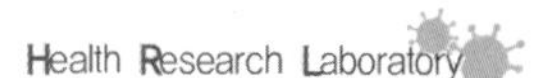

ⓐ **개념** : 구성원의 가치관 변화를 위한 기법으로서, 행태 과학의 지식을 이용하여 자신 · 타인 · 집단에 대한 태도 · 행동을 변화시킴으로써 조직에 있어서의 개인의 역할이나 조직 목표를 잘 인식시켜 조직 개선에 기여하려는 것이다.

ⓑ **특징**

㉮ 경험 · 감성을 중시하고 지식을 행동으로 옮길 수 있는 능력 배양에 역점을 둔다.

㉯ 참여자들이 스스로 지각과 태도 및 행동을 반성하고 그 영향을 평가할 수 있는 상황을 마련한다.

㉰ 훈련집단이 자체 분석의 대상이 되고, 외적 간섭과 기성 질서의 영향이 최소화된 비정형적 상황 속에서 참여자들이 새로운 대안을 자유스럽게 자율적으로 탐색하도록 외부와 차단된 실험실에서 1~2주 간 실시한다.

㉢ **집단 간 회합** : 집단 간 회합이란 경쟁적 관계에 있는 2개의 작업집단끼리의 오해와 갈등을 제거하기 위한 방법으로, 두 집단 간의 구성원을 한데 모아 상대방 집단의 잘못과 자기 집단의 오해를 대화와 토의를 통하여 개선하는 방법이다.

㉣ **과정 상담**(Process Consultation) : Argyris가 개발한 기법으로, 조직이 자신의 문제를 스스로 발견하여 해결하도록 자기 진단과 자기 개입을 통해서 조직 속에서 일어나는 과정을 외부 전문상담자가 상담 · 면접하는 조직발전 기법이다.

㉤ **태도조사 환류기법** : 태도조사 환류기법은 조직의 모든 구성원의 태도와 감정 · 가치관을 철저히 조사하여 이것을 관계된 모든 사람들에게 환류시켜 그들의 태도 변화를 유도하는 것이다.

Check

01 매트릭스 조직에 대한 설명으로 옳지 않은 것은? 2022. 강원보건연구사 보건학

① 의사결정이 집권화된다.
② 명령통일 원칙에 위배되는 조직이다.
③ 전통적인 조직과 수평적인 조직을 결합시킨 조직이다.
④ 조직의 효율성과 유연성을 높이는 조직모형이다.

해설) 매트릭스조직은 명령계통이 다원화되어 있으며, 이중 구조 속에 발생하는 책임과 권한 한계의 불명확성 문제가 제기되며 권력 투쟁과 갈등이 발생될 수 있다.

정답 ①

02 수평조직과 수직조직을 결합시킨 조직으로 올바른 것은? 2021. 충남보건연구사

① 담당관제 ② Link-pin조직
③ Matrix 조직 ④ 동료조직

해설) 행렬(Matrix) 조직이란 조직의 신축성을 확보하기 위하여 전통적인 계선적 특성을 갖는 기능 구조에 수평적 특성을 갖는 사업구조(Project Structure)를 결합시킨, 즉 수직적인 직능 조직에 수평적 · 횡적인 프로젝트 조직을 결합한 일종의 혼합적 · 이원적 구조의 상설 조직이다.

정답 ③

03 **다음에서 설명하고 있는 조직구조의 형태는?** 2020. 보건복지부 특채 7급

> • 대규모 병원조직에서 내과, 외과 등의 각 진료과목은 나름대로 독립성을 유지하면서 환자를 치료하게 된다.
> • 경우에 따라서는 진료과목들 간에 중환자 수술 등과 같이 여러 진료과의 협진이 필요하게 되는 경우도 있다.

① 라인조직 ② 스탭조직
③ 매트릭스조직 ④ 애드호크라시조직

해설 행렬(Matrix) 조직이란 수직적인 직능 조직에 수평적 · 횡적인 프로젝트(사업단) 조직을 결합한 일종의 혼합적 · 이원적 구조의 상설 조직으로 대부분의 종합병원에서 볼 수 있는 조직이다.

정답 ③

04 **보건의료조직의 특징으로 올바른 것은?** 2020. 보건복지부 특채 7급

① 지배구조가 이원적이다. ② 규모가 클수록 사업목적이 단순해진다.
③ 집단 간에 상호의존성이 약하다. ④ 자본의 투자회수율이 높다.

해설 ② 규모가 클수록 다양한 사업목적을 가지게 된다.
③ 집단 간에 상호의존성이 필수적이다
④ 높은 자본 비중, 낮은 투자회수율

정답 ①

05 **병원조직에 대한 설명으로 가장 올바른 것은?** 2019. 서울 7급

① 전형적인 관료제 구조의 피라미드 형태이다.
② 권한에 대한 갈등은 적다.
③ 조직의 이중성을 가지고 있다.
④ 대규모 병원조직은 프로젝트 조직이 많다.

해설 ① 병원조직은 다양한 전문직종의 집합체로서 전형적인 관료제의 피라미드 형태를 보이지는 않는다.
② 권한에 대한 갈등은 많다.
④ 대규모 병원조직은 매트릭스 조직이 많다.

정답 ③

06 **우리나라의 경우 3차 종합병원에 환자들이 집중되고 있다. 이를 방지할 수 있는 대책으로 옳지 못한 것은?** 2018. 경기보건연구사

① 보험급여의 차등화 ② 진료의뢰서 의무화
③ 약국 본인부담금 차등제 ④ 종별 본인부담금 차등제

해설 2차 종합병원 환자 집중화에 대한 대책
• 의료기관 종별 본인부담금 차등제
• 진료의뢰서 의무화
• 약국 본인부담 차등제

정답 ①

CHAPTER

03 인사행정

1 정의

인사행정이란 조직체의 업무를 수행하기 위해서 요구되는 인적자원을 동원하고 관리하며 운용하는 과정을 의미한다. 즉, 조직체의 업무를 능률적이고 효과적으로 수행하기 위해서는 유능한 인재를 유치하고(채용), 그들의 능력을 개발 · 발전시켜(능력 발전), 사기를 높이는 활동(사기 앙양)이 필요한데 이러한 일련의 활동 과정을 인사행정이라고 할 수 있다.

2 인사행정의 중요성

현대 행정기능이 양적으로 증대되고 고도화 · 전문화됨에 따라 그에 대응하는 유능한 인재를 확보하고 개발 · 배분해야 할 필요성이 점증하고 있다. 따라서 국가 발전과 사회 변동의 담당자 및 관리자로서의 기능을 담당할 유능하고 진취적인 인간적 자원의 충원 · 능력 개발 · 관리가 무엇보다도 중요해졌다.

3 인사행정의 4대 요소

(1) 채용(임용)

채용이란 필요한 인력을 계획하고 이에 따라 채용(모집, 선발)하며, 적절한 업무에 배치시키는 것을 의미한다.

(2) 능력 발전

직원의 능력을 개발시켜 업무를 능률적으로 수행하도록 하는 것이 능력 발전이다. 여기에는 교육 훈련, 근무성적 평정, 전직, 전보, 제안 제도, 파견 근무 등이 있다.

(3) 사기 앙양(동기 부여)

직원의 업무수행 효과를 증진시키기 위한 노력이 사기 앙양인데, 여기에는 공무원의 보수, 공무원 단체, 인사 상담, 연금 제도, 고충처리 제도, 신분보장 제도 등이 있다.

(4) 규율

4 현대 인사행정의 특징

(1) 적극성

유능한 인재의 적극적인 공직 유치와 능력 개발, 생활의 질을 향상시키는 데 적극적으로 앞장서고 있다.

(2) 적응성

급변하는 환경 변화에 적응하기 위한 노력이 나타나고 있다.

(3) 기능의 확대

인사행정의 적극화는 인사행정의 기능 확대와 기술 발전을 수반하고 있다.

(4) 법규의 강조

현대 인사행정은 많은 영역에 걸쳐 법령의 규제나 절차, 승인을 거쳐야 하기 때문에 재량성의 축소와 융통성 및 적시성을 저해한다.

(5) 전문성과 과학성

행정기능의 양적 확대와 질적 변화 및 정부인력 규모의 방대성 등은 인사행정의 과학성과 전문성 · 복잡성을 초래하였다.

(6) 객관적 측정의 곤란

사실상 정부활동이란 시장의 원리에 의하여 지배되지 않기 때문에 본래 그 활동의 효율성을 객관적으로 측정하기가 곤란하다.

5 엽관주의

(1) 의의

① 개념

㉠ 엽관주의(Spoils System)란 공무원의 인사 관리나 공직 임용에 있어 그 기준을 당파성이나 개인적 충성에 두는 제도로써, 선거에서 승리한 정당이 전리품에 해당하는 공직을 권한으로 가지는 것을 의미한다.

㉡ 엽관주의는 민주정치의 발달에 따라 관료기구와 국민과의 동질성을 확보하기 위한 수단으로 발전하였다.

② **정실주의와의 관계** : 영국에서 발달한 정실주의는 엽관주의보다 더 넓은 개념으로 인식되고, 일단 임용되면 종신적 성격을 띠어 신분이 보장되는데 반하여, 엽관주의는 미국에서 처음으로 도입되었고 선거에서 승리한 정당이 모든 관직을 전리품처럼 임의로 처분할 수 있는 제도를 의미하며, 정권 교체와 함께 공직의 광범위한 경질이 단행된다는 점에서 차이가 있다.

◆ **정실주의** : 금력, 문벌, 학벌, 충성, 혈연 등에 의한 공무원의 임용을 말한다.

Point

❀ 엽관주의와 정실주의의 비교

구분	엽관주의	정실주의
성립 배경	미국, Jackson 대통령(1929)	영국, 19세기 중엽 이전
충원 기준	정당에 대한 충성도	정당에 대한 충성도 + 개인적 친분
대폭적 교체	있음	없음
신분 보장	없음	있음

(2) 엽관주의의 등장 배경

① **공직의 특권화 방지** : 국민의 선택에 의하여 공무원의 신분이 좌우되었다.

② **행정의 단순성** : 엽관주의 시대의 행정은 최소 국가를 추구하여 모든 사람이 처리할 수 있었다.

③ 대통령의 지지세력이 확보되었다.

④ 정당의 당원들에게 유인수단으로써 공직을 부여하여 정당정치의 발전이 이루어졌다.

Point

❀ 미국 엽관주의의 연혁

① 미국의 경우 제3대 대통령인 Jefferson이 자기 세력을 확장하기 위하여 정당에 대한 기여도를 공직 임용 기준으로 삼았다.

② 1820년 4년 임기법이 제정되어 공무원의 임기가 대통령의 임기와 동일하게 되었다.

③ 제7대 대통령인 Jackson은 자기를 지지한 서부개척민들에게 공직을 개방하는 것이 행정의 민주화와 지지에 대한 보상이라고 여기고 민주주의의 실천적인 원리로 채택하였다. → Jackson 민주주의

(3) 특징 및 장단점

① 특징

㉠ 공무원을 정당 관계, 개인적인 충성심, 혈연, 지연 등으로 임명한다.

㉡ 무임기이며, 직업 보장이 없다.

㉢ 정책 결정의 지위에서 행정과 정치의 가교 역할을 한다.

㉣ 행정에서 정치적 민주주의의 이념을 추구하기 위하여 채택하였다.

㉤ 고위 정책결정자나 하위직에 임명되었으며, 비전문가 중심의 충원을 특징으로 한다.

② 장단점

장점	• 정당정치의 철저한 실현이 가능하다. • 특권화를 배제함으로써 평등의 이념에 부합한다. • 갱신을 통하여 관료주의화, 침체화를 방지한다. • 민주 통제 및 행정의 민주화가 가능하다. • 중요한 정책 변동에 대응하는 데 유리하다.
단점	• 공직 취임의 기회 균등을 억제하여 유능한 인재의 공직 취임을 방해한다. • 행정 능률을 저하시킨다. • 불필요한 직위의 남발과 예산의 낭비를 초래한다. • 관료의 정당 사병화, 정당의 과두제적 지배를 촉진한다. • 국민에 대한 책임성이 저하된다. • 신분이 보장되지 않음으로써 공직 부패가 발생한다.

6 실적주의

(1) 개념

① 개인의 객관적인 능력, 실적, 자격, 업적, 성적에 의하여 공직에 임용된다.

② 단순한 엽관주의의 방지에만 주력하여 소극적 인사행정, 혹은 주관적 요인의 배제를 강조하여 과학적 인사행정이라 한다.

③ 성립 과정

㉠ 19세기 말부터 행정국가가 대두되고 정당의 부패에 대한 민주적 정화와 행정능률이 요청되어 실적주의의 채택이 불가피해졌다.

㉡ 미국의 엽관주의는 1883년 펜들턴법의 제정과 더불어 실적주의 공무원제로 전환되었으며, 영국의 정실주의는 1870년 제2차 추밀원령에 의하여 실적주의 공무원제의 기원을 이루게 되었다.

(2) 성립 배경

① 미국에서의 성립 배경

㉠ 엽관주의의 폐해(행정의 일관성 · 안정성 저해, 관료의 사병화, 예산의 낭비와 부패 · 무질서 만연 등)를 극복하기 위해서 요청되었다.

㉡ 정당정치의 부패는 행정의 부패 · 비능률을 초래하고, 능률적 · 중립적 인사행정이 요청되었다. 그리하여 실적주의 수립을 위한 공무원제도 개혁운동이 전개되었다.

㉢ 자본주의의 비약적 발전, 행정국가의 등장, 전문적 · 기술적 능력을 갖춘 유능한 관료를 요구하였다.

② 영국에서의 성립 배경

㉠ 1853년 노스코트－트레벨리언(Northcote–Trevelyan) 보고서와 이에 근거한 1855년 추밀원령과 1870년의 추밀원령을 근거로 채택되었다.

㉡ 실적주의의 채택을 위하여 중앙 인사위원회를 설치하고, 공무원 자격시험을 실시했으며, 공무원을 행정, 집행, 서기, 서기보 계급으로 구분하였다.

(3) 특징 및 장단점

① 특징

㉠ **공직취임의 기회 균등** : 공직은 모든 국민에게 개방되며, 성별 · 신앙 · 사회적 신분 · 학벌 등의 이유로 어떠한 차별도 받지 않는다.

㉡ **능력 · 자격 · 실적 중심의 공직 임용** : 이를 보장하기 위한 공개 경쟁채용 시험제도의 도입이 필요하다.

㉢ **불편부당한 정치적 중립성 요구** : 공무원이 비정치적임을 요구하는 것이 아니라 모든 정당에 충실히 봉사해야 한다는 것을 의미한다.

㉣ 정치적 해고로부터 공무원의 신분 보장

㉤ 중앙 인사기관의 권한 강화

② 장점

㉠ 행정의 합리화, 과학화, 객관화를 지향한다.

㉡ 공개경쟁 시험제도에 의해 실적을 평가한다.

㉢ 공직에의 기회균등으로 인하여 인종, 지역, 종교, 학력 상의 차별을 배제한다.

㉣ 정치적 중립성을 지닌다.

㉤ 공무원의 신분보장이 확립된다.

③ 단점

㉠ 공직 인사행정의 지나친 소극성과 비융통성을 가져올 수 있다.

㉡ 지나친 집권성과 독립성이다.

㉢ 관료제 외부에 대하여 지나치게 저항한다.

㉣ 정치에 대해 불신하고 비협조적이다.

㉤ **형식화와 비인간화** : 인간적 요인의 무시와 신속성의 결여를 초래한다.

㉥ 관료의 특권화, 행정의 민주통제의 곤란 등이 유발될 수 있다.

Point

❀ 엽관주의와 실적주의 비교

엽관주의	실적주의
• 정책 변동에 대한 대응성이 강하다. • 공직 경질제 • 정당 정치의 발달 • 강력한 정책 수행에 용이 • 민주 통제의 용이 및 책임 정치 구현 • 평등 원착, 공직 취임의 기회 균등의 원칙에 위배 • 행정의 능률성과 전문성 저하 • 행정의 계속성 및 안정성 저해 • 정실주의 발생 가능성 • 정치적 중립성 확보 곤란(정당의 노예화)	• 공직 임용의 기회 균등 • 공개 경쟁 채용시험의 실시로 신분 보장 • 정치적 중립성, 행정 부패 방지 • 행정의 능률성, 전문성, 계속성, 안정성 확보 • 평등 원칙, 공직취임의 기회균등의 원칙 실현 • 직업 공무원제도 수립에 도움이 된다. • 인사행정의 소극성, 경직성, 집권성 초래 • 인사행정의 형식화, 비인간화 초래 • 관료제의 대표성 약화 및 정당 정치 저해 • 관료의 대표성 약화 및 정당 정치의 저해 • 강력한 정책 수행이 곤란

7 적극적 인사행정

(1) 개념

적극적 인사행정은 1935년경부터 미국에서 대두된 것이며 실적제의 한계점을 보완하고 분권적 · 사회심리적 욕구를 충족시키는 가치주의적 · 신축적인 인사관리를 운용하자는 것으로, 엽관제의 장점과 실적제의 장점을 상호 조화시키는 인사행정을 말한다.

(2) 발달 과정

반엽제적인 실적주의가 지닌 소극성 · 비융통성 · 집권성 · 지나친 독립성 및 배타성 등의 한계와 과학적 인사관리에 따른 비인간주의 현상을 극복하기 위해 대두되었다.

(3) 특성

① **적극적인 모집** : 가장 유능하고 의욕적인 인재를 공직에 확보하여 오랫동안 근무할 수 있도록 하는 적극적인 모집활동이 의도적으로 실시된다.

② **능력 발전** : 행정 능력, 기술의 발전, 잠재력의 개발을 위하여 재직자의 교육 · 훈련이 강화되고, 합리적인 승진 · 전직 · 근무평정제도 · 특별채용 확대 등을 확립하여 능력 발전과 공동의식을 고취한다.

③ **인간관계의 개선 및 사기 앙양** : 공직에의 안정감을 확보하고 의욕적인 근무를 하게 하기 위하여 근무환경의 개선, 고충처리제도, 인사상담제도, 제안제도, 동기 유발, 커뮤니케이션 관리 등을 개선하여 행정의 인간화로 발전시킨다.

④ **인사권의 분권화** : 중앙 인사기관의 인사권을 분리, 분권화하여 각 부처의 인사기능을 강화한다.

⑤ **고위직에의 정실주의 요소의 가미** : 고위 정책결정권자와 행정수반과의 정치적 이념이 일치하게 됨으로써 정책 구현의 실효를 거둘 수 있으므로 고위 직위의 정치적 임명이 가능하도록 신축성을 부여한다.

⑥ **개방형 임용제 실시** : 과학적 인사관리의 실현을 위하여 직위분류제와 같은 지나친 획일적 적용을 지양하고, 계급제를 적절히 가미하여 전체적으로 융통성 있고 능률적인 인사제도를 수립하여야 한다.

8 직업공무원 제도

(1) 개념

① 공직이 유능하고 인품 있는 젊은 남녀에게 개방되고(학력 · 연령제한 가능성, 기회 불균등)
② 공개 경쟁시험을 거치고(신분 보장, 정치적 중립성 보장)
③ 업적과 능력에 따라 승진할 기회를 제공하고(폐쇄형 승진)
④ 공직이 전 생애를 바칠 만한 보람 있는 일로 생각될 만한 조치가 마련되어 있는 제도를 의미한다.

(2) 역할 및 필요성

① 정권 교체에 따르는 행정의 무정부 상태를 방지하기 위한 제도적 안정장치의 형성과 이를 통한 봉사의 증진
② 전직제 경향에 대비하고 행정의 능률성을 증진
③ 행정의 안정성과 정치적 중립성 유지
④ 전문직업 주의(직업의식이나 소명감) 고양

(3) 특성

① **행정의 안정성 · 정치적 중립성 강화** : 직업공무원제는 의회정치 · 정당정치에 따르는 정권교체나 정쟁에 의한 영향을 받지 않고 행정의 안정성 · 중립성을 확보함으로써 국가의 통일성을 유지할 수 있는 중요한 제도적 장치로써 기능한다.

② **계급제 · 폐쇄형 및 신분보장 강화** : 직업공무원제는 계급제를 기반으로 하는 폐쇄형을 채택하고 있는 영국 · 독일 · 프랑스 · 일본 · 한국 등에서 발달하였으며, 신분보장 성향이 강하다.

③ 일반 행정가 양성, 최저 생계비를 보장하는 생활급 체계 등의 특징을 가지고 있다.

(4) 장단점

장점	단점
• 정치적 중립성 확보 • 신분 보장으로 행정의 안정성 확보 • 정부와 관료 간의 원만성 • 공직에 대한 충성심 제고 • 인사배치의 신축성 • 재직자의 사기 앙양 촉진	• 폐쇄적 인사행정 • 민주적 통제의 곤란 • 학력 · 연령의 제한으로 기회균등 위배 • 공직의 특권화와 관료주의화 초래 • 유능한 외부전문가의 유입 곤란

9 계급제와 직위분류제

(1) 계급제

① 계급제란 공무원의 자격 · 학력 · 신분을 기준으로 하여 계급을 부여하고, 일정한 신분 · 자격에 의해 9급, 7급 혹은 5급에 분류하는 사람 중심의 공직 분류 형식이다.

② 계급제에서는 전문적 지위보다 행정적 권위를 중시한다.

③ 특성

㉠ 공직이 계급으로 이루어져 있다.

㉡ 폐쇄형 · 직업공무원제를 채택한다.

㉢ 계급 간의 차별이 크다.

㉣ 고급 공무원의 엘리트화가 쉽게 이루어진다.

㉤ 계급 정년제가 존재하다. 즉, 일정한 기간 동안 상위직으로 승진하지 못하면 퇴직시키는 제도가 존재한다.

㉥ 생활급

㉦ 우리나라 주요 인사제도

(2) 직위분류제

① 다수의 직위를 각 직위에 내포되는 직무의 종류와 곤란도 · 책임도를 기준으로 한 객관적인 직무 중심의 공직 분류 방법으로, 과학적이고 능률적인 인사행정을 의미한다.

② 직위분류제는 동일한 업무에 동일한 보수 지급과 관련된다(직무급).

③ 구조

㉠ **직위** : 직위는 공무원 각 개인에게 부여하는 직무와 책임을 의미한다. 또 이는 직위분류제가 시작되는 가장 최소한의 기초가 되는 단위이다. 예 인사계장, 총무과장

㉡ **직급** : 직위에 내포되어 있는 직무의 종류 · 성질이 유사하고, 곤란도 · 책임도가 유사한 직위의 집합을 말하며, 동일한 직급에 속하는 직위는 임용 자격 · 시험 · 보수 등에 있어서 동일한 취급을 한다. 예 행정서기보, 행정주사

㉢ **직렬** : 직무의 종류가 유사하고 그 곤란성과 책임의 정도가 다른 직급의 집합이다.

㉣ **직군** : 직무의 성질이 유사한 직렬의 집합이며 최대 단위이다.

예 보건의무직군 = 보건+간호+의료기술+약무+식품위생+의무+치무

㉤ **직류** : 동일 직렬 내에서 담당 분야가 동일한 직무의 집합이다. 1982년 법개정으로 신설한 것이다. 예 보건직류, 간호직류, 의료기술직류

㉥ **등급** : 직무의 종류는 상이하지만, 직무의 곤란도 · 책임도 · 자격요건이 유사하므로 동일한 보수를 줄 수 있는 모든 직위 또는 직무를 등급이라고 한다.

직위분류표

직군	직렬	직류	계급 및 직급								
			1급	2급	3급	4급	5급	6급	7급	8급	9급
보건의무	보건	보건									
	식품위생	식품위생									
	의료기술	의료기술									
	의무	일반의무									
		치무									
	약무	약무									
		약제									
	간호	간호									
행정	행정	일반행정	관리관	이사관	부이사관	서기관	행정사무관	행정주사	행정주사보	행정서기	행정서기보
		법무행정									
		재경									
		국제통상									

Point

직위분류제의 구조

구분		내용
직위(position)		한 사람의 근무를 요하는 직무와 책임(예 ○○ 담당)
직무분석	직군(group)	직무 성질이 유사한 직렬의 군(예 행정직군, 기술직군)
	직렬(series)	직무 종류가 유사하나 난이도와 책임도가 다른 직급의 군(예 보건의무직군 내 보건직렬)
	직류(sub-series)	동일 직렬 내에서 담당 분야가 같은 직무의 군(예 보건직렬 내 보건직류)
직무평가	직급(calss)	• 직무의 종류 · 곤란성과 책임도가 상당히 유사한 직위의 군 • 직위가 내포하는 직무의 성질 · 난이도 · 책임의 정도가 유사해서 채용 · 보수 등에서 동일하게 다룰 수 있는 직위의 집단(예 보건행정 9급, 일반행정 9급)
	직무등급(grade)	• 직무의 곤란성과 책임도가 상당히 유사한 직위의 군 • 직무의 종류는 다르나 직무 수행의 책임도와 자격요건이 유사해서 동일한 보수를 지급할 수 있는 직위의 횡적 군(예 9급)

③ 직위분류제의 수립 절차

㉠ 준비 작업

ⓐ 필요한 법적 근거의 마련

ⓑ 분류 담당기관의 선정

ⓒ 분류대상 직위의 범위 결정

ⓓ 직위분류제에 대한 공보활동 등이 필요

㉡ 직무 조사(직무기술서 작성) : 직위 분류에 필요한 구체적인 자료, 즉 직위에 배정된 직무의 내용, 책임도, 곤란도, 자격요건 등에 관한 모든 자료를 수집하여 직무기술서를 작성해야 하는 단계이다. 이는 해당 직위의 공무원들이 작성하게 되는 데, 그 전에 이에 대한 사전 설명과 설득을 한 후 기술서를 배부하여 기입하게 한다.

ⓐ 설문지법 : 특정 직무에 관한 정보를 단답식 문항으로 작성해서 이에 대한 답을 그 직무를 담당하고 있는 사람들로 하여금 기입하도록 하는 방법이다.

ⓑ 면접법 : 작업장 또는 면접사무실에서 직원들의 업무와 책임에 관하여 질문하는 방법이다.

ⓒ 관찰법 : 직원이 직무를 수행하는 장소에서 직무를 관찰하는 방법이다. 관찰자는 질문지 또는 면접지에서 볼 수 있는 문항들과 유사한 항목으로 구성된 직무관찰자에 관찰한 내용을 기록하는 방법이다.

㉢ 직무 분석

ⓐ 직무 조사에서 얻은 직무에 관한 정보를 토대로 직무를 종류별로 구분하는 작업이다. 직무 분석은 직무의 종류가 같거나 유사한 직위들을 묶어 직렬을 형성하고 다시 동일하거나 유사한 직렬 등을 묶어 직군을 형성하는 작업이다. 즉, 종적인 수직적 분류를 말하는 것이다.

ⓑ 내용 : 직무의 기본적 특성, 직무의 신체적 요건, 직무의 정신적 요건, 작업 환경, 기타 인적 요건

㉣ 직무 평가

ⓐ 직위들을 각 직위가 내포하고 있는 상대적 수준 또는 등급별로 구분하는 방법이다. 유사한 직위의 직무라도 직무 수행의 곤란성, 책임성, 복잡성 그리고 직무를 수행하는 데 필요한 자격요건 등에 차이가 있을 것이다. 이러한 차이를 기초로 하여 직위의 상대적 수준과 등급을 구분하는 작업이다.

ⓑ 직위의 곤란도, 책임도에 따라 상대적인 가치를 평가하는 것으로, 직위의 횡적인 분류 방법으로 등급을 정하는 행위이다.

ⓒ 방법

구분		특징
종합적 · 질적 방법	서열법	직위 분류 담당자들로 하여금 직무의 책임도와 곤란에 따라 직위의 서열을 나열하고 이를 통합하여 평균한 것에 의하여 직위의 순위를 정하는 것으로 작업이 단순하고 신속한 직무 평가로 시간, 노력, 경비가 절약되는 장점이 있다.
	분류법	등급 기준이 될 등급표를 미리 만들어 놓고 각 직위를 하나하나 평가하여 정급하는 것으로, 미리 정한 등급표가 만들어졌다는 점에서 서열법과 구별된다.
분석적 · 양적 방법	점수법	각 직위의 직무를 정신적인 능력, 육체적인 능력, 근무 환경, 책임, 기술 등의 구성 요소로 구분하고, 이들 각 요소에 대한 비중에 따라 가치를 점수로 배정한 다음, 요소별 평점을 합하거나 평균한 것을 등급 결정의 지표로 하는 방법이다.
	요소 비교법	많은 사람들이 가장 타당하다고 인정하는 대표적인 기준 직위를 선정하여 기준 직위의 평가 요소에 부여된 수치에 평가하려는 직위의 각 요소를 대비시켜 평정을 함으로써 그 직위의 상대적 가치를 결정하는 방법이다.

Point

직무 분석과 직무 평가

1. 직무 분석과 직무 평가의 비교

직무 분석	직무 평가
• 종적인 분류 • 직군, 직렬을 결정 • 직무기술서의 자료를 근거로 함 • 직무 분류의 객관화, 과학화, 합리화와 관련	• 횡적인 분류 • 등급, 직급을 결정 • 직무 분석의 자료를 근거로 함 • 보수의 합리화와 관련

2. 직무 분석의 이분적 접근법
   ① **직무 특성** : 임무, 기구 · 장비, 근무 조건, 타 직무와의 관계
   ② **개인적 특성** : 지식, 기술, 태도, 적성
3. 직무 분석의 요소
   ① **직무 명칭과 근무 위치** : 직무 명칭과 근무 위치는 직무를 적절하게 지정하고 특성을 파악하게 한다.
   ② **임무** : 직무 담당자가 무엇을 하고 어떻게 업무를 수행해야 하는가를 포함하며, 임무를 상세히 열거할 때 각각의 주요 업무에 대한 발생 빈도와 시간 할당에 대한 백분율을 표시하는 것이 바람직하다.
   ③ **직무 관계** : 직무 사이의 관계를 수평적 · 수직적으로 관련지어 책임과 권한을 분석 비교함으로써 조직 내의 해당 직무의 위치를 설정하는 것을 돕는다.
   ④ **감독** : 그 직무가 받아야 할 감독과 감독해야 할 사람의 수, 감독 책임의 한계를 명확히 한다.
   ⑤ **정신적 요구** : 창의성, 판단력, 분석능력, 지도력, 집중력, 정서 등의 요구를 분석한다.

⑥ **신체적 요구와 기술** : 요구되는 신체적 활동과 노력, 기능, 눈-손-발의 조정 등의 운동 능력과 감각 지각 등이다.

⑦ **작업 조건** : 직무 담당자가 직면하는 환경 상태로 위험의 성격, 발생 확률 등이 고려되어야 한다. 직무 분석에 의해서 수집된 직무에 관한 자료는 직무기술서와 직무명세서를 개발하는 데 기초가 된다.

㉤ 직급명세서 작성

ⓐ 직무 분석과 직무 평가를 통하여 직위를 수직적이고 수평적으로 분류하게 되면 각 직급의 특징에 관한 정의 내지 설명이 있어야 한다.

ⓑ 즉, 직급명세서에는 직급명, 직무의 개요, 직무 수행의 예시, 최저 자격요건, 보수액 등을 명시한다.

ⓒ 인사행정의 기초가 되는 직급명세서 작성은 직위분류 계획의 기본이 되는 문서이며 공무원 채용, 교육 훈련, 근무성적 평정 등에 기준이 되는 문서이다.

Point

직무기술서와 직무명세서

1. 직무기술서
   ① **정의** : 직무기술서란 직무 분석의 결과에 의거하여 직무 수행과 관련된 과업 및 직무 행동을 일정한 양식에 기술한 문서를 말하며, 과업 요건에 초점을 둔 것이다.
   ② 내용
      ㉠ 직무 명칭
      ㉡ 직무 활동과 절차, 수행되는 과업
      ㉢ 작업 조건, 사회적 환경
      ㉣ 고용 조건, 작업 시간, 임금 구조 등을 포함한다.
   ③ 작성 시 유의사항
      ㉠ 직무기술서는 표현이 명료하고, 범위를 명시해야 하며, 구체적이어야 한다.
      ㉡ 감독 책임을 나타내며, 단순하고, 직무담당자의 재검토가 있어야 한다.
2. 직무명세서
   ① **정의** : 직무명세서란 직무 분석의 결과에 의거하여 특정 목적의 관리 절차를 구체화하는 데 편리하도록 정리하는 것으로써, 직무 수행에 필요한 종업원의 행동 · 기능 · 능력 · 지식 등을 일정한 양식에 기록한 문서를 말하며, 인적 요건에 초점을 둔 것이다.
   ② 내용
      ㉠ 직무 명칭
      ㉡ 육체적 특성과 교육
      ㉢ 지적 능력
      ㉣ 특수한 지식과 기능
      ㉤ 과거의 직업 경험 등을 포함한다.

Point

직무평가 방법

1. **서열법** : 가장 오래되고 전통적인 방법으로 비교적 간단하고 신속하게 수행할 수 있는 방법으로 조직 내 각 직무를 최상위부터 최하위까지 비교 평가하여 순위별로 계층화하는 방법
2. **분류법** : 서열법에서 더 발전된 것으로 조직 내의 모든 직무를 확인한 뒤, 같거나 유사한 직무는 같은 등급으로 묶어 평가하는 방법

- **2등급** : 고도의 전문적인 업무, 최고 관리활동을 담당하며 예산을 담당하며, 지휘 통제할 수 있는 많은 재량권을 가진 업무(석사학위 요)
- **3등급** : 각 전문 분야의 인력을 기획, 조직, 인사, 감독, 조정해야 하는 책임을 가진 중간 관리자와 스태프(석사학위 요)
- **4등급** : 10~15명의 직원을 직접 감독해야 하는 책임이 있으며 이 직원의 일일업무계획, 지휘, 평가에 대한 전반적인 책임이 있는 일선 관리자(석사학위 요)

3. **점수법** : 직무를 계량화하는 방법 중에 하나로 직무의 중요성을 화폐단위로 표시하는 방법, 즉 직무를 구성하는 요소들을 확인하고 분류해 낸 다음 각 요소의 중요도에 따라 점수를 부과해서 그 직무를 화폐단위로 산출하는 것이다. 그 다음 가장 높은 금액의 직무에서부터 가장 낮은 금액의 직무에 이르기까지 조직 내의 모든 직무들을 등급화한다.

요소	정의	점수
학력	고등학교 졸업 이하	10
	고등학교 졸업	20
	전문대학 졸업	30
	학사학위(4년제 대학과정)	40
	석사학위	50
	박사학위	60
감독책임	감독책임 없음	10
	10명 이하	20
	10~25	30
	26~50	40
	50~100	50
	100명 이상	60
신체적 노력	항상 앉아서 하는 업무	10
	자주 앉아서 하는 업무	20
	지속적인 신체적 노력, 거의 앉지 않고 계속 활동하는 업무	30
	많은 신체적 노력이 요구되며 계속 들어올리고 움직이는 업무	40
근무 조건	안전한 좋은 근무 조건	10
	안전한 근무 조건이나 가끔 해로운 환경에 노출됨	20
	대체로 안전한 근무 조건이지만 자주 해로운 환경에 노출됨	30
	계속적으로 해로운 환경에 노출되는 나쁜 근무 조건	40

4. **요소 비교법** : 서열법에서 발전된 기법으로 먼저 조직 내의 가장 중심이 되는 직무를 선정한 뒤 직무의 평가 요소를 선정하여 조직 내에 존재하는 각 직무들의 평가 요소들을 기준 직무의 평가 요소와 결부시켜 이들을 상호 비교함으로써 조직에서 이들이 차지하는 상대적 가치를 수량적으로 판단하는 것이다.

(단위 : 천원)

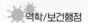

요소 등급	요소				
	근무 조건	책임	기술 요건	신체적 요건	정신적 요건
1		계장(370)		서무(400)	
2	서무(260)				계장(240)
3			계장, 서무(230)		
4		서무(80)		계장(900)	
5	계장(120)				서무(80)

⑤ 직위분류제의 장단점

장점	단점
• 보수체계의 합리화 • 인사 배치의 객관적 기준 마련 • 동일 직무의 장기 근무로 행정의 전문화, 분업화 가능 • 전문행정가 양성 • 직책의 내용 파악으로 근무성적 평정의 자료 제공 • 상하 간 수평적인 권한 책임 한계의 명확화와 행정 능률성 향상 • 행성의 빈추화 • 정원 관리의 효율화와 인력수습 계획의 수립 용이 • 예산 관리의 능률화(중복 업무의 억제)	• 유능한 일반행정가의 확보와 양성이 곤란 • 인사 배치의 신축성이 결여 • 신분의 불안(직위가 없어지면 자신의 신분도 상실되므로) • 직업공무원제 확립의 곤란 • 장기적 다방면의 능력 발전이 곤란 • 조정의 곤란 • 조직구성원의 관계가 사무 중심으로 이루어져 사무적 인간관계를 지님

⑥ 직무 확대와 직무 충실

직무 확대(수평적 직무 부하)	직무 충실(수직적 직무 부하)
• 종업원의 활동이나 일할 의욕을 높이는 것이 목적으로 담당하는 일의 범위를 일의 흐름에 따라서 동일한 수준으로 확대하는 개념 • 한 직무에서 수행되는 과업의 수를 증진시키는 개념 • 종업원으로 하여금 중심 과업에 다른 관련 직무를 더하여 수행하게 함으로써 개인의 직무를 늘려서 넓게 확대 수행	• 구성원들에게 더 많은 책임과 더 많은 선택의 자유를 요구 • 인적자원 관리에서 매우 중시되는 이론 • 종업원의 활동이나 일할 의욕을 높이는 개념 • 직무 확대의 미비점을 보완하도록 제시된 방안이 직무 충실화 • 직무 확대보다 더 포괄적인 것으로 구성원들에게 더 많은 책임과 더 많은 선택의 자유를 요구

(3) 계급제와 직위분류제의 비교

구분	계급제	직위분류제
분류 기준	개인의 자격 · 능력	직무의 종류, 책임도
발달 배경	농업사회	산업사회
채택 국가	영국, 서독, 일본	미국, 캐나다, 필리핀
인간과 직무	인간 중심	직무 중심
시험 · 채용	비합리성	합리성
일반행정가 · 전문행정가	일반행정가	전문행정가
보수 책정	생활급	직무급
인사 배치	신축성	비신축성(경직성)
행정 계획	장기 계획	단기 계획
교육 훈련	일반 지식	전문지식
조정 · 협력	원활	곤란
개방형 · 폐쇄형	폐쇄형	개방형
신분 보장	강함	약함
양자의 관계	상호 보완관계, 양자의 접근	

Point

대표관료제

1. **개념** : 지역 · 성별 · 인종 · 종교 · 계층 · 사회적 출신 배경 등 다양한 사회집단으로부터 전체 인구비율에 따라 공직에 충원되는 관료가 모든 직위 · 계층에 비례적으로 배치됨으로써 사회의 모든 집단에 대한 대표성을 확보하는 비례 할당제

2. 기능
   ① 정부의 대응성 · 책임성 제고와 관료제의 민주화 촉진
   ② 기회 균등의 적극적 보장과 사회적 형평성의 제고
   ③ 내부 통제의 강화 : 피동적 대표가 능동적 대표를 확보
   ④ 실적주의의 역기능 시정

3. 한계 · 비판
   ① 관료의 가치관 · 태도의 변동
   ② 관료의 정책결정 영역에서의 이탈
   ③ 실적주의에 대한 갈등과 행정의 전문성 저해
   ④ 역차별의 초래

10 보건인력 계획

(1) 개념과 모형

Timothy Baker는 보건 · 의료에 대한 장래의 경제적 유효 수요를 충족시키거나 과잉되지 않는 충분한 보건인력 확보를 시도하는 과정을 보건인력 계획이라고 하였다. 보건인력 확보를 위한 분석 절차의 내용은 다음과 같이 다섯 부분으로 나눌 수 있다.

① **공급 분석** : 모든 직종의 보건인력의 현재 공급 상황을 구체적으로 측정한다.

② **공급 추계** : 10년 또는 20년 후의 목표 시일에 예견되는 보건인력의 공급을 추가한다. 이를 위하여 기대되는 새로운 취업자로부터 예상되는 사망, 이주, 퇴직 및 전직자 수를 빼야 한다.

③ **수요 분석** : 사적 · 공적 영역에서 보건의료의 경제적 유효 수요를 평가한다.

④ **수요 추계** : 10년 또는 20년 후의 목표 시일에 기대되는 경제적 유효 수요를 측정한다.

⑤ **공급 계획** : 수요 충족을 위한 공급 계획을 작성한다. 추정된 장기 수요와 공급을 비교하여 균형을 유지할 수 있는 필요한 수요 인력 공급 계획안을 작성한다.

(2) 보건인력의 공급 분석

① **보건인력의 범위** : 보건인력 계획의 근간을 형성하는 의사, 치과의사, 간호사, 약사 등의 수급계획이 우선적으로 취급되어야 하겠으나 광의의 보건인력 계획을 위해서는 보건분야에 종사할 직업훈련을 마친 각종 보건의료 인력을 포함시켜야 할 것이다.

② **보건인력 공급의 정보원** : 보건인력 공급에 대한 정보는 국가와 직종에 따라 정보원과 정확도에 차이가 있으나 분명히 모든 전문 보건인력을 훈련기관에서 대부분 배출한다. 따라서 과거 졸업자 총 수에서 이주, 사망, 퇴직, 전직자를 빼면 가용 보건인력 수가 나온다. 이외에 면허발부 대장이나 직업등록 자료에서도 얻을 수 있다.

③ **보건인력의 제 특성** : 각 계층에 걸친 보건인력의 파악과 아울러 보건인력의 연령, 성별, 소득수준, 종사 업무, 형태별 · 교육 배경별 및 전문 분야별 특성에 관한 정보가 필요하다. 연령 분포는 장래의 공급 변화 추계에도 필요하다. 이외에도 보건인력의 지리적 분포에 관한 지식이 필요하다.

(3) 보건인력 공급추계 산정 시 고려할 사항

① **보건인력의 손실 계산** : 사망, 은퇴, 이주 등

② **보건의료 인력의 증가** : 신규 배출되는 각급 보건인력, 양성기관의 졸업생 수, 자격 또는 면허취득자 파악 및 교육기관 확대 방안 등 고려

③ 보건의료 인력의 생산성 향상

(4) 보건인력의 수요 분석

① **생물학적인 수요에 기초를 두는 방법** : 생물학적인 수요에 기초를 두는 방법은 그 나라 국민

들의 사망과 질병이환 수준, 그리고 이에 필요한 보건서비스의 총 수요를 추정하고, 서비스당 소요 시간과 서비스 건수를 감안하여 총 소요 인력을 계산한다.

② **규범적인 접근 방법**(전통적 표준법) : 규범적인 접근 방법은 예컨대 의사 대 인구비라든가, 보건인력 대 인구비로 소요 인력을 산출한다.

③ **비교 연구에 의한 방법** : 보건인력 수요를 결정하기 위해서 다른 나라 수치와 비교해 결정하는 것을 말한다.

④ **구소련형 분석법** : 실제 보건서비스를 보건인력의 근무시간과 서비스당 평균 소요시간 등을 감안하여 할당하는 방법이다.

(5) 보건인력의 수요추계 산정 시 고려할 사항

인구의 증가, 인구의 구성, 사회경제적 여건(교육 수준, 도시화 정도, 소득 수준 등)

11 근무성적 평정

(1) 의의 및 용도

① 의의 : 근무성적 평정이란 공무원이 일정기간 동안 수행한 근무 실적, 잠재적 능력, 가치관 등을 체계적으로 판정 · 기록하여 이를 인사행정에 활용하는 과정을 말한다.

② 특징

㉠ 직위분류제에서 유용하다.

㉡ 절대 평가가 아닌 상대 평가이며, 탄력성을 지녀야 한다.

㉢ 경쟁 원리를 도입한다.

㉣ 승진, 승급, 교육 훈련, 적재적소의 인사 배치 등의 자료로 활용된다.

(2) 근무성적 평정방법

① 도표식 평정 척도법

㉠ 의의

ⓐ 가장 많이 이용되고 있는 방법으로, 한편으로는 평정하고자 하는 평정 요소를 나열하고, 다른 편에 평정 요소별로 평정하기 위한 등급을 숫자나 언어로 표시해 놓은 도표를 작성해 놓고 평정 요소별로 점수를 낸 후 전체 합계로 평정 점수를 계산하는 방법이다.

ⓑ 즉, 한편에는 실적 · 능력을 나타내는 평정 요소를 나열하고 다른 한편에는 우열을 나타내는 등급을 표시하여 피평정자를 관찰하고 해당 등급에 표시하게 되어 있다.

ⓒ 장단점

장점	• 일시에 다수 인원을 신속히 평정할 수 있다. • 평정표의 작성이 간단하고 평정이 용이하다. • 상벌 목적에 이용하기가 편리하다. • 경비를 절약할 수 있다. • 평정 결과의 계량화와 통계적인 조정이 가능하다. • 분석적 평가로 타당성을 높일 수 있다. • 평정 결과의 정확성과 신뢰도를 높일 수 있다.
단점	• 합리적 평정 요소의 선정이 곤란하다. • 등급의 비교 기준이 모호하다. • 평정 요소의 비중 산출이 곤란하다. • 평정자의 주관 개입과 연쇄효과(Halo Effect)가 작용할 우려가 있다. • 평정 요소 간 중요성에 따른 가중치 결정이 어렵다.

Point

도표식 평정 척도(1점에서 5점까지 부여)

구분	평정 요소		구분	평정 요소		구분	평정 요소	
근무 실적	담당업무의 질과 양		직무 수행 능력	전문 지식		직무 수행 태도	책임성	
	목표 달성도			이해 판단력			대민 친절성	
	적시성			지도력			협조성	
	창의성			기획력			청렴도	
	노력도			업무 추진력			보안도	
	조직 · 사회기여도			종합 실무능력				
	합계			합계			합계	

② 강제 배분법

㉠ 근무성적을 평정한 결과 피평정자들의 성적 분포가 과도하게 집중되거나 관대화되는 것을 막기 위해, 즉 평정 상의 오류를 방지하기 위해 평정 점수의 분포 비율을 획일적으로 미리 정해 놓는 방법이다.

㉡ 피평정자가 많을 때에는 관대화 경향에 따르는 평정 오차를 방지할 수 있으나, 평정 대상 전원이 무능하거나 유능한 경우에도 일정 비율만이 우수하거나 열등하다는 평정을 받게 되어 현실을 왜곡하는 부작용이 초래될 수 있으며, 역산식 평정을 할 가능성도 있다.

③ 강제 선택법

㉠ 2개 또는 4~5개 항목으로 구성된 각 기술 항목의 조 가운데서 피평정자의 특성에 가까운 것을 강제적으로 골라 표시하도록 하는 방법이다.

㉡ 장단점

장점	• 평정자의 편견이나 정실을 배제한다. • 신뢰성과 타당성이 높다.
단점	• 평정 기술항목들을 만들기 어려울 뿐만 아니라 작성 비용도 많이 든다. • 피평정자와 평정에 관해 상의하기 어렵다. • 평정자들이 어떤 조의 기술 항목들 중 하나를 반드시 선택해야 한다.

④ 사실 기록법

㉠ 공무원의 근무 성적을 객관적인 사실에 기초를 두고 평가하는 방법으로, 객관적이기는 하나 작업량을 측정하기 어려운 업무에 대하여는 적용할 수 없다는 결점이 있다.

㉡ 무엇을 평가 기준으로 하는가에 따라서 산출 기록법, 주기적 검사법, 근태 기록법, 가감 점수법으로 나누어 볼 수 있다.

⑤ 서열법(성적 순위법, ranking method)

㉠ 피평정자 간의 근무성적을 서로 비교해서 서열을 정하는 방법으로, 비교적 작은 집단에 대해서만 사용할 수 있고 특정 집단 내의 전체적인 서열을 알려 줄 수 있으나 다른 집단과 비교할 수 있는 객관적인 자료는 제시하지 못한다.

㉡ 서열을 정하기 위한 비교 방법에는 쌍쌍 비교법, 대인 비교법이 있다.

⑥ 체크리스트 평정법

㉠ 공무원을 평가하는 데 적절하다고 판단되는 표준행동 목록을 미리 작성해 두고 이 목록에 단순히 가부를 표시하게 하는 방법을 통해 공무원을 평가하는 방법이다.

㉡ 평정 요소가 명확하게 제시되어 있고, 평정자가 피평정자에 대한 질문 항목마다 유무 또는 가부만을 판단하기 때문에 평정하기가 비교적 쉬우나, 평정 요소에 관한 평정 항목을 만들기가 힘들 뿐만 아니라 질문 항목이 많을 경우 평정자가 곤란을 겪게 된다.

⑦ 중요사건 기록법(Critical Incident Method)

㉠ 피평정자의 근무 실적에 큰 영향을 주는 중요 사건들을 평정자로 하여금 기술하게 하거나 또는 중요 사건들에 대한 설명구를 미리 만들어 평정자로 하여금 해당되는 사건에 표시하게 하는 방법이다.

㉡ 피평정자와의 상담을 촉진하는 데 유용하고, 사실에 초점을 두고 있다는 장점이 있으나, 이례적인 행동을 지나치게 강조할 위험이 있다.

⑧ 행태기준 평정 척도법(BARS ; Behaviorally Anchored Rating Scales)

㉠ 도표식 평정 척도법(주관성)과 중요 사건 평정법(객관성)의 장점을 통합한 것이다.

㉡ 특정 직무에 대한 성과를 정의하고 그에 따른 평가 방법과 가중치를 공대하여 직무 수행자가 그것을 인식하고 업무를 수행할 수 있도록 한다.

㉢ 목표관리법의 일환으로 사용될 수 있다.

㉣ 장단점

장점	• 다양하고 구체적인 직무에 적용이 가능하다. • 객관성과 공정성이 높다. • 평가자 간 신뢰성을 높일 수 있다. • 성과 향상과 업무 개선 효과가 있다.
단점	• 개발에 시간과 비용이 많이 든다. • 평가의 대상이 되는 행동 지표에 영향을 받게 되므로 피평가자의 다른 행동을 고려하거나 회상하기 어렵다.

⑨ **목표관리법**(MBO) : 업무 담당자가 조직의 상위자와 협의하여 목표를 설정하고 정해진 기준에 따라 조직 단위들의 활동과 구성원의 기여도를 측정, 평가하는 총체적인 과정이다.

⑩ **평정 센터법** : 1956년 미국 전신전화공사가 처음으로 산업적 용도에 사용하였고, 1970년대까지 큰 관심을 끌지 못했으나 오늘날 대기업에서 널리 사용되고 있다. 대개 직속 상사에 의해서 지명된 관리적 잠재력을 가진 12명 정도의 종업원을 행위 평가에 숙달된 평가자들(3~6명)이 2일에서 3일 정도 밀접하게 관찰한다. 고과자들은 대부분 심리전문가이지만 평가받는 사람들보다도 두 계층 높은 관리 계층의 사람들인 경우가 일반적이다. 평가 센터를 운영하는 목적은 관리자로서의 잠재력을 가진 종업원을 발견하고, 일선 감독자를 선발하며, 종업원의 개발 욕구를 자극하기 위한 것이다.

⑪ **산출 기록법** : 단위시간에 달성한 일의 양 또는 일정한 일을 달성하는 데 소요되는 시간을 기준으로 평가하는 방법이다.

⑫ **집단 평정법**(다면 평정법, 360도 평가제)

㉠ 평정에 감독자, 동료, 부하 등 다양한 사람들이 참여하게 되는 제도이다.

㉡ 여러 사람을 평정자로 활용함으로써 소수인의 주관과 편견, 이들 간의 개인 편차를 줄임으로써 객관성과 공정성을 높일 수 있다.

㉢ 참여의 범위를 지나치게 확대하여 평정 대상자를 정확히 모르는 상태에서 평가가 이루어질 경우 오히려 정확성을 떨어뜨릴 위험성도 내포하고 있다.

⑬ **쌍대 비교법**(일조 비교법, paired comparison method) : 피고과자를 한 쌍씩 비교하여 그 결과를 종합하여 순위와 득점을 평정하는 방법으로, 피고과자를 두 사람씩 비교하여 고과하므로 고과의 정확도가 높고, 고과 과정에서 고과자도 누가 1번이 되고 2번이 되는가를 알지 못하므로 주관적 조작을 제거할 수 있다.

⑭ **인물 비교법**(대인 비교법) : 어떤 표준적 인물을 판단 기준으로 하여 피고과자를 표준적 인물과 비교하는 방법이다.

12 근무성적 평정상의 오류

(1) 역산제

미리 등급이나 총점을 정해 두고 각 평정요소의 점수에 적당히 배분하는 현상이 등장할 수 있다.

(2) 관대화경향

평정자가 피평정자로부터 불평이나 공격을 피하기 위하여 공정하게 평정하지 않고 무난 제일주의로 실제보다 높게 평정하는 경향이다.

(3) 중심화경향(집중화경향)

평정자가 모든 피평정자들에게 대부분 중간수준의 점수나 가치를 주는 심리적 경향을 말하며, 강제배분법을 통하여 방지할 수 있다.

(4) 연쇄(헤일로)효과

평정표상의 특정요소인 선입견, 인상이 모든 평정요소에 연쇄적으로 적용되는 경향이 등장할 수 있다.

(5) 표준화의 어려움

부서별 직무 및 직원의 수준 차이로 표준화가 어렵다.

(6) 논리적 착오

평정요소 간의 논리적 상관관계가 있다는 관념에 의한 오차로서, 상관관계가 있는 한 요소의 평정점수에 의해 다른 요소의 평정점수가 결정된다. 예 기억력이 높으면 지식이 높다든가, 작업량이 많으면 숙련도가 높다고 평정하는 경향

(7) 상동적 경향(고정관념, 선입견에 의한 오류)

평정의 요소와 관계가 없는 요소 등에 대해 평정자가 갖고 있는 편견이 평정에 영향을 미치는 것을 말한다. 즉, 특정지역의 출신이나 특정학교 출신이기 때문에 당연히 어떠할 것이라고 범주화하여 판단하는 경우이다.

(8) 규칙적 오류와 총계적 오류

규칙적 오류란 어떤 평정자의 가치관 및 평정기준의 차이 때문에 다른 평정자들보다 언제나 후하거나 나쁜 점수를 주는 것을 말하며, 총계적 오류란 평정자의 평정기준이 일정하지 않아 관대화 · 엄격화 경향이 불규칙하게 나타나는 것을 말한다.

(9) 근접오차(시간적 오차)

① 공간적 · 시간적으로 근접하여 평정한 경우, 공간적 · 시간적으로 멀리 떨어져서 평정한 경우보다 평정이 일치하는 경향

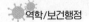

② **자기유사오류** : 평정자가 자기 자신과 유사하다고 인정되는 피평정자들을 더 호의적으로 평정하는 오류. 즉 가치관, 태도, 성격 및 출신 등이 평정자와 가까운 피평정자일수록 더 높은 고과점수를 주게 되는 경향

③ **시간적 근접오류** : 평정시점과 가까운 시점에 일어난 사건이 평정에 큰 영향을 미치게 되는 오류

④ **공간적 오류** : 평정자와 피평정자와의 공간적 거리가 멀 때 발생하는 오류

⑽ 대비오차

① 여러 명의 피평정자 중에 한 피평정자의 능력이 특히 탁월한 경우에 다른 피평정자의 능력이 업무수행을 위한 요구조건을 충족시킴에도 불구하고 낮은 평정점수를 맞게 될 가능성

② 대비오차는 능력이 서로 다른 여러 명의 피평정자를 동시에 평정해야 하는 경우에 발생

⑾ 선택적 지각

정보를 객관적으로 받아들이지 않고 자신의 인지체계, 지식, 가치관과 일치하는 것만을 받아들이는 것

13 능력 발전

목적	방법
지식의 습득	강의, 토론회, 시찰, 사례 연구, 시청각 교육 등
기술의 연마	사례 연구, 모의 연습, 시청각 교육, 전보·순환 보직, 실무 수습, 현장 훈련 등
태도·행동의 교정	역할 연기, 사례 연구, 감수성 훈련 등

(1) 강의(Lecture)

한 사람의 훈련관이 일시에 지식을 전달하는 방법으로써, 경제적이며 획일적·체계적인 방법이다. 그러나 일방적인 지식의 전달, 피훈련자 개개인에 대한 관심의 소홀, 피훈련자의 흥미 상실 등이 단점으로 지적된다.

구분	내용
장점	• 조직적·체계적·논리적 전달이 가능하다. • 내용 조절이 가능하다. • 일시에 다수인에게 전달이 가능하다(경제적).
단점	• 일방적 주입식으로 흥미를 상실할 우려가 있다. • 참여의 기회가 적다. • 실무 활동에 기여하지 못한다. • 피훈련자의 이해 반응을 잘 알 수 없다.

(2) 토론 · 토의

① **회의** : 12~25인이 모여 어떤 주제를 중심으로 아이디어와 정보를 교환하고 문제의 해결방식법을 모색하며 전체적으로 사회자가 의제를 이끌어가고 결론을 내리는 방식이다.

장점	• 여러 사람이 가지고 있는 지식 정보를 한데 모으는 데 효과적이다. • 참가자들이 능동적으로 참여함으로써 독창적인 사고 능력을 기를 수 있고, 태도를 수정하는 데 유용하다.
단점	• 소집단에만 사용할 수 있고, 그 과정이 느리다. • 회의 참여자들은 주제에 대하여 어느 정도의 사전 지식을 가지고 있어야 한다. • 새로운 정보를 체계적으로 전달하는 데 적합하지 않다.

② **패널** : 각기 다른 배경을 가진 몇 명의 전문가나 경험자가 단상에서 하나의 주제를 가지고 공동으로 토론하는 것을 피훈련자들이 듣는 방식을 말한다.

③ **심포지엄** : 패널과 유사하나, 특정 문제에 관한 각자의 입장과 견해를 발표하는 데 중점을 두며, 여러 명의 연사들이 각각 별개의 주제에 대해 발표한다.

④ **포럼** : 청중(피교육자)의 적극적인 참여에 의하여 진행되는 공개 토론회를 말한다.

패널	하나의 주제	발표자 간 토론	방청객 참여 없음
심포지엄	다수의 주제	–	방청객 참여 제한
포럼	–	공개적 토론	방청객 참여 있음

⑤ **분임 연구**(신디케이트) : 피훈련자들을 분반으로 나누어 분반별로 동일한 문제를 토의하여 문제해결 방안을 작성한 후, 다시 전원이 한 장소에 모여 이를 발표하고 토론을 벌여 하나의 합리적인 안을 최종적으로 작성하는 형태의 훈련방법으로, 참여자의 관심을 유도하고 중지를 효율적으로 모을 수 있어 새로운 문제해결을 위한 정책대안 모색에 유용하지만, 비경제적이고 충분한 시간이 요구된다.

(3) 사례 연구(Case Study)

구체적이고 실제적인 사례를 중심으로 교육하는 것으로, 피훈련자의 능동적 참여를 유도하고 응용력 · 문제해결 능력을 기를 수 있으나, 사례 준비에 시간과 비용이 많이 들고, 상황변화 시 적응이 어렵다는 문제가 있다.

장점	• 피훈련자 전원이 능동적으로 참여함으로써 관심과 흥미를 느낄 수 있다. • 스스로 배우게 함으로써 독자적인 문제해결 능력을 길러준다. • 참여한 모든 사람의 경험이 동원되므로 폭넓은 지식을 얻고 보다 충실한 결론에 도달할 수 있다. • 토론 참가자는 자신의 의견과 타인의 의견을 비교하면서 통찰력과 이해심을 기를 수 있으며 공동으로 문제를 해결하는 경험을 쌓게 된다.
단점	• 작은 집단에만 사용할 수 있는 방법이다. • 매우 능숙한 사회자를 필요로 한다. • 많은 시간이 소요된다. • 적당한 사례를 준비하는 데 고도의 기술을 동원해야 하는 어려운 작업이다.

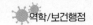

(4) 역할 연기(Role Playing)

어떤 사례를 몇 명의 피훈련자가 청중들 앞에서 실제의 행동으로 연기하고, 사회자가 청중들에게 그 연기내용을 비평 · 토론하도록 한 후 결론적인 설명을 하는 것이다. 피훈련자의 참여와 감정 이입을 촉진하고 태도나 행동을 변경하는 데 효과적이나 고도의 기술적 사회방법으로 사전 준비가 요구된다.

장점	• 상황을 실연하므로 문제에 대한 이해가 빠르다. • 참여자들은 '보호된 경험(Protected Experience)'을 할 수 있다. • 대인 관계에 대한 통찰력과 기술력을 길러줄 수 있다. • 참여자들의 태도 변화를 촉진한다.
단점	• 많은 사전 준비가 필요하다. • 연출되는 상황은 인위적이기 때문에 어색한 경우가 많다. • 수줍어하는 사람들에게는 고통을 준다.

(5) 현장 훈련(OJT)

① 훈련을 받은 자가 실제 직위에 앉아 일을 하면서 상관으로부터 지도 훈련을 받는 것이다.

② 고도의 기술적 전문성과 정밀성을 요구하는 훈련에 적합하고 실용적이나, 다수인을 동시에 훈련할 수 없고, 좁은 분야의 일을 집중적으로 훈련하므로 고급공무원 훈련에는 부적당하다.

(6) Off-JT(Off-the-Job Training)

① 직무 현장을 떠나 별도 훈련 장소에 모여서 훈련을 받는 형태로, 현장 외 교육으로 번역된다.

② 일을 실시하는 장소를 떠나서 직무 수행에 공통적으로 필요한 지식, 기술, 태도에 대해서 보통 직속 상사 이외의 사람, Staff에 의해서 시행되는 교육훈련을 말한다.

Point

OJT와 Off-JT의 장 · 단점

구분	OJT	Off JT
장점	• 실질적인 훈련이 된다. • 구성원의 동기가 유발된다. • 상사나 동료 간의 이해와 협동 정신을 강화할 수 있다. • 훈련을 하면서 일을 할 수 있어 비용이 적게 든다. • 대상자의 습득도와 능력에 맞게 훈련할 수 있다. • 전문적인 고도의 기능을 전달하기에 적합하다	• 계획한 대로 수행할 수 있다. • 많은 구성원을 동시에 교육할 수 있다. • 전문적인 교관이 실시하게 된다. • 대상자는 업무 분담에서 벗어나 훈련에 전념하므로 교육의 효과가 높다.
단점	• 우수한 상관이 우수한 교관은 아니다. • 일과 훈련 모두를 소홀히 할 가능성이 있다. • 많은 구성원을 동시에 훈련시킬 수 없다.	• 교육 결과를 현장에 즉시 활용하기 곤란하다. • 부서에 남아있는 종업원의 업무 부담이 증가한다. • 비용이 많이 든다.

(7) 전보를 통한 순환 보직(Rotation)

① 공무원의 시야와 경험을 넓히는 데 효과적이고, 개인의 경력 발전을 위해 적극적으로 활용할 만한 방법이다.

② 훈련이라는 명목 하에 비합리적인 인사 배치에 악용될 수 있으며, 업무 수행의 전문성과 능률성을 저하시킨다.

(8) 전직을 통한 순환 보직

① 한 직위에서만 경험 · 실무를 통해서 훈련하는 것이 아니라 피훈련자의 근무처를 여러 다른 직위 · 직급에 전직 또는 순환 보직시키면서 훈련하는 것이다.

② 여러 업무에 대한 종합적 지식과 폭넓은 경험을 얻을 수 있고 직무 수행에 있어서 효과적인 활용이 가능하며, 다른 사람과 이해 · 협조하는 태도를 고양할 수 있다는 장점이 있다.

(9) 시찰(Observation)

① 피훈련자가 실제로 현장에 가서 어떤 일이 어디서, 어떻게 이루어지고 있는가를 관찰하는 방법이다.

② 실제 상황을 관찰하는 것이므로 흥미를 유발하고 훈련의 효과를 높이며, 피훈련자의 시야를 넓히는 데 기여하나, 시간과 비용이 많이 들고 치밀한 관찰계획을 짜야 하며 시찰받는 곳에서도 준비가 필요하다는 단점이 있다.

(10) 모의 연습(Simulation)

실제와 유사한 가상적 상황을 꾸며놓고 피훈련자가 이에 대처하도록 하는 것이다.

(11) 감수성 훈련

① 태도 변화의 훈련방법으로써, 피훈련자들을 10명 내외의 이질적 소집단으로 구성하여, 외부와 격리된 장소에서 모든 집단의 귀속관계를 차단하고, 인간관계를 매개로 하여 자유로운 토론을 함으로써 자기와 다른 사람의 태도에 대한 자각과 감수성을 기르는 훈련방법이다.

② 개인으로 하여금 자신의 행동에 대한 민감성을 높이고 자신의 가치관에 변화를 가져오게 하여(자기표현적인 인간을 중시) 행동을 개선하게 하고 대인관계 기술을 향상시키는 방법(집단의 감정을 중시)으로, 결과보다는 과정에 중점을 두며, 어떠한 절차나 공식적인 사회자 없이 1~2주 정도에 걸쳐 진행된다.

③ 이 훈련에서는 토론 안건이 정해져 있지 않고 전통적 의미의 리더십도 존재하지 않는다.

장점	단점
• 타인의 감정 표현에 대한 인식력과 감수성이 높아진다. • 집단의 상호 작용에 대한 이해를 증진시킨다. • 개방적인 대인관계가 조성되며, 타인에 대한 관심이 증대된다. • 타인에 대한 편견과 개인 차에 대한 이해를 증진시킨다. • 집단 내에서 자신과 타인의 성격과 태도에 대한 이해가 높아진다. • 타인을 신뢰하고 협조하는 태도를 함양한다.	• 훈련 과정에서 사회자나 지도자가 없기 때문에 수동적이며, 주입식 교육 과정에 익숙해진 사람에게는 심리적 부담이 된다. • 많은 사람의 참여가 곤란하다. • 개인보다 집단의 가치를 지나치게 중요시한다. • 훈련에 의한 개인의 태도와 가치관의 변화가 장기적으로 행정 개혁에 기여한다는 보장이 없다. • 관리 · 감독 등의 실제적 문제를 다루는 데 부적절하다. • 계층이나 연령을 초월한 자유로운 분위기 속에서의 대화가 어렵다.

Check

01 다음에서 설명하는 훈련방법은? 2021. 서울 7급

> • 피훈련자가 책임을 정상적으로 수행하면서 해당 업무의 수행 능력을 향상시키기 위하여 상관으로부터 훈련받는 방법이다.
> • 실제적 훈련을 통해 직무수행 능력을 제고하고, 인간관계를 개선하는 데 유용하다.

① 현장훈련(On the Job Training) ② 연기기법(Role playing)
③ 사례연구(Case study) ④ 감수성 훈련(Sensitivity Training)

해설 **현장 훈련**(OJT)
- 훈련을 받은 자가 실제 직위에 앉아 일을 하면서 상관으로부터 지도 훈련을 받는 것이다.
- 고도의 기술적 전문성과 정밀성을 요구하는 훈련에 적합하고 실용적이나, 다수인을 동시에 훈련할 수 없고, 좁은 분야의 일을 집중적으로 훈련하므로 고급공무원 훈련에는 부적당하다.

정답 ①

02 엽관주의에 대한 설명으로 옳지 못한 것은? 2019. 전남보건연구사

① 정당정치의 발달 저해 ② 정치적 중립성 확보 곤란
③ 행정의 비능률성 초래 ④ 예산 낭비와 부패 발생

해설 엽관주의의 장단점

장점	단점
• 정당정치의 철저한 실현이 가능 • 특권화 배제 • 민주 통제 및 행정의 민주화	• 행정 능률의 저하 • 정당의 과두제적 지배 촉진 • 공직의 부패가 발생 • 불필요한 직위의 남발과 예산의 낭비 초래

정답 ①

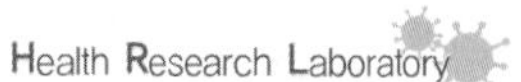

03 **직위분류제에 대한 다음의 설명 중 옳지 못한 것은?**

① 기본관리 사상은 과학적 관리론이다.
② 교육훈련은 대부분 직무와 관련성이 높다.
③ 분류기준이 개개인의 자격, 신분, 학력에 의한다.
④ 충원방식은 개방제를 채택하고 있다.

해설 ③은 계급제의 분류기준이며 직위분류제는 직무의 종류, 곤란도, 책임도에 따라 분류하고 있다.
정답 ③

04 **직무의 곤란성과 책임의 정도에 따라 상대적 가치를 측정하는 방법으로 올바르게 조합한 것은?**

2018. 경남보건연구사

가. 서열법	나. 분류법
다. 강제배분법	라. 요소비교법

① 가, 나, 다　② 가, 나, 라
③ 가, 다, 라　④ 가, 나, 다, 라

해설 **직무평가** : 직무의 곤란성과 책임의 정도에 따라 상대적인 가치를 측정하는 방법으로 직무평가방법에는 서열법, 분류법, 점수법, 요소비교법이 있다.
정답 ②

05 **조직의 효율성과 유연성이 높지만 갈등이 많은 조직의 유형으로 옳은 것은?**

① 라인 조직　② 행렬 조직
③ 라인–스텝 조직　④ 프로젝트 조직

해설 **행렬 조직** : 조직의 신축성을 확보하기 위하여 수직적인 직능 조직에 수평적인 프로젝트 조직을 결합한 일종의 이원적 구조의 상설 조직이다. 이러한 이중 구조 속에 발생하는 책임과 권한 한계의 불명확성 문제가 제기된다.
정답 ②

06 **인적자원 충원방식 중 실적주의와 엽관주의에 대한 설명으로 옳지 못한 것은?**

① 엽관주의는 평등 원칙 및 기회 균등의 원칙에 위배되나 행정의 능률성을 높일 수 있는 방법이다.
② 엽관주의는 선거를 통해 집권한 정당에 정부관료제를 예속시킴으로써 정책 변동에 대한 대응성이 강한 장점이 있다.
③ 실적주의는 행정 부패가 감소되나, 행정의 형식화와 경직성을 초래할 수 있다.
④ 실적주의는 직업공무원 제도 수립에 도움이 된다.

해설 엽관주의는 행정 능률을 저하시킨다.
정답 ①

CHAPTER

04 보건의료체계

1 보건의료체계

(1) 보건의료제도(보건의료체계)의 정의

한 국가의 보건의료체계 또는 보건의료제도는 모든 국민의 건강권을 보장하기 위한 가장 기본적인 역할을 수행하는 국가체계라고 할 수 있다.

(2) 적정 보건의료서비스의 요건(Myers)

① **접근용이성** : 보건의료서비스는 필요하면 언제 어디서라도 이용할 수 있도록 재정적, 지리적, 사회문화적인 측면에서 주민이 필요한 보건의료서비스를 쉽게 이용할 수 있어야 한다.

② **질적 적정성** : 보건의료의 의학적 적정성과 사회적 적정성이 동시에 달성될 수 있어야 한다.

③ **지속성** : 개인에게 제공되는 보건의료는 시간적, 지리적으로 상관성을 갖고 적절히 연결되어야 하며, 지역사회 수준에서 제공되는 보건의료는 보건의료기관들 간에 유기적인 관계를 가지고 협동적으로 보건의료서비스를 수행해야 하며 전인적 보건의료는 평생 또는 오랫동안 지속되어야 한다.

④ **효율성** : 보건의료의 목적을 달성하는 데 투입되는 자원의 양을 최소화하거나 일정한 자원의 투입으로 최대의 목적을 달성할 수 있어야 한다.

Point

1. 양질의 의료서비스 구성요소(Myers)

구성요소	주요 내용
접근용이성	개인적 접근성, 포괄적 서비스, 양적인 적합성, 형평성
질적 적정성	전문적인 자격, 개인적 수용성, 질적인 적합성
지속성	개인중심의 진료, 중점적인 의료 제공, 서비스의 조정
효율성	평등한 재정, 적정한 보상, 효율적인 관리

2. 도나베디안의 의료 질

상대적으로 객관화시킬 수 있는 의학기술의 적용에서부터 의료이용자의 주관적인 만족도에 이르기까지 진료과정이 다양한 측면을 포함하기 때문에 의료서비스 질에 대한 정의도 현실적으로 처해 있는 입장에 따라 다음과 같이 구분하였다.

① **전문가 중심의 정의**(기술적 영역) : 건강에 대한 위험과 편익이 가장 적절하게 균형을 이룰 수 있는 진료과정을 의미한다. 주로 의사의 의학적인 기술을 제공하는 능력에 관심을 둔다.

② **의료이용자 중심의 정의**(대인관계 영역) : 환자의 요구나 기대, 가치 등에 부응하는 기준으로 환자가 느끼는 서비스에 대한 만족도나 이용의 가능성이 높을 때 양질의 의료라고 판단한다.

> ③ **사회적 정의**(편의시설의 쾌적성) : 전체 인구가 얻을 수 있는 편익의 사회적 분포를 집단적으로 파악하는 입장으로 보다 많은 사람들에게 편익이 돌아가는 경우를 의미한다. 지역사회 집단의 건강과 진료비용에 관심을 두게 된다.

(3) 보건의료서비스의 사회경제적 특성

① 질병의 예측 불가능성

㉠ 개인적으로 볼 때 불균등하며, 예측이 불가능하며, 긴급을 요하는 상황이나 집단적으로 볼 때 경험적, 확률적으로 추정이 가능하다.

㉡ 개별적 수요의 불확실성과 불규칙성에 대한 집단적 대응을 위해 보험이 발생한다.

㉢ 건강보험을 통해 미래의 불확실한 큰 손실을 현재의 확실한 작은 손실로 대처하여 질병 발생의 예측 불가능성에 대비해야 한다.

② 외부효과

㉠ 확산효과, 이웃효과라고도 한다.

㉡ 전염의 전파를 차단하는 경우 얻는 효과는 질병에 걸려 치료를 하는 경우 얻는 효과보다 몇 배를 사회가 획득하게 된다.

㉢ 예방접종을 실시하여 질병의 면역성을 획득함으로써 추가적인 비용부담없이 타인의 감염위험은 감소하게 된다.

③ 생활필수품으로서의 보건의료

㉠ 보건의료는 의식주 다음의 제4의 생활필수품이다.

㉡ 모든 사람은 보건의료서비스를 필요로 하며 지불능력을 가지고 있지 않다 할지라도 서비스를 받을 권리를 갖는다.

④ 공공재적 성격

㉠ 공공재란 모든 소비자에게 골고루 편익이 돌아가야 하는 재화나 서비스를 말한다.

㉡ 비배제성, 타인의 소비로 자기의 소비가 지장을 받지 않는 비경합성이어야 한다.

㉢ 공공재의 경우 정부가 개입하지 않고 시장경쟁의 상태를 그대로 두면 구매력을 가진 사람만이 이용하게 되어 결국 시장기능이 실패되므로 국가개입의 당위성이 커지게 된다. 이렇듯 국가개입이 커지게 되면 소비자측의 도덕적 위해 또는 불감증이 증가되어 무임승차자 문제가 제기되기도 한다.

⑤ 정보의 비대칭성

㉠ 질병관리에 관한 대중의 지식수준이 거의 무지상태에 있다.

㉡ 공급자 위주의 시장, 전문가 지배, 공급유인 수요현상을 초래한다.

⑥ 비영리적 동기

㉠ 보건의료분야는 영리추구에 우선순위를 두고 있지 않다.

㉡ 의료인에게는 영업세가 부과되지 않으며, 비영리의료기관은 과세대상에서 제외되고 있다.

㉢ 비영리적 동기 때문에 조직의 효율성에 문제가 초래되기도 한다.

⑦ 경쟁제한

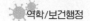

㉠ 보건의료서비스는 제도적으로 경쟁이 제한되어 독과점이 형성된다.

㉡ 생산권이 한정된 면허권자에게만 제한되며 보건의료 공급은 가격인상에 매우 비탄력적이다.

㉢ 의료기관 간의 가격경쟁이나 광고를 통한 경쟁이 금지되어 있다.

⑧ 소비적 요소와 투자적 요소의 혼재 : 생산활동에 종사하고 있는 노동자의 질병이나 노동 불능의 예방을 목적으로 하는 서비스는 비노동 연령자에게 행하는 보건의료서비스와 비교할 때 투자적 성향이 존재하게 된다.

⑨ 노동집약적인 인적 서비스

㉠ 인간에 대한 인적 서비스인 보건의료서비스는 노동집약적인 성격을 가지고 있으므로 자동화에는 한계가 있다.

㉡ 기업경영식의 경비절감정책이 효과를 거두기 어렵고, 조직 내의 인사관리가 다른 조직보다 어렵다.

⑩ 치료의 불확실성

㉠ 질병의 진행성과 증상 및 반응의 다양성 때문에 명확한 결과를 측정하기가 곤란하다.

㉡ 불확실성으로 인해 의사의 재량권이 확대될수록 의사에게는 더 많은 의무가 부여된다.

⑪ 공동생산물로서의 보건의료와 교육 : 보건의료서비스와 교육 · 연구가 분리되지 않고 밀접하게 관련되어 함께 생산됨으로써 의료의 질이 향상될 수 있다.

Check

01 보건의료서비스의 경제적 특성에 관한 설명 중 옳지 못한 것은?

① 자신의 질병에 대한 의사결정이 타인에게도 영향을 미치는 외부효과가 있다.
② 수요에 비해 공급이 과다할 때 공급자 유인수요가 발생한다.
③ 질병발생을 예측하고 수요자가 사전 대비가 용이하다.
④ 일반적으로 소비자는 지식과 정보가 부족하여 합리적 의사결정을 하기 어렵다.

해설 질병발생은 예측이 불가능하다.

정답 ③

02 공공재의 특성 중 소비자 측면에서 소비자의 비합리적 소비를 의미하는 것은?

① 독점성
② 비배제성과 무임승차자 문제 제기
③ 정보비대칭
④ 시장경쟁의 상태를 유지하면서 시장기능 실패

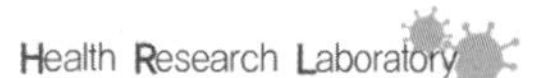

해설) 공공재의 경우 정부가 개입하지 않고 시장경쟁의 상태를 그대로 두면 구매력을 가진 사람만이 이용하게 되어 결국 시장기능이 실패되므로 국가개입의 당위성이 커지게 된다. 이렇듯 국가개입이 커지게 되면 소비자 측의 도덕적 위해 또는 불감증이 증가되어 무임승차자 문제가 제기되기도 한다.

정답 ②

03 **국가의 전염병 예방이 중요한 이유는?**

① 정보비대칭 ② 외부효과
③ 세이의 법칙 ④ 독점성

해설) 예방접종을 실시하여 질병의 면역성을 획득함으로써 추가적인 비용부담없이 타인의 감염위험은 감소하게 된다.

정답 ②

04 **다음 중 비배제성, 비경합성과 관련된 보건의료서비스의 특징은?**

① 공공재 ② 공급 독점
③ 외부효과 ④ 정보 비대칭

해설) 공공재는 비배제성, 타인의 소비로 자기의 소비가 지장을 받지 않는 비경합성이어야 한다.

정답 ①

05 **보건의료서비스의 특징 중 외부효과와 관련된 정책으로 올바른 것은?**

2022. 충북보건연구사 보건학

① 건강보험제도 ② 보건진료소 설치
③ 금연구역 설정 ④ 항생제 처방률 공개

해설) ① 수요의 예측불가능성 ② 우량재 ④ 정보의 비대칭성

정답 ③

06 **언제, 어디서나 양질의 보건의료서비스를 받는 것은 보건의료 정책의 가장 중요한 목표이기 때문에 많은 학자들이 양질의 의료에 대해 정의하였다. 다음 중 마이어스의 양질의 보건의료요건에 해당하지 않는 것은?**

2022. 인천보건연구사 보건학

① 적합성 ② 질적 적정성
③ 연속성 ④ 접근성

해설) 적정 보건의료서비스의 요건 : 접근 용이성, 질적 적정성, 지속성, 효율성

정답 ①

07 **마이어스(Myers)의 양질의 의료에 대한 설명으로 가장 옳지 않은 것은?** 2021. 서울 7급

① 접근성 : 언제 어디라도 필요 시 포괄적인 의료서비스를 받을 수 있어야 한다.
② 질적 적정성 : 최신의 지식과 기술뿐만 아니라 윤리적인 면에서도 부족함이 없어야 한다.
③ 지속성 : 의료인의 전문적인 능력은 치료와 예방을 지속적으로 유지하기 위해 가장 중요한 핵심요소이다.
④ 효율성 : 조기진단을 강조하여 최소의 비용으로 최대의 효과를 얻을 수 있도록 한다.

해설 마이어스(Myers)의 양질의 의료

㉠ **보건의료에의 접근의 용이성**(Accessibility) : 보건의료 수요자가 보건의료 공급자와 보건의료 공급기관에 쉽게 접근할 수 있어야 양질의 보건의료라고 할 수 있다. 즉, 국민이 ⓐ 적절한 시기에 ⓑ 편리한 장소에서 보건의료에의 접근이 가능해야 한다.
㉡ **좋은 보건의료의 질**(Quality) : 보건의료 수요자들의 보건의료를 받아들일 수 있을 수준의 의료서비스가 이루어져야 한다. 즉, 보건의료의 최저 수준이 보장되어야 한다.
㉢ **의료서비스의 계속성**(Continuity) : 환자의 계속적인 진료를 위하여 각종 의료서비스 간의 상호 조정과 계획이 있어야 하고, 서로 관련된 의료서비스 및 보건의료 영역 간의 연계성을 높이기 위한 조정이 필요하다. 즉, 보건의료의 계속성이 유지되어야 한다.
  ⓐ 전인적 보건의료 : 환자 개별적 요구에서 한걸음 더 나가서 전인적 · 종합적 관점에서 보건의료가 있어야 한다.
  ⓑ 보건의료서비스 부문 간의 상호 연계 조정이 이루어져야 한다.
㉣ 보건의료의 효율성(Efficiency)

정답 ③

08 **도나베디언(Donabedian)이 구분한 보건의료의 질을 구성하는 요소가 아닌 것은?** 2021. 서울 7급

① 기술적 영역
② 대인관계 영역
③ 환자 중심성
④ 편의시설의 쾌적성

해설 **도나베디안** : 상대적으로 객관화시킬 수 있는 의학기술의 적용에서부터 의료이용자의 주관적인 만족도에 이르기까지 진료과정이 다양한 측면을 포함하기 때문에 의료서비스 질에 대한 정의도 현실적으로 처해 있는 입장에 따라 다음과 같이 구분하였다.

① **전문가 중심의 정의**(기술적 영역) : 건강에 대한 위험과 편익이 가장 적절하게 균형을 이룰 수 있는 진료과정을 의미한다. 주로 의사의 의학적인 기술을 제공하는 능력에 관심을 둔다.
② **의료이용자 중심의 정의**(대인관계 영역) : 환자의 요구나 기대, 가치 등에 부응하는 기준으로 환자가 느끼는 서비스에 대한 만족도나 이용의 가능성이 높을 때 양질의 의료라고 판단한다.
③ **사회적 정의**(편의시설의 쾌적성) : 전체 인구가 얻을 수 있는 편익의 사회적 분포를 집단적으로 파악하는 입장으로 보다 많은 사람들에게 편익이 돌아가는 경우를 의미한다. 지역사회 집단의 건강과 진료비용에 관심을 두게 된다.

정답 ③

(4) 구성요인(WHO, 1984)

① 보건의료자원의 개발

㉠ 인적자원 개발, 물적 자원 개발, 지적 자원 개발, 장비 및 물자의 개발

㉡ 보건의료자원 평가요소

ⓐ **양적 공급** : 흔히 인구당 자원의 양으로 표시한다.

ⓑ **질적 수준** : 보건의료인력의 주요 기능 수행능력과 기술수준, 시설의 규모와 적정 시설의 구비 정도를 말한다.

ⓒ **분포의 형평성** : 시설, 직종, 전문 과목별 자원의 지리적 분포가 주민의 필요성에 상응하게 분포되어 있는가를 의미한다.

ⓓ **효율성** : 개발된 보건의료자원으로 얼마의 보건의료서비스를 산출할 수 있느냐 또는 보건의료자원을 개발하는 데 얼마나 많은 자원이 소요되었는지를 의미한다.

ⓔ **적합성** : 공급된 보건의료서비스의 역량이 대상 주민의 보건의료 필요에 얼마나 적합한가를 의미한다.

ⓕ **계획성** : 장래에 필요한 보건의료자원의 종류와 양을 얼마나 체계적이고 정확하게 계획하는가 하는 문제이다.

ⓖ **통합성** : 보건의료자원 개발의 주요 요소인 계획, 실행, 관리 등이 보건의료서비스 개발과 얼마나 통합적으로 이루어지는가의 문제이다.

② 자원의 조직화

㉠ 국가 보건의료당국

㉡ 건강보험 프로그램

㉢ 비정부기관(NGO)

㉣ 독립적 민간부문

③ 경제적 재원

㉠ **공공재원** : 중앙정부, 지방자치단체, 의료보험기구

㉡ **민간기업** : 기업주의 일부 부담 및 근로자에 대한 서비스 제공

㉢ **조직화된 민간기관** : 자선단체, 민간보험

㉣ **지역사회에 의한 지원** : 기부나 자원봉사활동

㉤ **외국의 원조** : 정부나 자선단체 차원의 원조(종교단체)

㉥ **개인 지출** : 의료 이용 시 국민에 의한 직접 부담

㉦ **기타 재원** : 복권판매 수익금, 기부금

④ 보건행정(정부의 통제 · 관리)

㉠ 의사결정

㉡ 기획 및 실행

㉢ 감시 및 평가

㉣ 정부지원

㉤ 법규

㉥ 지도력

⑤ 보건의료서비스의 전달

㉠ 보건의료서비스의 목적에 따른 분류

ⓐ 1차 예방 : 건강증진, 예방

ⓑ 2차 예방 : 치료

ⓒ 3차 예방 : 재활

㉡ 의료서비스의 복잡성의 정도나 인구집단의 의료 필요의 순차성에 따른 분류 : 1차, 2차, 3차 보건의료로 분류된다.

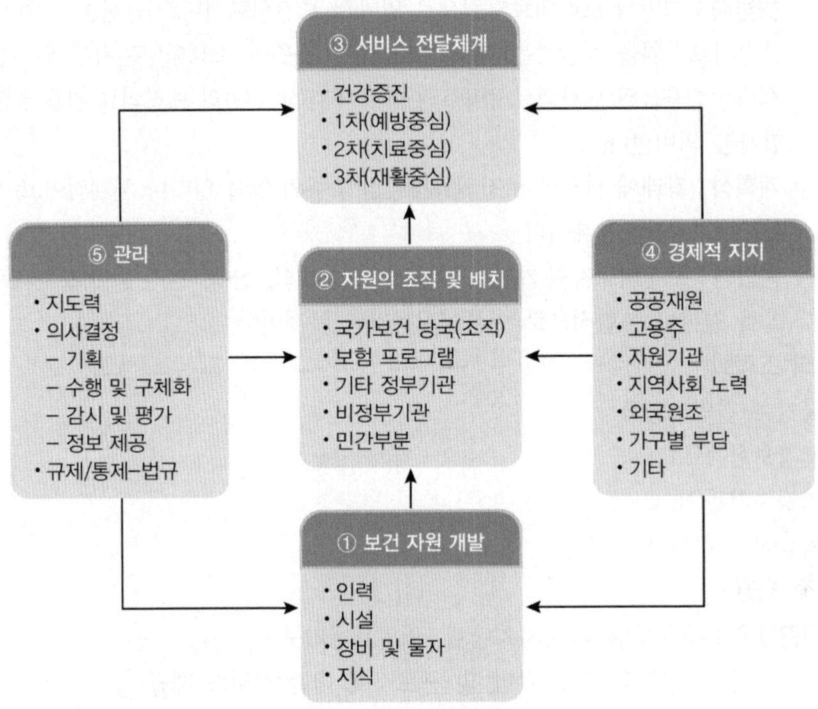

(5) 보건의료인력

① 법에 규정된 인력

㉠ 의료인(의료법) : 의사, 치과의사, 한의사, 간호사, 조산사 → 보건복지부장관의 면허

㉡ 의료기사 등(의료기사 등에 관한 법률) : 보건의료정보관리사, 안경사, 의료기사(방사선사, 물리치료사, 작업치료사, 임상병리사, 치과기공사, 치과위생사) → 보건복지부장관의 면허

㉢ 약사(약사법) → 보건복지부장관의 면허

㉣ 간호조무사(의료법) → 보건복지부장관의 자격인정

㉤ 의료유사업자(의료법) : 접골사, 침사, 구사 → 시 · 도지사의 자격인정

Point

1. 의료법상 관련용어

① **의료인** : 보건복지부장관의 면허를 받은 의사 · 치과의사 · 한의사 · 조산사 및 간호사를 말한다.

> 의료인은 종별에 따라 다음 각 호의 임무를 수행하여 국민보건 향상을 이루고 국민의 건강한 생활 확보에 이바지할 사명을 가진다.
>
> 1. 의사는 의료와 보건지도를 임무로 한다.
> 2. 치과의사는 치과 의료와 구강 보건지도를 임무로 한다.
> 3. 한의사는 한방 의료와 한방 보건지도를 임무로 한다.
> 4. 조산사는 조산(助産)과 임산부 및 신생아에 대한 보건과 양호지도를 임무로 한다.
> 5. 간호사는 다음 각 목의 업무를 임무로 한다.
>   가. 환자의 간호요구에 대한 관찰, 자료수집, 간호판단 및 요양을 위한 간호
>   나. 의사, 치과의사, 한의사의 지도하에 시행하는 진료의 보조
>   다. 간호 요구자에 대한 교육 · 상담 및 건강증진을 위한 활동의 기획과 수행, 그 밖의 대통령령으로 정하는 보건활동
>
>   > 간호사의 보건활동(의료법 시행령 제2조)
>   > 의료법(이하 "법"이라 한다) 제2조 제2항 제5호 다목에서 "대통령령으로 정하는 보건활동"이란 다음의 보건활동을 말한다.
>   > 1. 농어촌 등 보건의료를 위한 특별조치법 제19조에 따라 보건진료 전담공무원으로서 하는 보건활동
>   > 2. 모자보건법 제10조 제1항에 따른 모자보건전문가가 행하는 모자보건 활동
>   > 3. 결핵예방법 제18조에 따른 보건활동
>   > 4. 그 밖의 법령에 따라 간호사의 보건활동으로 정한 업무
>
>   라. 제80조에 따른 간호조무사가 수행하는 가목부터 다목까지의 업무보조에 대한 지도

② **의료기관** : 의료인이 공중(公衆) 또는 특정 다수인을 위하여 의료 · 조산의 업을 하는 곳을 말한다.

2. 보건의료기본법상 관련용어

① **보건의료인** : 보건의료 관계 법령에서 정하는 바에 따라 자격 · 면허 등을 취득하거나 보건의료서비스에 종사하는 것이 허용된 자를 말한다.

② **보건의료기관** : 보건의료인이 공중(公衆) 또는 특정 다수인을 위하여 보건의료서비스를 행하는 보건기관, 의료기관, 약국, 그 밖에 대통령령으로 정하는 기관을 말한다.

③ **공공 보건의료기관** : 국가 · 지방자치단체, 그 밖의 공공단체가 설립 · 운영하는 보건의료기관을 말한다.

④ **보건의료** : 국민의 건강을 보호 · 증진하기 위하여 국가 · 지방자치단체 · 보건의료기관 또는 보건의료인 등이 행하는 모든 활동을 말한다.

⑤ **보건의료서비스** : 국민의 건강을 보호 · 증진하기 위하여 보건의료인이 행하는 모든 활동을 말한다.

⑥ **보건의료정보** : 보건의료와 관련한 지식 또는 부호 · 숫자 · 문자 · 음성 · 음향 · 영상 등으로 표현된 모든 종류의 자료를 말한다.

Point

❀ 의료유사업자의 업무(간호조무사 및 의료유사업자에 관한 규칙 제2조)

1. **접골사** : 뼈가 부러지거나(골절) 관절이 삐거나 겹질린 환자의 환부를 조정하고 회복시키는 응급처치 등 접골 시술행위를 하는 것을 업무로 한다.
2. **침사** : 환자의 경혈에 침 시술행위를 하는 것을 업무로 한다.
3. **구사** : 환자의 경혈에 구(灸 : 뜸질) 시술행위를 하는 것을 업무로 한다.
4. 의료유사업자는 환자에 대하여 외과수술을 하거나 약품을 투여하여서는 안 된다(동 규칙 제2조 제5항).

ⓑ **한지의료인**(의료법) : 한지의사, 한지치과의사, 한지한의사 → 보건복지부장관의 면허
ⓢ **안마사**(의료법) → 시 · 도지사의 자격인정
ⓞ **응급구조사**(응급의료에 관한 법률) → 보건복지부장관의 자격인정

❀ 보건의료인력의 종류와 업무

관련 법규		보건의료인력(종수)	자격구분	교부처
의료법	제2조	의료인(5종) : 의사, 치과의사, 한의사, 조산사, 간호사	면허	보건복지부
	제77조	• 전문의(26종) : 내과, 신경과, 정신건강의학과, 외과, 정형외과, 신경외과, 흉부외과, 성형외과, 결핵과, 산부인과, 이비인후과, 소아청소년과, 마취통증의학과, 안과, 피부과, 비뇨기과, 병리과, 영상의학과, 재활의학과, 가정의학과, 방사선종양학과, 진단검사의학과, 응급의학과, 예방의학과, 핵의학 및 직업환경의학과 • 치과전문의(11종) : 구강악안면외과, 치과보철과, 치주과, 치과교정과, 소아치과, 치과보존과, 구강내과, 구강병리과, 영상치의학과, 예방치과 및 통합치의학과 • 한의사전문의(8종) : 한방내과, 한방부인과, 한방소아과, 한방신경정신과, 침구과, 한방재활의학과, 한방안 · 이비인후 · 피부과, 사상체질과	자격	보건복지부
	제78조	전문간호사(13종) : 보건, 마취, 정신, 가정, 감염관리, 산업, 응급, 노인, 중환자, 호스피스, 아동, 임상, 종양	자격	보건복지부
	제79조	한지의료인(3종) : 한지의사, 한지치과의사, 한지한의사	면허	보건복지부
	제80조	간호조무사(1종)	자격	보건복지부
	제81조	의료유사업자(3종) : 접골사, 침사, 구사	자격	시 · 도지사
	제82조	안마사(1종)	자격	시 · 도지사

의료기사 등에 관한 법률	제1조	보건의료정보관리사, 안경사(2종)	면허	보건복지부
	제2조	의료기사(6종) : 임상병리사, 방사선사, 물리치료사, 작업치료사, 치과기공사, 치과위생사	면허	보건복지부
응급의료에 관한 법률 제36조		응급구조사(1 · 2급)(2종)	자격	보건복지부
국민건강증진법 제12조의2		보건교육사(1 · 2 · 3급)(3종)	자격	보건복지부
정신건강증진 및 정신질환자 복지서비스 지원에 관한 법률 제17조		정신건강전문요원(6종) : 정신건강임상심리사(1 · 2급), 정신건강간호사(1 · 2급), 정신건강사회복지사(1 · 2급)	자격	보건복지부
장애인복지법 제73조		의지 · 보조기기사(1종)	자격	보건복지부
약사법	제3조 · 제4조	약사, 한약사(2종)	면허	보건복지부
	제45조	한약업사(1종)	자격	시 · 도지사
식품위생법 제53조		조리사(1종)	면허	시 · 군 · 구청장
국민영양관리법 제15조		영양사(1종)	면허	보건복지부
공중위생관리법 제6조의2		위생사(1종)	면허	보건복지부
수의사법 제3조		수의사(1종)	면허	농림축산식품부
사회복지사업법 제11조		사회복지사(1 · 2)(2종)	자격	보건복지부
산업안전보건법 제142조		산업보건지도사, 산업안전지도사(2종)	자격	고용노동부

② 보건의료인력의 수급 예측의 한계

㉠ 보건의료인력에 대한 정확한 예측 불가능

㉡ **보건의료인력 수급계획의 이원화** : 보건복지부(인력계획 수립)와 교육부(인력 양성)의 견해 차이

㉢ 긴 안목의 보건의료인력 양성 내용과 목표 미비

㉣ 수요측정과 추정의 어려움

㉤ 보건의료인력 양성의 장기성과 고비용성

㉥ 높은 인력 양성 비용

㉦ 보건의료인이나 보건의료인단체 간의 이해관계로 인한 압력 다툼

③ 의료인력의 현황

㉠ 지역적 불균형은 의료인력의 종류에 상관없이 비슷하다.

㉡ 전문의의 증가

㉢ 의사의 대도시 집중 현상

㉣ 의료인력의 수급 불균형

㉤ 인력 간 연계기능 미흡

④ 의료인력의 추이와 전망

㉠ 전체 의료인력 중에서 의사의 비중이 점차 감소

ⓐ 의학의 발달 : 전문화, 세분화

ⓑ 과거 : 의사 이외에는 비의사직 요원(paramedical personnel)

ⓒ 현재 : 의료분야에 종사하는 사람을 보건직 또는 보건전문직이라 부른다.

㉡ 중급이나 하급 의료인력을 이용 : 의료비의 절감

ⓐ 구소련 : feldsher라는 동네의사

ⓑ 중국 : 맨발의 의사(barefoot doctor)

ⓒ 미국 : physician's assistant, nurse practitioner

ⓓ 한국 : 보건진료원(community health practitioner)

㉢ 간호인력이 더 세분화될 전망 : 보건, 마취, 정신, 가정간호, 산업, 응급분야 등 13종

㉣ 의료보조 업무가 세분화되고 보다 전문화될 전망 : 재활분야 인력 증가

㉤ 새로운 보건의료인력 개발의 필요성 : 응급구조사, 지역사회 중심의 정신보건사업, 관리영양사

㉥ 의료기관 관리의 과학화에 따른 전문관리자 등장

㉦ 자질 있는 의료보험의 관리, 심사, 청구인력의 필요성 증대

Check

01 **다음 중 우리나라 의료법 제2조에서 인정하는 의료인은?**

① 물리치료사 ② 약사
③ 임상병리사 ④ 조산사

해설 의료법에서 제시하고 있는 의료인 : 의사, 치과의사, 한의사, 조산사, 간호사

정답 ④

(6) 보건의료시설

① 의료법에 의한 의료기관

㉠ 의료기관(제3조) : 이 법에서 "의료기관"이란 의료인이 공중(公衆) 또는 특정 다수인을 위하여 의료·조산의 업(이하 "의료업"이라 한다)을 하는 곳을 말한다.

ⓐ **의원급 의료기관** : 의사, 치과의사 또는 한의사가 주로 외래환자를 대상으로 각각 그 의료행위를 하는 의료기관으로서 그 종류는 다음과 같다.

㉮ 의원

㉯ 치과의원

㉰ 한의원

ⓑ **조산원** : 조산사가 조산과 임산부 및 신생아를 대상으로 보건활동과 교육 · 상담을 하는 의료기관을 말한다.

ⓒ **병원급 의료기관** : 의사, 치과의사 또는 한의사가 주로 입원환자를 대상으로 의료행위를 하는 의료기관으로서 그 종류는 다음과 같다.

㉮ 병원

㉯ 치과병원

㉰ 한방병원

㉱ 요양병원(장애인복지법 제58조 제1항 제4호에 따른 의료재활시설로서 제3조의2의 요건을 갖춘 의료기관을 포함한다. 이하 같다)

㉲ 정신병원

㉳ 종합병원

ⓛ **병원 등**(제3조의2) : 병원 · 치과병원 · 한방병원 및 요양병원(이하 "병원 등"이라 한다)은 30개 이상의 병상(병원 · 한방병원만 해당한다) 또는 요양병상(요양병원만 해당하며, 장기입원이 필요한 환자를 대상으로 의료행위를 하기 위하여 설치한 병상을 말한다)을 갖추어야 한다.

ⓒ **종합병원**(제3조의3)

ⓐ 종합병원은 다음의 요건을 갖추어야 한다.

㉮ 100개 이상의 병상을 갖출 것

㉯ 100병상 이상 300병상 이하인 경우에는 내과 · 외과 · 소아청소년과 · 산부인과 중 3개 진료과목, 영상의학과, 마취통증의학과와 진단검사의학과 또는 병리과를 포함한 7개 이상의 진료과목을 갖추고 각 진료과목마다 전속하는 전문의를 둘 것

㉰ 300병상을 초과하는 경우에는 내과, 외과, 소아청소년과, 산부인과, 영상의학과, 마취통증의학과, 진단검사의학과 또는 병리과, 정신건강의학과 및 치과를 포함한 9개 이상의 진료과목을 갖추고 각 진료과목마다 전속하는 전문의를 둘 것

ⓑ 종합병원은 ⓐ ㉯ 또는 ㉰에 따른 진료과목(이하 "필수진료과목"이라 한다) 외에 필요하면 추가로 진료과목을 설치 · 운영할 수 있다. 이 경우 필수진료과목 외의 진료과목에 대하여는 해당 의료기관에 전속하지 아니한 전문의를 둘 수 있다.

ⓔ **상급종합병원 지정**(제3조의4)

ⓐ 보건복지부장관은 다음의 요건을 갖춘 종합병원 중에서 중증질환에 대하여 난이도가 높은 의료행위를 전문적으로 하는 종합병원을 상급종합병원으로 지정할 수 있다.

㉮ 보건복지부령으로 정하는 20개 이상의 진료과목을 갖추고 각 진료과목마다 전속하는 전문의를 둘 것

㉯ 제77조 제1항에 따라 전문의가 되려는 자를 수련시키는 기관일 것

㉰ 보건복지부령으로 정하는 인력·시설·장비 등을 갖출 것

㉱ 질병군별(疾病群別) 환자구성비율이 보건복지부령으로 정하는 기준에 해당할 것

ⓑ 보건복지부장관은 ⓐ에 따른 지정을 하는 경우 ⓐ의 각 사항 및 전문성 등에 대하여 평가를 실시하여야 한다.

ⓒ 보건복지부장관은 ⓐ에 따라 상급종합병원으로 지정받은 종합병원에 대하여 3년마다 ⓑ에 따른 평가를 실시하여 재지정하거나 지정을 취소할 수 있다.

ⓓ 보건복지부장관은 ⓑ 및 ⓒ에 따른 평가업무를 관계 전문기관 또는 단체에 위탁할 수 있다.

ⓔ 상급종합병원 지정·재지정의 기준·절차 및 평가업무의 위탁 절차 등에 관하여 필요한 사항은 보건복지부령으로 정한다.

ⓜ **전문병원 지정**(제3조의5)

ⓐ 보건복지부장관은 병원급 의료기관 중에서 특정 진료과목이나 특정 질환 등에 대하여 난이도가 높은 의료행위를 하는 병원을 전문병원으로 지정할 수 있다.

ⓑ ⓐ에 따른 전문병원은 다음의 요건을 갖추어야 한다.

㉮ 특정 질환별·진료과목별 환자의 구성비율 등이 보건복지부령으로 정하는 기준에 해당할 것

㉯ 보건복지부령으로 정하는 수 이상의 진료과목을 갖추고 각 진료과목마다 전속하는 전문의를 둘 것

ⓒ 보건복지부장관은 ⓐ에 따라 전문병원으로 지정하는 경우 ⓑ 각 호의 사항 및 진료의 난이도 등에 대하여 평가를 실시하여야 한다.

ⓓ 보건복지부장관은 ⓐ에 따라 전문병원으로 지정받은 의료기관에 대하여 3년마다 ⓒ에 따른 평가를 실시하여 전문병원으로 재지정할 수 있다.

ⓔ 보건복지부장관은 ⓐ 또는 ⓓ에 따라 지정받거나 재지정받은 전문병원이 다음의 어느 하나에 해당하는 경우에는 그 지정 또는 재지정을 취소할 수 있다. 다만, ㉮에 해당하는 경우에는 그 지정 또는 재지정을 취소하여야 한다.

㉮ 거짓이나 그 밖의 부정한 방법으로 지정 또는 재지정을 받은 경우

㉯ 지정 또는 재지정의 취소를 원하는 경우

㉰ ⓓ에 따른 평가 결과 ⓑ의 요건을 갖추지 못한 것으로 확인된 경우

ⓕ 보건복지부장관은 ⓒ 및 ⓓ에 따른 평가업무를 관계 전문기관 또는 단체에 위탁할 수 있다.

ⓖ 전문병원 지정·재지정의 기준·절차 및 평가업무의 위탁 절차 등에 관하여 필요한 사항은 보건복지부령으로 정한다.

ⓗ **의료기관 개설 등**(제33조) : 다음 각 호의 어느 하나에 해당하는 자가 아니면 의료기관을

개설할 수 없다. 이 경우 의사는 종합병원 · 병원 · 요양병원 · 정신병원 또는 의원을, 치과의사는 치과병원 또는 치과의원을, 한의사는 한방병원 · 요양병원 또는 한의원을, 조산사는 조산원만을 개설할 수 있다.

ⓐ 의사, 치과의사, 한의사 또는 조산사

ⓑ 국가나 지방자치단체

ⓒ 의료업을 목적으로 설립된 법인(이하 "의료법인"이라 한다)

ⓓ 「민법」이나 특별법에 따라 설립된 비영리법인

ⓔ 「공공기관의 운영에 관한 법률」에 따른 준정부기관, 「지방의료원의 설립 및 운영에 관한 법률」에 따른 지방의료원, 「한국보훈복지의료공단법」에 따른 한국보훈복지의료공단

ⓢ 진료과목 등(제43조)

ⓐ 병원 · 치과병원 또는 종합병원은 한의사를 두어 한의과 진료과목을 추가로 설치 · 운영할 수 있다.

ⓑ 한방병원 또는 치과병원은 의사를 두어 의과 진료과목을 추가로 설치 · 운영할 수 있다.

ⓒ 병원 · 한방병원 · 요양병원 또는 정신병원은 치과의사를 두어 치과 진료과목을 추가로 설치 · 운영할 수 있다. 〈개정 2020. 3. 4.〉

② 공공보건의료기관

㉠ 지역보건법에 의한 보건소, 보건의료원, 보건지소, 건강생활지원센터

Point

1. **지역보건의료기관(지역보건법 제2조)** : 지역주민의 건강을 증진하고 질병을 예방 · 관리하기 위하여 이 법에 따라 설치 · 운영하는 보건소, 보건의료원, 보건지소 및 건강생활지원센터를 말한다.
2. **건강생활지원센터의 설치(지역보건법 제14조)** : 지방자치단체는 보건소의 업무 중에서 특별히 지역주민의 만성질환 예방 및 건강한 생활습관 형성을 지원하는 건강생활지원센터를 대통령령으로 정하는 기준에 따라 해당 지방자치단체의 조례로 설치할 수 있다.
3. **건강생활지원센터장(지역보건법 시행령 제15조)**
   ① 건강생활지원센터에 건강생활지원센터장 1명을 두되, 보건 등 직렬의 공무원 또는 보건의료기본법 제3조 제3호에 따른 보건의료인을 건강생활지원센터장으로 임용한다.
   ② 건강생활지원센터장은 보건소장의 지휘 · 감독을 받아 건강생활지원센터의 업무를 관장하고 소속 직원을 지휘 · 감독한다.

㉡ 농어촌 등 보건의료를 위한 특별조치법에 의한 보건진료소

③ 약사법에 의한 약국

④ 보건의료시설의 특성

㉠ 의료시설은 건립에 막대한 자금이 소요된다.

ⓐ 건립 후에는 수십 년간 고정적으로 위치하여 기능한다.

ⓑ 건립 후에는 확장 · 변경 · 수정이 어렵고, 비용이 많이 든다. 따라서 설계 시공 시 장기적 계획과 최대한의 융통성이 부여되어야 한다.

㉡ 의료인력 및 다른 관련 자원을 유치하는 전체 자원이다.
ⓐ 인력 분포와 의료제공체계의 운영 효과에 영향을 미친다.
ⓑ 시설의 위치 · 규모 · 설비투자 등이 지역전체 의료체계의 운영과 균형 잡히게 계획되어야 한다.
㉢ 의료시설은 주민의 의료 이용과 의료 이용행태를 결정하는 주요 요인이다.
㉣ 지역사회의 사회경제적 환경, 사회간접자본의 수준, 질병의 종류와 양, 관련 의료기관의 서비스의 종류와 양 등에 관한 현재와 미래가 고려되어 설계되어야 한다.
㉤ 의료시설은 다양한 서비스를 제공하며, 따라서 이들 간의 독자성이 보장되고 연계 및 조정이 용이해야 한다.
㉥ 의료시설은 의사를 비롯한 다양한 의료인의 작업장이다.
ⓐ 진료의 효율성을 제고하기 위한 각종 표준 기준과 인간공학적 설계에 근거해서 건립한다.
ⓑ 발전하는 신기술의 수용이 용이해야 한다.
㉦ 의료시설의 내부, 환경적 수준이 의료서비스의 한 구성 요소로 간주되어야 한다.
ⓐ 진료실, 대기실, 식당, 전화기 등이 환자의 만족에 영향을 미친다.
ⓑ 환자만족도는 의사와 환자 관계를 개선하고, 간접적으로 의료의 질 향상에 도움이 된다.
㉧ 의료시설은 그 지역사회의 자부심의 표현이고 지역의 대표적 시설로 인식된다. 그 지역의 선반석 기술 수준, 인력 수준, 사회문화적 특성과 관습을 반영한다.
㉨ 수요와 공급이 시간적으로 불일치한다.
㉩ 투자에 대한 회수가 느리다.

⑤ **보건의료시설의 현황**
㉠ **보건의료시설의 급격한 증가**
ⓐ 1977년 의료보험 도입으로 의료 수요가 급격하게 증가되었다.
ⓑ **공공보건조직보다 병 · 의원의 증가가 압도적** : 의원급 2.5배, 병원급 3.9배
ⓒ **주로 병원급 의료기관의 병상 수 증가** : 병원 > 의원 > 종합병원
㉡ **시설과 인력에 대한 지역 간 불균형** : 전체 의료기관의 91%가 시 · 도에 분포
㉢ **보건의료시설 간 명확한 역할 설정과 기능 미분담** : 특히 의원과 병원의 기능 미분화(의원과 병원 간의 기능 중복 현상)
㉣ **달라진 의료 수요의 변화에 부응하기 위하여 의료공급체계의 기반 재구축 필요** : 만성병 관리, 노인 의료수요의 증가, 건강증진 등
㉤ **보건의료시설의 급속한 양적 성장은 질과 효율성 측면에서 많은 문제점 초래** : 양질의 의료서비스 제공과 의료공급체계의 효율성을 제고하는 방향으로 내실을 기할 시점이다.
㉥ 2020년 현재 보건소 254개(보건의료원 포함), 보건지소 1,332개, 건강생활지원센터 40개, 보건진료소 1,905개이다. 보건소는 시 · 군 · 구당 1개소, 보건지소는 농촌에만 있고 도시지역에는 없다. 보건진료소는 오 · 벽지에 배치한다.

Check

01 **다음 중 우리나라 보건의료시설에 관한 설명으로 올바른 것은?**

① 보건의료시설은 의료법에 명시된 의료기관을 의미하며, 지역보건법에 명시된 보건소, 보건지소, 보건진료소, 약사법에 명시된 약국 등은 포함되지 않는다.
② 우리나라는 OECD 국가와 같이 급성기 병상 수가 증가추세에 있다.
③ 의료기관은 종합병원, 병원, 치과병원, 한방병원, 요양병원, 의원, 치과의원, 한의원, 조산원으로 나눈다.
④ 의료법에 의하면 종합병원은 300병상 이상의 입원시설을 갖추고 있어야 한다.

해설 ① 의료시설은 의료법에 명시된 의료기관을 의미하며, 지역보건법에 명시된 보건소, 보건지소, 보건진료소, 약사법에 명시된 약국 등은 포함되지 않는다.
② 우리나라는 OECD 국가와는 다르게 급성기 병상 수가 증가추세에 있다.
④ 의료법에 의하면 종합병원은 100병상 이상의 입원시설을 갖추고 있어야 한다.

정답 ③

02 **다음 중 우리나라 민간보건의료조직의 특징을 설명한 것으로 올바르지 못한 것은?**

① 민간보건의료조직 간 경쟁이 심하다.
② 비정부조직으로서 정책결정에 관여하며, 공익적 압력단체이다.
③ 외부조직에 의해 통제받지 않고 비영리를 목적으로 한다.
④ 지역보건 의료사업을 수행하는 데 큰 역할을 하지 못한다.

해설 민간보건의료조직은 지역보건 의료사업을 수행하는 데 큰 역할을 하고 있다.

정답 ④

03 **다음 중 우리나라의 대표적인 지방보건행정조직인 보건소의 조직과 업무현황의 문제점에 대한 설명으로 가장 올바른 것은?**

① 도시지역에 보건소 하부조직으로 보건지소를 설치할 수 없다.
② 시 · 군 · 구 행정단위로 설립되어 주민의 건강요구와 지역특성에 무관하게 설립된다.
③ 지역보건법 개정으로 상의하달식으로 보건사업방향이 전환되었다.
④ 지역보건법이 개정됨에 따라 지역주민의 건강증진 및 질병예방사업이 약화되었다.

해설 ① 도시지역에 보건소 하부조직으로 보건지소를 설치할 수 있다.
③ 지역보건법 개정으로 하의상달식으로 보건사업방향이 전환되었다.
④ 지역보건법이 개정됨에 따라 지역주민의 건강증진 및 질병예방사업이 활성화되었다.

정답 ②

04 **우리나라 보건행정체계에 대한 다음의 설명으로 가장 올바른 것은?** 2022. 서울보건연구사 보건학

① 보건소는 보건복지부장관이 설치하는 보건행정조직이다.

② 보건복지부장관 소속으로 질병관리청과 식품의약품안전처를 두고 있다.

③ 보건의료원은 시 · 도에 설치하는 병원급 보건행정조직이다.

④ 중앙행정기관인 보건복지부와 지방자치단체의 보건행정기관으로 구분한다.

해설 ① 보건소는 행정안전부장관이 설치하는 보건행정조직이다.
② 보건복지부장관 소속의 외청인 질병관리청과 총리소속의 중앙행정기관인 식품의약품안전처가 있다.
③ 보건의료원은 시 · 군 · 구에 설치할 수 있는 병원의 요건을 갖춘 보건소이다.

정답 ④

05 **「의료법」에 따라 한의사를 두어 한의과 진료과목을 추가로 운영할 수 없는 병원은?** 2021. 서울 7급

① 종합병원 ② 정신병원

③ 치과병원 ④ 병원

해설 **의료법 제43조**(진료과목 등)
① 병원 · 치과병원 또는 종합병원은 한의사를 두어 한의과 진료과목을 추가로 설치 · 운영할 수 있다.
② 한방병원 또는 치과병원은 의사를 두어 의과 진료과목을 추가로 설치 · 운영할 수 있다.
③ 병원 · 한방병원 · 요양병원 또는 정신병원은 치과의사를 두어 치과 진료과목을 추가로 설치 · 운영할 수 있다.

정답 ②

(7) 보건의료장비

① 의료장비의 정의와 특징

㉠ 정의 : 질병의 진단, 치료, 경감, 처치, 예방의 목적으로 사용되는 기계나 기구를 의미한다.

㉡ 유형 : 생체계측 및 감시장치, 진단 및 치료장치, 인공장치 및 보조장치, 의료정보시스템, 재료 및 분석기 등 5종류로 나눌 수 있다.

㉢ 특징

ⓐ 소량 다품종(제품의 다양성)

ⓑ 고도의 기술 집약

ⓒ 고가의 제품 및 유지 관리의 고비용

ⓓ 장비 간의 연계성 필요

② 의료장비 선정의 기본조건

㉠ 적합성

ⓐ 설치 시 : 장비의 크기, 무게, 사용전압 및 용량, 급배수 시설, 가스, 주위 온도 · 습도 등에 적합해야 한다.

ⓑ 운용 시 : 필요 이상의 성능을 가지고 있거나 사용이 매우 복잡하면 가격이 비싸고

보수 · 유지비가 많이 든다.

㉡ **용이성** : 보수 및 조작이 용이해야 한다. 특히 보수가 용이하지 못하면 큰 타격을 주므로 의료장비에 대한 Back-Up System이 구성되어야 한다.

㉢ **경제성** : 구입비용, 가동비용, 수명, 처리능력(성능) 등에 대한 심도 있는 검토가 필요하다. 즉, 성능과 가격대비가 필요하다. 특히 환자의 수요를 고려해야 한다.

③ 의료장비의 관리체계

㉠ 외부 위탁방법

ⓐ Call System : 의료장비가 고장날 때마다 업체에 수거를 의뢰하는 방법으로, 비용과 시간이 많이 소요되고 예방 정비를 하지 못한다는 단점이 있다.

ⓑ Contract Maintenance : 계약 장비에 대하여 일정 기간 예방 정비 · 고장 수리 등을 책임지는 것으로, 안정적 장비관리와 고장 시 신속한 대처가 가능하다.

ⓒ Shared Service Program : Clinical Engineering Center와 Kingpin Hospital

㉮ Clinical Engineering Center : 한 업체가 동일지역 내의 여러 병원의 장비를 관리하는 방법이다.

㉯ Kingpin Hospital : 의료장비를 자체 관리하는 모 병원을 두고 자 병원의 장비를 관리하는 방법이다.

㉡ 자체 관리방법

ⓐ 장비의 체계적인 관리가 가능하다.

ⓑ 신속한 수리로 장비의 고장시간을 최대한 단축할 수 있다.

ⓒ 대형병원에 적합하며 훈련된 관리가 필요하다.

ⓓ 고가장비의 활용의 철저한 사전 분석이 필요하다.

ⓔ 과잉진료의 한 원인이 되기도 한다.

④ 고가 의료장비의 범람 이유

㉠ 우리나라의 경우 의료보험 실시 이후 의료 수요가 증폭됨으로써 의료기관 간에 고가장비 구입경쟁이 본격화되었다.

㉡ 고가장비 보유 수준은 미국, 일본에 이어 3위이다.

㉢ 고가장비가 범람하게 된 결정적인 이유는 비급여 항목이기 때문이다.

㉣ WTO 체제 이후 수입 규제 곤란

㉤ 우리나라 의료체계의 민간 위주 자유방임적 의료체계

(8) 보건의료 지식 및 기술

① 보건의료 지식의 개념

㉠ 국가보건의료체계에서 한 가지 중요한 자원이 있다면 건강증진, 질병예방 · 치료 및 재활의 다양한 방법에 관한 지식이며, 이에 대한 새로운 정보는 지속적으로 증가되고 있다.

㉡ 상당량의 지식은 경험을 통해 축적되어 왔으나 많은 국가는 '전통 의학'을 통해 광대한 양의 이론과 실천을 축적해 왔다.

② 보건의료 지식에 대한 연구

㉠ 생화학자 · 생리학자와 같은 기초 과학자들은 세포 및 기관들이 어떻게 기능하는 지를 계속 밝혀내고 있다.

㉡ 미생물학자 · 병리학자 · 임상의들은 이런 지식들을 종합하여 질환의 발병과정을 규명하려고 노력해 왔다.

㉢ 유기화학자 · 약리학자는 새로운 의약품 및 백신을 생산 · 시험해 왔고, 의사 · 역학자 · 통계학자는 지식들을 실제로 응용한 것을 감시 · 평가함으로써 우열을 가리기 힘든 치료법 가운데서 가장 효과적인 치료법을 선택해 왔다.

㉣ 보건의료체계 연구는 생의학 · 사회의학적 지식, 기타 관련 지식이 일정한 일련의 조건하에서 지역사회 보건의료에 영향을 미치게 되는 수단에 대한 체계적 연구로 정의되며, 활동 중심의 연구이다.

㉤ 이 보건의료체계 연구는 과학적 방법을 이용하여 정보 · 통찰력을 제공함으로써 보건의료 문제 및 보건의료 문제의 통제에 대해 더 쉽게 이해할 수 있도록 하는 것을 목적으로 삼는다.

③ 현대 의료기술의 특성

㉠ 진단기술의 발전과정이 치료기술의 발전과정보다 훨씬 빠르다. → 치료가 전제되지 않는 진단은 무의미

㉡ 중간단계 기술(half-way technology)이 주로 개발된다.

ⓐ 고식적 치료와 증상의 완화에 사용되는 기술로서 의료비 증가를 야기한다.

ⓑ 질병완치 및 예방을 가능하게 하는 확정적 기술(definite technology)에 치중되어야 한다. → 의료비 감소 초래

㉢ 새로 개발되는 기술이 주로 추가적 기술(add-on technology)이다.

ⓐ 과거에 가능하지 않았던 것을 가능하게 하나 생산성을 증가시키지 않고 추가적 비용을 소비자와 사회에 전가시킨다. 예 X-ray, CT, MRI

ⓑ 대체적 기술(substitute technology)이어야 한다.

㉮ 현존의 기술보다 효율적이고 생산성을 증가시키는 기술

㉯ 소비자의 비용을 감소시키고 생산자의 이익을 증가시킴

㉰ 대체로 노동요소를 자본요소로 대체

④ 의료기술의 영향

㉠ 건강수준에 미치는 영향

ⓐ 국민건강수준 향상에 크게 공헌하였다고 보기 어렵다. → 주로 중간단계 기술

ⓑ 급성 감염병 관리에 공헌하였다.

㉮ 의학발전보다 환경과 영양상태 개선이 평균수명의 연장에 더 공헌하였다.

㉯ 현재의 치료의학은 한계효용이 낮다.

ⓒ 만성 퇴행성 질환에 대한 확정적 의료기술의 개발이 미흡하다. → 건강한 평균여명 미흡

㉡ 의료체계에 미치는 영향

ⓐ 의료기술 발전은 병원이 의료제공 중심 장소로의 부상을 이끌었다. 최근의 환자 처치

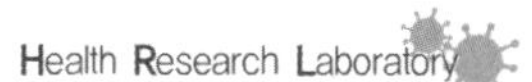

및 관리 기술은 외래 및 가정에서의 치료를 가능하게 하였다.

ⓑ 의료서비스 제공자에게 영향

㉮ 전문의 중심 진료, 의사의 위상 상승

㉯ 의사-환자의 관계를 기계적으로 변화시켜 윤리적 문제가 야기된다.

㉢ 국민의료비에 미치는 영향

ⓐ 의료비 상승을 초래한다.

ⓑ 의료기술 도입은 진료의 강도를 증대시킨다.

Check

01 **WHO 국가 보건의료체계 하부구조의 주요 구성 중 ①, ②, ③에 순서대로 알맞은 것은?**

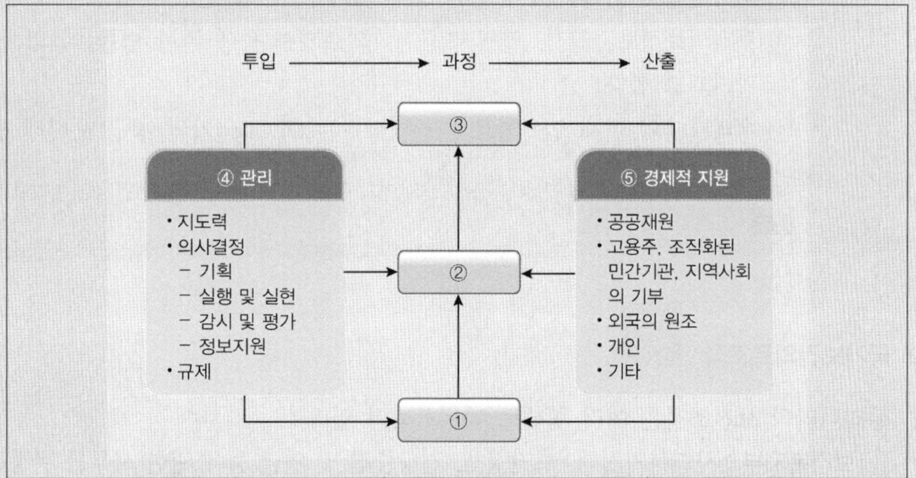

① 자원의 조직화, 보건자원 개발, 자원의 배치화

② 자원의 조직적 배치, 보건자원 개발, 보건의료의 제공

③ 보건자원 개발, 자원의 조직적 배치, 보건의료의 제공

④ 보건자원 개발, 자원의 조직적 배치, 보험급여의 제공

정답 ③

02 **세계보건기구에서 제시한 국가 보건의료체계를 구성하는 하부 구성요소 중 보건의료자원에 포함되지 않는 요소는?**

① 보건의료조직 ② 지식

③ 물자 ④ 정보

해설 보건의료조직은 자원의 조직적 배치에 속한다.

정답 ①

03 **보건의료자원에 해당하는 것은?** 2022. 충북보건연구사 보건학

① 국민건강보험공단 ② 규제
③ 보건의료지식 ④ 보험료

해설 ① 자원의 조직화 ② 관리 및 행정 ④ 경제적지지(재원)
정답 ③

04 **우리나라 보건의료자원의 조직과 관리에 대한 설명으로 가장 옳지 않은 것은?** 2021. 서울 7급 및 보건연구사 보건학

① 의사 1인당 인구수는 지속적으로 감소하고 있다.
② 의사인력이 과다하게 양산될 경우 의사유인수요 현상이 발생할 수 있다.
③ 보건의료정보관리사, 안경사 등은 「의료기사 등에 관한 법률」에 의해 자격으로 관리되고 있다.
④ 우리나라의 현재 입원진료 병원병상수는 OECD국가의 평균에 비해 훨씬 높다.

해설 보건의료정보관리사, 안경사 등은 「의료기사 등에 관한 법률」에 의해 면허로 관리되고 있다.
정답 ③

(9) 국가보건의료조직 

우리나라의 보건조직은 여러 형태로 다원화되어 있다.

① **보건복지부** : 사회복지정책, 보건정책, 건강증진 및 연금 등에 관한 사무를 관장하고 있으나, 보건사업 진행에 있어서는 인사권, 예산집행권이 없는 정책결정기관으로서 기술지원만 하고 있다.

② **행정안전부** : 보건사업 진행에 있어서 인사권과 예산집행권을 소유하고 있다.

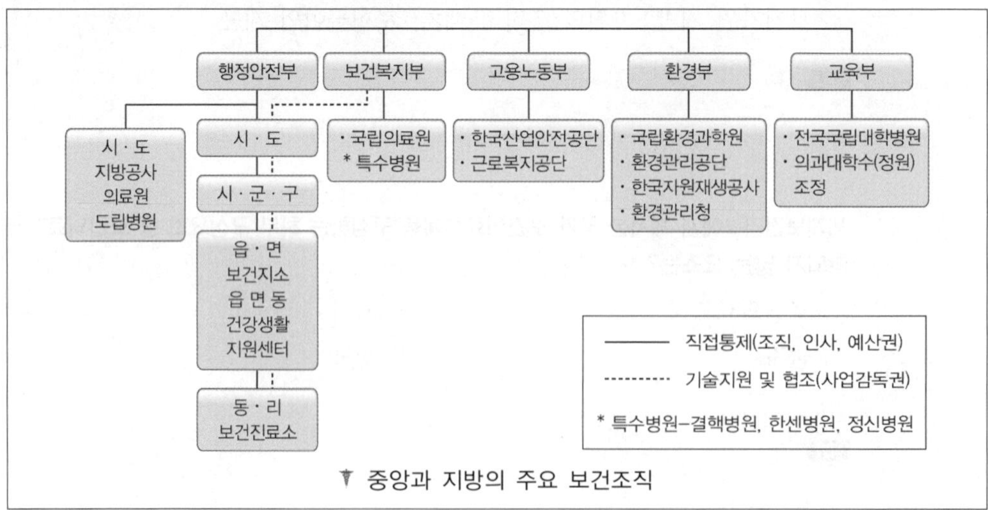

▼ 중앙과 지방의 주요 보건조직

⑽ 보건관계 국제조직

① WHO

㉠ **설립** : 세계보건기구는 UN의 전문기관으로서 1948년 4월 7일 발족하였으며, 본부는 스위스 제네바에 있다. 우리나라는 1949년 8월 17일 65번째 회원국으로 가입하였으며, 북한은 1973년 5월 15일 138번째로 가입하였다. 2020년 현재 가맹국은 194개국이다.

㉡ **목적** : 국제활동에 대한 지휘 · 조정기구로서 국제보건, 의료사업지도, 조정, 연구를 통한 질병 없는 세계를 구현하고 각국의 보건의료부문의 발전을 위한 재정지원, 기술훈련 및 자문활동 등을 하는 것을 목적으로 한다.

㉢ **예산** : 약 20억 달러의 연간 예산을 집행하고 있으며, 회원국이 의무적으로 납부하는 분담금이 25%를 차지하고, 나머지는 자발적 기여금으로 조성된다.

㉣ 의제

ⓐ **2개의 목표** : 건강과 개발증진, 건강보장 강화

ⓑ **2개의 전략** : 건강전달체계 강화, 연구와 정보 및 근거 제공

ⓒ **2개의 조작적 접근** : 파트너십 확대, 효과적이고 효율적인 수행

㉤ 주요 기능

ⓐ 국제적인 보건사업의 지휘 및 조정

ⓑ 회원국에 대한 기술지원 및 자료의 공급

ⓒ 전문가 파견에 의한 기술자문활동 등

ⓓ 보건, 의학, 관련 전문분야의 교육과 훈련기준 개발 보급

㉥ 세계보건기구헌장 제2조에 의한 기능

ⓐ 국제검역 대책

ⓑ 각종 보건문제에 대한 협의, 규제 및 권고안 제정

ⓒ 식품, 약물 및 생물학적 제재에 대한 국제적 표준화

ⓓ 비정치적 단체로서 과학자 및 전문가들 사이의 협력을 도모해 과학발전에 기여

ⓔ 보건통계자료 수집 및 조사연구 사업

ⓕ 공중보건과 의료 및 사회보장향상 사업

ⓖ **의료봉사** : 보건서비스의 강화를 위한 각국 정부의 요청에 대하여 지원 및 각국 정부의 요청 시 적절한 기술지원과 응급상황 발생 시 필요한 도움 제공

ⓗ 모자보건의 향상

ⓘ 전염병, 지방병 그 밖의 질병 퇴치

ⓙ 진단기준의 확립

ⓚ 영양, 주택, 위생, 오락, 경제상태, 작업조건 및 그 밖의 여러가지 환경위생의 개선으로 생활조건을 향상

ⓛ 재해예방

ⓜ 정신보건 향상

ⓝ 보건, 의학, 그리고 관련 전문분야의 교육과 훈련기준 개발 및 개발지원

ⓞ 산업보건 개선사업

ⓟ 생체의학(Biomedical)과 보건서비스연구의 지원 및 조정

ⓢ 주요 사업

ⓐ 말라리아 근절사업

ⓑ 결핵관리사업

ⓒ 성병과 에이즈관리사업

ⓓ 모자보건사업

ⓔ 영양 개선사업

ⓕ 환경위생 개선사업

ⓖ 보건교육 개선사업

ⓗ 신종 전염병관리 사업

ⓞ WHO의 지역사무소

ⓐ **동지중해지역 사무소** : 지역사무처 카이로, 이집트(지역회원국 : 23개국)

ⓑ **동남아시아지역 사무소** : 지역사무처 뉴델리, 인디아, 북한 소속(지역회원국 : 11개국)

ⓒ **서태평양지역 사무소** : 지역사무처 마닐라, 필리핀, 남한 소속(지역회원국 : 37개국)

ⓓ **미주지역 사무소** : 지역사무처 워싱턴, 미국(지역회원국 : 22개국)

ⓔ **유럽지역 사무소** : 지역사무처 코펜하겐, 덴마크(지역회원국 : 54개국)

ⓕ **아프리카지역 사무소** : 지역사무처 브라자빌, 콩고(지역회원국 : 47개국)

② 국제 보건복지분야 주요 국제기구

기구명	설립목적	활동내용
UN경제사회 이사회 (UNECOSOC)	경제사회개발 관련 유엔 전문기구, 여타 기구 간의 업무조정 · 총괄	• 유엔체계 및 유엔회원국에 대한 정책적 권고사항 제시 • 경제, 사회, 문화, 교육, 보건에 관한 연구, 보고
UN개발계획 (UNDP)	개발도상국의 경제사회적 개발	개발도상국의 경제적, 사회적 개발을 촉진하기 위한 기술원조 제공
유엔인구기금 (UNFPA)	인구 및 가족계획	인구 및 가족계획분야에서 각국 정부 및 연구기관 등에서 활동자금 제공
유엔아동기금 (UNICEF)	아동의 보건 및 복지향상	• 아동의 보건, 복지향상을 위한 원조사업 전개 • 개발도상국을 대상으로 한 보건사업 등 사회사업에 대한 원조 • 어린이권리선언 정신에 의한 아동 권리보호 증진
경제 협력개발기구 (OECD)	• 회원국의 경제성장 촉진 • 세계무역의 확대 • 개도국 원조	• 경제사회복지 문제를 망라하는 포괄적 경제협의 • 회원국 간 경제 · 산업 · 사회정책에 대한 정보교류와 공동연구 및 정책협조
아시아 · 태평양 경제사회위원회 (ESCAP)	경제재건과 발전	• 역내 제국의 경제재건 발전을 위한 협력촉진 • 경제적 · 기술적 문제의 조사연구사업의 실시 및 원조 • 역내 경제문제에 관하여 유엔 경제사회이사회를 보좌

아시아 · 태평양 경제협력체 (APEC)	무역 · 투자 자유화 및 경제 · 기술 협력강화로 지역 공동번영 추구	• 무역 · 투자 자유화, 인적자본 개발 • 경제기술협력, 거시 및 금융이슈 등을 위한 협력 촉진 및 이행방안 마련 • 경제위기 대처를 위해 회원경제의 사회안전망 능력배양
유엔마약범죄 사무소 (UNDCP)	효과적인 국제사회의 마약 관리	• 마약에 관한 국제협력이행 감시 • UN 마약남용 통제기금을 통합하여 세계적인 마약남용 방지 추진
국제의약품 구매기금 (UNTAID)	개발도상국의 공중보건 향상	개도국에 에이즈, 결핵, 말라리아 치료, 진단, 예방을 위한 고품질 제품에 대한 접근성 향상
국제가족계획 연맹(IPPE)	인구조절과 모자건강 및 가족의 생활수준 향상	• 개발도상국을 주요 대상으로 가족계획, 모자보건, 성교육 사업에 관한 기술자문과 정보 제공 • 피임시술 기술연수 등을 위한 국제협력사업 실시
유엔세계 식량계획 (WFP)	식량원조와 긴급구호활동을 통해 저개발국과 개발도상국의 경제개발을 촉진시키고 사회발전을 돕는다.	• 긴급상황 시 생명을 살리고 생계를 지원한다. • 심각한 기아발생을 막고 재해 대비 방안을 세운다. • 분쟁이나 재해발생 직후 또는 복구과정에서 생명을 지키고 상실된 생활터전을 복구한다. • 만성 기아와 영양부족을 줄여 나간다. • 해당 국가의 역량을 키우기 위해 기아퇴치를 위한 배분 전략을 마련하거나 현지에서 식량을 구입한다.
유엔 에이즈계획 (UNAIDS)	에이즈 퇴치	에이즈 확산 방지, 지원내용, 후원 안내
국제 간호협의회 (ICN)	• 간호의 질적 수준 향상 • 간호사의 사회적 지위 향상	• 회원국의 문제에 대한 연구 및 협조 • 간호사업의 국제적 통계 및 정보 관리 • 국제적인 정치, 경제, 의료 및 보건단체들과의 교류
시그마 국제학회 (STTI)	간호연구의 과학적 기반을 공고히 하여 인류의 건강을 증진	미국 인디애나 대학교에서 간호사들의 학습, 지식, 전문직 개발을 지원하기 위하여 설립하였으며 전 세계에서 두 번째로 큰 간호전문직 단체이다.

(11) 보건의료서비스의 전달

제공된 서비스의 궁극적 결과에 따른 분류이다(가장 흔한 방식).

① 1차 예방

㉠ **건강증진** : 보건의료기관의 전통적 기능을 넘어 건강에 긍정적으로 기여할 수 있는 환경 조건 및 인간행동 창출을 목표로 삼는다.

㉡ **예방활동** : 전염성 질병뿐만 아니라 구루병, 갑상선종, 치아우식증 같은 기타 예방 가능한 많은 질병들을 겨냥한다.

② 2차 예방(치료활동) : 의약품의 사용, 외과수술, 병리학적 진행을 차단하거나 어떤 질환의 해로운 결과들을 감축하기 위한 기타 절차들로 구성된다.

③ 3차 예방

㉠ 재활 : 적절한 치료를 통해 신체 · 정신 · 사회적 기능을 복구하는 것을 목표로 삼는다.

㉡ 사회 · 의학적 치료 : 특별히 처치나 재활로도 아무런 향상을 기대할 수 없는 결정적인 중증장애나 진행성 질환에 적용된다.

⑿ 경제적 지원(보건의료재원 조달)

① 보건의료재원의 종류

㉠ 세금 : 조세에 의해 보건의료체계를 운영하는 경우는 국가주도형의 보건의료체계에서 가능하다. 영국이나 캐나다는 세금에 의해 재원이 조달되므로 국민들은 보건의료 이용 시에 금전적인 제약을 받지 않는다.

㉡ 건강보험료 : 사회보장형의 건강보험에서 나타나는 형태로, 우리나라의 건강보험형태이다.

㉢ 이용자의 직접 부담 : 보건의료이용자가 보건의료를 이용한 후 진료비를 직접 지불하는 형태이다.

㉣ 기타 자선적인 기부, 기업주의 보조 등이 있다.

② 보건의료비

㉠ 정의 : 건강상태의 변화로 초래되는 모든 자원비용을 합친 금액으로 정의된다.

㉡ 협의의 개념

ⓐ 직접비용

ⓑ 제반 의료서비스의 이용에 대한 직접적인 지출의 합만을 의미한다.

㉢ 광의의 개념

ⓐ 간접비용

ⓑ 질환 또는 그 결과(조기사망, 장애, 후유증)로 인한 생산적 노동력의 상실이 초래하는 경제적 손실의 합을 의미한다.

③ 국민보건의료비

㉠ 정의

ⓐ 직접비용에 국한하여 일정기간 동안 국내에서 거주하는 국민이 건강의 회복, 유지 및 증진을 위하여 보건의료서비스에 대하여 지불한 직접비용과 미래의 보건의료서비스의 공급능력 확대를 위한 투자비용의 합계로 주로 소득과 비교한 비율분석의 형태로 정책수립, 평가에 이용된다.

ⓑ 개인, 가계, 기업 및 정부의 직접 의료비지출을 모두 합친 금액이다.

Point

❀ 국민의료비의 구성

1. 국민의료비는 경상의료비(보건의료재화와 서비스의 최종 소비)와 보건의료의 하부구조에 대한 자본 투자를 합한 것이라 할 수 있다. 여기에 의료서비스 및 재화와 공중보건 및 예방프로그램, 그리고 행정에 대한 공공재원 및 민간재원 지출을 포함한다. 단, 교육훈련과 연구 및 환경보건과 같은 보건관련지출(Health-related expenditure)은 제외한다.
2. 현재의 SHA 매뉴얼(보건계정 보고서)에 의하면, 국민의료비는 개인의료비, 집합보건의료비, 자본형성으로 구성되어 있다.
   ① **개인의료비** : 개인에게 직접 주어지는 서비스 내지 재화에 대한 지출을 의미하고 흔히 병의원 등의 의료기관이나 약국 등에서 이루어지는 서비스 내지 재화에 대한 지출로 보통의 의료비는 이러한 개인의료비를 지칭한다.
   ② **집합보건의료비** : 공중을 대상으로 하는 보건의료 관련 지출로 크게 예방 및 공중보건사업이나 보건행정관리비로 구분된다.
   ③ **자본형성** : 공장과 기계, 건물 등 고정자본과 원료재고품 등을 포함한 것을 의미하며 특히 건물 등 고정자본의 증가만을 가리켜 '고정자본형성'이라고도 한다. 보건의료관련 신규건물 즉, 병원이나 보건소 등의 건설 또는 증축, 대형장비의 구입 등이 이에 해당한다.
3. 새로운 SHA 매뉴얼에서는 국제비교에 경상의료비를 사용하기도 한다. Total Health Expenditure (총 보건지출)에는 자본형성을 위한 지출이 포함되어 있어서 '중복' 가능성의 문제 등 국제비교에 한계가 있다는 지적이 있어왔기 때문이다. 경상의료비는 개인의료비와 집합보건의료비를 합한 개념이다.
4. **우리나라 국민의료비 지출의 특성**
   ① 다른 나라에 비해 아직 국민의료비 지출 규모는 크지 않다. 2012년 현재 총 규모는 97.1조원으로 GDP에서 차지하는 비중은 7.6%다. OECD 평균(9.3%)에 비해서는 낮다.
   ② 국민의료비 증가율은 단연 최고다. 국민의료비는 매년 10%씩 내외로 증가하다가 최근 2~3년 동안에는 5~6%로 증가율이 완화되고 있지만, OECD 최고수준의 증가율을 보이고 있다. 국민소득의 증가보다 국민의료비 지출 증가율이 더 높은 것이다.
   ③ 다른 나라에 비해 국민의료비 지출에서 공적 지출이 낮고 사적 지출 비중이 매우 높다. 국민의료비 중 공적 지출 비중은 OECD 평균이 72%인 반면, 우리는 54.5%(2012년)에 불과하다. 국민의료비 97조 중 53조는 공공재원으로, 44조는 민간재원으로 지출하고 있다. 유럽의 대부분의 공공의료시스템이 잘 갖춰진 나라들은 공적 지출 비중이 80%를 상회한다.

❀ 국민보건 계정(Korean National Health Accounts)

1. **정의**
   국민보건 계정(National Health Accounts)이란 '의료비의 재원, 기능, 공급자별 흐름을 일목요연하게 보여주는 국가 단위 의료비 지출의 종합표'로 OECD, Eurostat 및 WHO가 제시하고 있는 SHA(System of Health Accounts) 매뉴얼에 따라 작성된다.
2. "기능별, 공급자별, 재원별"의 3가지 축을 기본으로 한다.
   ① **기능별 분류** : 서비스 유형별로 지출액을 구분하는 것으로 개인의료비(입원, 외래, 의약품)와 집합보건의료비(예방 서비스 거버넌스, 재정관리)로 구성된다.
   ② **공급자별 분류** : 어떤 공급자에게 의료비 지출이 되어 가는지를 구분하는 것으로 병원, 요양시설, 통원보건의료 제공자(의원급), 보조서비스 제공자, 기타 제공자(약국), 재원제공자(사회건강보험기관, 민간건강보험관리조직 등), 국내 기타부문, 해외부문으로 구성된다.

③ **재원별 분류** : 어떤 재원으로부터 돈이 나오는 지를 보는 것으로 의무가입제도, 임의가입제도, 가계 직접부담, 해외부문으로 구성된다.

3. 작성원칙

① **포괄성**(Comprehensiveness) : 보건 계정은 보건의료 활동 전 분야를 포괄하는 계정 틀을 제공해야 한다.

② **일관성**(Consistency) : 내적인 일관성 및 시계열적인 일관성 유지

③ **비교가능성**(Comparability) : 국내적 관찰(home-based observations)을 국제 비교가 가능한 데이터로 바꾸는 국내 통계 담당자의 작업에 도움이 되어야 한다. 이를 통해 정책 담당자들과 연구자들 사이에 의사소통이 원활하게 될 수 있다.

④ **양립성**(Compatibility) : 국민보건 계정은 국민계정의 관련 카테고리(최종소비, 중간소비, 자본형성, 급여이전)에 분명하게 할당될 수 있어야 한다. 이는 국민소득 대비 보건 지출 비율의 계산과 국제적 호환가능성을 위한 전제조건이다.

⑤ **시의성 · 정확성**(Timeliness and precision) : '정확성'이란 필요한 최소수준의 세부사항이 정기적으로 보고되어야 한다는 것을 의미한다. 보건 계정과 보건의료자원에 대한 통계조사가 '시의성'이 있기 위해서는 적어도 지출 시점에서 6개월 이후에는 기초적 데이터를 얻을 수 있어야 한다.

⑥ **정책 민감성**(Policy sensitivity) : 보건 계정의 정책 민감성은 보건의료 공공정책이 자주 변화하는 시대일수록 더욱 중요한 원칙이 된다.

㉡ **의료비의 결정요인** : 국민의료비 지출의 크기는 보건의료 이용량과 보건의료 가격 요인에 의해 결정된다.

ⓐ **보건의료 이용량** : 환자의 선상 상태, 환자의 의료이용 형태, 사회계층 분류, 의료인의 진료 형태 등에 따라 의료비의 수준이 결정된다.

ⓑ **보건의료 가격 요인**(단위 가격) : 의료자원을 생산하는 데 투입된 자원의 가격에 의하여 의료비가 결정된다.

ⓒ 의료비 = 의료 이용량 × 단위 가격(단, 포괄수가제 하에서는 다른 방식으로 의료비가 산정된다.)

㉢ 국민보건의료비 증가요인

ⓐ 의료수요의 증가

㉮ 국민소득수준의 증대로 의료서비스를 이용할 수 있는 경제적 능력의 향상

㉯ 전 국민 건강보험의 확대에 따른 경제적 장벽의 제거

㉰ 인구의 노령화로 인해 의료서비스의 수요 증대

㉱ 사회간접시설의 확충으로 의료서비스 이용이 보다 용이해짐.

ⓑ 의료생산비용의 상승

㉮ 전반적 임금상승과 함께 의료서비스 종사자들의 임금도 상승

㉯ 의료서비스 생산에 투입되는 재료비 가격의 상승

ⓒ 의학기술의 발전

㉮ 고가 의료장비의 사용이 많아져 의료서비스의 가격이 상승

㉯ 새로운 진단, 치료기술이 계속 개발되어 이용됨에 따라 의료서비스의 가격 상승

㉣ 국민의료비 증가 억제 대책

ⓐ 소비자 측면

㉮ 본인부담 정률제

- 본인이 의료비의 일정비율을 지불하고 제3자 지불단체가 나머지를 부담하게 한다.
- 의료서비스 중 일부항목을 보험급여항목에 포함시키지 않음으로써 진료비 억제 효과를 기한다. 예 미용성형술

㉯ **본인부담 정액제** : 의료서비스 이용 시 본인이 총 의료비 중에서 일정금액을 직접 부담하는 방식이다.

㉰ **비용공제제** : 의료비가 일정수준에 이르기까지는 전혀 보험급여를 해주지 않는 것이다. 즉, 일정액까지는 피보험자가 비용을 지불하고 그 이상의 비용만 보험급여로 인정하는 것이다.

㉱ **급여상한제** : 일정수준을 초과하는 보험진료비에 대해서는 보험급여를 해주지 않는 제도로 이와 비슷하게 급여기간 상한선을 정해 의료비 억제를 유도하기도 한다.

ⓑ 의료제공자 측면

㉮ 미국의 HMO제도

- 진료시설과 인력을 보유한 조직에 지역주민들로 하여금 일정금액을 지불하고 가입하게 한 뒤 그 조직이 일정기간 가입자에게 포괄적인 의료서비스를 제공하고 가입자의 건강에 책임을 지게 하는 제도이다.
- 3대 특징 : 자발적 가입, 포괄적 의료서비스, HMO 간의 경쟁

㉯ DRG제도

- 입원환자의 종류를 질병의 종류 및 입원기간 동안의 의료자원 사용에 있어서 유사성을 중심으로 하여 DRG(진단명 기준 환자군)로 분류하고 DRG에 대한 포괄수가를 정하게 하여 그 병원이 진료한 연간 DRG의 종류 및 수량에 따라 보험진료비를 총량적으로 지급하게 하는 제도이다.
- 만약 병원이 정해진 재원기간보다 빨리 대상자를 치료하여 퇴원시킬 경우 포괄수가제에 대한 지정된 수당을 받고 또 병원을 유지할 수 있는 돈을 벌 수 있지만, 재원기간 내에 대상자를 퇴원시키지 못할 경우에는 추가 진료일수에 대해서는 금액을 상환 받지 못하므로 손해를 보게 된다.
- 병원에 수입이 되는 환자를 끌어 들이는 데 주력하여 병원에 손해가 되는 환자의 입원은 기피하게 된다.

ⓒ 국가통제 측면

㉮ 진료과정에 대한 통제

- 보건의료서비스의 양과 수가를 통제
- 의료의 질 관리

㉯ **진료에 투입되는 자원의 통제** : 진료시설의 표준화, 의료인력의 통제, 예산통제,

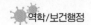

의료장비구입의 통제
㉰ 입원이나 치료의 적절성 검토
㉱ 건강보험 청구심사 강화
㉲ 대체 의료기관 및 대체 의료인력의 개발
㉳ 의료서비스 공급자에 대한 정보제공

국민의료비 억제 방안

구분		내용
단기적 방안	수요 측 억제방안	• 본인부담률 인상 • 보험급여 범위 확대를 억제하여 의료에 대한 과잉수요를 줄임
	공급 측 억제방안	• 의료수가 상승을 억제 • 고가 의료기술의 도입 및 사용을 억제하여 도입된 장비의 공동사용 방안 등을 강구하면서 의료비 증가 폭을 줄임 • 행정절차의 효율적 관리 운영으로 의료비 상승 억제 • 보험급여의 질적 적절성 평가(의료 이용도 조사, 질 평가 등)
장기적 방안	지불보상제도의 개편	사전 결제방식의 형태로 개편
	보건의료전달체계의 확립	공공부문 의료서비스의 확대 및 의료의 사회화, 공공성의 확대
	의료대체 서비스 및 인력 개발 및 활용	다양한 보건의료전문가의 양성으로 효율적인 인력 관리

Check

01 경상의료비에 포함되지 않는 것은?

① 처방전, 약제비, 검사비 등
② 질병이환으로 인한 사회비용
③ 의료기관에서 의료인에게 직접이나 간접으로 제공되는 비용
④ 정부가 의료급여 대상자에게 제공하는 비용

해설 사회비용은 간접의료비에 속한다.
정답 ②

02 우리나라 국민의료비 증가요인으로 옳지 않은 것은?

① 노인인구의 증가
② 국민소득의 증가
③ 병상수의 증가
④ 보험심사 기능의 독립

해설 보험심사 기능을 독립하면 보험심사가 강화되므로 국민의료비의 감소요인에 속한다.
정답 ④

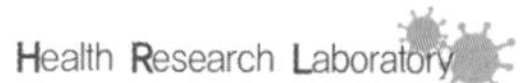

03　국민의료비의 증가요인과 대책에 대한 설명으로 옳지 않은 것은?

① 의과대학 정원감축 방안은 단기적 의료비 억제대책의 하나이며 전공과목 간, 지역 간 의사 수 조정은 의료비 억제에 효과적으로 기여하지 못한다.

② 건강보험을 통한 접근성 제고, 인구집단의 노령화 등은 의료비를 증가시키는 요인이 된다.

③ 의료기관 이용자의 본인부담률을 높임으로써 불필요한 의료이용을 억제할 수 있다.

④ 국가는 병원 병상수의 과잉 증설을 억제하고 고가 의료장비 도입을 억제하기 위한 제도를 사용할 수도 있다.

해설) 의과대학 정원감축 방안은 장기적 의료비 억제대책의 하나이며 전공과목 간, 지역 간 의사 수 조정은 의료비 억제에 효과적으로 기여하게 된다.

정답 ①

04　우리나라의 국민의료비에 포함되지 않는 것은?

① 의료서비스 이용을 위한 교통비　② 장기요양서비스 비용
③ 보건사업 행정비용　④ 의료시설에 대한 투자비용

해설) 교통비는 간접의료비에 속하며 간접의료비는 국민의료비에 포함되지 않는다.

정답 ①

05　다음 중 보건의료서비스의 재원으로 올바른 것을 모두 고른다면?

> 가. 건강보험료를 일부 부담하는 기업주
> 나. 보건복지부 등의 공공재원
> 다. 의료소비자의 개별 가계부담
> 라. 자선단체나 기부금 등을 지원하는 민간기관

① 가, 나, 다　② 가, 다
③ 나, 라　④ 가, 나, 다, 라

해설) 보건의료재원의 종류
① 세금　② 건강보험료
③ 이용자의 직접 부담　④ 기타 자선적인 기부, 기업주의 보조 등이 있다.

정답 ④

06　우리나라 국민의료비를 증가시키는 요인으로 볼 수 있는 것은?

① 노인인구와 만성질환자의 증가　② 건강보험 청구심사의 강화
③ 건강증진기금의 확보　④ 보건의료인력의 증가

해설) 나머지는 국민의료비를 감소시키게 된다.

정답 ①

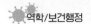

07 **경상의료비와 OECD 보고서에 대한 설명으로 옳지 못한 것은?** 2019. 서울 7급

① 경상의료비는 보건의료재화 및 보건의료서비스의 소비를 위하여 국민전체가 1년간 지출한 총액을 의미한다.

② OECD는 Health Statistics 2015부터 경상의료비를 대표 지표로 발표해 오고 있다.

③ OECD는 Health Statistics 2015부터 국민 총생산(GNP)에 대한 경상의료비 비중으로 의료비 지출 수준을 보고 있다.

④ 경상의료비는 국민의료비에서 자본투자를 뺀 것이다.

해설 OECD는 Health Statistics 2015부터 국내 총생산(GNI)에 대한 경상의료비 비중으로 의료비 지출 수준을 보고 있다.

정답 ③

08 **국민의료비 증가요인으로 가장 거리가 먼 것은?** 2019. 인천보건연구사

① 소득의 증가 ② 건강검진의 실시

③ 행위별수가제 적용 ④ 노인인구의 증가

해설 건강검진을 통해 질병을 조기발견해서 조기 치료할 경우 국민 의료비는 감소하게 된다.

정답 ②

09 **다음 중 국민의료비 증가요인이라 할 수 없는 것은?** 2018. 전북보건연구사

① 노인인구의 증가 ② 건강보험의 확대

③ 신포괄수가제 도입 ④ 고가의료장비의 도입

해설 신포괄수가제는 행위별수가제와 포괄수가제의 단점을 보완하면서 장점을 강화하기 위한 진료비지불보상제도로 적정 진료를 유도함으로써 국민의료비 절감효과를 얻을 수 있다.

정답 ③

(13) 시 · 군 · 구 보건행정조직

① 보건소

㉠ 현황

ⓐ 우리나라(2020) : 보건소(보건의료원 포함, 254개, 서울시 25개), 보건지소(1,338개), 건강생활지원센터(개소, 57개), 보건진료소(1,904개)

ⓑ 세계

㉮ 보건소 기원 : 근대기, 영국, Liverpool, William Rathbone 1862년 보건간호사 제도

㉯ 현대 보건소 : 현대기, 영국, 1920년 Dawson 보고서에 의해 처음으로 주장

◆ **의료 및 관련 서비스에 관한 자문위원회의 도슨보고서(Dawson Report)** : 1920년 영국 보건성에서 제시한 것으로 보건소의 구상을 선명하고 구체적으로 제시한 최초의 보고서이다.

㉰ 실질적 의미의 보건소 설립 : 록펠러(Rockefeller) 재단의 후원으로 1926년 스리랑카의 Kalutura Village에서 이루어졌으며 모자보건, 예방접종, 환경위생, 보건교육, 조산업무 등의 예방보건서비스를 중심으로 하였다.

㉡ 보건소 역사

연도	중요사항
1945. 9	미 군정청 군정법 제1호, 보건행정 개혁 – 예방 보건사업의 적극 추진
1946. 10	모범보건소(서울) 설치
1948	국립중앙보건소로 승격
1951. 9	국민의료법 제정
1953	15개의 보건소와 471개의 보건지소 설치
1955	16개의 보건소와 515개의 보건지소
1956. 12	보건소법 제정 – 시·도립 보건소 직제 완성
1958. 6	보건소법 시행령 공포
1962. 9	• 구 보건소법 전면 개정 – 시·군 보건소로 이관과 보건소 업무 13가지 규정 • 실질적인 의미의 보건소 설치라 할 수 있으며, 이때부터 시·군에 보건소를 두도록 하였다.
1976	보건소법 시행령 공포 – 보건소 설치기준 마련(시·군·구)
1980. 12	농어촌 보건의료를 위한 특별조치법
1988~1989	의료취약지역 군 보건소의 병원화 사업 추진(15개 보건의료원 설립)
1991. 3	보건소법 개정 – 보건지소 설치근거 마련 및 보건소 업무 보완
1992. 7	보건소 및 보건지소 보건의료 전문인력 배치 기준(보사부훈령 제639호)
1995	보건소의 지역보건법으로 전환
2015	지역보건법 전부 개정

㉢ 유형

특별시형	보건위생과, 건강관리과, 의료지원과
광역시형	보건행정담당, 예방의약담당, 병리검사담당, 건강증진담당, 방문보건담당, 가족보건담당, 진료관리담당
일반시·군형	보건위생과, 건강증진과
보건의료원형	기본 2과/부(진료부, 보건사업과)

㉣ 설치기준

ⓐ 대통령령으로 정하는 기준에 따라 해당 지방자치단체의 조례로 정한다.

ⓑ 시, 군, 구별로 1개소씩 설치한다.

ⓒ 시장, 군수, 구청장이 지역주민의 보건의료를 위하여 필요하다고 인정할 때 추가 설치가 가능하다. 동일한 시·군·구에 2개 이상의 보건소가 설치되어 있는 경우 해당 지방자치단체의 조례로 정하는 바에 따라 업무를 총괄하는 보건소를 지정하여 운영할 수 있다.

ⓓ 추가 설치 시 행정안전부장관이 보건복지부장관과 미리 협의하여야 한다.

ⓜ 보건소의 인력

ⓐ 보건소장

㉮ 보건소에 보건소장(보건의료원의 경우에는 원장을 말한다. 이와 같다) 1명을 두되, 의사면허가 있는 사람 중에서 보건소장을 임용한다. 다만, 의사면허가 있는 사람 중에서 임용하기 어려운 경우에는 지방공무원 임용령 별표1에 따른 보건 · 식품위생 · 의료기술 · 의무 · 약무 · 간호 · 보건진료(이하 "보건 등"이라 한다) 직렬의 공무원을 보건소장으로 임용할 수 있다. 보건 등 직렬의 공무원을 보건소장으로 임용하려는 경우에 해당 보건소에서 실제로 보건 등과 관련된 업무를 하는 보건 등 직렬의 공무원으로서 보건소장으로 임용되기 이전 최근 5년 이상 보건 등의 업무와 관련하여 근무한 경험이 있는 사람 중에서 임용하여야 한다.

㉯ 보건소장은 시장 · 군수 · 구청장의 지휘 · 감독을 받아 보건소의 업무를 관장하고 소속 공무원을 지휘 · 감독하며, 관할 보건지소, 건강생활지원센터 및 농어촌 등 보건의료를 위한 특별조치법 제2조 제4호에 따른 보건진료소의 직원 및 업무에 대하여 지도 · 감독한다.

ⓑ 보건소의 전문인력

㉮ 의료법이 정하고 있는 인력(의사, 한의사, 치과의사, 간호사 등), 의료기사법이 정하는 인력 이외에 약사, 영양사, 간호조무사, 위생사, 통계 및 전산기사, 사회복지사

㉯ 임용자격 기준 : 보건소의 기능을 수행하는 데 필요한 면허 · 자격 또는 전문지식이 있는 사람으로 하되, 해당 분야의 업무에서 2년 이상 종사한 사람을 우선적으로 임용하여야 한다.

ⓑ 보건소의 기능 및 업무(지역보건법 제11조 제1항)

ⓐ 건강 친화적인 지역사회 여건의 조성

ⓑ 지역보건의료정책의 기획, 조사 · 연구 및 평가

ⓒ 보건의료인 및 보건의료기본법 제3조 제4호에 따른 보건의료기관 등에 대한 지도 · 관리 · 육성과 국민보건 향상을 위한 지도 · 관리

ⓓ 보건의료 관련 기관 · 단체, 학교, 직장 등과의 협력체계 구축

ⓔ 지역주민의 건강증진 및 질병예방 · 관리를 위한 다음의 지역보건의료서비스의 제공

㉮ 국민건강증진 · 구강건강 · 영양관리사업 및 보건교육

㉯ 감염병의 예방 및 관리

㉰ 모성과 영유아의 건강유지 · 증진

㉱ 여성 · 노인 · 장애인 등 보건의료 취약계층의 건강유지 · 증진

㉲ 정신건강증진 및 생명존중에 관한 사항

㉳ 지역주민에 대한 진료, 건강검진 및 만성질환 등의 질병관리에 관한 사항

㉴ 가정 및 사회복지시설 등을 방문하여 행하는 보건의료 및 건강관리사업

㉵ 난임의 예방 및 관리

ⓢ **보건소의 기능 및 업무의 세부사항**(지역보건법 시행령 제9조)

ⓐ 법 제11조 제1항 제2호에 따른 지역보건의료정책의 기획, 조사 · 연구 및 평가의 세부사항은 다음과 같다.

㉮ 지역보건의료계획 등 보건의료 및 건강증진에 관한 중장기 계획 및 실행계획의 수립 · 시행 및 평가에 관한 사항

㉯ 지역사회 건강실태조사 등 보건의료 및 건강증진에 관한 조사 · 연구에 관한 사항

㉰ 보건에 관한 실험 또는 검사에 관한 사항

ⓑ 법 제11조 제1항 제3호에 따른 보건의료인 및 보건의료기본법 제3조 제4호에 따른 보건의료기관 등에 대한 지도 · 관리 · 육성과 국민보건 향상을 위한 지도 · 관리의 세부사항은 다음과 같다.

㉮ 의료인 및 의료기관에 대한 지도 등에 관한 사항

㉯ 의료기사 · 보건의료정보관리사 및 안경사에 대한 지도 등에 관한 사항

㉰ 응급의료에 관한 사항

㉱ 농어촌 등 보건의료를 위한 특별조치법에 따른 공중보건의사, 보건진료 전담공무원 및 보건진료소에 대한 지도 등에 관한 사항

㉲ 약사에 관한 사항과 마약 · 향정신성의약품의 관리에 관한 사항

㉳ 공중위생 및 식품위생에 관한 사항

ⓒ 법 제11조 제2항에서 '대통령령으로 정하는 업무'란 난임시술 주사제 투약에 관한 지원 및 정보 제공을 말한다.

② **보건지소**

㉠ **설치기준**

ⓐ 지방자치단체는 보건소의 업무수행을 위하여 필요하다고 인정하는 경우에는 대통령령으로 정하는 기준에 따라 해당 지방자치단체의 조례로 보건지소를 설치할 수 있다.

ⓑ 읍 · 면(보건소가 설치된 읍 · 면은 제외)마다 1개소씩 설치할 수 있다. 다만, 지역주민의 보건의료를 위하여 특별히 필요하다고 인정되는 경우에는 필요한 지역에 보건지소를 설치 · 운영하거나 여러 개의 보건지소를 통합하여 설치 · 운영할 수 있다.

㉡ **보건지소장**

ⓐ **임용**

㉮ 보건지소에 1명의 보건지소장을 둔다.

㉯ 보건지소장은 지방의무직 또는 임기제 공무원으로 임명한다.

ⓑ **지휘 · 감독**

㉮ 보건소장의 지휘 · 감독을 받는다.

㉯ 보건지소의 업무를 관장한다.

㉰ 소속 직원을 지휘 · 감독한다.

㉱ 보건진료소의 직원 및 업무에 대하여 지도 · 감독한다.

③ 보건진료소

㉠ 설치근거

ⓐ 1978년 : 소련의 알마아타 회의 → 1차 보건의료

ⓑ 1980년 : 농어촌 등 보건의료를 위한 특별조치법 → 벽오지에 보건진료소를 배치하고 읍 · 면지역 보건지소에 공중보건의를 배치

㉡ 설치기준

ⓐ 의료취약지역을 인구 500명 이상(단, 도서지역은 300명 이상) 5,000명 미만을 기준으로 구분한 하나 또는 여러 개의 리 · 동을 관할 구역으로 하여, 주민이 편리하게 이용할 수 있는 장소에 설치한다.

ⓑ 보건진료소 관할 인구의 2/3 이상이 교통 시간 30분 이내에 보건진료소에 접근 가능하도록 설치한다.

㉢ **보건진료 전담공무원의 자격**(농어촌 등 보건의료를 위한 특별조치법 제16조)

ⓐ 보건진료 전담공무원은 간호사 · 조산사 면허를 가진 사람으로서 보건복지부장관이 실시하는 24주 이상의 직무교육을 받은 사람이어야 한다.

ⓑ ⓐ의 직무교육에 필요한 사항은 보건복지부령으로 정한다.

㉣ **보건진료 전담공무원의 신분 및 임용**(동법 제17조)

ⓐ 보건진료 전담공무원은 지방공무원으로 하며, 특별자치시장 · 특별자치도지사 · 시장 · 군수 또는 구청장이 근무지역을 지정하여 임용한다.

ⓑ 특별자치시장 · 특별자치도지사 · 시장 · 군수 또는 구청장은 보건진료 전담공무원이 다음의 어느 하나에 해당하는 경우에는 그 보건진료 전담공무원을 징계할 수 있다.

㉮ 정당한 이유 없이 지정받은 근무지역 밖에서 의료행위를 한 경우

㉯ 제19조에 따른 범위를 넘어 의료행위를 한 경우

㉰ 제20조에 따른 관할 구역 이탈금지 명령을 위반하여 허가 없이 연속하여 7일 이상 관할 구역을 이탈한 경우

ⓒ ⓑ에 따른 징계의 절차 · 방법, 그 밖에 필요한 사항은 지방공무원법에 따른다.

㉤ **보건진료 전담공무원의 의료행위의 범위**(동법 제19조) : 보건진료 전담공무원은 의료법 제27조에도 불구하고 근무지역으로 지정받은 의료취약지역에서 대통령령으로 정하는 경미한 의료행위를 할 수 있다.

㉥ **보건진료 전담공무원의 업무**(동법 시행령 제14조)

ⓐ 법 제19조에 따른 보건진료 전담공무원의 의료행위의 범위는 다음과 같다.

㉮ 질병 · 부상상태를 판별하기 위한 진찰 · 검사

㉯ 환자의 이송

㉰ 외상 등 흔히 볼 수 있는 환자의 치료 및 응급조치가 필요한 환자에 대한 응급처치

㉱ 질병 · 부상의 악화 방지를 위한 처치

㉲ 만성병 환자의 요양지도 및 관리

㉶ 정상분만 시의 분만 도움
㉷ 예방접종
㉸ ㉮부터 ㉷까지의 의료행위에 따르는 의약품의 투여

ⓑ 보건진료 전담공무원은 ⓐ의 의료행위 외에 다음의 업무를 수행한다.
㉮ 환경위생 및 영양개선에 관한 업무
㉯ 질병예방에 관한 업무
㉰ 모자보건에 관한 업무
㉱ 주민의 건강에 관한 업무를 담당하는 사람에 대한 교육 및 지도에 관한 업무
㉲ 그 밖에 주민의 건강증진에 관한 업무

④ 보건의료원

㉠ 보건소 중에서 의료법상 병원의 요건을 갖춘 의료기관을 말한다.
㉡ 의료시설이 부족하고 지역적으로 열세에 있는 군과 시를 2~4개 통합하여 1개씩의 보건의료원을 설립하였다.

⑤ 건강생활지원센터

㉠ 지방자치단체는 보건소의 업무 중에서 특별히 지역주민의 만성질환 예방 및 건강한 생활습관 형성을 지원하는 건강생활지원센터를 대통령령으로 정하는 기준에 따라 해당 지방자치단체의 조례로 설치할 수 있다.
㉡ 건강생활지원센터의 추진 배경은 다음과 같다.
ⓐ 도시 지역 주민의 보건의료서비스 필요 미충족
ⓑ 도시 보건지소의 확충 사업에 지자체의 참여 저조
ⓒ 도시 보건지소의 큰 규모로 인한 진료 기능 유인의 효과로 인한 민간 의료기관과의 갈등 유발
ⓓ 설치 규모 및 방식 등을 효율화하여 지역 밀착형 건강관리 전담기관으로서 '건강생활지원센터' 전환 추진

Point

시 · 군 · 구 보건행정 조직 설치 기준

구분	연도	법령	장소
보건소	1953	지역보건법 대통령령	시 · 군 · 구별 1개소
보건지소	1953	지역보건법 대통령령	읍 · 면별 1개소
보건진료소	1980	농어촌 등 보건의료를 위한 특별조치법, 보건복지부령	리(里) 단위의 오 · 벽지에 설치
보건의료원	1988	지역보건법 대통령령	보건소와 동일
건강생활지원센터	2015	지역보건법 대통령령	읍 · 면 · 동별 1개소

Check

01 **다음 중 보건소에 관한 설명으로 가장 올바른 것은?**

① 보건소법이 지역보건법으로 개정됨에 따라 지방보건행정의 자율성이 저하되었다.
② 보건소장으로 의사면허를 가진 자만이 임용이 가능하다.
③ 의료기관이 부족한 농촌지역에 진료기능을 강화한 보건의료원을 운영한다.
④ 지역보건의료계획서의 작성으로 보건소의 사업방향이 상의하달식으로 전환되었다.

해설 ① 보건소법이 지역보건법으로 개정됨에 따라 지방보건행정의 자율성이 증가되었다.
② 보건소장으로 의사면허를 가진 자 뿐만 아니라 보건진료직렬의 공무원도 임용이 가능하다.
④ 지역보건의료계획서의 작성으로 보건소의 사업방향이 하의상달식으로 전환되었다.

정답 ③

02 **다음 중 보건지소에 관한 설명으로 가장 올바른 것은?**

① 관할지역의 사회 · 경제적 여건을 고려하여 설치한다.
② 보건지소에는 지방의무직 또는 전문직 공무원으로 보건지소장을 임용한다.
③ 보건지소장은 보건소장의 지휘 · 감독없이 독자적 업무를 수행한다.
④ 지방자치단체의 조례에 따라 리 · 동단위로 설치한다.

해설 ① 관할지역의 사회 · 경제적 여건을 고려하지 못한 채 읍 · 면 별로 1개소씩 설치한다.
③ 보건지소장은 보건소장의 지휘 · 감독하에 업무를 수행한다.
④ 지방자치단체의 조례에 따라 읍, 면 단위로 설치한다.

정답 ②

03 **다음의 보건소의 종류 중 성격이 다른 것은?**

① 보건진료소 ② 보건의료원
③ 보건소 ④ 보건지소

해설 보건의료원은 보건소 중에서 의료법상 병원의 요건을 갖춘 의료기관을 말한다.

정답 ②

04 **우리나라의 지역보건 행정조직에 대한 설명으로 옳지 않은 것은?**

① 보건소는 시 · 군 · 구별로 1개소씩 설치하며, 필요한 지역에 추가로 설치할 수 있다.
② 보건소 중 의료법에 의한 병원의 요건을 갖춘 경우에는 보건의료원이라는 명칭을 사용할 수 있다.
③ 보건진료소는 농어촌 등 보건의료를 위한 특별조치법에 근거하여 설치한다.
④ 인구 500명 미만인 의료취약지역은 지방자치단체장의 승인을 받아 보건진료소를 설치할 수 있다.

해설 **시행규칙 제17조 제1항** : 인구 500명 미만인 의료취약지역은 보건복지부장관의 승인을 받아 보건진료소를 설치할 수 있다.

정답 ④

2 진료비 보상 지불제도

(1) 행위별수가제(FFS)

① 의사의 진료행위마다 일정한 값을 정하여 진료비를 결정하는 것으로 가장 흔한 지불비 방법이다.

② 장점 : 의사의 재량권이 커지고, 양질의 서비스를 충분히 제공할 수 있다.

③ 단점

㉠ 과잉진료, 의료남용의 우려

㉡ 의료비상승 우려

㉢ 행정적으로 복잡함

㉣ 의료인, 보험자 간의 마찰요인

㉤ 보건의료수준과 자원이 지역적, 사회계층적으로 불균등 분포

④ 한국, 일본, 미국의 개업의사

(2) 봉급제

① 서비스의 양이나 제공받는 사람의 수에 관계없이 일정한 기간에 따라 보상받는 방식(단순봉급제, 성과급제)으로 의사의 근무경력, 기술수준, 근무하는 의료기관 및 직책에 따른 보수규정을 정하고 그 규정에 따라 일정기간에 1회씩 월급을 지급하는 방법이다.

② 장점

㉠ 의사의 수입이 안정되고 불필요한 경쟁을 억제할 수 있다.

㉡ 질병의 예방에 관심을 가지며 의료남용이 감소된다.

㉢ 수속 및 행정관리가 간편하다.

③ 단점 : 진료의 형식화, 관료화, 서비스의 최소화가 우려된다.

④ 사회주의나 공산주의 국가에서 채택

(3) 인두제(Capitation)

① 의사에게 등록된 환자 또는 사람 수에 따라서 진료비가 지불되는 방법이다.

② 장점

㉠ 진료의 계속성이 증대되어 비용이 상대적으로 저렴하며 예방에 치중하게 된다.

㉡ 행정적 업무절차가 간편하다.

③ 단점

㉠ 환자의 선택권이 제한된다.

㉡ 서비스 양을 최소화하는 경향이 있다.

㉢ 환자후송이나 의뢰가 증가한다.

④ 영국과 미국의 건강유지기구(HMO)에서 적용

(4) 포괄수가제(PPS)

① **일당 수가제** : 환자 입원 1일당 또는 외래진료 1일당 수가를 정하여 지불하는 방식으로 주로 장기진료를 받는 경우에 적용한다. 우리나라의 경우 요양병원의 입원료나 의료급여, 정신과 입원치료비가 이에 속한다.

② **방문당 수가제** : 방문 시 이루어진 진찰, 처방, 검사, 처치 등 모든 비용을 포함하는 수가를 적용한다. 가정간호에서는 가정간호사가, 보건기관에 내소한 경우나 방문간호 등은 방문당 수가제가 적용된다.

③ **질병군별 포괄수가제** : 진단명 기준 환자군 DRG(Diagnosis Related Group)체계에 따라 입원환자를 분류하여 각 환자군에 포괄적으로 산정된 진료비를 적용하는 지불제도로 미국에서 1983년에 처음으로 도입되었다. 우리나라는 2012년 7월부터 규모가 작은 병의원급 의료기관에 의무 적용되었고, 2013년 7월부터는 종합병원과 상급종합병원으로 의무적용이 확대되었다.

> **Point**
>
> **포괄수가제 적용질환(4개과 7개 질병군)**
>
> ① **안과** : 수정체수술(백내장수술)
> ② **이비인후과** : 편도 및 아데노이드 수술
> ③ **일반외과** : 항문 및 항문주위수술(치질수술), 서혜 및 탈장수술, 충수돌기염수술(맹장염수술)
> ④ **산부인과** : 자궁 및 자궁부속기 수술(악성종양 제외), 제왕절개분만

④ **장점** : 경제적인 진료수행을 유도하고 의료기관의 생산성을 증대시키며 행정적으로 간편하다.

⑤ **단점** : 서비스 양이 최소화되고 규격화되며 행정직의 진료진에 대한 간섭이 지나치다. 또한 합병증이 발생하였거나, 새로운 약의 사용이나 새로운 의과학 기술의 적용에는 적합하지 못하다. 또한 진단이 불확실한 외래진료나 초진 환자의 경우에 적용하기에는 무리가 있다.

⑥ 미국의 Medicare, 병원진료비에 적용하는 DRG-PPS방식

⑦ **신포괄수가제**

㉠ 새로운 '의료비 정찰제'로 진료비 산정 시 포괄수가와 행위별수가를 병행하며 의사의 직접진료, 선택진료비, 상급 병실료, 식대 등은 별도로 계산되는 방식이다.

㉡ 2014년부터 4대 중증 질환(암, 뇌, 심장, 희귀난치성 질환)과 같이 복잡한 질환까지 포함시켜 더 많은 입원환자가 혜택을 받을 수 있도록 공공병원에서 559개 질병군에 대해 실시하고 있다.

㉢ 2017년 건강보험 보장성 강화 대책으로 신포괄수가제를 민간병원으로 확대하고 있다.

Point

신포괄수가제

1. 도입배경
   ① 행위별수가제와 포괄수가제의 단점을 보완하면서, 장점을 강화하기 위해 2009년 신포괄수가제 시범사업 도입
   ② 1977년 행위별수가제 도입(과잉진료 발생) → 1997년 포괄수가제 도입(과소진료 우려) → 2009년 신포괄수가제 시범도입(적정진료 유도)

2. 7개 질병군 포괄수가 및 신포괄수가제 비교

구분	7개 질병군 포괄수가	신포괄수가
대상환자	단순 외과계 입원환자	전체 입원환자
포괄범위	전체 입원진료비 (일부 비급여 제외)	의사행위, 고가 서비스를 제외한 입원진료비
지불범위	입원건강 지불	입원건강지불, 일당지불, 행위별수가
지불정확성	질병군별 지불정확성	의료기관 단위 지불정확성

3. 요양급여의 범위
   ① **급여대상**
      ㉠ 행위별수가제의 요양급여 항목
      ㉡ 대상 질병군 진료에 필요한 비급여 항목
      ㉢ 초음파 영상진단
   ② **비급여 대상**
      ㉠ 미용, 성형목적 등 기본적 비보험 항목
      ㉡ 대상 질병군 진료에 필요한 행위별 비급여 항목 일부
      ㉢ 신청 중인 신의료기술
   ③ **전액 본인부담** : 이송 처치료, 가정간호 교통비, 양전자 단층촬영

4. 정상군 포괄수가 적용방식(입원일수에 따라 환자구분)
   ① **하단열외군** : 행위별수가 적용
   ② **정상군** : 포괄수가 + 별도 보상 항목은 행위별수가 적용
   ③ **상단열외군**
      ㉠ 정상군까지는 포괄수가 + 행위별수가 적용
      ㉡ 정상군 초과기간부터는 행위별수가 적용

5. 신포괄수가 적용방식
   신포괄 요양급여 비용 = 포괄수가 + 비포괄수가(행위별수가) + 가산수가
   ① **가산수가** : 포괄수가 × 기관당 가산율
   ② **포괄수가** : 기준점수 × 점수당 단가 × 조정계수
      예 입원료, 검사료, 투약료, 주사료, 마취료
   ③ **비포괄수가(행위별수가)** : 입원료(중환자실, 격리실, 응급의료관리료 등), 수술 처치료, MRI PET 방사선 치료, 내시경 검사료, 마취초빙료

(5) 총괄계약제

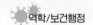

① 지불 측과 진료 측이 미리 진료보수 총액을 정하는 계약을 체결하고 진료 측의 단체는 그 총액의 범위 내에서 진료를 담당하고 지불자는 진료비에 구애받지 않고 보건의료서비스를 이용하는 제도이다.

② 장점

㉠ 총 의료비 억제 기능

㉡ 의료인 단체에 의한 과잉진료의 자율적 억제 기능

③ 단점

㉠ 첨단 의료서비스 도입의 동기가 상실될 우려가 있다.

㉡ 매년 진료비 계약을 둘러싼 교섭의 어려움으로 의료공급의 혼란을 초래할 우려가 있다.

Point

❀ 진료비 부과별 보수지불제도

분류	방식	장점	단점
행위별 수가제 (Fee for Service)	• 제공된 의료서비스의 단위당 가격에 서비스의 양을 곱한 만큼 보상하는 방식 • 의사의 시술 내용에 따라 값을 정하며 의료를 공급하는 것 • 진료행위 자체가 기준	• 의료서비스의 양과 질의 확대 • 의료인의 재량권 확대(의료인의 자율보장) • 첨단 의 · 과학기술의 발달유도 • 전문적인 의료수가결정에 적합 • 가장 현실적이고 합리적임 • 원만한 의사, 환자관계 유지	• 의사의 수입과 행위가 직결되므로 과잉진료 · 의료남용 우려 • 의료비 지급에서는 과잉진료를 막기 위해 심사, 감사 또는 기타 방법을 동원하게 되어 행정적으로 복합적인 문제 발생 • 의료인과 보험자 간에 갈등요인을 소지하고 있음 • 예방보다는 치료에 치중 • 기술지상주의 팽배가능성 • 상급병원 후송기피
인두제 (Capitation)	• 등록된 환자 또는 주민 수에 따라 일정액을 보상받는 방식	• 진료의 계속성이 증대되어 비용이 상대적으로 저렴 • 예방에 보다 많은 관심 • 행정적 업무절차 간편 • 의료남용을 줄일 수 있음 • 의료인 수입의 평준화 유도	• 환자의 선택권 제한 • 서비스양을 최소화하는 경향 • 환자후송, 의뢰증가 경향 • 고위험, 고비용환자 기피 • 고도의 전문의에게 적용 곤란 • 과소치료 경향
봉급제 (Salary)	• 제공된 서비스의 양이나 사람 수에 관계없이 일정 기간에 따라 보상하는 방식	• 의사의 수입이 안정되고, 불필요한 경쟁을 억제할 수 있음 • 행정관리 용이 • 조직의료에 적합	• 진료 형식화, 관료화가 우려됨 • 과소 서비스 공급 • 낮은 생산성 • 의료인의 자율성 저하

포괄수가제 (Case Payment) DRG-PPS	• 환자의 종류당 총 보수단가를 설정하여 보상하는 방식	• 경제적인 진료 수행을 유도 • 병원업무의 표준화(진료의 표준화) • 예산통제 가능성 큼 • 부분적으로 적용 가능	• 서비스가 최소화 · 규격화되는 경향 • 의료행위에 대한 자율성 감소 • 합병증 발생 시 적용 곤란 • 과소진료의 우려 • 신규의학기술에는 적용 어려움
총괄계약제 (Negotiation System)	• 지불자 측과 진료자 측이 진료보수 총액의 계약을 사전에 체결하는 방식 • 주로 독일에서 시행	• 총 진료비의 억제가 가능하며, 과잉진료에 대한 자율적 억제가능	• 매년 진료비 계약을 둘러싼 교섭의 어려움으로 의료제공의 혼란을 초래할 우려가 있으며, 새로운 기술의 도입 지연
상대가치 수가제 (RBRVS)	• 우리나라에서 시행 • 진료행위별 금액으로 표시되어 있는 현재의 수가체계를 진료행위별 점수화하여 요양급여에 소요되는 시간 · 노력 등 업무량 측정 • 요양급여의 위험도를 고려하여 산출한 가치를 각 항목 간에 상대적 점수로 나타냄		

상대가치수가제

미국의 Harvard대학에서 고안된 투입자원에 근거한 행위별수가산정 모형인 자원기준 상대가치체계를 우리나라 사정에 맞도록 재고안 한 것으로 의료행위를 분류할 때 의료서비스의 난이도를 고려하여 상대가치에 그 환산지수를 곱하여 수가를 산정하는 방식이다.

- **업무량 시간** : 의료행위를 수행하는 데 실제로 소요되는 시간
- **업무량 강도** : 육체적 노력 및 의료적 기술, 정신적 노력, 스트레스의 세 가지 요소이다.

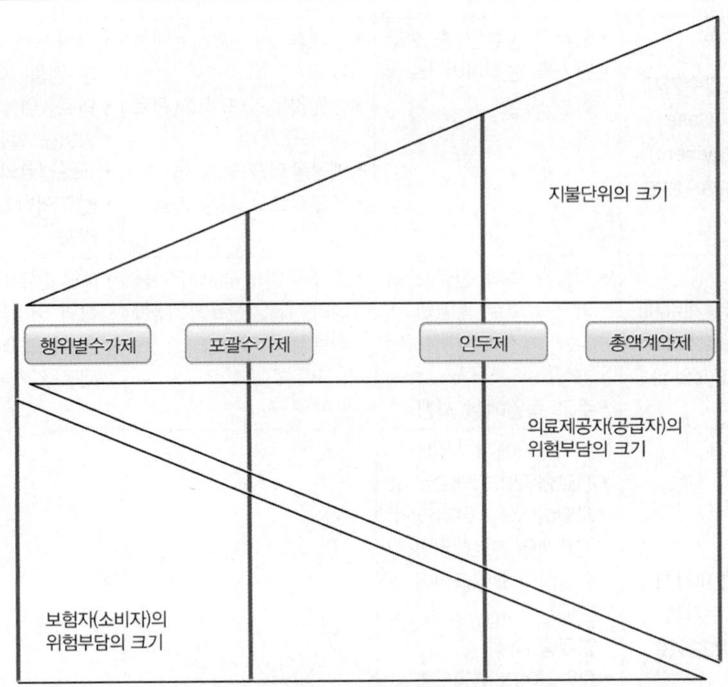

▼ 진료비 지불단위의 크기

출처 : 대한예방의학회, 「예방의학과 공중보건학」, 계축문화사, 2015, p.805

1. 행위별수가제 이하에서 의료제공자는 제공한 모든 의료서비스에 대해서 지불을 받지만, 총액계약제로 갈수록 의료서비스에 대한 보상금액은 의료서비스 제공량과는 무관하게 된다. 즉, 지불단위가 커질수록 실제 발생한 의료서비스 제공량과는 무관하게 지불이 이루어질 수 있다.
   ① **행위별수가제** : 위험부담은 보험자(소비자)가 전적으로 지게 된다.
   ② **포괄수가제, 인두제** : 위험부담은 보험자(소비자)와 공급자가 함께 지게 된다.
   ③ **총액계약제** : 위험부담은 의료제공자가 전적으로 지게 된다.
2. 인두제에서는 등록자별로 일정액이 보상되지만, 관리하는 등록자 수가 늘어나면 보상액이 증가한다. 하지만 총액계약제는 환례 수가 증가하거나 등록환자 수가 늘어나더라도 일정금액 밖에 보상을 받지 못한다.
3. 향후 발생할 수 있는 환자 수의 증가나 진료빈도의 증가에 대해서 행위별수가제는 전적으로 보험자가 모든 위험을 부담하게 되지만, 총액계약제하에서는 의료제공자가 모든 위험을 부담해야 한다.

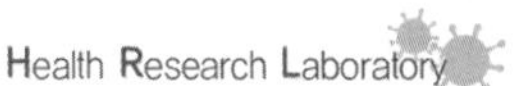

Check

01 진료행위별 수가제의 설명으로 옳은 것은?

① 보험자와 병원 간 미리 선불 계약을 체결한다.
② 약제, 재료비에 따라 일정한 값을 정한다.
③ 전통적 방식으로 의료보장제도 이후 사라졌다.
④ 의사에 대한 진료비상환법으로 경력, 기술, 직책 등에 따라 보수가 결정된다.

해설 ① 총괄계약제, ③ 굴신제, ④ 봉급제
정답 ②

02 포괄수가제의 장점은?

① 의료수준이 높다.
② 서비스의 증가가 가능하다.
③ 과잉진료 서비스를 방지할 수 있다.
④ 신기술의 적용에 유리하다.

해설 포괄수가제는 경제적인 진료수행을 유도한다.
정답 ③

03 총액계약제에 대한 설명으로 옳지 않은 것은? 2022. 충북보건연구사 예방의학

① 과잉진료를 방지할 수 있다.
② 지불자측의 재정적 위험부담이 크다.
③ 의료비 지출의 사전 예측이 가능하다.
④ 의료공급자의 자율적 규제가 가능하다.

해설 지불자(보험자, 소비자)측의 재정적 위험부담이 큰 것은 행위별수가제에 속한다.
정답 ②

04 다음에서 설명하고 있는 지불보상제도로 올바른 것은? 2022. 강원보건연구사 보건학

- 입원환자의 질병에 대한 진료비가 정해져 있다.
- 미국에서 의료비 상승을 억제하기 위하여 1983년부터 Medicare의 진료비 지급방법으로 적용하였다.

① 행위별수가제 ② 포괄수가제
③ 인두제 ④ 총액계약제

해설 **포괄수가제** : 환자의 종류 당 총 보수단가를 설정하여 보상하는 방식
정답 ②

05 **다음에 해당하는 진료비 지불방법은?** 2021. 서울 7급

- 의료인의 자율성이 보장되어 안정된 진료행위가 가능하다.
- 의료인의 과잉진료로 환자의 진료비부담이 증가할 수 있다.
- 진료비 청구, 심사와 같은 복잡한 행정관리비용이 증가한다.
- 예방사업이 소홀해질 수 있다.

① 포괄수가제(Case-payment) ② 총액계약제(Global Budget)
③ 인두제(Capitation) ④ 행위별수가제(Fee For Service)

해설 **행위별수가제**

① 의사의 진료행위마다 일정한 값을 정하여 진료비를 결정하는 것으로 가장 흔한 지불방법이다.
② **장점** : 의사의 재량권이 커지고, 양질의 서비스를 충분히 제공할 수 있다.
③ **단점**
㉠ 과잉 진료, 의료 남용의 우려
㉡ 의료비 상승 우려
㉢ 행정적으로 복잡
㉣ 의료인, 보험자 간의 마찰 요인
㉤ 보건의료 수준과 자원이 지역적·사회계층적으로 불균등 분포

정답 ④

06 **진료비보상제도에 대한 설명으로 옳지 않은 것은?** 2020. 광주보건연구사

① 포괄수가제는 진료비 산정의 간소화로 행정비용이 절감된다.
② 행위별수가제는 과잉진료를 줄이는 데 적합하다.
③ 인두제는 환자 후송의뢰가 늘어나 치료가 지연되기 쉽다.
④ 총액계약제는 신의료기술 도입과 의료의 질 향상의 동기가 저하된다.

해설 행위별수가제는 제공된 진료 양 만큼 보상을 받기 때문에 과잉진료나 진료의 남용 현상이 발생된다.

정답 ②

07 **다음에서 설명하고 있는 지불보상제도는?** 2020. 울산보건연구사

- 환자와 의사간 신뢰가 높고 지속적인 관리가 가능하다.
- 일차예방 위주로 관리된다.
- 서비스양의 최소화가 발생된다.

① 인두제 ② 포괄수가제
③ 봉급제 ④ 행위별수가제

해설 **인두제** : 예방에 보다 많은 관심을 가지게 되며 진료의 계속성이 증대되어 환자와 의사간 신뢰도가 높아지게 된다. 반면 고위험 고비용환자를 기피하고 과소치료 경향이 발생하게 된다.

정답 ①

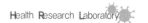

08 **의료서비스의 질적 수준을 유지하고 의료기술을 쉽게 도입할 수 있어서 의료제공자가 선호하는 진료비 지불방법은?** 2020. 경기보건연구사

① 인두제 ② 행위별수가제
③ 총액계약제 ④ 포괄수가제

해설 **행위별수가제** : 의료서비스의 질적 수준을 유지하고 의료기술을 쉽게 도입하려고 한다.
정답 ②

09 **제공된 의료서비스의 단위당 가격에 서비스의 양을 곱한 만큼 보상하는 방식은?** 2019. 경북보건연구사

① 행위별수가제 ② 포괄수가제
③ 총액계약제 ④ 인두제

해설 **행위별수가제** : 제공된 의료서비스의 단위당 가격에 서비스의 양을 곱한 만큼 보상하는 방식이다.
정답 ①

10 **우리나라에서 행해지고 있는 지불보상제도는?** 2018. 광주보건연구사

① 인두제, 포괄수가제 ② 인두제, 총괄계약제
③ 포괄수가제, 행위별수가제 ④ 포괄수가제, 총괄계약제

해설 우리나라에서 현재 실시되고 있는 지불보상제도는 행위별수가제, 포괄수가제, 상대가치수가제 이다.
정답 ③

11 **진료비 지불방식에 포괄수가제를 적용함으로써 국민의료비 증가를 억제하는 기전으로 옳은 것은?** 2018. 경기보건연구사

① 의사의 수입을 줄임으로써 국민의료비 증가를 억제한다.
② 공급자 스스로 의료비를 줄이고자 하는 동기부여를 유발한다.
③ 병원의 경제적 진료를 유도한다.
④ 예방보건사업을 적극적으로 추진하도록 유도한다.

해설 포괄수가제는 질병별로 미리 책정된 정액보수를 지급하게 함으로써 의사 스스로 경제적 진료 수행을 유도하는 방식이다.
정답 ③

12 **의료인이 맡고 있는 일정 지역의 주민 수에 일정 금액을 곱하여 이에 상응하는 보수를 의료인에게 지급하는 방식은?** 2018. 서울보건연구사

① 인두제 ② 총액계약제
③ 포괄수가제 ④ 행위별수가제

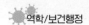

해설 **인두제** : 일정 지역의 주민 수를 기준으로 주민 수에 1인당 기준수가를 곱하여 보수를 산정하는 방식

정답 ①

13 진료비 지불방식을 지불단위의 크기가 작은 것부터 큰 것 순으로 차례대로 나열한 것은?

2017. 강원보건연구사

① 행위별수가제 < 포괄수가제 < 인두제 < 총액계약제

② 행위별수가제 < 인두제 < 포괄수가제 < 총액계약제

③ 총액계약제 < 포괄수가제 < 인두제 < 행위별수가제

④ 총액계약제 < 인두제 < 포괄수가제 < 행위별수가제

해설 지불단위가 가장 큰 것은 총액계약제 >인두제 >포괄수가제 >행위별수가제 이다.

정답 ①

CHAPTER

05

보건의료전달체계

1 개념

(1) 정의

가용 자원을 최대한 활용하여 양질의 급여를 의료보장 대상자들에게 민주적이면서도 효율적으로 전달해 주는 통로를 말한다.

(2) WHO의 정의

합리적 의료전달체계란 의료의 지역화가 합리적으로 이루어진 상태이며, 합리적인 의료지역화의 요건은 다음과 같다.

① 진료권의 설정

② 필요한 의료자원의 공급

③ 의료기관 간 기능의 분담과 억제

④ 환자 후송 의뢰체계의 수립을 제시

(3) 원칙

① 보건의료서비스는 필요로 하는 모든 사람에게 제공되어야 한다는 필연성과 당위성이 있어야 한다.

② 한정된 의료자원을 모든 사람에게 제공하기 위해 최소한의 투자로 최대한의 효과를 기대하는 효율성의 경제원칙을 준수하여야 한다.

(4) 목적

① 의료이용의 편의제공과 의료자원의 효율성 도모

② 지역 간, 의료기관 간의 균형적인 발전

③ 국민 의료비 억제 및 의료보장의 재정 안정 도모

(5) 의료제공 형태

① **현물급여형**(제3자 급여형, 의료서비스 급여형)

㉠ 가입자는 보험자에게 보험료를 지급하고, 진료를 받은 경우에는 이용한 의료제공자에게 본인 일부부담금만을 지급하면 의료제공자가 나머지 진료비를 보험자에게 청구하고, 보

험자가 이를 심사하여 지불하는 제3자 지불방식이 직접서비스형이다.

㉡ 우리나라, 독일, 일본

㉢ 장점

ⓐ 저소득층의 의료이용 수월

ⓑ 의료공급체계의 합리화 촉진

㉣ 단점

ⓐ 피보험자의 의료기관 선택권 제한

ⓑ 수진남용

ⓒ 과잉진료, 부당청구

② **현금급여형**(배상보험형, 상환형, 환불제)

㉠ 가입자가 자유의사에 따라 의료기관을 이용하고 진료비를 지불한 후 영수증을 보험자에게 제출하여 약정한 비율의 보험급여를 상환받게 되는 제도이다.

㉡ 미국의 민영보험회사에서 흔히 사용, 프랑스, 벨기에, 스위스

㉢ 장점

ⓐ 환자가 진료비 전액을 직접 지불해야 하기 때문에 의료남용이나 과잉진료를 억제할 수 있다.

ⓑ 의료기관의 진료비 청구부담 제거

ⓒ 피보험자의 의료기관 선택권 보장

㉣ 단점

ⓐ 의료수요자에게는 여러가지 번거로움을 줄 뿐 아니라 진료 시 돈이 없을 경우 필요한 의료이용이 억제되는 경우가 발생한다.

ⓑ 의료공급체계의 합리화 촉진 불가능

③ **변이형**(혼합형, 직접형)

㉠ 보험자가 의료기관을 직접 소유하거나 계약하여 가입자들에게 포괄적인 의료서비스를 제공함으로써 의료비를 절감하고자 하는 유형으로, 가입자들의 의료기관 선택의 기회가 없으며 의료서비스의 제공이 최소화되는 경향이 있을 수 있다.

㉡ 남미국가, 미국의 건강유지기구(HMO), 독일의 총괄계약제, 부산 청십자의원, 건강보험공단 일산병원

㉢ 장점

ⓐ 진료비 심사가 필요없다.

ⓑ 행정절차가 간편하다.

㉣ 단점

ⓐ 의료인과 보험자 간 갈등

ⓑ 피보험자의 의료기관 선택권 제한

ⓒ 의료서비스 제공량의 최소화

(6) 본인 일부부담제

① 본인부담 정률제

㉠ 제3자 지불단체가 의료비의 일정비율을 지불해 주고 본인이 나머지를 부담하는 방법이다.

㉡ 장점

ⓐ 환자의 비용의식을 높임으로써 의료서비스 이용을 억제한다.

ⓑ 의료서비스의 가격이 상대적으로 저렴한 의료기관을 선택하도록 환자에게 유인을 제공할 것이다.

㉢ 단점

ⓐ 의료서비스 이용의 접근도를 제한할 수 있다.

ⓑ 본인부담부분에 대한 급여를 제공하는 추가적인 보험(민간보험)을 구매하고자 하는 현상이 발생할 수 있다.

② 소액정액제

㉠ 정액부담제

ⓐ 의료이용내용과 관계없이 이용하는 의료서비스 건당 일정액만 소비자가 부담하고 나머지는 보험자가 부담하는 방법이다.

ⓑ 소액의 의료서비스를 과다하게 이용하는 것을 억제하는 데 효과가 있다.

㉡ 정액수혜제

ⓐ 정액제와 정반대로 이용하는 의료서비스 건당 일정액만을 보험자가 부담하고 나머지는 환자가 지불하는 방법이다.

ⓑ **장점** : 보험자가 일정액만을 부담하기 때문에 수요억제 효과가 클 것이다.

ⓒ **단점** : 보험자의 부담액이 적을경우 환자의 부담이 클 것이며, 의료서비스에 대한 접근성을 떨어뜨릴 것이다.

③ 비용공제제

㉠ 의료비가 일정수준에 이르기까지는 전혀 보험급여를 해주지 않는 방법으로, 일정액까지는 피보험자가 비용을 지불하고 그 이상의 비용만 보험급여로 인정하는 것이다.

㉡ 장점

ⓐ 환자의 비용의식을 높임으로써 의료서비스 이용을 억제한다.

ⓑ 저렴한 대체서비스 이용을 유도할 수 있다.

ⓒ 소액진료비의 건강보험 청구 및 진료비 지불에 따른 관리비용을 줄일 수 있다. 그 결과 증가하는 의료비를 억제할 수 있다.

㉢ **단점** : 소득수준에 관계없이 일괄적으로 시행할 경우 저소득층의 의료이용을 제한할 수 있다.

④ 급여상한제

㉠ 일정수준을 초과하는 보험진료비에 대해서는 보험급여를 해주지 않는 제도로 이와 비슷하게 급여기간 상한선을 정해 의료비 억제를 유도하기도 한다.

㉡ **장점** : 의료서비스가 고액이면서 치료의 효과가 불분명한 서비스의 경우 수요를 억제시키는 데 효과가 있다.

㉢ **단점** : 설정된 최고액을 넘어서는 서비스에 대해서는 보험급여를 제공하지 않기 때문에 고액이면서도 필요한 서비스에 대한 접근성을 제한할 가능성이 있다.

⑤ **혼합제** : 공제제와 정액제를 병용하여 본인부담액을 결정하는 제도이다.

Check

01 본인 일부부담제에 대한 설명이 아닌 것은?

① 현행 우리나라 건강보험 본인 일부부담제는 일정액 공제제이다.
② 조기진단, 필수 보건의료서비스를 억제하는 부정적 문제를 야기할 수 있다.
③ 의료의 남용을 막기 위한 제도이다.
④ 본인 일부부담금제도는 가난한 계층에 직접적인 부담을 주어 진료권을 제한하게 되는 문제가 대두된다.

해설 현행 우리나라 건강보험 본인 일부부담제는 정률제이다.

정답 ①

02 다음 중 빈칸에 들어갈 말을 옳게 짝지은 것은? 2021. 서울 7급 및 보건연구사 보건학

- _(가)_ 는 의료이용 시 이용자에게 일정액을 분담시키는 방법이다.
- _(나)_ 는 일정금액 이하에서는 이용자가 전액을 부담하는 방법이다.
- _(다)_ 는 진료비의 일정률(%)을 이용자에게 분담시키는 방법이다.

	(가)	(나)	(다)
①	정률부담제	일정액 공제제	정액부담제
②	정액부담제	일정액 공제제	정률부담제
③	정률부담제	정액부담제	일정액 공제제
④	정액부담제	정률부담제	일정액 공제제

해설 **본인일부부담제**

㉠ **본인부담 정률제** : 제3자 지불단체가 의료비의 일정 비율을 지불해 주고 본인이 나머지를 부담하는 제도이다.

㉡ **소액 정액제**

ⓐ 정액 부담제 : 의료이용 내용과 관계없이 이용하는 의료서비스 건당 일정액만 소비자가 부담하고 나머지는 보험자가 부담하는 제도이다.

ⓑ 정액 수혜제 : 이용하는 의료서비스 건당 일정액만을 보험자가 부담하고 나머지는 환자가 지불하는 제도이다.

㉢ **일정액 공제제** : 의료비가 일정 수준에 이르기까지는 전혀 보험급여를 해 주지 않는 방법

㉣ **급여 상한제** : 일정 수준을 초과하는 보험진료비에 대해서는 보험 급여를 해 주지 않는 제도

정답 ②

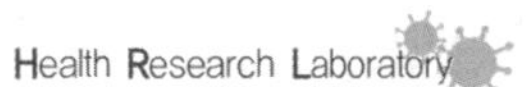

2 우리나라의 의료전달체계의 특징

(1) 우리나라의 의료전달체계는 사회보장형이면서 자유방임형이다.

(2) 보건행정 관리체계가 다원적이다. 즉, 보건행정에 대한 통제가 보건복지부와 행정안전부에서 이루어지고 있다.

(3) 보건의료의 공공부문이 취약하다.

(4) 보건의료기관 간의 기능과 역할이 미분화되어 있다.

(5) 보건의료의 지역화 개념이 적다. 즉, 대도시에 보건의료가 집중되어 있다.

(6) 한의학과 양의학이 병존한다. 즉, 서구와 같이 단일의료가 아니라 한의학, 양의학, 대체의학 등이 혼합하여 존재한다.

(7) 예방측면보다 치료측면에 치중하고 있다.

Check

01 보건의료서비스체계에서 지역화와 단계화가 필요한 이유로 바르게 묶인 것은?

① 의료이용 용이성 ② 통제 용이성
③ 의료인 양성 ④ 자원의 효율성

해설 보건의료전달체계(지역화, 단계화)의 가장 궁극적인 목적은 자원의 효율적 활용이다.

정답 ④

02 의료전달체계가 대두된 이유는 무엇인가?

① 의료비 억제 ② 자원의 효율적 활용
③ 의료이용자 권리 상승 ④ 지역의료의 균형적 발전

해설 의료이용의 편의제공과 의료자원의 효율성을 도모하기 위함이다.

정답 ②

03 우리나라 보건의료체계의 문제점은?

① 다원화된 중앙보건행정체계
② 보건행정체계의 일원적 구조
③ 보건의료체계의 상호 간의 기능적 밀착성
④ 민간보건부문의 취약성

해설 보건과 관련된 중앙조직은 보건복지부, 행정안전부, 환경부, 고용노동부, 교육부 등으로 다원화되어 있다.

정답 ①

3 보건의료전달체계의 구분

(1) 정부의 보건의료 통제 정도에 따른 보건의료전달체계 구분

① 자유경쟁형 보건의료제도

㉠ 특징

ⓐ 의료체계는 기본적으로 자유경쟁시장의 원칙하에 운영되며, 의료서비스의 대부분이 민간에 의하여 설립된 의료제공자에 의해 제공된다.

ⓑ 의료서비스의 직접적인 제공, 의료기관의 서비스 이용에 대한 정부의 관여는 최소한이다. 정부는 민간부문에서 제공하기 어려운 분야에 대하여 제한적인 수준의 서비스를 제공하고 정책운영 및 법령의 운영을 통하여 민간부문을 통제한다.

㉡ 해당 국가 : 미국, 일본, 네덜란드 등

㉢ 장단점

ⓐ 의료제공자의 자율성과 소비자의 의료기관 선택의 자유가 최대한 보장된다.

ⓑ 의료자원 분포의 지역적 불균형과 계층 간 의료서비스 수혜에 차이가 나타나고, 치료위주의 의료서비스가 행해진다. 따라서 정부가 의료서비스를 제공하는 분야는 이러한 취약점을 보완하기 위한 분야에만 치중된다.

② 국가규제형 보건의료제도

㉠ 특징

ⓐ 보건의료부문 전반이 국가의 강력한 통제하에서 운영된다.

ⓑ 의료인력의 양성, 의료시설의 배치나 운영은 국가의 관장하에 기획되고 운영되며, 각 국민은 동일한 수준의 의료서비스를 제공받는다.

ⓒ 민간의료부문은 없거나, 있더라도 매우 미미하다.

㉡ 해당 국가 : 대부분의 사회주의 국가 및 영국 등 국가보건서비스를 운영하는 나라

㉢ 장단점

ⓐ 균등한 의료자원의 배치와 체계적인 조직체계를 통해 의료서비스 수혜의 형평성을 달성할 수 있다.

ⓑ 예방서비스가 강조된다.

ⓒ 의료제공자의 창의성 발휘나 생산성 향상의 동기가 없으며, 관료체계의 폐해가 나타난다.

③ 혼합형 보건의료제도

㉠ 특징

ⓐ 의료시설의 건립 및 운영, 의료인력의 양성 등이 정부의 주관하에 이루어지는 경우가 많다. 정부 주관의 보건의료조직 체계 내에 대부분의 의료자원이 소속되어 기능을 수행한다.

ⓑ 일부 분야(외래진료, 일부 도시지역의 의료서비스 등)에 대하여서는 민간기관에 의해 설립된 의료기관에 의하여 서비스가 제공된다.

ⓒ 공공부문과 민간부문과의 기능 분담의 영역과 정도는 그 나라의 실정에 따라 다양하지만 대부분의 민간부문은 정부의 규제하에 놓여 있다.

㉡ 해당 국가 : 대부분의 서구 유럽국가와 개발도상국

㉢ 장단점

ⓐ 국가 규제의 정도에 따라 경쟁위주형과 정부규제형의 장단점을 지닌다. 즉, 의료자원의 균등한 배치와 기본적인 의료서비스에 대한 접근의 용이성이 있으며, 개인의 자유도 어느 정도 보장된다.

ⓑ 국민들의 보건의료 충족도는 제도적 측면에 의해 이루어지기보다는 국가의 경제적 수준에 의해 좌우된다.

(2) 보건의료 재원조달 형태에 따른 보건의료전달체계 구분

① 민간보험형 보건의료제도

㉠ 특징

ⓐ 민간에 의해 설립되어 개개인 보호주의, 임의가입, 위험률 보험료제 등을 특징으로 하여 재원을 조달하는 제도이다.

ⓑ 보건의료에 소요되는 비용은 원칙적으로 개인이 부담한다.

ⓒ 보험의 형태에 따라 보험료, 급여내용, 급여수준 등이 다양하다.

㉡ 해당 국가

ⓐ 미국이 대표적인 나라이다.

ⓑ 19세기 말까지 유럽에서도 민간보험제도가 주종을 이루어 왔으나, 대부분 사회보험의 형태로 대치되었다.

ⓒ 사회보험 형태를 채택하고 있는 국가들 중 일부 국가에서 사회보험의 보완기능으로 민간의료보험을 일부 운영하고 있다.

㉢ 장단점

ⓐ 개인의 능력에 의해 보험가입이 결정되며, 전 국민에 대한 의료보장이 어렵다. 이러한 단점을 보완하기 위해 저소득층에 대한 공적 부조 등이 실시된다.

ⓑ 민간 의료보험회사와 의료기관 간에 의료비 지급관계가 이루어지므로 정부의 통제가 미약하며, 따라서 의료비의 증가 현상이 나타난다.

② 사회보험형 보건의료제도

㉠ 특징

ⓐ 의료보험기구를 정부에서 조직하여 사회 부양성, 강제가입, 평균율 보험료제 등 사회보험의 원칙에 따라 운영한다.

ⓑ 정부(보험자)의 비용의 일부 부담이 행하여지는 경우가 많다.

㉡ 해당 국가

ⓐ 한국, 일본, 독일, 캐나다 등 자본주의 국가

ⓑ 폴란드, 유고슬라비아 등 일부 사회주의 국가

㉢ 장단점

ⓐ 의료보장의 형평성이 보장된다.

ⓑ 특정 목적에 의하여 기금이 운영되어 기금의 상대적인 안정성을 확보할 수 있다.

ⓒ 의료비의 상승이 나타난다.

③ 조세형(국가예산형, 국가재정형) 보건의료제도

㉠ 특징 : 조세로 충당되는 국가의 재정에 의한 의료비를 부담하는 형태이다.

㉡ 해당 국가

ⓐ 대부분의 사회주의 국가

ⓑ 영국, 뉴질랜드 등 서구 복지국가

㉢ 장단점

ⓐ 형평성을 가장 중시하는 의료보장제도이다.

ⓑ 의료비 통제가 상대적으로 용이하다.

ⓒ 의료부분에 대한 재원분배의 우선순위 저하로 재정부족에 시달릴 수 있으며, 제공되는 의료서비스가 국민의 요구에 미흡한 경우가 많다.

(3) 학자별 보건의료전달체계 구분

① Roemer의 보건의료체계(1976)

㉠ 자유기업형

ⓐ 의료비의 개인책임

ⓑ 공공의료 취약, 대부분 민간의료

ⓒ 비교적 역사가 짧은 자본주의 국가로, 고도로 산업화되어 있는 나라에서 주로 볼 수 있다. 예 미국

ⓓ 보건의료 전문직에 대한 면허나 자격도 정부보다는 전문직 단체에서 관장하는 것이 일반적인 현상이다.

㉡ 복지국가형

ⓐ 사회보험이나 조세에 의한 재원 조달

ⓑ 국가가 의료자원이나 의료비에 대한 관리와 통제 전제

ⓒ 개업의는 통원치료를 위한 자유 업종에 종사하고 진료비는 제3자가 지불한다. 병원급 의료기관은 정부나 지방자치단체가 관할한다.

ⓓ 정부 세출에서 보건의료비 지출이 차지하는 비중이 크다.

ⓔ 프랑스, 독일, 스웨덴, 일본, 이스라엘

㉢ 저개발국형

ⓐ 일부 지배계급에 현대 의료를 제공한다.

ⓑ 전통의료나 민간의료에 의존하는 경향이 있다.

ⓒ 경제적 낙후로 인해 인구의 대부분이 보건의료비 지출능력이 없는 아시아 및 아프리카 저개발국가가 여기에 속한다.

ⓓ 전문 보건의료인 부족으로 보조인력의 역할이 크며, 보건의료시설의 부족 및 지역적 편중이 크다.

㉣ 개발도상국형

ⓐ 소득수준 향상으로 의료에 대한 관심이 증가한다.

ⓑ 국가의 정치체계에 따라 자본주의 형태의 변이형 보건의료제도인 자유기업형과 복지국가형의 혼합형을 갖든지 사회주의 형태의 보건의료제도를 가지게 된다.

ⓒ 보건의료에 대한 우선순위는 경제개발 논리에 밀려 낮지만 경제개발이 진행되면서 보건의료자원에 대한 개발이 활발하고 투자도 증가된다.

ⓓ 아시아와 남미의 개발도상국가들이 이에 해당된다.

㉤ 사회주의국가형

ⓐ 국가의 전적인 책임으로 의료를 제공한다.

ⓑ 모든 의료인은 국가에 고용되어 있으며, 보건의료시설은 국유화되어 있다.

ⓒ 형평성을 강조한다.

ⓓ 구소련 등 동구권, 쿠바, 북한 등

② Roemer의 Matrix형(1991) : 보건의료체계를 구성하는 두 가지 차원인 경제적 요소와 정치적 요소를 기준으로 분류

경제적 요소 (국민 1인당 GNP)	정치적 요소(시장개입 정도)			
	시장지향형	복지지향형	전 국민 포괄형	중앙계획형
선진국(부유하고 산업화된 나라)	미국	일본, 노르웨이, 독일, 캐나다	영국, 뉴질랜드	구소련, 구동구권
개발도상국	태국, 필리핀, 남아프리카공화국	브라질, 이집트, 말레이시아	이스라엘, 니카라과	쿠바, 북한
극빈국 (빈곤한 나라)	가나, 방글라데시, 네팔	인도, 미얀마	스리랑카, 탄자니아	중국(개혁, 개방 이전), 베트남
자원이 풍부한 나라		리비아, 가봉	쿠웨이트, 사우디아라비아	

③ Terris의 분류

㉠ 공적 부조형

ⓐ 저열한 경제에서 완전한 자본주의 경제로 전환되기 이전의 상태에 있는 국가들

ⓑ 아시아, 아프리카, 남미 제국에서 볼 수 있다.

ⓒ 주로 조세에 의존하지만 보건의료 재원조달이 여의치 못하여 국민 의료의 대부분이 공적 부조의 일환으로 취급되고 있는 상황이다.

㉡ 의료보험형

ⓐ 전 국민 의료보험을 실시하고 있는 독일, 프랑스, 캐나다, 호주, 일본, 이스라엘, 한국 등이 속한다.

ⓑ 고도의 경제적 번영으로 서구 선진국들은 보건의료제도가 각 나라마다 약간의 차이는 있지만 재원조달이 주로 건강보험을 통해 이루어진다.

㉢ 국민보건서비스형

ⓐ 정치적 결정인자가 지배적인 요인으로 작용하여 성립된 보건의료체계이다.

ⓑ 영국, 구동구권, 쿠바, 스웨덴, 뉴질랜드, 이탈리아, 덴마크, 노르웨이 등이 속한다.

ⓒ 재원조달이 조세에 의해 이루어지고 무상의료이며, 보건의료자원이 국유화되어 있다.

④ OECD 국가 보건의료체계

㉠ 사회보험형(비스마르크형)

ⓐ 모든 국민 혹은 거의 대부분의 국민을 대상으로 하여 조합이나 공단, 정부기관 등과 독점적 기관에 의해 관리 운영된다.

ⓑ 소득의 일정 비율을 가입자가 단독 혹은 고용주와 공동으로 납부한다.

㉡ 국민보건서비스형(베버리지형)

ⓐ 영국, 스웨덴, 덴마크, 스페인 등에서 실시하는 제도로서 의료재정이 조세(일반 조세, 목적세)에 의해 충당되는 제도이다.

ⓑ 소비자들은 무료로 의료서비스를 이용할 수 있다.

㉢ 소비자 주권형(민간 의료보험형)

ⓐ 의료부문에 정부의 개입이 없어 민간 보험시장이 형성된다.

ⓑ 정보의 비대칭성으로 인해 역선택이 발생하여 많은 사람들이 보험에 가입하지 못하는 경우가 발생된다.

⑤ John Fry의 보건의료체계 

㉠ 자유방임형

ⓐ 국민 대다수가 각자 개인책임 아래 보건의료를 공급받고 있는 경우로, 개개인의 능력과 자유를 최대한 존중하며 정부의 통제나 간섭은 극소화한 제도이다.

ⓑ 대표적인 나라는 미국, 일본이며 우리나라도 이 제도에 속한다.

ⓒ 정부의 관여를 최대한 배제한 민간조직에 의해 이루어지는 민간주도형이다.

ⓓ 장점

㉮ 국민이 의료인이나 의료기관을 선택할 자유가 최대한 부여된다.

㉯ 의료의 질적 수준이 높다.

㉰ 의료의 내용, 범위, 수준 결정에 의료인의 재량권이 부여된다.

ⓔ 단점

㉮ 의료기관의 자유경쟁으로 자원이 지역적 · 사회계층적으로 불균형이 있어 형평에 어긋난다.

㉯ 의료비의 상승이 초래되며, 과잉진료 · 의료남용의 우려가 있다.

㉰ 의료자원이 비효율적으로 활용된다.

㉱ 보건의료전달이 질서정연하게 이루어지지 못하며, 행정적으로 복잡하다.

㉲ 국가의 통제가 제한되어 민간의료단체의 힘이 세다.

㉳ 건강문제는 본인의 책임이 된다.

㉡ 사회보장형

ⓐ 정치적으로는 자유민주주의여서 개인의 자유를 존중하는 한편, 사회적으로 교육, 의료, 실업 등 사회보장을 중요시하여 국가에서 전 국민을 대상으로 소외계층 없이 일체의 보건의료서비스를 무료로, 강력한 정부주도형으로 실시하는 제도이다.

ⓑ 영국이나 캐나다, 스칸디나비아 등의 선진국이 여기에 속한다.

ⓒ 의사, 약사, 간호사는 봉급이나 인두제에 의한 보수를 받는다.

ⓓ 주로 정부주도하에 이루어진다.

ⓔ 보건교육을 통한 자기건강관리 능력 배양 혹은 국민의 질병발생률이 감소하게 된다.

ⓕ 장점

㉮ 보건의료서비스의 기회가 균등하므로 형평성이 높다.

㉯ 국민 개인의 자기의사 선택권이 어느 정도는 부여된다.

㉰ 치료와 예방을 포함하는 포괄적인 의료서비스가 제공된다.

㉱ 보건기획 및 자원의 효율적 활용을 기할 수 있다.

ⓖ 단점

㉮ 의료제공의 비효율성 : 대규모 의료조직으로 인하여 관료적이며 행정체계가 복잡하다.

㉯ 보건의료의 질적 하락 : 의료인에 대한 보상이 일률적이거나 미약하다.

㉰ 의료수준과 사기 · 열의가 상대적으로 낮다.

㉢ 사회주의형

ⓐ 의료자원과 의료서비스의 균등한 분포와 균등한 기회 부여에 목표를 두고 의료를 국가경제, 사회프로그램의 하나로 기획하여 누구나 필요할 때 무료로 제공하는 제도로, 주로 공산주의 국가에서 채택하고 있다.

ⓑ 장점

㉮ 의료자원이 효율적으로 할당 분포되어 있어 언제, 어디서나 의료서비스를 받을 수 있다.

㉯ 예방에 치중할 수 있으며 서비스 전달이 조직적으로 이루어질 수 있다.

㉰ 누구에게나 무료이므로 형평성이 높다.

ⓒ 단점

㉮ 관료체계로 인한 경직성, 의사 인센티브 결여로 의료의 질적 수준이 낮다.

㉯ 개인의 의사 선택에 대한 자유가 없다.

Quiz

Fry의 분류

① 자유방임형	② 사회보장형	③ 사회주의형

(1) 최소한의 정부개입, 민간주도
(2) 정부 및 사회주도
(3) 의료비 지불은 주로 봉급제, 인두제
(4) 높은 의료의 지역화
(5) 높은 의료전달의 체계화
(6) 가족 단위 개념이 없으며 환자 스스로 의료기관을 선택
(7) 의사를 선택하여 등록할 수 있는 권리부여
(8) 초진은 일반의, 병원치료는 전문의에게
(9) 지리, 사회적 여건, 경제성 등에 따라 의료서비스 수준의 차등
(10) 농촌에서는 중급의료인력의 활용
(11) 가정의사제도 도입

정답 (1) ① (2) ②, ③ (3) ② (4) ②, ③ (5) ②, ③ (6) ① (7) ② (8) ② (9) ① (10) ③ (11) ②

Point

❀ John Fry의 보건의료체계

구분	자유방임형	사회보장형	사회주의형
해당 국가	미국, 일본, 한국	영국, 캐나다	중국, 러시아, 북한
보건의료	상품	사회 공유물	국가 소유물
정부개입	최소한의 정부개입, 민간 주도	정부 및 사회 주도	국가 주도
재원조달	민간 의료보험	조세	조세
의료비 지불	행위별수가제, 포괄수가제	봉급제, 인두제	봉급제
의료시설	민간	정부, 민간	정부
의료전달의 체계화	−	++	++
의료조직의 관리통제	−	++	++
의료서비스의 질	++	+	−
의료서비스의 포괄성	−	++	++
의료 균형	−	++	++
선택의 자유	++	+	−
형평성	−	++	++
의료비 절감	−	++	++

Check

01 **사회보장형 의료전달체계에 대한 설명 중 잘못된 것은?**

① 의료에 대한 소비자 선택이 제한된다.
② 보건의료자원 활용의 효율성이 높다.
③ 보건의료의 사회적 형평성이 향상된다.
④ 자유방임형보다 의료의 질적 수준이 높다.

해설 자유방임형보다 의료의 질적 수준은 낮은 편이다.

정답 ④

02 **다음 중 자유방임형 보건의료제도에 관한 설명으로 가장 올바른 것은?**

① 의료서비스의 질적 수준이 낮다.
② 의료인에게 의료의 내용과 범위에 대한 재량권이 부여되어 있다.
③ 의사에 대한 보수지불방식으로 인두제를 취하고 있다.
④ 진료의 지속성과 포괄성 면에서 매우 긍정적이다.

해설 ① 의료서비스의 질적 수준이 높다.
③ 의사에 대한 보수지불방식으로 행위별수가제를 취하고 있다.
④ 진료의 지속성과 포괄성 면에서 매우 부정적이다.

정답 ②

03 **다음의 설명으로 옳지 못한 것은?**

① 자유방임형 – 의료전문가의 영향이 적다.
② 사회주의형 – 국가에서 의료를 관장한다.
③ 복지국가형 – 국가에서 사회보험과 조세로 운영한다.
④ 개발도상국 – 보건사업이 다른 정책에 비해 우선순위가 밀린다.

해설 의료전문가의 영향이 커지게 된다.

정답 ①

04 **우리나라의 의료전달체계의 유형은?**

① 자유방임형
② 사회보장형
③ 사회주의형
④ 국가관장형

해설 우리나라의 지불보상제도는 자유방임형과 일부 포괄수가제를 사용하고 있다.

정답 ①

05 **보건의료체계를 의료보험형, 공적부조형, 국민보건서비스형으로 분류한 학자는?**

① Fry ② Roemer
③ Terris ④ Bridgman

해설 Terris의 분류 : 공적부조형, 의료보험형, 국민보건서비스형
정답 ③

06 **의료보장제도의 유형인 국민건강보험제도(NHI)와 국가보건서비스(NHS)에 대한 설명으로 옳지 않은 것은?** 2022. 충북보건연구사 보건학

① NHS는 의료비 통제효과가 크다.
② NHI는 국가책임의식을 견지한다.
③ NHS의 주 재원은 세금이다.
④ NHI는 상대적으로 양질의 의료를 제공한다.

해설 NHS는 국가책임의식을 견지하나, NHI는 본인의 책임의식을 견지한다.
정답 ②

07 **로머의 분류에 따라 국민 대부분이 사회보험이나 조세에 의해 보건의료서비스를 제공받는 유형은?** 2020. 보건복지부 특채 7급

① 자유기업형 ② 복지국가형
③ 저개발국가형 ④ 개발도상국형

해설 **복지국가형** : 사회보험이나 조세에 의한 재원조달 방식을 취한다.
정답 ②

08 **로머의 보건의료전달체계 유형 중 정부개입이 적은 것부터 순서대로 나열한 것은?** 2019. 경북보건연구사

① 사회주의형 - 보편적 포괄주의형 - 복지지향형 - 자유기업형
② 사회주의형 - 복지지향형 - 보편적 포괄주의형 - 자유기업형
③ 자유기업형 - 보편적 포괄주의형 - 복지지향형 - 사회주의형
④ 자유기업형 - 복지지향형 - 보편적 포괄주의형 - 사회주의형

해설 **정부개입 정도 순** : 시장지향성< 복지지향형< 전 국민 포괄형< 중앙계획형
정답 ④

09 **OECD의 보건의료체계에 해당하지 않는 것은?** 2019. 경남보건연구사

① 공적부조형 ② 사회보험형
③ 국민보건서비스형 ④ 소비자주권형

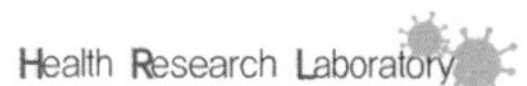

해설 OECD의 보건의료체계 : 사회보험형(비스마르크형), 국민보건서비스형(베버리지형), 소비자주권형(민간의료보험형)

정답 ①

10 **OECD 국가보건의료체계 중 의료재정을 국가의 조세로 충당하는 국가가 아닌 것은?**

2019. 전북보건연구사

① 독일 ② 캐나다
③ 스웨덴 ④ 영국

해설 의료재정을 조세로 충당하는 형은 국민보건서비스형으로 캐나다, 스웨덴, 영국이 이에 속한다. 독일은 사회보험형에 속한다.

정답 ①

11 **프라이의 보건의료체계 분류 중 자유방임형에 대한 설명으로 옳지 않은 것은?**

2019. 서울보건연구사

① 정부의 간섭이 최소화되므로, 의료를 민간 부문에 전적으로 맡긴다.
② 의학 및 의료기술이 발전하는 데 좋은 여건을 가지고 있다.
③ 자유경쟁에 따른 의료기관의 효율적 운영이 가능하다.
④ 의료수준과 자원분포의 균형이 유지되어 의료이용의 형평성이 보장된다.

해설 ④는 사회보장형이나 사회주의형의 특징에 해당된다.

정답 ④

4 미국의 보건의료제도

(1) 특성

① 미국의 보건의료제도는 자유경쟁체제에 의한 민간의료기관이 주도하고 있다.
② 건강보험은 임의가입 형태이며, 보험급여는 현물급여형식이다.
③ 정부의 보건의료에 대한 역할은 보조적인 역할에 머물고 있다.
④ 질병예방서비스는 물론 외래진료, 입원진료, 치과진료, 약물서비스, 수술, 안과, 보조기 등의 대부분이 민간의료기관에 의하여 이루어진다.
⑤ 관리주체가 다양하고 의료제도도 획일적이 아니다.

(2) 공적 제도

공적 의료보장제도로는 Medicare와 Medicaid가 있으며 전 국민의 약 20% 정도가 이 혜택을 받고 있다.

① Medicare

㉠ **의미** : 65세 이상의 모든 노인과 신체장애자, 신장이식과 신장투석이 필요한 말기 신부전증환자 등을 대상으로 하여 그들로 하여금 양질의 보건의료를 제공받게 하고, 그에 따른 경제적 부담을 경감시키는 데 주목적이 있는 사회보장제도이다.

㉡ **급여내용** : 입원보험과 보조의료보험으로 구분된다. 입원보험은 입원비용과 요양원치료, 가정보건서비스와 같은 퇴원 후 연장 요양서비스의 비용급여를 하고, 보조의료보험에서는 의사의 진료비 · 외래환자의 진료비 · 가정보건서비스 · 기타 입원보험에서 제외되는 비용이 급여된다.

㉢ **재정** : 입원비용은 65세 미만자가 부담하는 사회보장세로 충당된다. 보조의료보험의 재정은 가입자가 지불하는 보험료와 연방정부의 갹출금으로 충당된다.

② Medicaid

㉠ **의미** : 1965년에 도입된 저소득층을 대상으로 하는 의료부조제도로 우리나라의 의료급여에 해당한다. 즉, 빈곤층 일부의 의료비를 일반조세수입으로 주정부가 부담하는 제도이다.

㉡ **재정** : 재원은 주정부와 연방정부가 부담하는데, 그중 연방정부의 부담비율이 평균 60%이다.

(3) 민간보험

① HMO(Health Maintenance Organization)

㉠ 사전 협약한 의료서비스를 합리적으로 제공하기 위해 인두제에 의한 정액선불제를 원칙으로 하고 있다.

㉡ HMO는 자발적으로 가입한 일정한 수의 가입자에게 의료서비스를 제공한다.

㉢ 가입 · 탈퇴가 자유이며, 가입자는 필요에 따라 타 의료기관을 선택할 수 있는 복수선택권을 갖고 있다.

② POS(Point of Service) Plan : HMO에서 제공하고 있는 선택사항으로 HMO조직망 외에서 의료서비스를 받을 수 있는 제도로, HMO보다 더 높은 보험료를 지불해야 하며 본인부담비율도 높은 편이다.

③ Blue Cross

㉠ 입원진료를 제공하기 위하여 설립된 제도이다.

㉡ 일반적으로 일정기간의 입원비용, 각종 검사비용, 수술 및 투약 등 현물급여를 원칙으로 한다.

㉢ Blue Cross의 각 조직은 주로 계약병원을 통하여 가입자에게 입원의료서비스를 제공한다. 진료비는 Blue Cross조직과 병원 사이에 계약된 기준에 의하여 지불한다.

㉣ 진료보상 한도액은 총진료비가 사전에 약정된 의료비를 초과하는 경우 환자가 그 차액을 부담한다.

④ Blue Shield

㉠ 개업의사들의 외래진료를 해결할 목적으로 설립되었다.

㉡ **급여형식** : Blue Shield는 가입자에게 계약병원이나 의사를 통해서 현물급여방식으로 제공한다.

㉢ **보수지불** : Blue Shield는 보수를 병원이나 의사에게 직접 지불한다.

⑤ Kaiser Foundation

㉠ 1933년 댐건설 노동자의 건강관리를 위해 설립된 제도로서, 가입자로부터 미리 일정액을 징수하여 계약의사에게 인두제로 사전에 진료비를 지불한다.

㉡ Kaiser제도는 조기진료, 조기발견, 조기치료에 중점을 두고 있어서 종합적인 건강관리를 추구하고 있다.

㉢ 계약의사들은 주로 집단개업을 통해 진료를 하여 시설과 인력의 낭비와 중복을 줄임으로써 의료비가 상당히 절감되는 효과가 있다.

⑥ **배상제도**(Indemnity Plans)

㉠ 미국의 전통적인 건강보험제도로 의사 또는 의료기관에 대한 선택이 자유로운 데 비해 본인부담과 보험료가 비싼 편이다.

㉡ 의료비용에 있어 보험회사가 80%, 보험가입자가 20%를 부담하게 된다.

㉢ 현재 Blue Cross와 Blue Shield가 이에 해당된다.

(4) 미국 보건의료제도의 동향

현재 공공부문의 재원증가가 두드러진 반면에 소비자 및 민간보험 등의 사부문에 크게 의존하였던 재원조달 형태는 점점 감소하는 추세에 있다. 즉, 미국이 추구하고 있는 보건의료제도의 지향은 '보건의료비의 통제'와 '전 국민의료보장'의 구축이라 할 수 있다.

① DRG(Diagnosis Related Group)

② RBRVS(Resource Based Relative Value Scale)

③ PRO(Peer Review Organization, 동료심사위원회) : 각 의료서비스 공급자가 청구한 급여에 대해 심사하고, 그 지불액과 그 지불의 가부를 결정하는 업무를 한다.

④ PPO(Preferred Provider's Organization, 의료제공자위원회) : 의료보험자가 보험가입자의 의료기관 선택의 자유를 어느 정도 제한하고, 의료기관에 대해 일정한 수의 환자를 확보해주는 대신에, 의료기관은 의료비 상승 억제에 대한 노력을 강화하고 의료비를 할인해주는 제도를 말한다.

5 영국의 보건의료제도

(1) 개요

① **연혁** : 산업혁명이 한창이던 1850년대 가난한 지역에서 만들어진 질병 클럽(Sick Club)은 1948년에 설립된 국가보건서비스(NHS ; National Health Service)의 모태가 되었다.

② **NHS(National Health Service)의 특징**

㉠ 보건의료 공급이 국영이며 경비의 대부분은 국고에서 조달된다.

㉡ 전 국민을 대상으로 하며 원칙적으로 무료인 서비스를 제공한다.

㉢ 예방, 치료, 재활훈련 등을 포함한 포괄적 의료보장제도이다.

㉣ 국가가 의료를 계획적이고 평등하게 제공하기 위해 의료공급 측면에 상당한 제한을 가하고 있다.

㉤ 의사를 비롯한 의료인은 거의 대부분 국가와 계약하거나, 국가가 고용한다.

(2) NHS의 구조

① **운영 책임**

㉠ NHS는 중앙정부의 보건부장관이 모든 책임을 지고 총괄하고 있다.

㉡ 실제적으로는 NHS 관리위원회 의장이 운영 · 관리한다.

② **조직구조**

㉠ 중앙조직 아래에는 지방 보건당국이 있다.

㉡ 지방 보건당국 아래에는 지역 보건당국과 가정 보건당국이 있다.

ⓐ **지역 보건당국**(Regional Health Authorities) : 입원과 지역보건서비스 담당

ⓑ **가정 보건당국**(Family Health Service Authorities) : 일반 서비스, 치과 서비스, 약제 서비스, 안과 서비스 등 1차 진료 담당

(3) 보건의료체계

① **1차 진료**(개업의)

㉠ 1차 진료는 대부분 관리주체가 임용한 의사, 치과의사, 안과의사 및 약사에 의해 수행되며, 일부 개업의가 여기에 포함된다.

㉡ 1차 보건업무는 의사와 국민건강사업 소속 가정간호사, 조산사와 보건방문요원으로 구성된 팀에 의해서 이루어진다.

② **2차 진료**(병원)

㉠ 2차 진료는 NHS 체제 내의 전문의에 의해 의료가 공급된다.

㉡ 1차 보건의료를 담당하고 있는 일반의로부터 이송되어 온 환자의 진료를 담당한다.

(4) NHS 의료공급체계

① 영국 국민의 대다수(90% 이상)가 NHS의 일반의에 등록되어 있다.

② 의료공급체계는 일반의(GP ; General Practitioner) → 병원 → 사후 진료(After Care)로 되어 있다.

③ NHS는 질병예방 및 재활훈련을 포함한 포괄적 의료를 제공하고 있다.

(5) 보건의료 재정과 개혁

① 재정

㉠ NHS의 재원은 일반 조세와 국가보험이 95% 가까이 차지하고 있어 공공재원이 대부분을 점유하고 있다.

㉡ 공공부문 지출을 세분해보면 병원 서비스에 60%, 약제 서비스를 포함한 일반의료 서비스에 20%, 지역보건 서비스와 건강증진 서비스에 20%의 재원을 지출하고 있다(1992년 기준).

㉢ 보건의료 예산은 보건부와 타 부처와의 협의에 의해 결정되며, 보건부는 이를 지역 보건당국에 배분한다.

㉣ 예산의 배정 기준은 각 지역의 인구 수, 성 및 연령 구성, 이환율의 대표치로 사용되는 표준사망률에 근거한다.

② 개혁

㉠ NHS에 대한 불만은 사적 의료보험(Private Health Insurance)의 발달을 가져와서 공적 의료보험의 부족한 영역을 사적 의료보험이 대신하게 되었다.

㉡ 현재 영국의 대표적인 비영리 사적 의료보험으로는 BUPA와 PPP가 있다.

③ **최근 동향**(시장경쟁원리 도입 시작) : 정부는 NHS를 유지하면서 의료보장제도에 시장적 요소를 도입하였다. 즉, 병원 트러스트(Hospital NHS Trust) 제도를 실시하여 각 병원은 지역 보건당국으로부터 독립하여 예산 · 인사에 관한 독자적 권한을 가질 수 있게 되었다.

6 독일의 보건의료제도

(1) 개요

① 1883년 비스마르크에 의해 질병보험법이 제정됨으로써, 세계 최초로 포괄적인 보건의료체계를 확립하였으며, 강제 보험성에 근거를 두고 탈중심화 · 다원화 · 자치적 체계 등의 특징을 가지고 있다.

② 독일에는 1,000개 이상의 질병금고가 다양하게 존재하고 있으며, 국민의 90% 이상이 강제 의료보험 금고에 가입되어 있다.

③ 공무원은 정부가 관장하는 의료제도의 혜택을 받고 있다.

(2) 질병금고의 의의와 종류

① 의의

㉠ 전 국민의 유대감에 근거한 '연대성의 원리'에 기초하여 독일의 질병금고는 설치되었다.

ⓛ 연대성의 원리란 국민은 능력에 따라 비용을 지불하고 필요에 따라 의료서비스를 제공받는다는 원리이다.

ⓒ 이 질병금고는 지역, 회사, 국가적 규모로 조직되어 있는데, 크게 두 가지 종류로 구분된다.

ⓐ **1차 금고**(지역 금고) : 일정한 지역 내에서 개인에게 적용

ⓑ **2차 금고**(보충 금고) : 특수 직업층의 사람들에게 적용

② **종류**(관리운영주체에 의한 종류)

㉠ 기업질병 금고

㉡ 동업질병 금고

㉢ 농업질병 금고

㉣ 광부질병 금고

㉤ 선원질병 금고

㉥ 지역질병 금고

㉦ 보충 금고

(3) 보건의료제도의 운영

① 보건의료 공급의 규제와 감독은 원칙적으로 주정부가 책임을 진다. 주정부는 병원의 자본지출에 대한 자금을 담당하고, 보건의료체계에 대한 감독 책임을 지고 있다.

② 보건의료 재원조달에 대한 규제는 연방 정부기관이 담당하고 있으며, 사회 의료보험에 대한 책임은 보건성에서 관장하고 있다.

(4) 재정

① 고용자와 피고용자가 공동으로 부담하는 보험료와 연금 수혜 및 실업자분의 보험료로 충당된다.

② 농업자 질병보험의 경우는 연금자 수혜분을 포함한 피보험자 보험료가 국고에서 보조되며, 노령자 질병보험의 경우에는 노령 은퇴자에 대한 국가보조가 이루어지고 있다.

③ 병원의 재원은 이원적 조달체계에 의하여 이루어진다. 즉, 의료이용에 대한 비용은 질병금고로부터 사전 합의된 기본 수가를 기준으로 조달되며, 시설에 대한 비용은 주정부에 의해 조달된다.

(5) 진료보수

① **보수** : 보험 의사의 보수는 보험자와 보험 의사협회 간의 계약에 의하고, 병원진료 보수는 보험자와 병원 간의 계약에 의해 이루어진다.

② **보수지불 방식** : 질병금고가 보험 의사협회에 지불하면, 보험 의사협회는 보험 의사에게 지불한다.

CHAPTER

06 사회보장과 의료보장

1 사회보장의 원칙

(1) Beveridge의 원칙

기본적으로 사회보장은 최저수준의 보장에 있으며 사회문제를 해결하기 위해서는 사회보험이 사회보장의 주된 방식이 되어야 한다고 보았다.

① **적용범위 및 사고의 포괄성 원칙**

㉠ 질병 · 실업 · 장해 · 노령 · 사망 등으로 인해 소득이 중단되는 사태에 대비하기 위해 모든 국민은 강제적으로 보험에 가입하여야 한다. 즉, 소득상한성을 두지 않고 모든 국민들을 포괄하여야 한다.

㉡ 사고의 포괄성이란 민간보험처럼 면책범위를 넓게 하거나 면책조항을 엄격하게 제한을 두어서는 안된다는 원칙이다.

② **균일한 기여금** : 근로자나 사용자가 지불하는 기여금은 그의 소득수준에 관계없이 동일금액으로 한다.

③ **균일한 생계급여** : 실업 · 장애 · 퇴직으로 인한 소득상실의 경우 소득상실 이전에 받고 있던 소득액의 과다에 상관없이 보험급여의 액수가 동일해야 한다.

④ **급여의 적절성** : 사회보험은 생존에 필요한 최소한의 소득을 보장해주는 데 목표를 두어야 한다.

⑤ **행정적 책임의 단일화** : 사회보장제도는 다양한 기관에 의해 관리되기보다는 전국적으로 통일된 기관에 의해 관장되어야 한다. 즉, 효율성과 경제성을 고려하여 행정체계는 일원화되어야 한다.

⑥ **분류의 원칙** : 사회보험은 모든 국민을 포함하지만 몇 개의 범주로 나누어 접근하는 것이 좋다. Beveridge는 ㉠ 피고용자, ㉡ 사용자 및 자영자, ㉢ 가정주부와 같은 무보수 서비스종사자, ㉣ 비취업자, ㉤ 15세 미만의 취업연령 미달자, ㉥ 취업연령을 초과한 퇴직자 등 6가지 범주를 제안하였다.

(2) 우리나라의 사회보장원칙

① **보편성** : 국가 및 지방자치단체는 사회보장제도를 운영함에 있어서 이를 필요로 하는 모든 국민에게 적용하여야 한다.

② **형평성** : 사회보장제도의 급여기준 및 비용부담 등에서 형평성을 유지하여야 한다.

③ **민주성** : 사회보장에 대한 정책결정 및 시행과정에 공익대표자 및 이해관계인 등을 참여시켜야 한다.

④ **연계성 · 전문성** : 국가 및 지방자치단체는 사회보장제도를 운영함에 있어서 국민의 다양한 복지욕구를 효율적으로 충족시키기 위하여 연계성과 전문성을 높여야 한다.

(3) 사회보장의 적용원리

① 보편주의

㉠ 전 국민에게 사회복지서비스가 사용될 수 있어야 한다는 원리로 균일성을 보장한다.

㉡ 궁핍을 미연에 방지하기 위하여 최저소득을 보장해 주어야 하며, 인권침해를 하지 않아야 하고, 행정과 시행절차가 간단하여야 한다.

㉢ 시민의 구매력을 일정한 수준으로 유지시켜줌으로써 경제적 안정과 성장에 이바지할 수 있다.

㉣ 사회적 일체성(주는 자와 받는 자라는 두 집단으로 구분하지 않는다)과 인간존엄성의 보존이라는 사회적 효과성을 강조한다.

㉤ 비용이 많이 든다.

㉥ 사회정책에 의한 소득재분배 효과가 감소된다.

② 선별주의

㉠ 사회복지서비스가 개인적 욕구에 근거를 두고 제공되며 자산조사에 의하여 결정된다는 원리이다.

㉡ 도움을 가장 필요로 하는 사람에게 집중적으로 사회복지서비스를 제공해 줌으로써 자금 및 자원의 낭비가 적으며, 그 결과 경비가 적게 들고 불필요한 의존심을 키울 수 있다.

㉢ 불필요한 사람에게는 서비스를 제공하지 않는다는 점에서 비용-효과성을 강조하고 있다.

㉣ 자산조사가 낙인효과를 주어 수급률을 낮추게 될 가능성이 높다.

㉤ 공적 제도와 민간시장과의 이중구조가 생성되어 공적 제도부문의 서비스 질이 낮아질 가능성이 높다.

㉥ 사회정책이 사회통합을 소외시킬 위험성이 있다.

㉦ '빈곤의 덫' 문제가 발생하기 쉽다.

2 사회보장의 종류

입법연도	시행일	법률명	구분	기타
1960.1.1	1960.2.6	공무원 연금법	사회보험	
1961.12.30	1962.1.1	생활보호법	공공부조	
1963	1977	의료보험법	사회보험	1989년 전 국민 확대실시
1963.1.28	1963.2.6	군인연금법	사회보험	
1963.11.5	1963.12.16	사회보장에 관한 법률	사회보장	
1963.11.5	1964.6.9	산업재해보상보험법	사회보험	
1973.2.8		모자보건법	사회복지서비스	
1973.12.20	1975.1.1	사립학교 교원연금법	사회보험	
1973.12.24	1988	국민연금법	사회보험	1986.12.31 전면개정
1977.12.31		의료보호법	공공부조	
1981.4.3		아동복지법	사회복지서비스	
1981.6.5		노인복지법	사회복지서비스	
1989.4.1		모자보건법	사회복지서비스	
1989.12.30		장애인복지법	사회복지서비스	
1991		영유아복지법	사회복지서비스	
1993.12.27	1995.5.1	고용보험법	사회보험	
1995.12.30		정신보건법	사회복지서비스	1997, 2000년 개정
1997.3.7	1997.7.1	청소년보호법	사회복지서비스	
1997.4.10	1998.4.10	장애인 · 노인 · 임산부 등의 편의증진에 관한 법률	사회복지서비스	1997, 1999년 개정
1997.12.31		가정폭력방지 및 피해자 보호 등에 관한 법률	사회복지서비스	
1999.2.8	2000.7	국민건강보험법	사회보험법	
1999.9.17	2000.10.1	국민기초생활보장법	공공부조	
2000.2.3	2000.7.1	청소년성보호에 관한 법률	사회복지서비스	
2001.5.24	2001.10.1	의료급여법	공공부조	
2005.5.18		저출산고령사회기본법	사회복지서비스	
2007.4.27	2008.7.1	노인장기요양보험법	사회보험법	
2007.7.27	2008.1.1	기초노령연금법	공공부조	

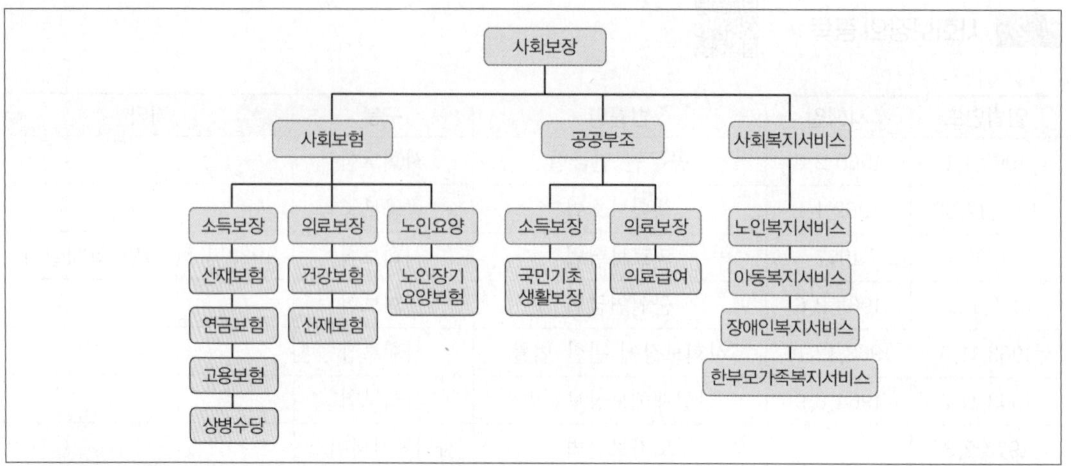

Check

01 사회보험의 개념으로 맞는 것은?

① 국가와 사회가 책임을 지고 국민생활을 위협하는 노령, 질병, 산업재해, 실업 등 사회적 사고를 조세방식으로 해결하려는 복지제도이다.
② 국민 생활을 위협하는 여러 가지 생활의 위험이나 경제적 불안정으로부터 국민 개개인을 제도적으로 보호하려는 제도이다.
③ 우리나라의 대표적인 사회보험은 국민연금, 건강보험, 산업재해보상보험, 의료급여이다.
④ 한국 사회보험의 기여는 사용자와 노동자 그리고 정부가 모두 공동으로 분담하는 방식이다.

해설 ① 공공부조를 의미한다.
③ 우리나라의 사회보험은 국민연금, 건강보험, 산업재해보상보험, 고용보험, 노인장기요양보험이다.
④ 한국 사회보험의 기여는 사용자와 근로자가 공동으로 분담하는 방식이다.

정답 ②

02 사회복지서비스에 대한 설명이 아닌 것은?

① 소득이 많은 사람은 제외한다.
② 주로 비물질적 보장을 내용으로 하는 개별 차원의 사회적 서비스이다.
③ 사회적으로 도움을 필요로 하는 사회적 약자(요보호아동, 노인, 장애인, 여성)를 주로 대상으로 한다.
④ 국가·지방자치단체 및 민간부문의 도움을 필요로 하는 모든 국민에게 상담·재활·직업소개 및 지도·사회복지시설이용 등을 제공하여 정상적인 사회생활이 가능하도록 지원하는 제도를 의미한다.

해설 사회복지서비스는 소득의 과소에 관계없이 제공하고 있다.

정답 ①

(1) 사회보험

① **개념** : 사회보험이란 보험의 기전을 이용하여 일반 주민들을 질병, 상해, 폐질, 실업, 분만 등으로 인한 생활의 위협으로부터 보호하기 위하여 국가가 법에 의하여 보험가입을 의무화하며 기여금을 부과하거나 보험료를 갹출하고 급여내용을 규정하여 실시하는 제도를 말한다.

② **사회보장기본법에서의 정의**(제3조) : "사회보험"이란 국민에게 발생하는 사회적 위험을 보험의 방식으로 대처함으로써 국민의 건강과 소득을 보장하는 제도를 말한다.

③ **사회보험의 원리**

㉠ 최저생활 보장의 원리
㉡ 소득재분배의 원리
㉢ 보편주의의 원리
㉣ 보험료 분담의 원리
㉤ 강제가입의 원리
㉥ 국가관리의 원리
㉦ 국고부담의 원리

Point

소득재분배 유형

유형	내용
사적 재분배	민간부문 안에서 자발적인 동기에 의해 이루어지는 현금의 이전, 가족구성원 간의 소득 이전, 친인척이나 친지 간의 소득 이전
공적 재분배	정부의 소득 이전, 사회보험, 사회복지서비스, 조세
수직적 재분배	부자에서 빈민으로 소득 이전, 공공부조가 이에 해당된다.
수평적 재분배	유사한 총소득을 가진 가족 간의 소득 이전, 건강보험, 고용보험, 산재보험 등이 해당된다.
우발적 재분배	우발적인 사고(재해, 질병 등)를 당하지 않은 집단으로부터 우발적 사고를 당한 집단으로의 소득 이전
장기적 재분배	생애에 걸쳐 발생하는 재분배, 적립방식의 연금
단기적 재분배	현재 드러난 사회적 욕구의 충족을 위해 현재의 자원을 사용하여 소득재분배를 기하는 것
세대 내 재분배	젊은 시절의 소득을 적립해 놓았다가 노년기에 되찾는 것, 적립방식 연금
세대 간 재분배	청년세대에서 노인세대로의 소득 이전, 부과방식 연금
지역 간 재분배	공간적 재분배, 장소 간의 재분배로 도시와 농촌, 상공업 지역과 농어촌 지역 간의 재분배를 말한다.

④ 사회보험의 특성

㉠ **사회성** : 개인이나 특수 집단의 이익을 추구하기보다는 사회 전체의 공익을 추구하는 사회적 제도이다.

㉡ **보험성** : 우발적 사고에 대비하기 위한 공동부담의 원칙, 즉 보험의 원리에 근거를 두고 있다.

㉢ **강제성** : 보험 수혜의 보편성 원칙을 살리기 위해 당연 적용되어야 한다.

㉣ **부양성** : 사회보험 재원의 일부분은 보조금의 형식으로 국가나 지방자치단체가 부담하게 된다는 사회보험의 부양성 원칙이다.

⑤ 사회보험과 민간보험(사보험)

㉠ 유사점

ⓐ 위험이전(transfer)과 위험의 광범위한 공동분담

ⓑ 가입, 급부, 재정에 관한 조건 유사

ⓒ 급여의 적격 여부에 대한 정확성 요구

ⓓ 수입과 지출의 균형 유지

ⓔ 경제적 보상

ⓕ 욕구에 따라 사전급부가 결정될 수 없음(사후급부)

㉡ 차이점

구분	사회보험	민간보험(사보험)
제도의 목적	최저생계 또는 의료보장	개인적 필요에 따른 보장
보험가입	강제가입	임의가입
부양성	국가 또는 사회 부양성	없음
수급권	법적 수급권	계약적 수급권
독점 · 경쟁	정부 및 공공기관의 독점	자유경쟁
공공부담 여부	공동부담(불완전 자조체계)	본인부담(완전 자조체계)
재원부담	능력비례 부담	개인의 선택
보험료 부담방식	주로 정률제	주로 정액제
보험료 수준	집단률(평균율)에 따르는 소득비례 원칙	위험률 비례 요인(경험률)
보험자의 위험선택	할 수 없음	할 수 있음
급여수준	균등 급여	기여 비례 보상
보험사고 대상	주로 대인보험	주로 대물보험
성격	집단보험	개별보험
인플레이션 대책	가능	취약
보험보호 대상	질병, 분만, 산재, 노령, 실업, 폐질에 국한	발생 위험률을 알 수 있는 모든 위험
강조점	복지요소로써 사회적 적합성, 보장성 강조	보험요소로써 개인적 적합성, 효율성 강조

(2) 공공부조

① **개념** : 자력으로 생계를 영위할 수 없는 사람들의 생활을 그들의 자력으로 생활할 수 있을 때까지 국가가 재정 자금으로 보호하여 주는 일종의 구빈제도로 공공부조, 사회부조, 국가부조 등으로 불린다.

② **사회보장기본법에서의 정의**(제3조) : "공공부조(公共扶助)"란 국가와 지방자치단체의 책임하에 생활유지 능력이 없거나 생활이 어려운 국민의 최저생활을 보장하고 자립을 지원하는 제도를 말한다.

③ 공공부조와 사회보험

구분	공공부조	사회보험
기원	빈민법에서 기원	공제조합에서 기원
목적	빈곤의 완화	빈곤을 예방하고 모든 계층의 경제적 비보장을 경감
재정 예측성	곤란	용이
자산조사	반드시 필요	불필요
지불능력	보험료 지불능력이 없는 국민	보험료 지불능력이 있는 국민
개별성	의료, 질병, 실업, 노동 재해, 폐질 등을 종합하여 하나의 제도로 행함	의료, 질병, 실업, 노동 재해, 폐질 등을 개별적으로 제도화
재원	조세로 재정 확보	가입자의 보험료
대상	일정 기준 해당자(적음)	모든 참여자(많음)
급여수준	필요한 사람에게 지급하되 최저 필요 범위 한정	자격을 갖춘 사람에게 급여 지급
사회보장에서의 위치	사회보장의 보완장치	사회보장의 핵심

④ 공공부조의 특징

㉠ 공적 프로그램

㉡ **선별적 프로그램** : 엄격한 자산조사와 상황조사를 거쳐 선별하는 선별적 프로그램이다.

㉢ **보충적 제도** : 사회보험은 제1차적인 사회안전망 역할을 하며, 공공부조는 제2차적 사회안전망 역할을 한다.

㉣ 최저생활을 유지할 수 있도록 보호해 주는 제도

㉤ 일반 조세수입으로 충당

㉥ **구분 처우** : 근로능력이 있는 자와 없는 자를 구분해서 각기 다른 혜택을 준다.

㉦ **사회불안의 통제 역할** : 사회적 불안기에 수혜 대상자를 증가시켜 불만계층의 욕구를 해소시켜 줌으로써 사회적 불안을 통제한다.

㉧ **빈곤의 함정** : 대상자에서 제외될 때 수입이 증가되지 않는다. 즉, 낭떠러지 효과(소득 증가로 급여가 감소되는 현상)가 나타난다.

⑤ 공공부조의 기본원리

㉠ 국가책임의 원리

㉡ **자립보장의 원리**(자활조성의 원리) : 대상자들이 자력으로 사회생활에 적응하도록 조력한다.

㉢ **최저생활 보장의 원리** : 최소한의 욕구가 충족되도록 보호해야 한다.

㉣ **생존권 보장의 원리** : 건강하고 문화적인 최소한의 생활을 보호해야 한다.

㉤ **보충성**(보완성)**의 원리** : 일차적으로는 개인이 책임지고 국가는 이를 보충해 주는 정도에 그쳐야 한다.

㉥ **무차별**(평등)**의 원리** : 빈곤의 원인, 성별, 인종, 종교 등에 관계없이 평등하게 지원하여야 한다.

㉦ 국가부담의 원리

㉧ 보장청구권의 원리

(3) 사회복지서비스

① **개념** : 일반적인 의미에서 개인 또는 사회 전체의 복지증진 및 삶의 질 향상을 위해 사회적으로 제공되는 서비스를 말하며 공공행정(일반행정, 환경, 안전), 사회복지(보육, 아동, 장애인, 노인 보호), 보건의료(간병, 간호), 교육(방과 후 활동, 특수교육), 문화(도서관, 박물관, 미술관 등 문화시설 운영)를 포괄하는 개념이다.

② **사회보장기본법에서의 정의**(제3조) : "사회 서비스"란 국가 · 지방자치단체 및 민간부문의 도움이 필요한 모든 국민에게 복지, 보건의료, 교육, 고용, 주거, 문화, 환경 등의 분야에서 인간다운 생활을 보장하고 상담, 재활, 돌봄, 정보의 제공, 관련 시설의 이용, 역량 개발, 사회참여 지원 등을 통하여 국민의 삶의 질이 향상되도록 지원하는 제도를 말한다.

③ **특징**

㉠ 특정 지역 모든 사람이 대상이 된다.

㉡ 소득에 관계없이 지원한다.

㉢ 국가나 지방자치단체에서 직접 서비스를 제공한다.

㉣ 사회보험이나 공공부조가 현금급여 또는 현물급여인 반면에, 사회서비스는 상담 · 재활 · 지도 등과 같은 비물질적, 사회 · 심리적, 정신적 서비스의 급여를 제공한다. 따라서 전달자의 전문적인 지식과 기술, 윤리가 중요한 역할을 한다.

㉤ **개별적 처우 실시** : 사회보험이나 공공부조가 가입기간, 소득, 재산 등과 같은 기준에 따라 획일적으로 수급권자를 처우하는 데 반해, 사회복지서비스는 대상자에 따라 그 정도의 차이가 있다.

④ 사회서비스의 종류

<table>
<tr><th colspan="2">구분</th><th>적용대상</th><th>사업내용</th></tr>
<tr><td rowspan="3">노인 돌봄 종합 서비스</td><td>노인돌보미</td><td>• 만 65세 이상의 노인(독거노인) 중 노인 장기요양 등급 외 A, B 판정자로서 전국 가구 평균소득의 160% 이하
• 시 · 군 · 구청장이 인정하는 장애 1~3등급 및 중증질환자 중 차상위계층 이하</td><td rowspan="2">가사 · 활동지원, 주간보호서비스 등 제공(식사도움, 세면도움, 구강관리 등 신체기능의 유지 증진, 외출 동행, 청소, 세탁 등)</td></tr>
<tr><td>노인 단기 가사 서비스</td><td>• 만 65세 이상의 노인(독거노인) 또는 부부 모두 75세 이상의 고령 노인 가구
• 골절(인공관절 포함) 또는 중증질환 수술자로서 최근 2개월 이내의 의사 진단서(소견서)가 있는 노인
• 전국 가구 평균소득의 160% 이하</td></tr>
<tr><td>치매환자가족 휴가지원 서비스</td><td>노인돌봄종합서비스 이용자 중 치매노인</td><td>일정 기간 단기보호 서비스 제공</td></tr>
<tr><td colspan="2">장애인 활동지원 사업</td><td>등록 1 · 2급 장애인
(만 6세 이상~만 65세 미만)</td><td>활동보조, 방문목욕, 방문 간호서비스 제공</td></tr>
<tr><td colspan="2">산모 · 신생아 건강관리지원 사업</td><td>출산가정</td><td>출산가정에 산후조리 가정방문서비스 제공</td></tr>
<tr><td colspan="2">지역사회 서비스투자 사업</td><td>사업별 상이</td><td>아동, 장애인, 노인 등 다양한 수요에 부합하는 서비스 제공</td></tr>
<tr><td colspan="2">가사 간병방문 지원 사업</td><td>생계 · 의료 · 주거 · 교육급여 수급자 및 차상위계층(만 65세 미만)</td><td>재가간병, 가사지원서비스 제공(신체수발, 가사지원, 일상생활지원, 간병지원)</td></tr>
<tr><td colspan="2">발달재활서비스</td><td>만 18세 미만 장애아동</td><td>재활치료서비스 지원</td></tr>
<tr><td colspan="2">언어발달지원 사업</td><td>만 12세 미만 비장애 아동(한쪽 부모 또는 양쪽 부모가 등록 장애인)</td><td>언어발달 진단서비스 및 심리상담서비스</td></tr>
<tr><td colspan="2">발달장애인 부모상담 서비스</td><td>발달장애인 자녀의 부모 및 보호자</td><td>개별 · 집단상담 제공</td></tr>
<tr><td colspan="2">임신출산 진료비 지원제도</td><td>임신확인서로 임신이 확진된 건강보험 가입자 또는 피부양자 중 임신 · 출산 진료비 지원 신청자</td><td>임신 · 출산 관련 진료비용의 일부 지원</td></tr>
<tr><td colspan="2">청소년 산모임신 출산의료비</td><td>만 18세 이하 산모</td><td>임신 · 출산 의료비 지원</td></tr>
<tr><td colspan="2">기저귀 · 조제분유 지원사업</td><td>저소득층 영아(0~24개월) 가정</td><td>기저귀, 조제분유 지원</td></tr>
</table>

⑤ 사회서비스의 원칙

㉠ 통합화의 원칙

㉡ 제도화의 원칙

㉢ 전문화의 원칙

㉣ 선별화의 원칙

(4) 국민연금제도

① 의의

㉠ 소득활동을 할 때 조금씩 보험료를 납부하여 나이가 들거나, 갑작스런 사고나 질병으로 사망 또는 장애를 입어 소득활동이 중단된 경우, 본인이나 유족에게 연금을 지급함으로써 기본생활을 유지할 수 있도록 정부가 직접 운영하는 소득보장제도이다.

㉡ 공무원연금(1960) → 군인연금(1963) → 사립학교교원(1975) → 국민연금(1988) → 전 국민 연금(1999)

㉢ 세대 간 소득재분배

② **목적** : 국민의 노령 · 폐질 또는 사망에 대하여 연금급여를 실시함으로써 국민의 생활안정과 복지증진에 기여(국민연금법)

③ 필요성

㉠ 노령인구의 급속한 증가

㉡ 노인부양의식은 상대적으로 약화 추세

㉢ **사회적 위험이 증대** : 산업화와 도시화의 진전에 따라 각종 사고의 위험이 도처에 깔려 있고, 기상이변 등으로 풍수해 등 재해가 빈번하게 발생하고 있으므로, 이러한 사고발생 시 사전에 대처하지 않으면 낭패를 당하게 되는 상황

④ **가입대상** : 국내에 거주하는 18세 이상 60세 미만의 국민. 다만, 공무원연금법, 군인연금법 및 사립학교교직원 연금법을 적용받는 공무원, 군인 및 사립학교 교직원, 그 밖에 대통령령으로 정하는 자는 제외한다.

⑤ 국민연금기금의 기본원칙

㉠ 강제가입

㉡ 최저수준의 보장

㉢ **개별적 공평성과 사회적 적절성** : 개별적 공평성은 기여자가 기여금에 직접적으로 연계하여 그에 상응하는 급여액을 받아야 한다는 원칙이다. 사회적 적절성은 급여액을 기여에 상관없이 적절한 수준의 신체적, 정신적 복지를 제공하는 원칙으로 소득재분배의 기능과 관계가 깊다.

㉣ **당연한 급여권리** : 사회보험식 연금은 권리로써 법적으로 규정되어 있다.

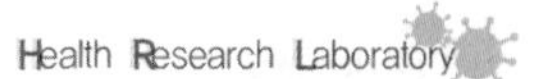

⑥ 국민연금 급여종류별 수급요건 및 급여수준

<table>
<tr><th colspan="2">연금의 종류</th><th>수급요건</th></tr>
<tr><td rowspan="5">노령연금</td><td>완전 노령연금</td><td>20년 이상 가입한 자로서 60세에 달한 때(단, 선원 및 광부 등은 55세에 달한 때)</td></tr>
<tr><td>감액 노령연금</td><td>10년 이상 20년 미만 가입자로서 60세에 달한 때(단, 선원 및 광부 등은 55세에 달한 때)</td></tr>
<tr><td>재직자 노령연금</td><td>10년 이상 가입한 자로서 소득이 있는 업무에 종사하고 있는 경우 60세 이상 65세 미만의 기간 동안 지급(단, 선원 및 광부 등은 55세 이상 60세 미만)</td></tr>
<tr><td>조기 노령연금</td><td>10년 이상 가입한 자로서 55세 이상인 자가 소득이 있는 업무에 종사하지 아니하는 경우, 60세에 달하지 않더라도 본인의 희망에 의해 그가 생존하는 동안 지급</td></tr>
<tr><td>특례 노령연금</td><td>1999년 4월 1일 현재 50세 이상 60세 미만인 자로서 ㉠ 60세가 되기 전에 5년 이상 10년 미만 가입한 자는 60세가 되는 날, ㉡ 60세가 된 후에 가입기간이 5년 이상이 되는 자는 가입자 자격을 상실한 날(65세)부터 지급</td></tr>
<tr><td colspan="2">장애연금</td><td>㉠ 가입자 또는 가입자였던 자가 질병이나 부상으로 신체상 또는 정신상의 장애가 있고 다음의 요건을 모두 충족하는 경우에는 장애 정도를 결정하는 기준이 되는 날(장애결정 기준일)부터 그 장애가 계속되는 기간 동안 장애 정도에 따라 장애연금을 지급한다.
ⓐ 해당 질병 또는 부상의 초진일 당시 연령이 18세(다만, 18세 전에 가입한 경우에는 가입자가 된 날을 말한다) 이상이고 노령연금의 지급 연령 미만일 것
ⓑ 다음의 어느 하나에 해당할 것
㉮ 해당 질병 또는 부상의 초진일 당시 연금보험료를 낸 기간이 가입대상기간의 3분의 1 이상일 것
㉯ 해당 질병 또는 부상의 초진일 5년 전부터 초진일까지의 기간 중 연금보험료를 낸 기간이 3년 이상일 것. 다만, 가입 대상기간 중 체납기간이 3년 이상인 경우는 제외한다.
㉰ 해당 질병 또는 부상의 초진일 당시 가입 기간이 10년 이상일 것
㉡ 예외
ⓐ 초진일이 가입대상에서 제외된 기간 중에 있는 경우
ⓑ 초진일이 국외이주 · 국적상실기간 중에 있는 경우
ⓒ 반환일시금을 지급받은 경우</td></tr>
<tr><td colspan="2">유족연금</td><td>㉠ 다음의 어느 하나에 해당하는 사람이 사망하면 그 유족에게 유족연금을 지급한다.
ⓐ 노령연금 수급권자
ⓑ 가입기간이 10년 이상인 가입자 또는 가입자였던 자
ⓒ 연금보험료를 낸 기간이 가입 대상기간의 3분의 1 이상인 가입자 또는 가입자였던 자
ⓓ 사망일 5년 전부터 사망일까지의 기간 중 연금보험료를 낸 기간이 3년 이상인 가입자 또는 가입자였던 자. 다만, 가입 대상기간 중 체납기간이</td></tr>
</table>

	3년 이상인 사람은 제외한다. ⓔ 장애등급이 2급 이상인 장애연금 수급권자 ㉡ 예외 : 위의 ⓒ 또는 ⓓ에 해당하는 사람이 다음의 기간 중 사망하는 경우 ⓐ 제6조(국민연금법 가입대상) 단서에 따라 가입대상에서 제외되는 기간 ⓑ 국외이주 · 국적상실기간
반환일시금	가입자 또는 가입자였던 자가 다음의 어느 하나에 해당하게 되면 본인이나 그 유족의 청구에 의하여 반환일시금을 지급받을 수 있다. ㉠ 가입 기간이 10년 미만인 자가 60세가 된 때 ㉡ 가입자 또는 가입자였던 자가 사망한 때. 다만, 유족연금이 지급되는 경우에는 그러하지 아니하다. ㉢ 국적을 상실하거나 국외로 이주한 때

(5) 고용보험제도

① 목적

㉠ 실직근로자에게 실업급여를 지급하는 전통적 의미의 실업보험사업 외에 적극적인 취업알선을 통한 재취업의 촉진과 근로자의 고용안정을 위한 고용안정사업, 근로자의 직업능력개발사업 등을 상호 연계하여 실시하는 사회보험제도이다.

㉡ 실업보험은 단순하게 실직자의 생계를 지원하는 사후적 · 소극적인 사회보장제도에 그치는 반면, 고용보험은 실직자에 대한 생계지원은 물론 재취업을 촉진하고 더 나아가 실업의 예방 및 고용안정, 노동시장의 구조 개편, 직업능력개발을 강화하기 위한 사전적 · 적극적 차원의 종합적인 노동시장정책의 수단이다.

② 고용보험제도의 기본구조

㉠ **고용안정사업** : 근로자를 감원하지 않고 고용을 유지하거나 실직자를 채용하여 고용을 늘리는 사업주에게 비용의 일부를 지원하는 제도이다.

㉡ **직업능력개발사업** : 사업주가 근로자에게 직업훈련을 실시하거나 근로자가 자기개발을 위해 훈련을 하는 경우 사업주 또는 근로자에게 일정비용을 지원하는 제도이다.

㉢ **실업급여사업** : 근로자가 실직하였을 경우 일정기간 동안 실직자와 그 가족의 생활안정, 원활한 구직활동을 위하여 실업급여를 제공하는 제도로, 실업급여를 수급받기 위해서 실직자는 고용노동부 지방사무소에 구직신청을 하고 매 2주마다 노동관서에 출두하여 자신의 구직활동을 입증하여야 한다.

(6) 산업재해보상보험(산재보험)

① 공업화가 진전되면서 급격히 증가하는 산업재해 근로자를 보호하기 위하여 1964년에 도입된 우리나라 최초의 사회보험제도이다.

② 산업재해로부터 근로자를 보호하기 위해서는 산업재해 자체를 예방하는 것이 가장 바람직한 것이나, 이미 발생한 산업재해로 인하여 부상 또는 사망한 경우는 그 피해 근로자나 가족을

보호 내지 보상해 주기 위해서는 산재보험이 중요한 의미를 포함한다.→ 무과실 책임주의

③ 산재 근로자와 그 가족의 생활을 보장하기 위하여 국가가 책임을 지는 의무보험이다.

④ 사용자의 근로기준법상 재해보상 책임을 보장하기 위하여 국가가 사업주로부터 소정의 보험료를 징수하여 그 기금(재원)으로 사업주를 대신하여 산재 근로자에게 보상을 해주는 제도이다. → 자진신고 및 자진납부 원칙, 정률보상제도

⑤ 산재보험은 근로자 재해에 대한 사용자의 보상책임을 담보로 한다.

⑥ 사업주가 전액 부담하고, 국가는 보험사업의 사무집행에 소요되는 비용을 부담한다.→ 사업주의 전액 부담

⑦ 산재보험 급여 종류별 수급요건 및 급여수준

급여 종류		수급요건	급여수준
요양급여		산재로 인한 부상 또는 질병의 치료를 위해 요양비 지불(3일 이내에 치유되는 부상, 질병일 경우 산재보험 급여를 지급하지 않고 근로기준법에 의하여 사용자가 재해보상)	요양비 전액
휴업급여		산재로 인한 휴일기간 중 지급(요양급여와 같이 '3일 이내'라는 예외규정을 둠)	1일당 평균임금의 70%
장해급여	연금	산재로 인한 부상, 질병의 치유 후 장해가 남아 있으며 그 정도가 장해등급 1~3급인 경우, 4~7급은 연금 · 일시금 중 선택	329일분(1급)~138일분(7급)
	일시금	위와 같은 사유이며, 장해등급 8~14급인 경우, 4~7급은 연금 · 일시금 중 선택	1,012일분(4급)~55일분(14급)
유족급여	연금	재해 노동자 사망 시 유가족에게 연금 또는 일시금으로 지급	47%(유족 1인)를 기본으로 1인당 5% 증가 : 상한 한도 67%
	일시금		1,300일분
장의비		재해 노동자 사망 시 지급	120일분
상병보상연금		2년 이상 장기요양을 하는 재해 노동자가 폐질자로 판정된 경우, 요양급여와 함께 지급(휴업급여와 병급 불가)	장해급여 1~3급과 동일
특별급여		보험가입자의 고의, 과실로 인한 재해 시 재해 노동자에게 산재보험법에 의한 보상에 더하여 민사배상에 갈음하여 유족특별급여, 장해특별급여 지급	라이프니츠방식으로 산정한 특별급여액을 보험급여에 추가지급
간병급여		요양급여를 받은 자가 치유 후 상시 또는 수시로 간병이 필요한 경우	• **상시 간병** : 1일 41,170원 • **수시 간병** : 1일 27,450원
직업재활		제1급~제12급의 산재 장해인, 미취업자, 다른 훈련 미해당자	• 직업훈련 비용 및 직업훈련 수당 • 직장복귀 지원금, 직장적응 훈련비 및 재활 운동비

(7) 국민기초생활 보장법

① 포괄적인 급여내용

㉠ 생계급여

ⓐ **생계급여의 내용**(제8조 제1항) : 생계급여는 수급자에게 의복, 음식물 및 연료비와 그 밖에 일상생활에 기본적으로 필요한 금품을 지급하여 그 생계를 유지하게 하는 것으로 한다.

ⓑ **생계급여의 방법**(제9조 제1항) : 생계급여는 금전을 지급하는 것으로 한다. 다만, 금전으로 지급할 수 없거나 금전으로 지급하는 것이 적당하지 아니하다고 인정하는 경우에는 물품을 지급할 수 있다.

㉡ **주거급여**(제11조 제1항) : 주거급여는 수급자에게 주거 안정에 필요한 임차료, 수선유지비, 그 밖의 수급품을 지급하는 것으로 한다.

㉢ **교육급여**(제12조 제1항) : 교육급여는 수급자에게 입학금, 수업료, 학용품비, 그 밖의 수급품을 지급하는 것으로 하되, 학교의 종류·범위 등에 관하여 필요한 사항은 대통령령으로 정한다.

㉣ **의료급여**(제12조의3 제1항) : 의료급여는 수급자에게 건강한 생활을 유지하는 데 필요한 각종 검사 및 치료 등을 지급하는 것으로 한다.

㉤ **해산급여**(제13조 제1항) : 해산급여는 제7조 제1항 제1호부터 제3호까지의 급여 중 하나 이상의 급여를 받는 수급자에게 다음의 급여를 실시하는 것으로 한다.

ⓐ 조산(助産)

ⓑ 분만 전과 분만 후에 필요한 조치와 보호

㉥ **장제급여**(제14조 제1항) : 장제급여는 제7조 제1항 제1호부터 제3호까지의 급여 중 하나 이상의 급여를 받는 수급자가 사망한 경우 사체의 검안(檢案)·운반·화장 또는 매장, 그 밖의 장제 조치를 하는 것으로 한다.

㉦ **자활급여**(제15조 제1항) : 자활급여는 수급자의 자활을 돕기 위하여 다음의 급여를 실시하는 것으로 한다.

ⓐ 자활에 필요한 금품의 지급 또는 대여

ⓑ 자활에 필요한 근로능력의 향상 및 기능습득의 지원

ⓒ 취업알선 등 정보의 제공

ⓓ 자활을 위한 근로기회의 제공

ⓔ 자활에 필요한 시설 및 장비의 대여

ⓕ 창업교육, 기능훈련 및 기술·경영지도 등 창업지원

ⓖ 자활에 필요한 자산형성 지원

ⓗ 그 밖에 대통령령으로 정하는 자활을 위한 각종 지원

② 급여의 기준

㉠ 급여는 건강하고 문화적인 최저생활을 유지할 수 있는 것이어야 한다(제4조 제1항).

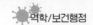

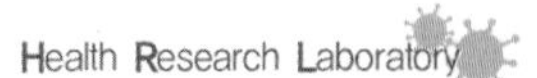

㉡ 급여의 기준은 수급자의 연령, 가구 규모, 거주지역, 그 밖의 생활여건 등을 고려하여 급여의 종류별로 보건복지부장관이 정하거나 급여를 지급하는 중앙행정기관의 장이 보건복지부장관과 협의하여 정한다(제4조 제2항).

㉢ 국민기초생활보장 제도에서 '최저 생계비'는 수급권자의 선정 기준임과 동시에 급여의 수준을 결정하는 기준이 된다.

㉣ 기초생활보장 수급자에게는 생계급여와 의료, 주거, 교육, 해산, 장제, 자활급여 등 7가지 종류의 급여가 제공된다.

㉤ 급여는 생계급여를 기본으로 하고 필요에 따라 다른 급여를 병합해 제공한다.

㉥ 7가지 종류의 급여 중에서 매월 현금으로 지급되는 것은 생계급여와 주거급여이다.

㉦ 조건부 수급자, 즉 18세 이상 64세 이하의 근로능력이 있는 사람은 자활사업에 참가하는 것을 조건으로 생계비를 지급한다(생계급여+자활급여 제공).

Point

❀ 국민기초생활보장과 의료급여 비교

구분	국민기초생활보장	의료급여
근거법	1961. 생활보호법 1999. 국민기초생활 보장법	1977. 의료보호법 2001. 의료급여법
급여	생계급여, 의료급여, 자활급여, 교육급여, 해산급여, 주거급여, 장제급여	진찰, 치료, 처치, 수술, 분만, 약제 또는 치료 재료 급부, 의료시설에의 수용, 간호, 이송 등
전달체계	국가(보건복지부) → 시·도 → 시·군·구 → 읍·면·동 → 수급권자	국가(보건복지부) → 시·도 → 시·군·구 → 읍·면·동 → 수급권자
재원	국고	국고 및 지방비(의료급여 기금 : 시도)

3 건강보험

(1) 본질적 특징

① 건강보험에서의 보험사고는 일반적으로 일시적 사고이다. 그러나 일시적 사고라고 할지라도 고의나 예측할 수 있는 사고 또는 교통사고 등과 같이 가해자를 알 수 있는 사고는 제외된다.

㉠ **일시적 사고** : 질병, 상해, 출산 등

㉡ **영속적 사고** : 불구, 폐질, 노령 등

㉢ **영구적 사고** : 사망

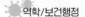

② 건강보험은 경제적 부담의 경감을 목표로 한다.
③ 건강보험은 다수가 가입해야 한다.
④ 보험사고는 예측이 불가능해야 한다.
⑤ 건강보험의 보험료는 개인, 국가, 사용자가 일부 부담하는 것이 보통이다.

(2) 건강보험제도의 특성

① **강제성** : 건강보험은 정부가 법에 의하여 국민복지를 증진시키고자 실시하는 제도이기 때문에 법률이 정하는 일정한 요건에 해당하는 사람은 누구나 의무적으로 가입하여야 한다는 강제성이 있다.
② **형평성** : 건강보험급여는 그 대상자의 성, 연령, 직업, 거주지 등 개인적 여건에 관계없이 수요에 따라 급여가 제공되는 것을 원칙으로 하고 있다.
③ **예산의 균형성** : 건강보험은 단기보험이기 때문에 1회계년도를 기준으로 수입과 지출을 예정하여 보험료를 계산하며 지급조건과 지급액도 보험료 납입기간과는 상관이 없고 지급기간이 단기이다.
④ **수익자 부담원칙** : 건강보험의 경우 그 비용은 수익자가 부담하고 이익도 수익자에게 환원되는 수익자 부담원칙에 입각한다.
⑤ **부담의 재산, 소득비례원칙** : 재원조달은 수익자의 재산, 소득에 따른 정률제를 택하고 있다.
⑥ **급여우선의 원칙** : 건강보험급여는 인간의 생명과 고통에 직결되므로 그 발생과정이나 요인이 어떠하든 간에 급여시행을 우선적으로 하여야 한다. 즉, 중대한 자기귀책사유가 있다 하여도 의료의 필연, 필수성에 따라 적시에 적정급여를 시행하고 사후에 그 책임을 분명히 하게 된다.
⑦ **적정급여의 원칙** : 의료는 인체의 생명과 직결되므로 가장 필요하고 적정한 급여가 제공되어야 한다.
⑧ **사후치료의 원칙** : 건강보험은 적극적 의미의 건강관리, 즉 질병예방이 아닌 사후치료적 영역에 속한다.
⑨ **3자지불의 원칙** : 현행 건강보험제도하에서는 급여시행자, 급여수령자, 비용지급자가 상이한데, 이러한 3자 관계의 성립에 따라 급여비용심사제도가 나타나게 된다.
⑩ **발생주의 원칙** : 건강보험대상자의 자격취득과 상실은 현실적으로 사후확인에 의해 그 권리행사가 가능하지만 근본적으로 확인행위 이전에 자격을 취득하였다고 보아야 한다.

(3) 건강보험재정관리의 원칙

① **보험재정수지 상등(균형)의 원칙(급부 · 반대급부 균등의 원칙)** : 보험료의 총액과 보험급여의 총액이 균등해야 한다는 원칙

P = WZ(P : 보험료, W : 사고발생률, Z : 보험급여)

② **보험료부담 공평성의 원칙** : 능력비례에 따라 보험료를 산정하여야 한다는 원칙
③ **보험료 비용분담의 원칙** : 직접적인 수익자 이외에 사회구성원 모두에게 보험료 등을 분담시킨다는 원칙
④ **보험료 불가침의 원칙** : 보험료로 갹출된 재원은 피보험자와 피부양자를 위한 보험급여로만 활용되어야 한다는 원칙으로 보험료는 사무비나 행정관리비로 전용될 수 없으며 이러한 비용은 국고에서 충당되어야 한다.

(4) 우리나라 건강보험제도의 특성

① 모든 국민을 보험법에 근거하여 강제로 가입시킴으로써 가입과 탈퇴의 자유선택권이 없다.
② 보험료는 경제적인 능력에 비례하여 부과하는 반면에, 보험급여는 모든 국민에게 동일하게 주어지도록 형평성을 유지하고 있다.
③ 보험료 부과방식은 근로소득자와 자영업자로 이원화되어 있다.
④ 모든 의료기관을 건강보험 요양기관으로 강제 지정하여 국민들의 의료에의 접근을 쉽게 하고 있다.
⑤ 진료 보수의 경우 행위별수가제도를 적용하며, 제3자 지불 방식으로 운용하고 있다.
⑥ 단기 보험(1회계 년도 기준의 보험료 계산)이다.
⑦ 예방보다 치료 중심의 급여제도이다.
⑧ 단일 보험자체계(통합주의)이다. ↔ 조합주의
⑨ **보건의료제도의 특징**
　㉠ **의료공급 방식** : 민간 주도형
　㉡ **의료비 부담 방식** : 혼합형(가계, 사용자, 정부 등 제3자 지불 방식)
　㉢ **관리통제 방식** : 자유방임형
　㉣ **사회보장 형태** : NHI(사회보험 방식)

(5) 우리나라 건강보험의 역사

1963. 11	사회보장에 관한 법률	
1963. 12	의료보험 제정	임의적용 방식으로 사회 여건에도 맞지 않아 유명무실하였음
1977. 7	전문 개정	500인 이상 사업장 근로자와 공업단지 근로자 강제 적용
1979. 1	전문 개정	공 · 교 의료보험 실시
1987		한방 의료보험
1988		농어촌 지역 의료보험제도 실시
1989	전 국민 의료보험 실시	• 약국 의료보험 전면 실시 • 도시지역 의료보험 실시로 전 국민 의료보험 실시(직장 의료보험, 공무원 및 사립학교 교원 의료보험, 지역 의료보험으로 운영)

1998. 10	국민의료보험법 시행	공무원 및 사립학교 교직원 의료보험과 227개 지역의료보험 통합(1차 의료보험 조직 통합)
2000. 7	국민건강보험법 시행	의약분업 시행, 공단 및 139개 직장조합의 통합(2차 의료보험 조직 통합)으로 국민건강보험공단 및 건강보험 심사평가원 업무 개시
2001. 1		행위별 상대가치 수가체계 및 수가 계약제 시행
2003		직장가입자와 지역가입자의 재정 통합(3차 의료보험 조직 통합)
2008. 7	노인장기요양보험 시행	노인장기요양문제를 정부와 사회가 공동으로 부담

(6) 건강보험 적용 대상(국민건강보험법 제5조)

① 국내에 거주하는 국민은 이 법에 의한 건강보험의 가입자 또는 피부양자가 된다.

② **예외** : 의료급여수급권자와 유공자 등 의료보호 대상자

③ 예외 적용 대상자 중 건강보험의 가입자 또는 피부양자가 될 수 있는 경우

㉠ 유공자 등 의료보호 대상자 중 건강보험의 적용을 보험자에게 신청한 사람

㉡ 건강보험을 적용받고 있던 사람이 유공자 등 의료보호 대상자로 되었으나 건강보험의 적용배제 신청을 보험자에게 하지 않은 사람

(7) 가입자의 종류(동법 제6조)

① 가입자는 직장가입자와 지역가입자로 구분한다.

② **직장가입자** : 모든 사업장의 근로자 및 사용자와 공무원 및 교직원

③ **직장가입자에서 제외되는 사람**

㉠ 고용 기간이 1개월 미만인 일용 근로자

㉡ 「병역법」에 따른 현역병(지원에 의하지 아니하고 임용된 하사를 포함한다), 전환 복무된 사람 및 군간부 후보생

㉢ 선거에 당선되어 취임하는 공무원으로서 매월 보수 또는 이에 준하는 급료를 받지 아니하는 사람

㉣ 그 밖에 사업장의 특성, 고용 형태 및 사업의 종류 등을 고려하여 대통령령으로 정하는 사업장의 근로자 및 사용자(대통령령으로 정하는 절차에 따라 직장가입자가 되거나 탈퇴할 수 있다)와 공무원 및 교직원(동법 시행령 제9조 참조)

④ **지역가입자** : 직장가입자와 그 피부양자를 제외한 가입자

(8) 피보험자의 자격취득 시기(동법 제8조)

① 가입자는 국내에 거주하게 된 날에 직장가입자 또는 지역가입자의 자격을 얻는다.

② **예외** : 다음 어느 하나에 해당하는 자는 그 해당되는 날에 각각 자격을 얻는다.

㉠ 수급권자이었던 사람은 그 대상자에서 제외된 날

㉡ 직장가입자의 피부양자이었던 사람은 그 자격을 잃은 날

㉢ 유공자 등 의료보호 대상자이었던 사람은 그 대상자에서 제외된 날
㉣ 유공자 등 의료보호 대상자 중 건강보험의 적용을 보험자에게 신청한 사람은 그 신청한 날

③ ①에 따라 자격을 얻은 경우 그 직장가입자의 사용자 및 지역가입자의 세대주는 그 명세를 자격을 취득한 날부터 14일 이내에 보험자에게 신고하여야 한다.

(9) 피보험자의 자격상실 시기(동법 제10조)

① 가입자는 다음 어느 하나에 해당하게 된 날에 그 자격을 잃는다.
㉠ 사망한 날의 다음 날
㉡ 국적을 잃은 날의 다음 날
㉢ 국내에 거주하지 아니하게 된 날의 다음 날
㉣ 직장가입자의 피부양자가 된 날
㉤ 수급권자가 된 날
㉥ 건강보험을 적용받고 있던 사람이 유공자 등 의료보호 대상자가 되어 건강보험의 적용배제신청을 한 날

② ①에 따라 자격을 잃은 경우 직장가입자의 사용자와 지역가입자의 세대주는 그 명세를 자격을 잃은 날부터 14일 이내에 보험자에게 신고하여야 한다.

(10) 피부양자(동법 제5조 제2항)

① 피부양자는 다음의 하나에 해당하는 사람 중 직장가입자에게 주로 생계를 의존하는 사람으로서 소득 및 재산이 보건복지부령으로 정하는 기준 이하에 해당하는 사람을 말한다.
㉠ 직장가입자의 배우자
㉡ 직장가입자의 직계 존속(배우자의 직계 존속 포함) **예** 부모, 장인 · 장모, 시부모 등
㉢ 직장가입자의 직계 비속(배우자의 직계 비속 포함) 및 그 배우자 **예** 자녀, 손자, 손녀, 며느리, 사위 등
㉣ 직장가입자의 형제 · 자매

② 피부양자 자격의 인정 기준, 취득 · 상실 시기 등은 보건복지부령으로 정한다.

③ **피부양자 자격취득일**(동법 시행규칙 제2조 제2항)
㉠ **신생아의 경우** : 출생한 날
㉡ **직장가입자의 자격취득일 또는 가입자의 자격 변동일로부터 90일 이내에 피부양자의 자격취득 신고를 한 경우** : 직장가입자의 자격취득일 또는 해당 가입자의 자격 변동일
㉢ **직장가입자의 자격취득일 또는 가입자의 자격 변동일로부터 90일을 넘겨 피부양자의 자격취득 신고를 한 경우** : 국민건강보험공단(이하 "공단"이라 한다)에 피부양자 자격(취득 · 상실) 신고서를 제출한 날. 다만, 천재지변, 질병 · 사고 등 공단이 정하는 본인의 책임이 없는 부득이한 사유로 90일을 넘겨 피부양자 자격취득 신고를 한 경우에는 직장가입자의 자격취득일 또는 가입자의 자격 변동일

④ **피부양자 자격 상실일**(동법 시행규칙 제2조 제3항)
㉠ 사망한 날의 다음 날
㉡ 대한민국의 국적을 잃은 날의 다음 날
㉢ 국내에 거주하지 아니하게 된 날의 다음 날
㉣ 직장가입자가 자격을 상실한 날
㉤ 법 제5조 제1항 제1호에 따른 수급권자가 된 날
㉥ 법 제5조 제1항 제2호에 따른 유공자 등 의료보호 대상자인 피부양자가 공단에 건강보험의 적용배제 신청을 한 날의 다음 날
㉦ 직장가입자 또는 다른 직장가입자의 피부양자 자격을 취득한 경우에는 그 자격을 취득한 날
㉧ 피부양자 자격을 취득한 사람이 본인의 신고에 따라 피부양자 자격상실 신고를 한 경우에는 신고한 날의 다음 날
㉨ 피부양자 자격요건을 충족하지 아니하는 경우에는 공단이 그 요건을 충족하지 아니한다고 확인한 날의 다음 날

(11) 보험급여의 종류

① **요양급여** : 가입자 및 피부양자의 질병 · 부상 · 출산 등에 대하여 요양급여를 실시
㉠ 진찰 · 검사
㉡ 약제 · 치료재료의 지급
㉢ 처치 · 수술 기타의 치료
㉣ 예방 · 재활
㉤ 입원
㉥ 간호
㉦ 이송

Point

국민건강보험법 제1조(목적)
이 법은 국민의 질병 · 부상에 대한 예방 · 진단 · 치료 · 재활과 출산 · 사망 및 건강증진에 대하여 보험급여를 실시함으로써 국민보건 향상과 사회보장 증진에 이바지함을 목적으로 한다.

② **건강검진**
㉠ **일반건강검진** : 건강검진대상은 직장가입자 및 20세 이상 피부양자, 세대주인 지역가입자, 지역가입자 중 20세 이상인 세대원
㉡ **영유아건강검진** : 6세 미만의 가입자 및 피부양자를 대상으로 생후 4개월부터 66개월까지 총 7회, 구강검진 3회를 실시
㉢ **암건강검진** : 보건복지부장관이 권고하는 6대암

Point

1. 일반 건강검진 사업

검사 항목	대상자
1. 건강검진 상담료 및 행정 비용 • 문진과 진찰 및 상담 • 키, 몸무게, 비만도, 허리둘레 • 혈압 측정 • 시력, 청력 측정 • 장애인 안전 · 편의 관리	• 일반 건강검진 대상자 • 중증 장애인 대상자(1~3급)
2. 흉부방사선 촬영	• 일반 건강검진 대상자
3. 요검사(요단백)	• 일반 건강검진 대상자
4. 혈액 검사 • 혈색소 • 공복 혈당 • 총콜레스테롤 • HDL콜레스테롤 • 트리글리세라이드 • LDL 콜레스테롤 • AST(SGOT) • ALT(SGPT) • 감마 지티피(γ-GTP) • 혈청 크레아티닌 검사 • 신사구체 여과율(e-GFR)	• 일반 건강검진 대상자(단, 콜레스테롤(4종) 검사는 남성 만 24세 이상, 여성 만 40세 이상에 대하여 4년마다)
5. 간염 검사 • B형간염 표면항원 · 항체	• 일반 건강검진 대상자 – 만 40세 – B형간염 표면항원 양성자 또는 자동, 피동 면역으로 인한 항체 형성자는 제외
6. 골밀도 검사	• 일반 건강검진 대상자 – 만 54, 66세 중 여성
7. 인지기능 장애 • KDSQ-C 검사 및 상담	• 일반 건강검진 대상자 – 만 66세 이상(2년마다)
8. 생활습관 평가	• 일반 건강검진 대상자 – 만 40, 50, 60, 70세
9. 정신건강 검사 • PHQ-9 검사 및 상담	• 일반 건강검진 대상자 – 만 20, 30, 40, 50, 60, 70세
10. 노인 신체기능 검사(낙상 검사) – 하지 기능 – 평형성	• 일반 건강검진 대상자 – 만 66, 70, 80세
11. 구강 검진	• 일반 건강검진 대상자 • 만 40세(치면 세균막 검사)

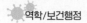

2. 의료급여 생애전환기 검진

검사 항목	대상자
1. 건강검진 상담료 및 행정 비용 • 문진과 진찰 및 상담 • 키, 몸무게, 비만도, 허리둘레 • 시력, 청력 측정 • 장애인 안전 · 편의 관리	• 의료급여 생애전환기 검진 대상자 • 중증 장애인 대상자(1~3급)
2. 골밀도 검사	• 의료급여 생애전환기 검진 대상자 – 만 66세 중 여성
3. 인지기능 장애 • KDSQ-C 검사 및 상담	• 의료급여 생애전환기 검진 대상자 – 만 66세 이상(2년마다)
4. 생활습관 평가	• 의료급여 생애전환기 검진 대상자 – 만 70세
5. 정신건강 검사 • PHQ-9 검사 및 상담	• 의료급여 생애전환기 검진 대상자 – 만 70세
6. 노인 신체기능 검사(낙상 검사) – 하지 기능 – 평형성	• 의료급여 생애전환기 검진 대상자 – 만 66, 70, 80세

3. 영유아 건강 검진

검진 항목	검진 항목	목표 질환	1차 검진 (4~6개월)	2차 검진 (9~12개월)	3차 검진 (18~24개월)	4차 검진 (30~36개월)	5차 검진 (42~48개월)	6차 검진 (54~60개월)	7차 검진 (66~71개월)
문진 및 진찰	손전등 검사	시각 이상(사시)	●	●	●	●	●	●	●
	시각 문진		●	●	●	●	●	●	●
	시력 검사	굴절 이상(약시)				●	●	●	●
	청각 문진	청각 이상	●	●	●	●	●		
신체 계측	키	성장 이상	●	●	●	●	●	●	●
	몸무게		●	●	●	●	●	●	●
	머리둘레		●	●	●	●	●	●	●
	체질량 지수	비만				●	●	●	●
발달 평가 및 상담		발달 이상		●	●	●	●	●	●
건강 교육 및 상담	안전사고 예방	안전사고예방	●	●	●	●	●	●	●
	영양 문진	영양결핍(과잉)	●	●	●	●	●	●	●
	영아돌연사 증후군 예방	영아돌연사 증후군	●						
	구강 문진	치아발육 상태		●					
	대소변 가리기	대소변 가리기			●				
	전자미디어 노출	전자미디어노출				●			
	정서 및 사회성	사회성 발달					●		
	개인 위생	개인 위생						●	
	취학 전 준비	취학 전 준비							●

<table>
<tr><td rowspan="4">구강 검진</td><td>진찰 및 상담</td><td rowspan="4">치아우식증</td><td rowspan="2"></td><td rowspan="2"></td><td rowspan="2">●</td><td rowspan="2"></td><td rowspan="2">●</td><td rowspan="2">●</td><td rowspan="2"></td></tr>
<tr><td>치아 검사</td></tr>
<tr><td>기타 검사 및 문진</td><td colspan="7" rowspan="2">※ 1차 검진(18~29개월), 2차 검진(42~53개월), 3차 검진(54~65개월)
※ 기타 검사 및 문진 : 기타 부위 검사와 구강위생 검사</td></tr>
<tr><td>구강보건 교육 (보호자 및 유아)</td></tr>
</table>

4. 6대 암검진 권고 암(암관리법 시행령 별표 1)

암의 종류	검진 주기	연령 기준 등
위암	2년	40세 이상의 남 · 여
간암	6개월	40세 이상의 남 · 여 중 간암 발생 고위험군
대장암	1년	50세 이상의 남 · 여
유방암	2년	40세 이상의 여성
자궁경부암	2년	20세 이상의 여성
폐암	2년	54세 이상 74세 이하의 남 · 여 중 폐암 발생 고위험군

[비고]

1. "간암 발생 고위험군"이란 간경변증, B형간염 항원 양성, C형간염 항체 양성, B형 또는 C형 간염 바이러스에 의한 만성 간질환 환자를 말한다.
2. "폐암 발생 고위험군"이란 30갑년[하루 평균 담배소비량(갑) × 흡연 기간(년)] 이상의 흡연력(吸煙歷)을 가진 현재 흡연자와 폐암 검진의 필요성이 높아 보건복지부장관이 정하여 고시하는 사람을 말한다.

③ **요양비** : 공단은 가입자 또는 피부양자가 보건복지부령으로 정하는 긴급하거나 그 밖의 부득이한 사유로 요양기관과 비슷한 기능을 하는 기관으로서 보건복지부령으로 정하는 기관에서 질병 · 부상 · 출산 등에 대하여 요양을 받거나 요양기관이 아닌 장소에서 출산한 경우에는 그 요양급여에 상당하는 금액을 요양비로 지급한다.

Point

요양비(국민건강보험법 시행규칙 제23조)

① 법 제49조 제1항에서 "보건복지부령으로 정하는 긴급하거나 그 밖의 부득이한 사유"란 다음 각 호의 어느 하나에 해당하는 경우를 말한다.

1. 요양기관을 이용할 수 없거나 요양기관이 없는 경우
2. 만성 신부전증 환자가 의사의 처방전에 따라 복막관류액 또는 자동 복막투석에 사용되는 소모성 재료를 요양기관 외의 의약품 판매업소에서 구입 · 사용한 경우
3. 산소 치료를 필요로 하는 환자가 의사의 산소 치료 처방전에 따라 보건복지부장관이 정하여 고시하는 방법으로 산소 치료를 받는 경우
4. 당뇨병 환자가 의사의 처방전에 따라 혈당 검사 또는 인슐린 주사에 사용되는 소모성 재료를 요양기관 외의 의료기기 판매업소에서 구입 · 사용한 경우
5. 신경인성 방광환자가 의사의 처방전에 따라 자가 도뇨에 사용되는 소모성 재료를 요양기관 외의 의료기기 판매업소에서 구입 · 사용한 경우
6. 보건복지부장관이 정하여 고시하는 질환이 있는 사람으로서 인공호흡기 또는 기침유발기를 필요로 하는 환자가 의사의 처방전에 따라 인공호흡기 또는 기침유발기를 대여받아 사용하는 경우
7. 수면 무호흡증 환자가 의사의 처방전에 따라 양압기(수면 중 좁아진 기도에 지속적으로 공기를 불어넣어 기도를 확보해 주는 기구를 말한다)를 대여받아 사용하는 경우

④ **부가급여** : 임신 · 출산 진료비

㉠ 임신 · 출산 진료비 지원 대상은 다음과 같다.

ⓐ 임신 · 출산한 가입자 또는 피부양자

ⓑ 1세 미만인 가입자 또는 피부양자(이하 "2세 미만 영유아"라 한다)의 법정대리인(출산한 가입자 또는 피부양자가 사망한 경우에 한정한다)

㉡ 공단은 ㉠의 어느 하나에 해당하는 사람에게 다음의 구분에 따른 비용을 결제할 수 있는 임신 · 출산 진료비 이용권(이하 "이용권"이라 한다)을 발급할 수 있다. 〈개정 2020. 6. 2.〉

ⓐ 임신 · 출산과 관련된 진료에 드는 비용

ⓑ 임신 · 출산과 관련하여 처방된 약제 · 치료재료의 구입에 드는 비용

ⓒ 2세 미만 영유아의 진료에 드는 비용

ⓓ 2세 미만 영유아에게 처방된 약제 · 치료재료의 구입에 드는 비용

㉢ 이용권을 발급받으려는 사람(이하 "신청인"이라 한다)은 보건복지부령으로 정하는 발급 신청서에 ㉠의 어느 하나에 해당한다는 사실을 확인할 수 있는 증명서를 첨부해 공단에 제출해야 한다.

㉣ ㉢에 따라 이용권 발급 신청을 받은 공단은 신청인이 ㉠의 어느 하나에 해당하는지를 확인한 후 신청인에게 이용권을 발급해야 한다.

㉤ 이용권을 사용할 수 있는 기간은 ㉣에 따라 이용권을 발급받은 날부터 다음의 구분에 따른 날까지로 한다.

ⓐ 임신 · 출산한 가입자 또는 피부양자 : 출산일(유산 및 사산의 경우 그 해당일)부터 1년이 되는 날

ⓑ 2세 미만 영유아의 법정대리인 : 1세 미만 영유아의 출생일부터 2년이 되는 날

㉥ 이용권으로 결제할 수 있는 금액의 상한은 다음의 구분에 따른다. 다만, 보건복지부장관이 필요하다고 인정하여 고시하는 경우에는 다음의 상한을 초과하여 결제할 수 있다.

ⓐ 하나의 태아를 임신 · 출산한 경우 : 100만원

ⓑ 둘 이상의 태아를 임신 · 출산한 경우 : 140만원

㉦ ㉠부터 ㉥까지에서 규정한 사항 외에 임신 · 출산 진료비의 지급 절차와 방법, 이용권의 발급과 사용 등에 필요한 사항은 보건복지부령으로 정한다.

⑤ **선별 급여**(동법 제41조의4)

㉠ 요양급여를 결정함에 있어 경제성 또는 치료효과성 등이 불확실하여 그 검증을 위하여 추가적인 근거가 필요하거나, 경제성이 낮아도 가입자와 피부양자의 건강 회복에 잠재적 이득이 있는 등 대통령령으로 정하는 경우에는 예비적인 요양급여인 선별 급여로 지정하여 실시할 수 있다.

> 선별 급여(시행령 제18조의4)
>
> ① 법 제41조의4 제1항에 따른 선별 급여(이하 "선별 급여"라 한다)를 실시할 수 있는 경우는 다음 각 호와 같다.
>
> 1. 경제성 또는 치료효과성 등이 불확실하여 그 검증을 위하여 추가적인 근거가 필요한 경우
> 2. 경제성이 낮아도 가입자와 피부양자의 건강 회복에 잠재적 이득이 있는 경우

3. 제1호 또는 제2호에 준하는 경우로서 요양급여에 대한 사회적 요구가 있거나 국민건강 증진의 강화를 위하여 보건복지부장관이 특히 필요하다고 인정하는 경우

② 법 제41조의4 제2항에 따른 선별 급여의 적합성 평가(이하 "적합성 평가"라 한다)는 다음 각 호의 구분에 따른다.

1. 평가 주기 : 선별 급여를 실시한 날부터 5년마다 평가할 것. 다만, 보건복지부장관은 해당 선별 급여의 내용 · 성격 또는 효과 등을 고려하여 신속한 평가가 필요하다고 인정하는 경우에는 그 평가 주기를 달리 정할 수 있다.
2. 평가 항목 : 다음 각 목의 사항을 평가할 것
   가. 치료효과 및 치료과정의 개선에 관한 사항
   나. 비용 효과에 관한 사항
   다. 다른 요양급여와의 대체 가능성에 관한 사항
   라. 국민건강에 대한 잠재적 이득에 관한 사항
   마. 그밖에 가목부터 라목까지의 규정에 준하는 사항으로써 보건복지부장관이 적합성평가를 위하여 특히 필요하다고 인정하는 사항
3. 평가 방법 : 서면 평가의 방법으로 실시할 것. 다만, 보건복지부장관이 필요하다고 인정하는 경우에는 현장 조사 · 문헌 조사 또는 설문 조사 등의 방법을 추가하여 실시할 수 있다.

③ 보건복지부장관은 적합성 평가와 관련하여 전문적 · 심층적 검토가 필요하다고 인정하는 경우에는 보건의료 관련 연구기관 · 단체 또는 전문가 등에게 그 평가를 의뢰하여 실시할 수 있다.

④ 보건복지부장관은 적합성 평가를 위하여 필요하다고 인정하는 경우에는 관계 중앙행정기관, 지방자치단체, 「공공기관의 운영에 관한 법률」에 따른 공공기관 또는 보건의료 관련 법인 · 단체 · 전문가 등에게 필요한 자료 또는 의견의 제출을 요청할 수 있다.

⑤ 제2항부터 제4항까지에서 규정한 사항 외에 적합성 평가의 절차 및 방법 등에 필요한 사항은 보건복지부장관이 정하여 고시한다.

Point

국민건강보험법 제50조(부가급여)

공단은 이 법에서 정한 요양급여 외에 대통령령으로 정하는 바에 따라 임신 · 출산 진료비, 장제비, 상병수당, 그 밖의 급여를 실시할 수 있다.

:: 보험급여의 종류

구분 \ 내용	종류	급여방법	수급권자
법정 급여	요양급여	현물급여	가입자 및 피부양자
	건강 진단	현물급여	가입자 및 20세 이상 피부양자
	요양비	현금급여	가입자 및 피부양자
	장애인 보장구 급여비	현금급여	등록장애인
	본인부담 환급금	현금급여	가입자 및 피부양자
	본인부담 보상금	현금급여	가입자 및 피부양자
부가 급여	임신 · 출산 진료비	이용권	가입자 및 피부양자

⑿ 급여의 제한

① 급여의 제한 사유

㉠ 고의 또는 중대한 과실로 인한 범죄 행위에 그 원인이 있거나 고의로 사고를 일으킨 경우

㉡ 고의 또는 중대한 과실로 공단이나 요양기관의 요양에 관한 지시에 따르지 아니한 경우

㉢ 고의 또는 중대한 과실로 제55조에 따른 문서와 그 밖의 물건의 제출을 거부하거나 질문 또는 진단을 기피한 경우

㉣ 업무 또는 공무로 생긴 질병 · 부상 · 재해로 다른 법령에 따른 보험급여나 보상(報償) 또는 보상(補償)을 받게 되는 경우

② 공단은 보험급여를 받을 수 있는 사람이 다른 법령에 따라 국가나 지방자치단체로부터 보험급여에 상당하는 급여를 받거나 보험급여에 상당하는 비용을 지급받게 되는 경우에는 그 한도에서 보험급여를 하지 아니한다.

③ 공단은 가입자가 대통령령으로 정하는 기간[1개월] 이상 다음의 보험료를 체납한 경우 그 체납한 보험료를 완납할 때까지 그 가입자 및 피부양자에 대하여 보험급여를 실시하지 아니할 수 있다. 다만, 보험료의 체납기간에 관계없이 월별 보험료의 총 체납 횟수(이미 납부된 체납 보험료는 총 체납 횟수에서 제외한다)가 대통령령으로 정하는 횟수[6회] 미만인 경우에는 그러하지 아니하다.

㉠ 제69조 제4항 제2호에 따른 소득 월액 보험료

㉡ 제69조 제5항에 따른 세대 단위의 보험료

⒀ 급여의 정지

보험급여를 받을 수 있는 사람이 다음의 어느 하나에 해당하면 그 기간에는 보험급여를 하지 아니한다. 다만, ③ · ④의 경우에는 제60조에 따른 요양급여를 실시한다.

① 삭제

② 외국에 체류 중 일 때

③ 제6조 제2항 제2호[「병역법」에 따른 현역병(지원에 의하지 아니하고 임용된 하사를 포함한다), 전환 복무된 사람 및 군간부 후보생]에 해당하게 된 경우

④ 교도소, 그 밖에 이에 준하는 시설에 수용되어 있는 경우

◆ **현역병 등에 대한 요양급여 비용의 지급(동법 제60조)** : 공단은 (4) ③ · ④에 해당하는 사람이 요양기관에서 대통령령으로 정하는 치료 등(요양급여)을 받은 경우 그에 따라 공단이 부담하는 비용(요양급여 비용)을 법무부장관 · 국방부장관 · 경찰청장 · 소방청장 또는 해양경찰청장으로부터 예탁 받아 지급할 수 있다. 이 경우 법무부장관 · 국방부장관 · 경찰청장 · 소방청장 또는 해양경찰청장은 예산상 불가피한 경우 외에는 연간(年間) 들어갈 것으로 예상되는 요양급여 비용과 요양비를 대통령령으로 정하는 바에 따라 미리 공단에 예탁하여야 한다. 〈개정 2018.12.11.〉

⒁ 요양급여(간호, 이송 제외) 다음의 요양기관에서 실시한다

① 「의료법」에 따라 개설된 의료기관

② 「약사법」에 따라 등록된 약국

③ 「약사법」 제91조에 따라 설립된 한국희귀 · 필수의약품센터
④ 「지역보건법」에 따른 보건소, 보건의료원, 보건지소
⑤ 「농어촌 등 보건의료를 위한 특별조치법」에 따라 설립된 보건진료소

(15) 요양기관에서 제외되는 의료기관 등

보건복지부장관은 공익이나 국가정책에 비추어 요양기관으로 적합하지 아니한 대통령령으로 정하는 다음의 의료기관 등은 요양기관에서 제외할 수 있다.

① 「의료법」 제35조에 따라 개설된 부속 의료기관
② 「사회복지사업법」 제34조에 따른 사회복지시설에 수용된 사람의 진료를 주된 목적으로 개설된 의료기관
③ 본인일부 부담금을 받지 아니하거나 경감하여 받는 등의 방법으로 가입자나 피부양자를 유인(誘引)하는 행위 또는 이와 관련하여 과잉 진료행위를 하거나 부당하게 많은 진료비를 요구하는 행위를 하여 다음의 어느 하나에 해당하는 업무정지 처분 등을 받은 의료기관
  ㉠ 업무정지 또는 과징금 처분을 5년 동안에 2회 이상 받은 의료기관
  ㉡ 「의료법」 제66조에 따른 면허 자격정지 처분을 5년 동안 2회 이상 받은 의료인이 개설·운영하는 의료기관
④ 업무정지 처분 절차가 진행 중이거나 업무정지 처분을 받은 요양기관의 개설자가 개설한 의료기관 또는 약국

(16) 보험료

① **직장가입자의 보험료**
  ㉠ 보수월액×보험료율
  ㉡ 소득월액×보험료율
② **지역가입자의 보험료**
  ㉠ **세대단위로 산정** : 월별 보험료 = 보험료 부과점수×점수당 금액
  ㉡ **보험료 부과점수** : 지역가입자의 소득(종합소득, 농업소득) · 재산(부동산, 자동차 등)을 참작하여 정하되, 기타 필요한 사항은 대통령령으로 정한다.
③ **보험료 경감대상자**(법 제75조)
  ㉠ 섬 · 벽지 · 농어촌 등 대통령령으로 정하는 지역에 거주하는 사람
  ㉡ 65세 이상인 사람
  ㉢ 장애인복지법에 따라 등록한 장애인
  ㉣ 국가유공자 등 예우 및 지원에 관한 법률 제4조 제1항 제4호 · 제6호 · 제12호 · 제15호 및 제17조에 따른 국가유공자
  ㉤ 휴직자
  ㉥ 그 밖에 생활이 어렵거나 천재지변 등의 사유로 보험료를 경감할 필요가 있다고 보건복지부장관이 정하여 고시하는 사람

④ **보험료의 면제**(법 제74조) : 직장가입자가 다음에 해당되는 때에는 보험료를 면제, 지역가입자가 다음에 해당되는 때에는 그 가입자가 속한 세대의 보험료를 산정할 때 그 가입자의 보험료부과점수를 제외시킨다.

㉠ 국외에 체류하는 경우(해외에서 1개월 이상 체류 시, 다만 국내에 거주하는 피부양자가 없는 경우에 한함)

Point

국민건강보험법 시행령 제44조의2(보험료가 면제되는 국외 체류기간)

법 제74조 제1항 본문에서 "대통령령으로 정하는 기간"이란 3개월을 말한다.

㉡ 단기하사 이하 사병의 현역복무기간(사관학교 생도 포함)

㉢ 교도소 등 법무부 관할 교정시설의 재소기간

(17) 보험료의 부담

구분	직장가입자		지역가입자
	직장	공무원 · 교직원	
보험료	보수월액×보험료율 소득월액×보험료율	보수월액×보험료율	보험료 부과점수×점수당 금액
부담 주체	근로자 50% 사용자 50%	공무원 : 공무원, 정부가 각각 50% 교직원 : 교원 50%, 학교경영자 30%, 국가 및 지방자치단체 20%	세대구성원 일부, 정부가 부담
징수 방법	사용자가 원천징수 납부	기관장 등이 원천징수 납부	월별고지, 개별납부
납기일	익월 10일까지		

(18) 구상권

① 공단은 제3자의 행위로 보험급여사유가 생겨 가입자 또는 피부양자에게 보험급여를 한 경우에는 그 급여에 들어간 비용 한도에서 그 제3자에게 손해배상을 청구할 권리를 얻는다.

② 보험자가 부담하지 않아도 될 비용을 제3자 행위에 의하여 부담하게 된 것이므로 보험사고의 원인책임자인 제3자로부터 그 부담분을 사후적으로 보전하려는 취지이다.

Check

01 다음 중 우리나라 국민건강보험에 관한 설명으로 가장 올바른 것은?

① 상해, 재해, 불법행위에 의한 사고 등은 예측 가능한 질병을 대상으로 한다.
② 정부지원금 없이 건강보험가입자 및 사용자로부터 징수한 보험료를 그 재원으로 한다.
③ 질병, 부상에 대한 예방, 진단, 치료, 재활과 출산, 사망 및 건강증진에 대해 보험급여를 실시한다.
④ 피부양자에 장인, 장모는 포함되나 아직 피보험자가 부양하는 형제, 자매는 포함되지 않는다.

해설 ① 건강보험은 질병, 상해, 출산 등 예측 불가능한 질병을 대상으로 한다.
② 소량의 정부지원금과 함께 건강보험가입자 및 사용자로부터 징수한 보험료를 그 재원으로 한다.
④ 피부양자에 장인, 장모, 피부양자가 부양하는 형제, 자매 또한 포함된다.

정답 ③

02 다음 중 우리나라 건강보험제도의 역사적 사실로 올바르지 못한 것은?

① 1977년 500인 이상 사업장 대상으로 직장의료보험법이 실시되었다.
② 1987년 한방의료보험이 전국적으로 실시되었다.
③ 1989년 전 국민 의료보험이 실시되었다.
④ 2003년 직장의료보험조직을 포함하여 의료보험조직이 완전 통합되었다.

해설 2003년 직장가입자와 지역가입자의 재정이 통합되었다.

정답 ④

03 국민건강보험법, 시행령, 시행규칙 상 보험료가 면제되는 경우로 옳지 못한 것은?

① 교도소에 수용되어 있는 경우
② 현역병, 전환복무된 사람 및 군간부후보생일 경우
③ 1개월 국외에 체류하는 경우로 국내에 피부양자가 있는 경우
④ 3개월 이상 국외에 체류하는 경우

해설 법 제54조 2호에 해당하는 경우 1개월 이상의 기간으로서 대통령령으로 정하는 기간 이상 국외에 체류하는 경우에 한정된다. 다만 국내에 피부양자가 없는 경우에만 해당된다. 또한 령 제44조의2에서는 국외 체류기간을 3개월 이상으로 하고 있다.

정답 ③

04 산재보상에 대한 설명으로 올바른 것은? 2022. 대구보건연구사 보건학

① 휴업급여와 상병보상연금은 동시에 받을 수 있다.
② 간병급여는 요양급여를 받은 자 중 치유 후 의학적으로 상시 또는 수시로 간병이 필요하여 실제로 간병을 받는 사람에게 지급한다.

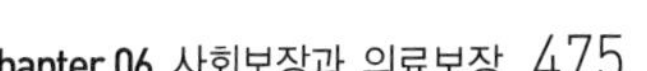

③ 휴업급여는 일을 못하게 된 날 다음날부터 바로 지급된다.
④ 요양급여는 부상이 일어난 다음 날부터 바로 지급된다.

해설 ① 상병보상연금은 요양급여를 받는 근로자가 요양을 시작한 지 2년이 지난 날 이후에 부상이나 질병이 치유되지 아니한 상태가 계속되면 휴업급여 대신 상병보상연금을 그 근로자에게 지급한다.
③ 휴업급여는 취업하지 못한 기간이 3일 이내이면 지급하지 아니한다.
④ 요양급여는 부상, 지별이 3일 이내의 요양으로 치유될 수 있으면 지급하지 아니한다.

정답 ②

05 국민건강보험제도에서 현금급여에 해당하는 것으로 올바르게 조합된 것은?

2022. 대구보건연구사 보건학

가. 본인부담상한제	나. 장애인에게 제공하는 보조기기 비용
다. 건강검진	라. 병원에서 제공하는 치료재료비

① 가, 나 ② 나, 다
③ 다, 라 ④ 가, 라

해설 보험급여의 종류
- 현물급여 : 요양급여, 건강검진
- 현금급여 : 임신 출산 진료비, 본인부담상한제, 요양비, 장애인 보장구 급여비, 본인부담 환급금

정답 ①

06 「국민연금법」에 따른 가입자가 연금보험료를 내지 아니할 수 있는 사유로 옳지 않은 것은?

2022. 경남보건연구사 보건학

① 군인 ② 2년간 행방불명된 자
③ 실직자 및 휴직자 ④ 수감자

해설 「국민연금법」 제91조(연금보험료 납부의 예외) ① 납부 의무자는 사업장가입자 또는 지역가입자가 다음 각 호의 어느 하나에 해당하는 사유로 연금보험료를 낼 수 없으면 대통령령으로 정하는 바에 따라 그 사유가 계속되는 기간에는 연금보험료를 내지 아니할 수 있다. 〈개정 2007. 12. 21.〉
1. 사업 중단, 실직 또는 휴직 중인 경우
2. 「병역법」 제3조에 따른 병역의무를 수행하는 경우
3. 「초ㆍ중등교육법」 제2조나 「고등교육법」 제2조에 따른 학교에 재학 중인 경우
4. 「형의 집행 및 수용자의 처우에 관한 법률」 제11조에 따라 교정시설에 수용 중인 경우
5. 종전의 「사회보호법」에 따른 보호감호시설이나 「치료감호법」에 따른 치료감호시설에 수용 중인 경우
6. 1년 미만 행방불명된 경우. 이 경우 행방불명의 인정 기준 및 방법은 대통령령으로 정한다.
7. 재해ㆍ사고 등으로 소득이 감소되거나 그 밖에 소득이 있는 업무에 종사하지 아니하는 경우로서 대통령령으로 정하는 경우

정답 ②

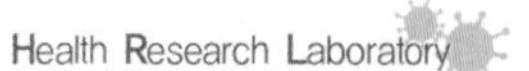

07 우리나라 국민건강보험의 특징으로 옳은 것은? 2021. 울산보건연구사

① 보험자가 다수이다.
② 건강보험공단에서 정책결정 등을 관장한다.
③ 자격이 인정되면 보험가입, 보험료납부가 강제의무이다.
④ 장기보험이다.

해설 ① 보험자는 공단으로 단일조직으로 이루어져 있다.
② 보건복지부장관이 정책결정 등을 관장한다.
④ 단기보험이다.

정답 ③

08 국민건강보험법에 따른 요양기관에 해당하지 않는 것은? 2020. 경기보건연구사

① 약사법에 따라 등록된 약국
② 의료법에 따라 개설된 의료기관
③ 지역보건법에 따른 보건지소
④ 학교보건법에 따른 보건실

해설 **요양기관**
① 「의료법」에 따라 개설된 의료기관
② 「약사법」에 따라 등록된 약국
③ 「약사법」 제91조에 따라 설립된 한국희귀 · 필수의약품센터
④ 「지역보건법」에 따른 보건소, 보건의료원, 보건지소
⑤ 「농어촌 등 보건의료를 위한 특별조치법」에 따라 설립된 보건진료소

정답 ④

09 국민건강보험의 특징으로 올바른 것은? 2020. 보건복지부 특채 7급

① 가입자간 연대의식이 희박하다.
② 가입자를 구분하지 않고 전 국민을 일괄적으로 적용한다.
③ 현물급여를 원칙으로 하고, 현금급여를 병행하여 제공한다.
④ 소득이나 재산에 관계없이 보험료를 동일하게 부과한다.

해설 ① 보험료를 차등부과함으로써 가입자간 연대의식이 높게 된다.
② 가입자를 직장가입자와 지역가입자로 구분한다. 의료급여자들은 건강보험가입자에 제외되고 있다.
④ 소득이나 재산에 따라 보험료를 차등적으로 부과한다.

정답 ③

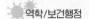

10 **건강보험의 특징으로 옳지 못한 것은?** 2019. 울산보건연구사, 2019. 인천보건연구사

① 강제가입 ② 차등부과

③ 차등급여 ④ 단기보험

해설 **건강보험의 특징** : 강제가입, 차등부과, 균등급여, 단기보험, 제3자 지불제도, 사후치료의 원칙

정답 ③

11 **만성폐질환 환자가 의사의 산소치료 처방전에 따라 의료용 산소발생기로 가정에서 산소치료 서비스를 받았다. 국민건강보험법 상 해당하는 급여는?** 2019. 경기보건연구사

① 요양급여 ② 요양비

③ 상병보상연금 ④ 장애인보장구급여비

해설 시행규칙 제23조 제23조에 의거 "산소치료를 필요로 하는 환자가 의사의 산소치료 처방전에 따라 보건복지부장관이 정하여 고시하는 방법으로 산소치료를 받는 경우" 요양비로 받을 수 있다.

정답 ②

12 **국민건강보험에서 현물급여로만 조합된 것은?** 2019. 경북보건연구사

① 요양급여, 요양비 ② 요양급여, 건강검진

③ 요양비, 간병급여 ④ 건강검진, 직업재활급여

해설 보험급여의 종류

구분 \ 내용	종류	급여방법	수급권자
법정 급여	요양급여	현물급여	가입자 및 피부양자
	건강 진단	현물급여	가입자 및 20세 이상 피부양자
	요양비	현금급여	가입자 및 피부양자
	장애인 보장구 급여비	현금급여	등록장애인
	본인부담 환급금	현금급여	가입자 및 피부양자
	본인부담 보상금	현금급여	가입자 및 피부양자
부가 급여	임신·출산 진료비	이용권	가입자 및 피부양자

정답 ②

13 **사회보험으로서 건강보험의 특징에 대한 설명으로 옳지 못한 것은?** 2019. 서울 7급

① 일정 법적요건이 충족되면 본인의 의사에 관계없이 강제 적용된다.

② 보험료 부담수준, 계약 내용에 따라 차등 급여를 받는다.

③ 실효성을 확보하기 위해 피보험자에게 보험료납부의 의무가 주어진다.

④ 보험료는 노사가 분담하거나 정부가 일부를 부담하기도 한다.

해설 건강보험은 보험료 부담수준과 관계없이 균등 급여를 받는다.

정답 ②

(19) 본인 일부부담금(시행령 별표 2)

가입자 또는 피부양자는 요양급여비용 중 다음의 어느 하나에 해당하는 금액(100원 미만은 제외한다)을 부담한다. 다만, 입원진료의 경우에는 100원 미만의 금액도 부담한다.

① 입원진료(②에서 보건복지부장관이 정하는 의료장비를 이용한 진료의 경우는 제외한다) 및 보건복지부장관이 정하는 요양급여를 받은 경우(약국 또는 한국희귀 · 필수의약품센터인 요양기관에서 처방전에 따라 의약품을 조제받는 경우를 포함한다)는 다음의 구분에 따라 계산한 금액

㉠ 요양급여비용 총액(보건복지부장관이 정하여 고시하는 식대와 장애인 치과진료에 대한 가산금액은 제외한다)의 100분의 20에 입원기간 중 식대의 100분의 50을 더한 금액

㉡ 의료법 제3조 제2항 제3호 라목에 따른 요양병원에서 입원진료를 받는 사람 중 입원치료보다는 요양시설이나 외래진료를 받는 것이 적합한 환자로서 보건복지부장관이 정하여 고시하는 환자군에 해당하는 경우에는 요양급여비용 총액의 100분의 40에 입원기간 중 식대의 100분의 50을 더한 금액

② 외래진료의 경우 및 보건복지부장관이 정하는 의료장비 · 치료재료를 이용한 진료의 경우

기관종류	소재지	환자구분	본인 일부부담금
상급 종합병원	모든 지역	일반환자	진찰료 총액 + (요양급여비용 총액 − 진찰료 총액) × 60/100. 다만, 임신부 외래진료의 경우에는 요양급여비용 총액의 40/100, 1세 미만 영유아 외래진료의 경우에는 요양급여비용 총액의 20/100으로 한다.
		의약분업 예외환자	진찰료 총액 + (요양급여비용 총액 − 약값 총액 − 진찰료 총액) × 60/100 + 약값 총액 × 30/100. 다만, 임신부 외래진료의 경우에는 (요양급여비용 총액 − 약값 총액) × 40/100 + 약값 총액 × 30/100, 1세 미만 영유아 외래진료의 경우에는 (요양급여비용 총액 − 약값 총액) × 20/100 + 약값 총액 × 21/100로 한다.
종합병원	동 지역	일반환자	요양급여비용 총액 × 50/100(임신부 외래진료의 경우에는 30/100, 1세 미만 영유아 외래진료의 경우에는 15/100)
		의약분업 예외환자	(요양급여비용 총액 − 약값 총액) × 50/100(임신부 외래진료의 경우에는 30/100, 1세 미만 영유아 외래진료의 경우에는 15/100) + 약값 총액 × 30/100(1세 미만 영유아의 경우에는 21/100)
	읍 · 면 지역	일반환자	요양급여비용 총액 × 45/100(임신부 외래진료의 경우에는 30/100, 1세 미만 영유아 외래진료의 경우에는 15/100)
		의약분업 예외환자	(요양급여비용 총액 − 약값 총액) × 45/100(임신부 외래진료의 경우에는 30/100, 1세 미만 영유아 외래진료의 경우에는 15/100) + 약값 총액 × 30/100(1세 미만 영유아의 경우에는 21/100)

병원, 치과병원, 한방병원, 요양병원	동 지역	일반환자	요양급여비용 총액 × 40/100(임신부 외래진료의 경우에는 20/100, 1세 미만 영유아 외래진료의 경우에는 10/100)
		의약분업 예외환자	(요양급여비용 총액 – 약값 총액) × 40/100(임신부 외래진료의 경우에는 20/100, 1세 미만 영유아 외래진료의 경우에는 10/100) + 약값 총액 × 30/100(1세 미만 영유아의 경우에는 21/100)
	읍·면 지역	일반환자	요양급여비용 총액 × 35/100(임신부 외래진료의 경우에는 20/100, 1세 미만 영유아 외래진료의 경우에는 10/100)
		의약분업 예외환자	(요양급여비용 총액 – 약값 총액) × 35/100(임신부 외래진료의 경우에는 20/100, 1세 미만 영유아 외래진료의 경우에는 10/100) + 약값 총액 × 30/100(1세 미만 영유아의 경우에는 21/100)
의원, 치과의원, 한의원, 보건의료원	모든 지역	일반환자	요양급여비용 총액 × 30/100(임신부 외래진료의 경우에는 10/100, 1세 미만 영유아 외래진료의 경우에는 5/100). 다만, 요양급여를 받는 사람이 65세 이상이면서 해당 요양급여비용 총액이 보건복지부령으로 정하는 금액을 넘지 않으면 보건복지부령으로 정하는 금액을 본인 일부부담금으로 한다.
		의약분업 예외환자	(요양급여비용 총액 – 약값 총액) × 30/100(임신부 외래진료의 경우에는 10/100, 1세 미만 영유아 외래진료의 경우에는 5/100) + 약값 총액 × 30/100(1세 미만 영유아의 경우에는 21/100). 다만, 요양급여를 받는 사람이 65세 이상이면서 해당 요양급여비용 총액이 보건복지부령으로 정하는 금액을 넘지 않으면 보건복지부령으로 정하는 금액을 본인 일부부담금으로 한다.
보건소, 보건지소, 보건진료소	모든 지역		요양급여비용 총액 × 30/100. 다만, 요양급여비용 총액이 보건복지부령으로 정하는 금액을 넘지 않으면 보건복지부령으로 정하는 금액을 본인 일부부담금으로 한다.

③ 약국 또는 한국희귀·필수의약품센터의 경우

㉠ 진료를 담당한 의사 또는 치과의사가 발행한 처방전에 따라 의약품을 조제받은 경우에는 요양급여비용 총액의 100분의 30(요양급여를 받는 사람이 65세 이상인 경우 요양급여비용 총액이 보건복지부령으로 정하는 금액을 넘지 않으면 보건복지부령으로 정하는 금액). 다만, 보건복지부장관이 정하는 요양급여를 받은 경우(약국 또는 한국희귀·필수의약품센터인 요양기관에서 처방전에 따라 의약품을 조제받는 경우를 포함한다)는 제외한다.

㉡ 약사법 제23조 제3항 제1호에 따라 의료기관이 없는 지역에서 조제하는 경우로서 진료를 담당한 의사 또는 치과의사가 발행한 처방전에 따르지 않고 의약품을 조제받은 경우에는 다음의 구분에 따라 산정한 금액

ⓐ 요양급여비용 총액이 보건복지부령으로 정하는 금액을 넘는 경우에는 요양급여비용 총액의 100분의 40

ⓑ 요양급여비용 총액이 보건복지부령으로 정하는 금액을 넘지 않는 경우에는 보건복지부령으로 정하는 금액

㉢ ㉠에도 불구하고 상급종합병원 또는 종합병원의 의사가 발행한 처방전에 따라 질병의 중증도를 고려하여 보건복지부장관이 정하여 고시하는 질병에 대한 의약품을 조제받은 경우[읍 · 면 지역 소재 종합병원의 의사가 발행한 처방전에 따라 의약품을 조제받거나 한국보훈복지의료공단법에 따른 보훈병원의 의사나 독립유공자예우에 관한 법률, 국가유공자 등 예우 및 지원에 관한 법률, 보훈보상대상자 지원에 관한 법률, 5 · 18민주유공자예우에 관한 법률, 참전유공자예우 및 단체설립에 관한 법률, 고엽제후유의증 등 환자지원 및 단체설립에 관한 법률, 특수임무유공자 예우 및 단체설립에 관한 법률 및 제대군인지원에 관한 법률에 따라 국가보훈처장이 진료를 위탁한 상급종합병원 또는 종합병원의 의사가 해당 법률에서 정한 의료지원대상자에게 발행한 처방전에 따라 의약품을 조제받은 경우는 제외한다]에는 다음의 금액

ⓐ 상급종합병원의 의사가 발행한 처방전에 따라 의약품을 조제받은 경우 : 요양급여비용 총액의 100분의 50

ⓑ 종합병원의 의사가 발행한 처방전에 따라 의약품을 조제받은 경우 : 요양급여비용 총액의 100분의 40

(20) 요양급여 진료절차

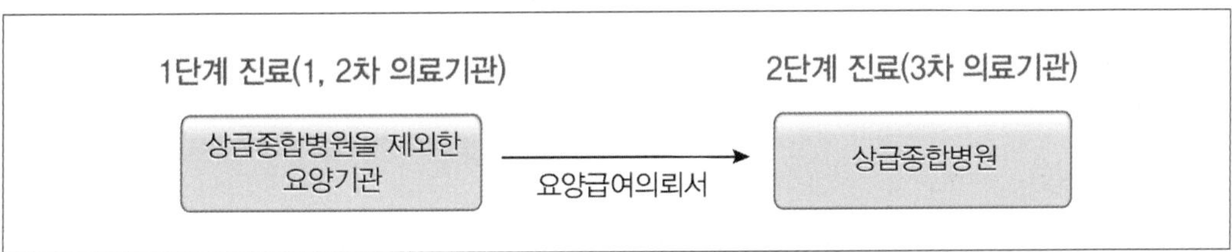

① 1차 요양급여기관

㉠ 의료법에 따라 시장 · 군수 · 구청장에게 개설신고를 한 의료기관

㉡ 지역보건법에 따라 설치된 보건소 · 보건의료원 및 보건지소

㉢ 농어촌 등 보건의료를 위한 특별조치법에 따라 설치된 보건진료소

㉣ 약사법에 따라 등록된 약국 및 동법 제72조의12의 규정에 따라 설립된 한국희귀필수의약품센터

② **2차 요양급여기관** : 의료법에 따라 시 · 도지사가 개설허가를 한 의료기관으로 병원, 종합병원을 말한다.

③ **3차 요양급여기관** : 종합병원 중에서 중증질환에 대하여 난이도가 높은 의료행위를 전문적으로 하는 병원으로 보건복지부장관이 지정한다.

Point

⚛ **국민건강보험 요양급여의 기준에 관한 규칙 제2조(요양급여의 절차)**

1. 요양급여는 1단계 요양급여와 2단계 요양급여로 구분하며, 가입자 또는 피부양자(이하 "가입자 등"이라 한다)는 1단계 요양급여를 받은 후 2단계 요양급여를 받아야 한다.
2. 제1항의 규정에 의한 1단계 요양급여는 의료법 제3조의4에 따른 상급종합병원(이하 "상급종합병원"이라 한다)을 제외한 요양기관에서 받는 요양급여(건강진단 또는 건강검진을 포함한다)를 말하며, 2단계 요양급여는 상급종합병원에서 받는 요양급여를 말한다.
3. 제1항 및 제2항의 규정에 불구하고 가입자 등이 다음에 해당하는 경우에는 상급종합병원에서 1단계 요양급여를 받을 수 있다.
   ① 응급의료에 관한 법률 제2조 제1호에 해당하는 응급환자인 경우
   ② 분만의 경우
   ③ 치과에서 요양급여를 받는 경우
   ④ 장애인복지법 제32조에 따른 등록장애인 또는 단순 물리치료가 아닌 작업치료 · 운동치료 등의 재활치료가 필요하다고 인정되는 자가 재활의학과에서 요양급여를 받는 경우
   ⑤ 가정의학과에서 요양급여를 받는 경우
   ⑥ 당해 요양기관에서 근무하는 가입자가 요양급여를 받는 경우
   ⑦ 혈우병환자가 요양급여를 받는 경우
4. 가입자 등이 상급종합병원에서 2단계 요양급여를 받고자 하는 때에는 상급종합병원에서의 요양급여가 필요하다는 의사소견이 기재된 건강진단 · 건강검진결과서 또는 별지 제4호 서식의 요양급여의뢰서를 건강보험증 또는 신분증명서(주민등록증, 운전면허증 및 여권을 말한다. 이하 같다)와 함께 제출하여야 한다.

(21) 수가체계

① 의료수가

㉠ 건강보험공단과 환자가 의사 · 약사 등에게 의료서비스를 제공받은 후 지불하는 금액이다.

㉡ 의료수가는 환자에게 제공되는 서비스 정도, 서비스제공자의 소득, 물가상승률 등의 경제지표를 토대로 건강보험정책심의위원회에서 심의하여 결정한다.

㉢ 매년 요양기관들과 건강보험공단이 수가협상을 거쳐 결정하지만 협상이 결렬될 경우 보건복지부 산하 건강보험정책심의위원회에서 강제로 조정 · 결정한다.

② 요양기관종별 가산율

구분	대학병원	종합병원	병원	의원
의료급여가산율	22%	18%	15%	11%
건강보험가산율	30%	25%	20%	15%

* 종별가산을 하지 않는 요양기관 : 약국 및 한국희귀 · 필수의약품센터, 조산원

(22) 국민건강보험공단

① 건강보험의 보험자는 국민건강보험공단으로 한다.

② 국민건강보험공단의 업무(국민건강보험법 제14조 제1항)

㉠ 가입자 및 피부양자의 자격 관리
㉡ 보험료와 그 밖에 이 법에 따른 징수금의 부과 · 징수
㉢ 보험급여의 관리
㉣ 가입자 및 피부양자의 질병의 조기 발견 · 예방 및 건강관리를 위하여 요양급여 실시 현황과 건강검진 결과 등을 활용하여 실시하는 예방사업으로서 대통령령으로 정하는 사업
㉤ 보험급여비용의 지급
㉥ 자산의 관리 · 운영 및 증식 사업
㉦ 의료시설의 운영
㉧ 건강보험에 관한 교육훈련 및 홍보
㉨ 건강보험에 관한 조사 연구 및 국제 협력
㉩ 이 법에서 국민건강보험공단의 업무로 정하고 있는 사항
㉪ 「국민연금법」, 「고용보험 및 산업재해보상보험의 보험료징수 등에 관한 법률」, 「임금채권보장법」 및 「석면피해구제법」에 따라 위탁받은 업무
㉫ 그 밖에 이 법 또는 다른 법령에 의하여 위탁받은 업무
㉬ 그 밖에 건강보험과 관련하여 보건복지부장관이 필요하다고 인정한 업무

(23) 건강보험 심사평가원

① **심사기능 분류**
㉠ **본원** : 상급종합병원, 종합병원, 치과대학부속 치과병원 및 한방병원의 요양급여비용 심사를 담당
㉡ **지원** : 병의원, 치과병원, 치과의원, 한방의원, 약국 및 보건기관의 요양급여비용 심사를 담당

② **건강보험 심사평가원의 업무**(국민건강보험법 제63조 제1항)
㉠ 요양급여비용의 심사
㉡ 요양급여의 적정성 평가
㉢ 심사기준 및 평가기준의 개발
㉣ ㉠부터 ㉢까지의 규정에 따른 업무와 관련된 조사 연구 및 국제 협력
㉤ 다른 법률에 따라 지급되는 급여비용의 심사 또는 의료의 적정성 평가에 관하여 위탁받은 업무
㉥ 건강보험과 관련하여 보건복지부장관이 필요하다고 인정한 업무
㉦ 그 밖에 보험급여 비용의 심사와 보험급여의 적정성 평가와 관련하여 대통령령으로 정하는 업무

③ **진료심사 평가위원회**(국민건강보험법 제66조)
㉠ 건강보험심사 평가원의 업무를 효율적으로 수행하기 위하여 건강보험심사 평가원에 진료심사 평가위원회를 둔다.
㉡ 진료심사 평가위원회는 위원장을 포함하여 90명 이내의 상근 심사위원과 1,000명 이내의 비상근 심사위원으로 구성하며, 진료과목별 분과위원회를 둘 수 있다.

Check

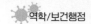

01 **우리나라 건강보험의 본인 일부부담제에 대한 설명이 아닌 것은?**

① 현행 우리나라 본인 일부부담제는 일정액 공제제이다.
② 조기진단, 필수 보건의료서비스를 억제하는 부정적 문제를 야기할 수 있다.
③ 의료의 남용을 막기 위한 제도이다.
④ 본인 일부부담금제도는 가난한 계층에 직접적인 부담을 주어 진료권을 제한하게 되는 문제가 대두된다.

해설 현행 우리나라 본인 일부부담제는 정률제이다.

정답 ①

02 **상급종합병원에서 1단계 요양급여를 받을 수 있는 경우는?**

① 당해 의료기관의 근로자의 배우자가 이용하는 경우
② 혈우병 환자
③ 일반외과를 이용하는 경우
④ 암환자 치료

해설 상급종합병원에서 1단계 요양급여를 받을 수 있는 경우

- 응급의료
- 분만의 경우
- 치과, 가정의학과, 재활의학과를 이용하는 경우
- 혈우병 환자가 요양급여를 받는 경우
- 당해 요양기관에서 근무하는 가입자가 요양급여를 받는 경우

정답 ②

03 **다음 중 국민건강보험공단의 업무로 올바른 것은?**

① 건강검진의 실시
② 요양급여비용의 심사
③ 요양급여의 기준
④ 요양급여의 적정성에 대한 평가

해설 ① 공단의 업무
② 건강보험심사평가원의 업무
③ 보건복지부장관 소속인 건강보험정책심의위원회의 심의로 결정(국민건강보험법 제4조)
④ 건강보험심사평가원의 업무

정답 ①

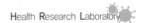

04 **국민건강보험공단의 업무로 가장 올바른 것은?** 2022. 세종보건연구사 보건학

① 의료시설의 운영 ② 요양급여의 적정성 평가

③ 요양급여비용의 심사 ④ 건강보험관련 정책 결정

해설 ②·③ 심사평가원의 업무

④ 건강보험정책심의위원회 : 건강보험정책에 관한 사항을 심의 의결하는 곳

정답 ①

05 **우리나라 건강보험제도의 특성으로 가장 옳지 않은 것은?** 2021. 서울 7급

① 발생주의 원칙 ② 급여우선의 원칙

③ 사전예방의 원칙 ④ 보험료 부담의 재산·소득비례 원칙

해설 건강보험제도의 특성

㉠ 강제성 ㉡ 형평성 ㉢ 예산의 균형성

㉣ 수익자 부담 원칙 ㉤ 부담의 재산 · 소득비례 원칙

㉥ 급여 우선의 원칙 ㉦ 적정급여의 원칙 ㉧ 사후치료의 원칙

㉨ 3자 지불의 원칙 ㉩ 발생주의 원칙

정답 ③

06 **우리나라 건강보험에 대한 설명으로 옳은 것은?** 2020. 광주보건연구사

① 1977년 전 국민의료보험이 실시되었다.

② 건강보험심사평가원은 보험급여의 관리 업무를 관장하고 있다.

③ 의료보험조직은 통합을 이루었으나 의료보험재정은 통합이 이루어지지 않았다.

④ 피부양자를 직장가입자에 포함할 경우 직장가입자가 지역가입자보다 더 많다.

해설 ① 1989년 전 국민의료보험이 실시되었다.

② 국민건강보험공단은 보험급여의 관리 업무를 관장하고 있다.

③ 의료보험조직과 의료보험재정 모두 통합을 이루었다.

④ 건강보험가입자 중 직장가입자가 지역가입자보다 많고, 의료급여에서는 1종 수급권자가 2종 수급권자보다 많다.

정답 ④

06 **국민건강보험공단의 관장업무로 올바른 것은?** 2019. 경북보건연구사

① 요양급여비용의 심사 ② 심사기준 및 평가기준의 개발

③ 의료시설의 운용 ④ 건강보험 관련 정책결정

해설 ①, ② 심사평가원의 관장업무

④ 보건복지부의 관장업무

정답 ③

4 노인장기요양보험법

(1) 정의(법 제2조)

① "노인 등"이란 65세 이상의 노인 또는 65세 미만의 자로서 치매 · 뇌혈관성 질환 등 대통령령으로 정하는 다음의 노인성 질병(영 별표 1)을 가진 자를 말한다.

구분	질병명	질병코드
한국표준 질병 · 사인분류	가. 알츠하이머병에서의 치매	F00*
	나. 혈관성 치매	F01
	다. 달리 분류된 기타 질환에서의 치매	F02*
	라. 상세불명의 치매	F03
	마. 알츠하이머병	G30
	바. 지주막하출혈	I60
	사. 뇌내출혈	I61
	아. 기타 비외상성 두개내출혈	I62
	자. 뇌경색증	I63
	차. 출혈 또는 경색증으로 명시되지 않은 뇌졸중	I64
	카. 뇌경색증을 유발하지 않은 뇌진동맥의 폐쇄 및 협착	I65
	타. 뇌경색증을 유발하지 않은 대뇌동맥의 폐쇄 및 협착	I66
	파. 기타 뇌혈관질환	I67
	하. 달리 분류된 질환에서의 뇌혈관장애	I68*
	거. 뇌혈관질환의 후유증	I69
	너. 파킨슨병	G20
	더. 이차성 파킨슨증	G21
	러. 달리 분류된 질환에서의 파킨슨증	G22*
	머. 기저핵의 기타 퇴행성 질환	G23
	버. 중풍 후유증	U23.4
	서. 진전(震顫)	R25.1

1. 질병명 및 질병코드는 통계법 제22조에 따라 고시된 한국표준질병 · 사인분류에 따른다.
2. 진전은 보건복지부장관이 정하여 고시하는 범위로 한다.

② "장기요양급여"란 제15조 제2항에 따라 6개월 이상 동안 혼자서 일상생활을 수행하기 어렵다고 인정되는 자에게 신체활동 · 가사활동의 지원 또는 간병 등의 서비스나 이에 갈음하여 지급하는 현금 등을 말한다.

③ "장기요양사업"이란 장기요양보험료, 국가 및 지방자치단체의 부담금 등을 재원으로 하여 노인 등에게 장기요양급여를 제공하는 사업을 말한다.

④ "장기요양기관"이란 제31조에 따라 지정을 받은 기관으로서 장기요양급여를 제공하는 기관을 말한다.

⑤ "장기요양요원"이란 장기요양기관에 소속되어 노인 등의 신체활동 또는 가사활동 지원 등의 업무를 수행하는 자를 말한다.

(2) 장기요양보험료의 징수(법 제8조)

① 공단은 장기요양사업에 사용되는 비용에 충당하기 위하여 장기요양보험료를 징수한다.

② 장기요양보험료는 국민건강보험법 제69조에 따른 보험료(이하 "건강보험료"라 한다)와 통합하여 징수한다. 이 경우 공단은 장기요양보험료와 건강보험료를 구분하여 고지하여야 한다.

③ 공단은 통합 징수한 장기요양보험료와 건강보험료를 각각의 독립회계로 관리하여야 한다.

(3) 장기요양보험료의 산정(법 제9조)

① 장기요양보험료는 국민건강보험법 제69조 제4항 및 제5항에 따라 산정한 보험료액에서 같은 법 제74조 또는 제75조에 따라 경감 또는 면제되는 비용을 공제한 금액에 장기요양보험료율을 곱하여 산정한 금액으로 한다.

② 장기요양보험료율은 제45조에 따른 장기요양위원회의 심의를 거쳐 대통령령으로 정한다.

(4) 제12조(장기요양인정의 신청자격)

장기요양인정을 신청할 수 있는 자는 노인 등으로서 다음 각 호의 어느 하나에 해당하는 자격을 갖추어야 한다.

1. 장기요양보험가입자 또는 그 피부양자
2. 「의료급여법」 제3조 제1항에 따른 수급권자(이하 "의료급여수급권자"라 한다)

(5) 제16조(장기요양등급판정기간)

① 등급판정위원회는 신청인이 신청서를 제출한 날부터 30일 이내에 제15조에 따른 장기요양등급판정을 완료하여야 한다. 다만, 신청인에 대한 정밀조사가 필요한 경우 등 기간 이내에 등급판정을 완료할 수 없는 부득이한 사유가 있는 경우 30일 이내의 범위에서 이를 연장할 수 있다.

② 공단은 등급판정위원회가 제1항 단서에 따라 장기요양인정심의 및 등급판정기간을 연장하고자 하는 경우 신청인 및 대리인에게 그 내용 · 사유 및 기간을 통보하여야 한다.

(6) 제19조(장기요양인정의 유효기간)

① 제15조에 따른 장기요양인정의 유효기간은 최소 1년 이상으로서 대통령령으로 정한다.

> 시행령 제8조(장기요양인정 유효기간)
> ① 법 제19조 제1항에 따른 장기요양인정 유효기간은 2년으로 한다. 다만, 법 제20조에 따른 장기요양인정의 갱신 결과 직전 등급과 같은 등급으로 판정된 경우에는 그 갱신된 장기요양인정의 유효기간은 다음 각 호의 구분에 따른다. 〈개정 2013.5.31., 2014.6.25., 2016.11.8., 2017.12.26., 2020.7.14.〉
> 1. 장기요양 1등급의 경우: 4년
> 2. 장기요양 2등급부터 4등급까지의 경우: 3년
> 3. 장기요양 5등급 및 인지지원등급의 경우: 2년
>
> ② 법 제52조에 따른 장기요양등급판정위원회(이하 "등급판정위원회"라 한다)는 제1항에도 불구하고 장기요양 신청인의 심신상태 등을 고려하여 장기요양인정 유효기간을 6개월의 범위에서 늘리거나 줄일 수 있다.

② 제1항의 유효기간의 산정방법과 그밖에 필요한 사항은 보건복지부령으로 정한다.

(7) 제20조(장기요양인정의 갱신)

① 수급자는 제19조에 따른 장기요양인정의 유효기간이 만료된 후 장기요양급여를 계속하여 받고자 하는 경우 공단에 장기요양인정의 갱신을 신청하여야 한다.

② 제1항에 따른 장기요양인정의 갱신 신청은 유효기간이 만료되기 전 30일까지 이를 완료하여야 한다.

③ 세12조부터 제19조까지의 규정은 장기요양인정의 갱신절차에 관하여 준용한다.

(8) 장기요양급여의 종류(법 제23조)

① 재가급여

㉠ **방문요양** : 장기요양요원이 수급자의 가정 등을 방문하여 신체활동 및 가사활동 등을 지원하는 장기요양급여

㉡ **방문목욕** : 장기요양요원이 목욕설비를 갖춘 장비를 이용하여 수급자의 가정 등을 방문하여 목욕을 제공하는 장기요양급여

㉢ **방문간호** : 장기요양요원인 간호사 등이 의사, 한의사 또는 치과의사의 지시서(이하 "방문간호지시서"라 한다)에 따라 수급자의 가정 등을 방문하여 간호, 진료의 보조, 요양에 관한 상담 또는 구강위생 등을 제공하는 장기요양급여

㉣ **주 · 야간보호** : 수급자를 하루 중 일정한 시간 동안 장기요양기관에 보호하여 신체활동 지원 및 심신기능의 유지 · 향상을 위한 교육 · 훈련 등을 제공하는 장기요양급여

㉤ **단기보호** : 수급자를 보건복지부령으로 정하는 범위 안에서 일정 기간 동안 장기요양기관에 보호하여 신체활동 지원 및 심신기능의 유지 · 향상을 위한 교육 · 훈련 등을 제공하는 장기요양급여

㉥ **기타재가급여** : 수급자의 일상생활 · 신체활동 지원 및 인지기능의 유지 · 향상에 필요한 용구를 제공하거나 가정을 방문하여 재활에 관한 지원 등을 제공하는 장기요양급여로서 대통령령으로 정하는 것

② **시설급여** : 장기요양기관에 장기간 입소한 수급자에게 신체활동 지원 및 심신기능의 유지·향상을 위한 교육·훈련 등을 제공하는 장기요양급여

③ **특별현금급여**

㉠ **가족요양비** : 제24조에 따라 지급하는 가족장기요양급여

㉡ **특례요양비** : 제25조에 따라 지급하는 특례장기요양급여

㉢ **요양병원간병비** : 제26조에 따라 지급하는 요양병원장기요양급여

(9) 제27조(장기요양급여의 제공)

① 수급자는 제17조 제1항에 따른 장기요양인정서와 같은 조 제3항에 따른 개인별장기요양이용계획서가 도달한 날부터 장기요양급여를 받을 수 있다.

② 제1항에도 불구하고 수급자는 돌볼 가족이 없는 경우 등 대통령령으로 정하는 사유가 있는 경우 신청서를 제출한 날부터 장기요양인정서가 도달되는 날까지의 기간 중에도 장기요양급여를 받을 수 있다.

③ 수급자는 장기요양급여를 받으려면 장기요양기관에 장기요양인정서와 개인별장기요양이용계획서를 제시하여야 한다. 다만, 수급자가 장기요양인정서 및 개인별장기요양이용계획서를 제시하지 못하는 경우 장기요양기관은 공단에 전화나 인터넷 등을 통하여 그 자격 등을 확인할 수 있다.

④ 장기요양기관은 제3항에 따라 수급자가 제시한 장기요양인정서와 개인별장기요양이용계획서를 바탕으로 장기요양급여 제공 계획서를 작성하고 수급자의 동의를 받아 그 내용을 공단에 통보하여야 한다.

⑤ 제2항에 따른 장기요양급여 인정 범위와 절차, 제4항에 따른 장기요양급여 제공 계획서 작성 절차에 관한 구체적인 사항 등은 대통령령으로 정한다.

[시행일 : 2021.6.30.]

(10) 본인부담금(법 제40조)

① 재가 및 시설 급여비용은 다음과 같이 수급자가 부담한다. 다만, 수급자 중 의료급여법 제3조 제1항 제1호에 따른 수급권자는 그러하지 아니하다.

㉠ **재가급여** : 해당 장기요양급여비용의 100분의 15

㉡ **시설급여** : 해당 장기요양급여비용의 100분의 20

② 다음의 장기요양급여에 대한 비용은 수급자 본인이 전부 부담한다.

㉠ 이 법의 규정에 따른 급여의 범위 및 대상에 포함되지 아니하는 장기요양급여

㉡ 수급자가 제17조 제1항 제2호에 따른 장기요양인정서에 기재된 장기요양급여의 종류 및 내용과 다르게 선택하여 장기요양급여를 받은 경우 그 차액

㉢ 제28조에 따른 장기요양급여의 월 한도액을 초과하는 장기요양급여

③ 다음의 어느 하나에 해당하는 자에 대해서는 본인부담금의 100분의 60의 범위에서 보건복지부장관이 정하는 바에 따라 차등하여 감경할 수 있다.

㉠ 의료급여법 제3조 제1항 제2호부터 제9호까지의 규정에 따른 수급권자
㉡ 소득 · 재산 등이 보건복지부장관이 정하여 고시하는 일정금액 이하인 자. 다만, 도서 · 벽지 · 농어촌 등의 지역에 거주하는 자에 대하여 따로 금액을 정할 수 있다.
㉢ 천재지변 등 보건복지부령으로 정하는 사유로 인하여 생계가 곤란한 자

(6) 등급 판정기준(영 제7조)

① **장기요양 1등급** : 심신의 기능상태 장애로 일상생활에서 전적으로 다른 사람의 도움이 필요한 자로서 장기요양인정 점수가 95점 이상인 자
② **장기요양 2등급** : 심신의 기능상태 장애로 일상생활에서 상당 부분 다른 사람의 도움이 필요한 자로서 장기요양인정 점수가 75점 이상 95점 미만인 자
③ **장기요양 3등급** : 심신의 기능상태 장애로 일상생활에서 부분적으로 다른 사람의 도움이 필요한 자로서 장기요양인정 점수가 60점 이상 75점 미만인 자
④ **장기요양 4등급** : 심신의 기능상태 장애로 일상생활에서 일정 부분 다른 사람의 도움이 필요한 자로서 장기요양인정 점수가 51점 이상 60점 미만인 자
⑤ **장기요양 5등급** : 치매(제2조에 따른 노인성 질병에 해당하는 치매로 한정한다)환자로서 장기요양인정 점수가 45점 이상 51점 미만인 자
⑥ **장기요양 인지지원등급** : 치매(제2조에 따른 노인성 질병에 해당하는 치매로 한정한다)환자로서 장기요양인정 점수가 45점 미만인 자

(7) 노인장기요양보험 이용절차

본인이 신청 → 노인장기요양 평가관리원의 방문 조사 → 장기요양등급판정위원회 평가 → 판정 → 장기요양계획서 작성 → 기관안내 → 서비스 이용 등의 절차에 따름

Point

노인복지시설(노인복지법 제32조, 제34조, 제36조, 제38조)

종류	시설	설치목적	입소대상자
노인주거복지시설	양로시설	노인을 입소시켜 급식과 그 밖에 일상생활에 필요한 편의를 제공함을 목적으로 하는 시설	다음의 어느 하나에 해당하는 자로서 일상생활에 지장이 없는 자 ① 국민기초생활 보장법 제7조 제1항 제1호에 따른 생계급여 수급자 또는 같은 항 제3호에 따른 의료급여 수급자로서 65세 이상의 자 ② 부양의무자로부터 적절한 부양을 받지 못하는 65세 이상의 자 ③ 본인 및 본인과 생계를 같이 하고 있는 부양의무자의 월소득을 합산한 금액을 가구원수로 나누어 얻은 1인당 월평균 소득액이 통계청장이 통계법 제17조 제3항에 따라 고시하는 전년도(본인 등에 대한 소득조사일이 속
	노인공동생활가정	노인들에게 가정과 같은 주거여건과 급식, 그 밖에 일상생활에 필요한 편의를 제공함을 목적으로 하는 시설	

			하는 해의 전년도를 말한다)의 도시근로자 가구 월평균 소득을 전년도의 평균 가구원수로 나누어 얻은 1인당 월평균 소득액 이하인 자로서 65세 이상의 자(이하 "실비보호대상자"라 한다) ④ 입소자로부터 입소비용의 전부를 수납하여 운영하는 양로시설 또는 노인공동생활가정의 경우는 60세 이상의 자 * 입소대상자의 배우자는 65세 미만(④의 경우에는 60세 미만)인 경우에도 입소대상자와 함께 양로시설, 노인공동생활가정에 입소할 수 있다.
	노인 복지주택	노인에게 주거시설을 임대하여 주거의 편의 · 생활지도 · 상담 및 안전관리 등 일상생활에 필요한 편의를 제공함을 목적으로 하는 시설	단독취사 등 독립된 주거생활을 하는 데 지장이 없는 60세 이상의 자 * 입소대상자의 60세 미만인 배우자 및 입소대상자가 부양을 책임지고 있는 19세 미만의 자녀, 손자녀는 해당 입소대상자와 함께 입소할 수 있다.
노인의료 복지시설	노인 요양시설	치매 · 중풍 등 노인성질환 등으로 심신에 상당한 장애가 발생하여 도움을 필요로 하는 노인을 입소시켜 급식 · 요양과 그 밖에 일상생활에 필요한 편의를 제공함을 목적으로 하는 시설	다음의 어느 하나에 해당하는 자로서 노인성질환 등으로 요양을 필요로 하는 자 ① 노인장기요양보험법 제15조에 따른 수급자(이하 "장기요양급여수급자"라 한다) ② 국민기초생활 보장법 제7조 제1항 제1호에 따른 생계급여 수급자 또는 같은 항 제3호에 따른 의료급여 수급자로서 65세 이상의 자 ③ 부양의무자로부터 적절한 부양을 받지 못하는 65세 이상의 자 ④ 입소자로부터 입소비용의 전부를 수납하여 운영하는 노인요양시설 또는 노인요양공동생활가정의 경우는 60세 이상의 자 * 입소대상자의 배우자는 65세 미만(입소자로부터 입소비용의 전부를 수납하여 운영하는 노인요양시설 또는 노인요양공동생활가정의 경우에는 60세 미만)인 경우에도 입소대상자와 함께 입소할 수 있다.
	노인요양 공동생활 가정	치매 · 중풍 등 노인성질환 등으로 심신에 상당한 장애가 발생하여 도움을 필요로 하는 노인에게 가정과 같은 주거여건과 급식 · 요양, 그 밖에 일상생활에 필요한 편의를 제공함을 목적으로 하는 시설	
노인여가 복지시설	노인 복지관	노인의 교양 · 취미생활 및 사회참여활동 등에 대한 각종 정보와 서비스를 제공하고, 건강증진 및 질병예방과 소득보장 · 재가복지, 그 밖에 노인의 복지증진에 필요한 서비스를 제공함을 목적으로 하는 시설	60세 이상의 자 * 노인복지관 이용대상자의 배우자는 60세 미만인 때에도 이용대상자와 함께 이용할 수 있다.
	경로당	지역노인들이 자율적으로 친목도모 · 취미활동 · 공동작업장 운영 및 각종 정보교환과 기타 여가활동을 할 수 있도록 하는 장소를 제공함을 목적으로 하는 시설	65세 이상의 자

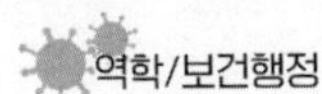

	노인교실	노인들에 대하여 사회활동 참여욕구를 충족시키기 위하여 건전한 취미생활 · 노인건강유지 · 소득보장 기타 일상생활과 관련한 학습프로그램을 제공함을 목적으로 하는 시설	60세 이상의 자 * 노인교실 이용대상자의 배우자는 60세 미만인 때에도 이용대상자와 함께 이용할 수 있다.
재가노인 복지시설	방문요양 서비스	가정에서 일상생활을 영위하고 있는 노인(이하 "재가노인"이라 한다)으로서 신체적 · 정신적 장애로 어려움을 겪고 있는 노인에게 필요한 각종 편의를 제공하여 지역사회 안에서 건전하고 안정된 노후를 영위하도록 하는 서비스	① 장기요양급여수급자 ② 심신이 허약하거나 장애가 있는 65세 이상인 사람(이용자로부터 이용비용의 전부를 수납받아 운영하는 시설의 경우에는 60세 이상인 사람으로 한다)으로서 다음에 해당하는 사람 ㉠ **방문요양서비스** : 1일 중 일정시간 동안 가정에서의 보호가 필요한 사람 ㉡ **주 · 야간보호서비스** : 주간 또는 야간 동안의 보호가 필요한 사람 ㉢ **단기보호서비스** : 월 1일 이상 15일 이하 단기간의 보호가 필요한 사람 ㉣ **방문 목욕서비스** : 가정에서의 목욕이 필요한 사람 ㉤ **재가노인지원서비스** : ㉠부터 ㉣까지 및 ㉥의 서비스 이외의 서비스로서 상담 · 교육 및 각종 지원 서비스가 필요한 사람 ㉥ **방문간호서비스** : 가정 등에서 간호, 진료의 보조, 요양에 관한 상담 또는 구강위생 등이 필요한 사람 ㉦ **복지용구지원서비스** : 복지용구가 필요한 사람
	주 · 야간 보호 서비스	부득이한 사유로 가족의 보호를 받을 수 없는 심신이 허약한 노인과 장애노인을 주간 또는 야간 동안 보호시설에 입소시켜 필요한 각종 편의를 제공하여 이들의 생활안정과 심신기능의 유지 · 향상을 도모하고, 그 가족의 신체적 · 정신적 부담을 덜어주기 위한 서비스	
	단기보호 서비스	부득이한 사유로 가족의 보호를 받을 수 없어 일시적으로 보호가 필요한 심신이 허약한 노인과 장애노인을 보호시설에 단기간 입소시켜 보호함으로써 노인 및 노인가정의 복지증진을 도모하기 위한 서비스	
	방문 목욕 서비스	목욕장비를 갖추고 재가노인을 방문하여 목욕을 제공하는 서비스	

❀ 우리나라 5대 사회보험의 종류와 특성

구분	산업재해보상보험	건강보험	국민연금	고용보험	노인장기요양보험
도입연도	1964년	1977년	1988년	1995년	2008년
적용대상	1인 이상 근로자	1인 이상 근로자, 농어민, 도시자영자	1인 이상 근로자, 농어민, 도시자영자	1인 이상 근로자	65세 이상 노인, 65세 미만 노인성 질환자
급여내용	요양급여, 휴업급여, 장해급여, 유족급여, 상병보상연금, 장의비, 특별급여, 간병급여, 직업재활급여	요양급여, 요양비, 건강검진, 부가급여, 본인부담금 보상금	노령연금, 장애연금, 유족연금, 반환일시금	고용안정사업, 직업능력개발 사업, 실업급여	재가급여, 시설급여, 특별현금급여
관리부	근로복지공단	국민건강보험공단	국민연금공단	고용노동부	국민건강보험공단
주무부서	고용노동부	보건복지부	보건복지부	고용노동부	보건복지부

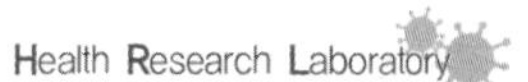

Check

01 다음 중 우리나라에서 5대 사회보험이 시작된 순서가 올바르게 연결된 것은?

① 건강(의료)보험 → 산재보험 → 국민연금 → 고용보험 → 노인장기요양보험
② 건강(의료)보험 → 고용보험 → 국민연금 → 산재보험 → 노인장기요양보험
③ 산재보험 → 건강(의료)보험 → 고용보험 → 국민연금 → 노인장기요양보험
④ 산재보험 → 건강(의료)보험 → 국민연금 → 고용보험 → 노인장기요양보험

해설 산재보험(1964년) → 건강(의료)보험(1977년) → 국민연금(1988년) → 고용보험(1995년) → 노인장기요양보험(2008년)

정답 ④

02 노인장기요양보험에 대한 다음의 설명 중 옳지 못한 것은?

① 공단은 장기요양보험료와 건강보험료를 통합해서 관리하고 있다.
② 재가급여의 경우 본인일부부담금은 장기요양급여비용의 100분의 15이다.
③ 장기요양인정의 유효기간은 최소 1년 이상으로 정한다.
④ 등급판정위원회는 신청인이 신청서를 제출한 날부터 30일 이내에 장기요양등급 판정을 완료하여야 한다.

해설 공단은 장기요양보험료와 건강보험료를 통합해서 징수하고 있으며 관리는 독립채산제의 방식을 취하고 있다.

정답 ①

03 다음 글에서 노인장기요양보험에 대한 설명으로 옳은 것을 모두 고르면?

가. 장기 요양급여에는 재가급여, 시설급여, 현금급여가 있다.
나. 재가 급여의 본인부담금은 당해 장기요양급여 비용의 100분의 20이다.
다. 장기요양보험의 보험자는 국민건강보험공단이다.
라. 신청대상은 60세 이상의 노인 또는 60세 미만의 자로서 치매, 뇌혈관성질환 등 대통령령으로 정하는 노인성 질병을 가진 자이다.

① 가, 나 ② 가, 다
③ 가, 나, 다 ④ 가, 나, 다, 라

해설 신청대상은 65이상의 노인 또는 65세 미만의 자로서 치매, 뇌혈관성질환 등 대통령령으로 정하는 노인성 질병을 가진 자이다.

정답 ③

04 **우리나라 노인장기요양보험제도에 대한 설명으로 옳은 것은?**

① 대상자의 경제적 수준에 따라 서비스 수혜의 우선순위가 결정된다.
② 장기요양급여는 가족의 부담을 고려하여 시설급여를 우선적으로 제공하여야 한다.
③ 관리운영기관은 국민건강보험공단이지만 통합 징수한 장기요양보험료와 건강보험료는 각각의 독립회계로 관리한다.
④ 장기요양 인정의 유효기간은 최소 6개월로, 의사소견을 받아 유효기간을 자동 갱신할 수 있다.

해설 ① 대상자의 경제적 수준과 관계없이 65세 이상이거나 64세 미만의 노인성질병을 가지고 있으면서 6개월 이상 일상생활을 영위하지 못할 때 서비스를 받을 수 있다.
② 장기요양급여는 가족의 부담을 고려하여 재가급여를 우선적으로 제공하여야 한다.
④ 장기요양 인정의 유효기간은 최소 1년 이상으로, 의사소견을 받아 유효기간을 연장 신청할 수 있다.

정답 ③

05 **노인장기요양보험제도에 대한 설명으로 가장 옳지 않은 것은?** 2021. 서울 7급

① 가입자는 65세 이상 노인이다.
② 신청대상은 65세 이상 노인 또는 노인성 질환을 가진 자 중 6개월 이상 혼자서 일상생활을 수행하기 어렵다고 인정된 65세 미만자이다.
③ 장기요양보험료는 국민건강보험료와 통합징수 된다.
④ 수혜대상이 된 자는 일부 급여비용을 부담하기도 한다.

해설 가입자는 건강보험 가입자와 같다.

정답 ①

06 **노인장기요양보험서비스의 순서로 올바른 것은?** 2021. 울산보건연구사

① 신청 → 방문 → 등급판정 → 계획서 작성 안내 → 시행 → 기관 안내
② 신청 → 방문 → 등급판정 → 계획서 작성 및 안내 → 기관 안내 → 시행
③ 계획서 작성 및 안내 → 신청 → 방문 → 등급판정 → 시행 → 기관 안내
④ 방문 → 계획서 작성 및 안내 → 등급판정 → 기관 안내 → 시행 → 신청

해설 노인장기요양보험서비스의 순서 : 신청 → 방문 → 등급판정 → 계획서 작성 및 안내 → 기관 안내 → 시행

정답 ②

5 의료급여제도

(1) 개념

① 의의 : 수입이 적어 자력으로 생활하기가 곤란하거나 특수한 상황에 처해 있는 자에게 의료를 무상 또는 일정한 금액만을 본인이 부담하게 하여 그들의 생활에 도움이 되도록 하는 제도이다.

② 목적 : 생활이 어려운 사람에게 의료급여를 함으로써 국민보건의 향상과 사회복지의 증진에 이바지함을 목적으로 한다.

③ 연혁

㉠ 1961년 : 생활보호법 제정으로 생활보호와 의료보호를 함께 실시

㉡ 1977년 : 의료보호법이 제정되어 생활보호와 의료보호가 분리

㉢ 2001년 : 의료급여법의 제정으로 의료보호가 의료급여로 변경

(2) 수급권자의 구분(의료급여법 시행령 제3조)

① 수급권자의 구분 : 수급권자란 의료급여를 받을 수 있는 자격을 가진 사람을 말하며, 법 제3조 제3항의 규정에 따라 1종 수급권자와 2종 수급권자로 구분한다.

② 1종 수급권자

㉠ 법 제3조 제1항 제1호에 따른 국민기초생활 보장법에 의한 수급자 중 다음의 어느 하나에 해당하는 자

ⓐ 다음의 어느 하나에 해당하는 자 또는 근로능력이 없거나 근로가 곤란하다고 인정하여 보건복지부장관이 정하는 자만으로 구성된 세대의 구성원

㉮ 18세 미만인 자

㉯ 65세 이상인 자

㉰ 장애인고용촉진 및 직업재활법 제2조 제2호에 해당하는 중증 장애인

◆ "중증 장애인"이란 장애인 중 근로능력이 현저하게 상실된 자로서 대통령령으로 정하는 기준에 해당하는 자를 말한다.

㉱ 국민기초생활 보장법 시행령 제7조 제1항 제2호에 해당하는 자

> **Point**
>
> **근로능력이 있는 수급자(국민기초생활 보장법 시행령 제7조)**
>
> ① 법 제9조 제5항 전단에 따른 근로능력이 있는 수급자는 18세 이상 64세 이하의 수급자로 한다. 다만, 다음의 어느 하나에 해당하는 사람은 제외한다.
>
> ㉠ 장애인고용촉진 및 직업재활법 제2조 제2호에 따른 중증 장애인
>
> ㉡ 질병, 부상 또는 그 후유증으로 치료나 요양이 필요한 사람 중에서 근로능력평가를 통하여 시장 · 군수 · 구청장이 근로능력이 없다고 판정한 사람
>
> ㉢ 그 밖에 근로가 곤란하다고 보건복지부장관이 정하는 사람
>
> ② 시장 · 군수 · 구청장은 ①의 ㉡에 따른 근로능력평가를 국민연금법 제24조에 따른 국민연금공단에 의뢰할 수 있다.

③ ①의 ㉡에 따른 판정에 이의가 있는 사람은 보건복지부령으로 정하는 바에 따라 시장 · 군수 · 구청장에게 재판정(再判定)을 신청할 수 있다.

④ ①의 ㉡에 따른 근로능력평가의 기준, 방법 및 절차 등에 관한 사항은 보건복지부장관이 정하여 고시한다.

㉮ 임신 중에 있거나 분만 후 6개월 미만의 여자

㉯ 병역법에 의한 병역의무를 이행 중인 자

ⓑ 국민기초생활 보장법 제32조에 따른 보장시설에서 급여를 받고 있는 자

Point

보장시설(국민기초생활 보장법 제32조)

이 법에서 "보장시설"이란 제7조에 규정된 급여를 실시하는 사회복지사업법에 따른 사회복지시설로서 다음 각 호의 시설 중 보건복지부령으로 정하는 시설을 말한다.

1. 장애인복지법 제58조 제1항 제1호의 장애인 거주시설
2. 노인복지법 제32조 제1항의 노인주거복지시설 및 같은 법 제34조 제1항의 노인의료복지시설
3. 아동복지법 제52조 제1항 및 제2항에 따른 아동복지시설 및 통합 시설
4. 정신건강증진 및 정신질환자 복지서비스 지원에 관한 법률 제22조에 따른 정신요양시설 및 같은 법 제26조에 따른 정신재활시설
5. 노숙인 등의 복지 및 자립지원에 관한 법률 제16조 제1항 제3호 및 제4호의 노숙인재활시설 및 노숙인요양시설
6. 가정폭력방지 및 피해자보호 등에 관한 법률 제7조에 따른 가정폭력피해자 보호시설
7. 성매매방지 및 피해자보호 등에 관한 법률 제9조 제1항에 따른 성매매피해자 등을 위한 지원시설
8. 성폭력방지 및 피해자보호 등에 관한 법률 제12조에 따른 성폭력피해자보호시설
9. 한부모가족지원법 제19조 제1항의 한부모가족복지시설
10. 사회복지사업법 제2조 제4호의 사회복지시설 중 결핵 및 한센병요양시설
11. 그 밖에 보건복지부령으로 정하는 시설

ⓒ 보건복지부장관이 정하여 고시하는 결핵질환, 희귀난치성질환 또는 중증질환을 가진 사람

㉡ 법 제3조 제1항 제2호부터 제9호까지의 규정에 해당하는 자

Point

수급권자(의료급여법 제3조 제1항)

이 법에 따른 수급권자는 다음과 같다.

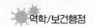

1. 국민기초생활 보장법에 따른 의료급여 수급자
2. 재해구호법에 따른 이재민으로서 보건복지부장관이 의료급여가 필요하다고 인정한 사람
3. 의사상자 등 예우 및 지원에 관한 법률에 따라 의료급여를 받는 사람
4. 입양특례법에 따라 국내에 입양된 18세 미만의 아동
5. 독립유공자예우에 관한 법률, 국가유공자 등 예우 및 지원에 관한 법률 및 보훈보상대상자 지원에 관한 법률의 적용을 받고 있는 사람과 그 가족으로서 국가보훈처장이 의료급여가 필

요하다고 추천한 사람 중에서 보건복지부장관이 의료급여가 필요하다고 인정한 사람
6. 무형문화재 보전 및 진흥에 관한 법률에 따라 지정된 국가무형문화재의 보유자(명예보유자를 포함한다)와 그 가족으로서 문화재청장이 의료급여가 필요하다고 추천한 사람 중에서 보건복지부장관이 의료급여가 필요하다고 인정한 사람
7. 북한이탈주민의 보호 및 정착지원에 관한 법률의 적용을 받고 있는 사람과 그 가족으로서 보건복지부장관이 의료급여가 필요하다고 인정한 사람
8. 5 · 18민주화운동 관련자 보상 등에 관한 법률 제8조에 따라 보상금 등을 받은 사람과 그 가족으로서 보건복지부장관이 의료급여가 필요하다고 인정한 사람
9. 노숙인 등의 복지 및 자립지원에 관한 법률에 따른 노숙인 등으로서 보건복지부장관이 의료급여가 필요하다고 인정한 사람
10. 그 밖에 생활유지 능력이 없거나 생활이 어려운 사람으로서 대통령령으로 정하는 사람

㉢ 제2조 제1호에 해당하는 수급권자

Point

수급권자(의료급여법 시행령 제2조)

의료급여법 제3조 제1항 제10호에서 "대통령령으로 정하는 사람"이란 법 제3조 제1항 제1호부터 제9호까지의 규정에 해당하는 사람과 유사한 사람으로서 다음의 어느 하나에 해당하는 사람 중 보건복지부장관이 의료급여가 필요하다고 인정하는 사람을 말한다.
1. 일정한 거소가 없는 사람으로서 경찰관서에서 무연고자로 확인된 사람
2. 그밖에 보건복지부령으로 정하는 사람

㉣ 제2조 제2호에 해당하는 자로서 보건복지부장관이 1종 의료급여가 필요하다고 인정하는 자

③ 2종 수급권자

㉠ 기초수급자 중 근로능력이 있는 자

㉡ 제2조 제2호에 해당하는 자로서 보건복지부장관이 2종 의료급여가 필요하다고 인정하는 자

(3) 의료급여의 내용(의료급여법 제7조 제1항)

의료급여법에 따른 수급권자의 질병 · 부상 · 출산 등에 대한 의료급여의 내용은 다음과 같다.

① 진찰 · 검사

② 약제(藥劑) · 치료재료의 지급

③ 처치 · 수술과 그 밖의 치료

④ 예방 · 재활

⑤ 입원

⑥ 간호

⑦ 이송과 그 밖의 의료목적의 달성을 위한 조치

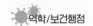

(4) 의료급여기관(의료급여법 제9조 제1항)

① 의료법에 따라 개설된 의료기관
② 지역보건법에 따라 설치된 보건소, 보건의료원, 보건지소
③ 농어촌 등 보건의료를 위한 특별조치법에 따라 설치된 보건진료소
④ 약사법에 따라 개설등록된 약국 및 같은 법에 따라 설립된 한국희귀 · 필수의약품센터

(5) 의료급여 본인부담액(의료급여법 시행령 별표 1)

구분	의료기관 외래			입원	보건소	약국
	1차	2차	3차			
1종	1,000원	1,500원	2,000원	무료	무료	500원
2종	1,000원	15%	15%	10%	무료	500원

Point

급여비용의 대지급

① 급여비용의 일부를 의료급여기금에서 부담하는 경우 그 나머지 급여비용(보건복지부장관이 정한 금액으로 한정한다)은 수급권자 또는 그 부양의무자의 신청을 받아 제25조에 따른 의료급여기금에서 대지급할 수 있다(의료급여법 제20조).
※ **응급의료비 대지급제도** : 건강보험심사평가원이 돈이 없는 응급환자의 진료비를 대신 지불하고 향후 환자에게 돌려받는 제도로, 경제적 이유로 의료기관의 진료 거부를 사전에 방지하고 취약계층에 대한 응급의료를 국가가 보장해 주기 위해 1995년부터 시행해 오고 있다.

② 대지급금을 받은 사람(그 부양의무자를 포함한다)은 보건복지부령으로 정하는 바에 따라 대지급금을 그 거주지를 관할하는 시장 · 군수 · 구청장에게 상환하여야 한다. 이 경우 대지급금의 상환은 무이자로 한다(동법 제21조).

의료급여법

1. 보장기관(제5조)
① 이 법에 따른 의료급여에 관한 업무는 수급권자의 거주지를 관할하는 특별시장 · 광역시장 · 도지사와 시장 · 군수 · 구청장이 한다.
② 제1항에도 불구하고 주거가 일정하지 아니한 수급권자에 대한 의료급여 업무는 그가 실제 거주하는 지역을 관할하는 시장 · 군수 · 구청장이 한다.
③ 특별시장 · 광역시장 · 도지사 및 시장 · 군수 · 구청장은 수급권자의 건강 유지 및 증진을 위하여 필요한 사업을 실시하여야 한다.

2. 사례관리(제5조의2)
① 보건복지부장관, 특별시장 · 광역시장 · 도지사 및 시장 · 군수 · 구청장은 수급권자의 건강관리 능력 향상 및 합리적 의료이용 유도 등을 위하여 사례관리를 실시할 수 있다.
② 제1항에 따른 사례관리를 실시하기 위하여 특별시 · 광역시 · 특별자치시 · 도 · 특별자치도(이하 "시 · 도"라 한다) 및 시(특별자치도의 행정시를 제외한다. 이하 같다) · 군 · 구(자치구를 말한다. 이하 같다)에 의료급여 관리사를 둔다.
③ 보건복지부장관은 제1항에 따른 사례관리 사업의 전문적인 지원을 위하여 해당 업무를 공공 또는 민간기관 · 단체 등에 위탁하여 실시할 수 있다.

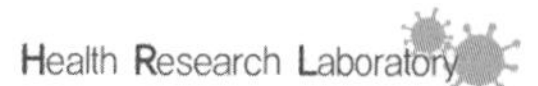

④ 제2항에 따른 의료급여 관리사의 자격 · 배치기준 등 운영에 관한 사항과 제3항에 따른 사례관리 사업의 지원업무 위탁 실시 등에 필요한 사항은 보건복지부령으로 정한다.

3. 의료급여기관(제9조)

① 의료급여는 다음의 의료급여기관에서 실시한다. 이 경우 보건복지부장관은 공익상 또는 국가시책상 의료급여기관으로 적합하지 아니하다고 인정할 때에는 대통령령으로 정하는 바에 따라 의료급여기관에서 제외할 수 있다.

㉠ 의료법에 따라 개설된 의료기관

㉡ 지역보건법에 따라 설치된 보건소 · 보건의료원 및 보건지소

㉢ 농어촌 등 보건의료를 위한 특별조치법에 따라 설치된 보건진료소

㉣ 약사법에 따라 개설등록된 약국 및 같은 법 제91조에 따라 설립된 한국희귀 · 필수의약품센터

② 의료급여기관은 다음과 같이 구분하되, 의료급여기관별 진료범위는 보건복지부령으로 정한다.

㉠ 제1차 의료급여기관

ⓐ 의료법 제33조 제3항에 따라 개설신고를 한 의료기관

ⓑ 제1항 제2호부터 제4호까지의 규정에 따른 의료급여기관

㉡ 제2차 의료급여기관 : 의료법 제33조 제4항 전단에 따라 개설허가를 받은 의료기관

㉢ 제3차 의료급여기관 : 제2차 의료급여기관 중에서 보건복지부장관이 지정하는 의료기관

③ 제1항 각 호에 따른 의료급여기관은 정당한 이유 없이 이 법에 따른 의료급여를 거부하지 못한다.

④ 특별시장 · 광역시장 · 도지사 또는 시장 · 군수 · 구청장은 제1항 각 호에 따른 의료급여기관이 개설 · 설치되거나, 개설 · 설치된 의료급여기관의 신고 · 허가 및 등록사항 등이 변경되었을 때에는 보건복지부령으로 정하는 바에 따라 그 내용을 다음의 전문기관에 알려야 한다.

㉠ 제33조 제2항에 따라 의료급여에 든 비용(이하 "급여비용"이라 한다)의 심사 · 조정, 의료급여의 적정성 평가 및 급여대상 여부의 확인업무를 위탁받은 전문기관(이하 "급여비용심사기관"이라 한다) → 건강보험심사평가원

㉡ 제33조 제2항에 따라 급여비용의 지급업무를 위탁받은 전문기관(이하 "급여비용지급기관"이라 한다) → 국민건강보험공단

⑤ 제2항 제3호에 따른 제3차 의료급여기관의 지정기준 및 지정절차 등에 관하여 필요한 사항은 보건복지부령으로 정한다.

4. 서류의 보존(제11조의2)

① 의료급여기관은 의료급여가 끝난 날부터 5년간 보건복지부령으로 정하는 바에 따라 제11조에 따른 급여비용의 청구에 관한 서류를 보존하여야 한다.

② 제1항에도 불구하고 약국 등 보건복지부령으로 정하는 의료급여기관은 처방전을 급여비용을 청구한 날부터 3년간 보존하여야 한다.

5. 요양비(제12조)

① 시장 · 군수 · 구청장은 수급권자가 보건복지부령으로 정하는 긴급하거나 그 밖의 부득이한 사유로 의료급여기관과 같은 기능을 수행하는 기관으로서 보건복지부령으로 정하는 기관(제28조 제1항에 따라 업무정지기간 중인 의료급여기관을 포함한다)에서 질병 · 부상 · 출산 등에 대하여 의료급여를 받거나 의료급여기관이 아닌 장소에서 출산을 하였을 때에는 그 의료급여에 상당하는 금액을 보건복지부령으로 정하는 바에 따라 수급권자에게 요양비로 지급한다.

② 제1항에 따라 의료급여를 실시한 기관은 보건복지부장관이 정하는 요양비명세서 또는 요양의 명세를 적은 영수증을 요양을 받은 사람에게 내주어야 하며, 요양을 받은 사람은 이를 시장 · 군수 · 구청장에게 제출하여야 한다.

③ 제1항에 따른 요양비의 지급방법 등에 필요한 사항은 보건복지부령으로 정한다.

6. 장애인 및 임산부에 대한 특례(제13조)

① 시장 · 군수 · 구청장은 장애인복지법에 따라 등록한 장애인인 수급권자에게 장애인 · 노인 등을 위한 보조기기 지원 및 활용촉진에 관한 법률 제3조 제2호에 따른 보조기기(이하 이 조에서 "보조기기"라 한다)에 대하여 급여를 실시할 수 있다.

② 시장 · 군수 · 구청장은 임신한 수급권자가 임신기간 중 의료급여기관에서 받는 진료에 드는 비용(출산비용을 포함한다)에 대하여 추가급여를 실시할 수 있다.

③ 제1항에 따른 보조기기 급여 및 제2항에 따른 추가급여의 방법 · 절차 · 범위 · 한도 등에 필요한 사항은 보건복지부령으로 정한다.

7. 건강검진(제14조)

① 시장 · 군수 · 구청장은 이 법에 따른 수급권자에 대하여 질병의 조기 발견과 그에 따른 의료급여를 하기 위하여 건강검진을 할 수 있다.

② 제1항에 따른 건강검진의 대상 · 횟수 · 절차와 그 밖에 필요한 사항은 보건복지부장관이 정한다.

- "일반건강검진"이란 법 제52조 제2항 제1호에 따른 대상자와 의료급여법에 따른 의료급여수급권자 중 만 19세부터 64세까지 세대주 및 세대원에게 실시하는 건강검진을 말한다.
- "의료급여생애전환기검진"이란 의료급여법에 따른 의료급여수급권자 중 만 66세 이상 세대주 및 세대원에게 실시하는 건강검진을 말한다.
- "영유아건강검진"이란 법 제52조 제2항 제3호에 따른 대상자와 6세 미만 의료급여수급권자에게 실시하는 건강검진을 말한다.
- "암 검진"이란 국민건강보험법 제52조, 같은법 시행령 제25조의 규정에 의한 암 검진 및 의료급여법 제14조의 건강검진 중 암 검진을 포함한다.

8. 의료급여기금의 설치 및 조성(제25조)

① 이 법에 따른 급여비용의 재원에 충당하기 위하여 시 · 도에 의료급여기금(이하 "기금"이라 한다)을 설치한다.

② 기금은 다음의 재원으로 조성한다.

㉠ 국고보조금

㉡ 지방자치단체의 출연금

㉢ 제21조에 따라 상환받은 대지급금

㉣ 제23조에 따라 징수한 부당이득금

㉤ 제29조에 따라 징수한 과징금

㉥ 기금의 결산상 잉여금 및 그 밖의 수입금

③ 국가와 지방자치단체는 기금운영에 필요한 충분한 예산을 확보하여야 한다.

④ 제2항 제1호의 국고보조금의 비율은 보조금 관리에 관한 법률 및 관계 법령에서 정하는 바에 따른다.

9. 업무의 위탁(시행령 제20조)

① 시장 · 군수 · 구청장은 법 제33조 제2항에 따라 다음의 업무를 심사평가원에 위탁한다.

㉠ 법 제11조 제2항에 따른 급여비용(건강검진비용을 포함한다. 이하 같다)의 심사 · 조정

㉡ 법 제11조 제4항에 따른 의료급여(건강검진을 포함한다)의 적정성 평가

㉢ ㉠ 및 ㉡과 관련된 심사 및 평가기준의 설정

② 시장 · 군수 · 구청장은 법 제33조 제2항에 따라 다음의 업무를 보험공단에 위탁한다.

㉠ 법 제11조 제3항 · 제4항에 따른 급여비용의 지급 및 법 제11조의5에 따른 급여비용의 지급 보류

㉡ 법 제14조 제1항에 따른 건강검진의 실시 및 그 결과의 관리

㉢ 법 제15조에 따른 의료급여의 제한에 필요한 실태조사 및 자료수집

㉣ 다음의 업무에 필요한 정보시스템의 구축 또는 운영

ⓐ 법 제7조 제2항에 따른 의료급여의 한도 관리
ⓑ 법 제10조, 이 영 별표 1 제1호 다목 (5), 같은 호 라목 · 마목 및 같은 표 제2호 마목 · 바목에 따라 기금에서 부담하는 급여비용을 적용받는 수급권자의 관리
ⓒ 수급권자의 자격 및 개인별 진료내역의 관리

10. 의료급여 일수의 상한(시행규칙 제8조의3)

수급권자가 의료급여기금의 부담으로 의료급여를 받을 수 있는 일수(이하 "상한일수"라 한다)는 다음에 정하는 바에 따른다. 다만, 인체면역결핍증바이러스 질환자에 대하여는 상한일수를 제한하지 아니한다.

① 영 제3조 제2항 제1호 라목에 따라 보건복지부장관이 정하여 고시하는 결핵질환, 희귀난치성 질환 및 중증질환 : 각 질환별로 연간 365일(윤년의 경우 366일로 한다. 이하 같다)
② 정신 및 행동장애(뇌전증을 포함한다) 등 보건복지부장관이 정하여 고시하는 질환 : 각 질환별로 연간 365일
③ ① 및 ② 외의 질환 : 모든 질환의 의료급여 일수를 합하여 연간 400일

(6) 의료급여 진료절차

① 의료급여기관별 진료범위(의료급여법 제9조 제2항)

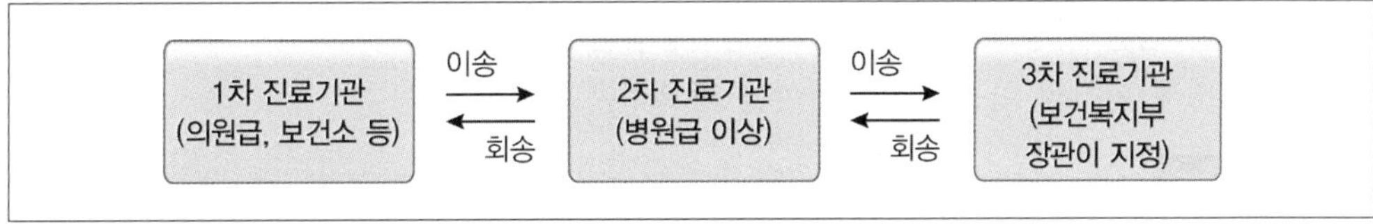

㉠ 제1차 의료급여기관
ⓐ 의료법에 따라 시장 · 군수 · 구청장에게 개설신고를 한 의료기관
ⓑ 지역보건법에 따라 설치된 보건소 · 보건의료원 및 보건지소
ⓒ 농어촌 등 보건의료를 위한 특별조치법에 따라 설치된 보건진료소
ⓓ 약사법에 따라 개설등록된 약국 및 같은 법 제91조에 따라 설립된 한국희귀 · 필수의약품센터

㉡ **제2차 의료급여기관** : 의료법에 따라 시 · 도지사가 개설허가를 한 의료기관
㉢ **제3차 의료급여기관** : 2차 의료급여기관 중에서 보건복지부장관이 지정하는 의료기관

② **의료급여의 절차**(의료급여법 시행규칙 제3조 제1항) : 수급권자가 의료급여를 받으려는 경우에는 제1차 의료급여기관에 의료급여를 신청하여야 한다. 다만, 다음 중 ㉠부터 ㉦까지의 어느 하나에 해당하는 경우에는 제2차 의료급여기관 또는 제3차 의료급여기관에 의료급여를 신청할 수 있고, ㉧부터 ㉬까지의 어느 하나에 해당하는 경우에는 제2차 의료급여기관에 의료급여를 신청할 수 있다.

㉠ 응급의료에 관한 법률 제2조 제1호에 해당하는 응급환자인 경우
㉡ 분만의 경우
㉢ 영 제3조 제2항 제1호 라목에 따라 보건복지부장관이 정하여 고시하는 결핵질환, 희귀난치성질환 또는 중증질환을 가진 사람이 의료급여를 받으려는 경우
㉣ 제2차 의료급여기관 또는 제3차 의료급여기관에서 근무하는 수급권자가 그 근무하는 의

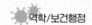

료급여기관에서 의료급여를 받으려는 경우

ⓜ 장애인복지법 제32조에 따라 등록한 장애인이 장애인·노인 등을 위한 보조기기 지원 및 활용촉진에 관한 법률 제3조 제2호에 따른 보조기기를 지급받으려는 경우

ⓑ 장애인복지법 제32조에 따라 등록한 장애인이 구강보건법 제15조의2에 따른 장애인구강진료센터에서 의료급여를 받으려는 경우

ⓢ 감염병의 확산 등 긴급한 사유가 있어 보건복지부장관이 정하여 고시하는 기준에 따라 의료급여를 받으려는 경우

ⓞ 단순 물리치료가 아닌 작업치료·운동치료 등의 재활치료가 필요하다고 인정되는 사람이 재활의학과에서 의료급여를 받으려는 경우

ⓙ 한센병환자가 의료급여를 받으려는 경우

ⓒ 장애인복지법 제32조에 따라 등록한 장애인이 의료급여를 받으려는 경우

ⓚ 국민건강보험법 시행령 제45조 제1호에 해당하는 지역의 의료급여수급권자가 의료급여를 받으려는 경우

ⓣ 국가유공자 등 예우 및 지원에 관한 법률 시행령 제14조 또는 보훈보상대상자 지원에 관한 법률 시행령 제8조에 따른 상이등급을 받은 사람이 의료급여를 받으려는 경우

ⓟ 15세 이하의 아동이 의료급여를 받으려는 경우

Check

01 다음 중 국민에게 적정 건강관리를 보장하는 사회보장제도로서 의료보장제도의 유형에 대한 설명으로 올바르지 못한 것은?

① 사회보험방식의 건강보험은 공공성의 특성을 가지며 강제성을 띤다.
② 사회보험방식의 노인장기요양보험은 의료보장제도에 포함된다.
③ 산재보험은 소득보장과 함께 의료보장을 해주는 사회보험제도이다.
④ 의료급여제도는 저소득층의 의료보장을 위한 공적부조에 해당한다.

해설 사회보험방식의 노인장기요양보험은 의료보장제도가 아니라 노인요양제도에 포함된다.
정답 ②

02 의료급여제도에 대해 궁금해하는 대상자에게 한 설명이다. 올바른 설명은?

① 의료급여수급권자가 되려면 먼저 장애판정을 받으셔야 합니다.
② 의료급여수급권자는 병원을 단계적으로 이용하지 않아도 됩니다.
③ 1종 의료급여수급권자는 입원 시 본인부담금을 지불하지 않습니다.
④ 의료급여수급권자이었다가도 근로능력이 있으면 수급권이 상실됩니다.

해설 ① 의료급여수급권자가 되려면 먼저 자산조사를 받으셔야 합니다.
② 의료급여수급권자는 병원을 3단계로 이용하셔야 합니다.
④ 의료급여 1종 수급권자이었다가도 근로능력이 있으면 의료급여 2종으로 분류됩니다.
정답 ③

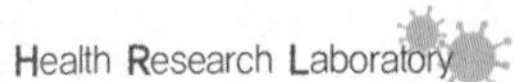

03 **의료급여수급권자의 특징으로 옳지 않은 것은?** 2021. 울산보건연구사

① 1종, 2종으로 나누어진다.

② 의료급여수급권자가 외래 진료 시 본인부담금이 발생하지 않는다.

③ 대지급금을 받은 사람은 그 거주지를 관할하는 시장 · 군수 · 구청장에게 상환하여야 한다.

④ 기초생활수급자 중 근로능력이 없는 사람은 의료급여 1종에 해당된다.

해설 의료급여 수급자의 본인부담금

구분	의료기관 외래			입원	보건소	약국
	1차	2차	3차			
1종	1,000원	1,500	2,000	무료	무료	500
2종	1,000	15%	15%	10%	무료	500

정답 ②

04 **의료급여 2종 수급권자에 해당하는 것은?** 2019. 경북보건연구사

① 이재민

② 북한이탈주민

③ 국내 입양 10세 미만 아동

④ 기초생활수급자 중 근로능력이 있는 사람

정답 ④

05 **의료급여에 관한 설명으로 올바른 것은?** 2017. 서울보건연구사

① 수급권자가 불가피한 사유로 상한일수를 초과한 경우 관할 보건소장의 연장승인을 얻어야 한다.

② 의료급여는 2단계 진료체계로 되어 있다.

③ 2차 의료급여기관은 의원, 보건소, 보건의료원, 병원이 해당된다.

④ 수급권자에 대한 의료급여는 세대단위로 제공하는 것이 원칙이다.

해설 ① 수급권자가 불가피한 사유로 상한일수를 초과한 경우 관할 시장 · 군수 · 구청장의 승인을 얻어 상한일수를 초과해서 의료급여를 받을 수 있다.
② 의료급여는 3차 진료체계로 되어 있다. 1차 의료급여기관 → 2차 의료급여기관 → 3차 의료급여기관
③ 1차 의료급여기관은 의원, 보건소, 보건의료원이 해당된다. 병원급은 1차 의료급여기관에 해당된다.

정답 ④

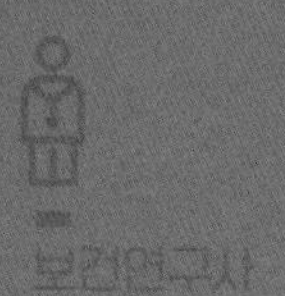
보건연구사

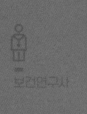

PART

04 보건기획과 보건의료정책

CHAPTER

01 보건기획

1 보건기획의 개념

(1) 보건기획(Health Planning)의 정의

① 최적수단으로 목표를 달성하기 위하여 장래의 행동에 대한 사전결정을 준비하는 합리적이고 지적인 과정이다.

② 기획은 특정목표를 달성하기 위하여 누가, 언제, 어떠한 방법으로, 어느 정도의 예산으로, 어떤 활동을 할 것인가를 결정하는 것이다.

③ 기획은 계획을 수립하여 집행하는 과정이며, 계획은 기획을 통해 산출되는 결과이다. 즉, 기획은 절차와 과정을 의미하여, 계획은 문서화된 활동목표와 수단을 의미한다.

(2) 보건기획의 특성

① 기획은 하나의 과정(Process)이다.

② 기획은 미래지향적(Future Directed)이다.

③ 기획은 행동지향적이다.

④ 기획은 목표지향적이다.

⑤ 기획은 준비과정이다.

⑥ 기획은 복합적인 결정을 대상으로 한다(기획은 계층적이다).

⑦ 기획은 효율적인 수단을 강구한다.

⑧ 기획은 의도적이다.

⑨ 기획은 다차원적이다.

(3) 보건기획의 필요성

① 자원의 효과적인 배분

② 합리적 의사결정

③ 상충되는 의견조정

④ 새로운 지식과 기술개발

⑤ 지휘와 통제수단

⑥ 미래에의 대비 및 행정목표의 구체화

⑦ **발전의 가속화** : 잘 짜여진 기획은 발전을 용이하게 한다.

Check

01 다음 중 기획의 특성으로 볼 수 없는 것은?

① 목표지향적이다.
② 바람직한 방법을 제시한다.
③ 일련의 결정을 준비하는 과정이다.
④ 자주 변화하지 않는 고정적인 것이어야 한다.

해설 기획은 주변 환경의 변화에 민감하게 수정될 수 있어야 한다.
정답 ④

2 보건기획의 유형

(1) 기간에 의한 유형

① **단기기획** : 1년 이내 기획으로 세분화된 구체적인 기획을 말하며, 계획과 현실과의 괴리가 적기 때문에 실현성이 높다는 장점이 있는 반면에, 구조적인 변동이나 획기적인 발전을 기대하기 힘들다는 단점이 있다.

② **중기기획** : 3년 내지 7년을 대상으로 하는 기획을 말하며, 우리나라의 경제개발 5개년 계획 등이 이에 해당되며, 정치적인 변수나 기획대상의 성격과 관련하여 가장 많이 이용되는 기획이다.

③ **장기기획** : 대체로 10년 내지 20년에 걸친 계획기간을 가지며 실제로는 기획이라기 보다는 전망이라는 성격이 강하다.

(2) 기간의 고정성에 따른 유형

① **고정기획** : 대부분의 발전기획들은 기획기간을 고정시키고 운영하는 것으로, 과거 우리나라 1, 2, 3차 경제개발 5개년 계획이 이에 해당된다.

② **연동기획** : 장기기획 혹은 중기기획의 집행과정에서 매년 계획내용을 수정, 보완하되 계획기간을 계속해서 1년씩 늦추어 가면서 동일한 연한의 계획을 유지해 나가는 제도이다. 우리나라 4차 이후 경제개발 5개년 계획과 세계 대부분의 국가에서 사용하고 있다.

(3) 관리계층에 따른 구분

① 최고관리자의 기능 → 전략기획

㉠ 고전적 기능 : Gulick은 최고관리층의 7가지 기본적 기능을 POSDCoRB로 제시

㉡ 전반적 기능

ⓐ 행정목표의 설정과 정책결정

ⓑ 자원의 동원 및 관리

ⓒ 행정의 통제 · 조정

ⓓ 조직의 일체성과 적응성 확보

② 중간관리자 → 관리적(전술적) 기획, 조정기획

㉠ 최고관리층의 바로 밑에서 부분적 업무를 운영 · 집행하는 책임자 그룹을 의미

㉡ 주요 기능

ⓐ 정책결정에의 보조 및 집행기능

ⓑ 하급자에 대한 감독 · 통제기능

ⓒ 동료 간의 협조 · 조정의 수평적 기능

③ 하위관리자 → 운영기획

㉠ 정형적 · 일상적 결정

㉡ 업무적 · 반복적 의사결정

㉢ 기술적 · 단기적 의사결정

㉣ 대민접촉의 기능

Check

01 전략기획, 전술기획, 운영기획 간의 차이에 관한 설명으로 옳은 것은?

① 운영기획은 장기기획과 관련되고, 전략기획은 단기기획과 관련된다.

② 운영기획은 중간관리층이 주관하는 것에 반해 전술기획은 하위관리층이 주관한다.

③ 전략기획은 조직전체의 활동계획을 하는 반면, 운영기획은 하위 조직단위의 활동계획을 한다.

④ 전략기획은 확실한 환경하에서 기획이 이루어지는 반면, 전술기획은 확실성이 낮은 환경하에서 기획이 이루어진다.

해설 ① 전략기획은 장기기획과 관련되고, 운영기획은 단기기획과 관련된다.
② 전술기획은 중간관리층이 주관하는 것에 반해 운영기획은 하위관리층이 주관한다.
④ 전술기획은 확실한 환경하에서 기획이 이루어지는 반면, 전략기획은 확실성이 낮은 환경하에서 기획이 이루어진다.

정답 ③

3 보건기획의 원칙

(1) 목적성의 원칙

(2) 단순성의 원칙

(3) 표준화의 원칙

(4) 신축성의 원칙

(5) 안전성의 원칙

(6) 경제성의 원칙

(7) 장래예측성의 원칙

(8) 계속성(계층성)의 원칙

(9) 기획우선의 원칙

(10) 일반성의 원칙

기획은 어떤 관리계층만의 독특한 기능이 아니고 모든 관리계층의 기능이다.

4 보건기획의 과정

(1) 문제파악

(2) 목표설정

(3) 자료와 정보의 수집 · 분석

(4) 기획전제의 설정

(5) 대안의 탐색과 비교 · 평가

타당성 분석을 통해 이미 마련된 대안에 대하여 현실적으로 실현가능하며, 이와 같은 대안들이 과연 합리적인가를 판단하여야 한다. 대안의 검토기준은 다음과 같다.

① 보건과학적 타당성
② 경제적 타당성
③ 사회적 타당성
④ 정치적 타당성
⑤ 기술적 타당성
⑥ 교육적 타당성
⑦ 법적 타당성

(6) 최적대안의 선택

(7) 계획의 집행

(8) 평가

5 보건기획의 방법

Point

기획방법의 분류

① **입안 설정과정 방법** : 브레인스토밍, 델파이기법, 비용편익분석, 비용효과분석
② **우선순위 결정 방법** : Bryant's Method, BPRS, PEARL
③ **사업진행의 방법** : PERT, CPM, 나뭇가지 결정론, 게임이론 등

(1) 계획입안 설정과정에서의 여러 방법

① **브레인스토밍**(Brainstorming)

㉠ 비판금지 및 판단연기
㉡ **자유분방** : 실현가능성이 없는 엉뚱한 제안도 환영한다.
㉢ **대량발산**(많은 아이디어 표출) : 브레인스토밍은 양을 추구한다.
㉣ 아이디어 결합 및 의견 개진
㉤ 아이디어 발표 독점 금지
㉥ 비공개적 방법에 의한 우선순위 결정

② **델파이 기법**(Delphi Technique) : 어떤 문제를 예측, 판단, 결정함에 있어 의견의 일치를 볼 때까지 전문가 집단으로부터 반응을 체계적으로 도출하여 분석 · 종합하는 하나의 조사방법이다.

③ **비용편익분석**(Cost Benefit Analysis)

㉠ 하나 또는 둘 이상의 사업대안에 대해 가장 타당성이 있는 방법을 판단하는 데 이용하는 방법이다. 즉, 계획에 대한 비용과 편익을 각각 측정하여 사회적 · 경제적 관점(Socio-economic View Point)에서 가장 많은 순편익이 되는 방안을 찾아내는 분석기법으로, 경제적 타당성 검토기준으로 결과가 화폐가치로 나타날 수 있다.
㉡ 비용편익분석에 의한 대안의 타당성 평가에서는

ⓐ 비용편익비(B/C ratio)는 적어도 1도 이상 → 소규모 사업일 때 채택
ⓑ 순현재가치[NPV=편익(총이득)−총비용]는 적어도 0 이상 → 비용편익분석의 일차적 분석
ⓒ 내부수익률(IRR)은 정해 놓은 최저한계선(대부분 은행금리) 이상
ⓓ 자본회수기간(회임기간)은 짧을수록 좋다.

④ **비용효과분석**(CEA ; Cost Effect Analysis)

㉠ **정의** : 주어진 목적달성을 위한 여러가지 서로 다른 방법을 비교하여 그 중 가장 사업성과가 큰 방법을 찾아내도록 한다. 건강이나 회복 등으로 결과가 표시될 수 있다.
㉡ **방법** : 비용 1단위당 최대의 효과를 갖는 대안을 선택한다.

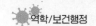

㉢ **장점** : CBA가 가지고 있는 가장 큰 문제인 편익의 화폐화가 요구되지 않는 이점 때문에 CEA는 실제 분석에서 CBA보다 더 자주 이용된다.

㉣ **단점**

ⓐ CEA의 결과는 어떤 목표를 달성하는 데 가장 적은 비용이 드는 방법을 제시할 뿐이다.

ⓑ 어떤 사업의 시행이 둘 이상의 산출을 내는 경우에는 CEA기법을 사용하기 어렵다.

ⓒ 산출이 미래에 상당한 기간 계속 발생하는 경우 적용이 어렵다.

⑤ **비용효용분석**(CUA ; Cost Utility Analysis)

㉠ **조건** : 산출물은 단수 혹은 복수이며, 종류 및 양이 사업대안 간에 동일할 필요가 없다. 효용은 건강일수(healthy days) 혹은 질보정수명(QALY)으로 측정한다.

㉡ **방법** : 건강일수 하루당 혹은 질보정수명 1년당 최소의 비용이 소요되는 방안이나 혹은 비용 한 단위당 최대의 효용을 갖는 대안을 선택한다.

㉢ 비용효과분석과 마찬가지로 주어진 자원으로부터 얻는 편익을 극대화하는 것이 목적이다. CEA를 좀 더 세련화한 것이라 할 수 있다.

㉣ 전체적인 자원의 배분보다는 개별적인 프로그램에 초점을 맞추고 있으며 건강상태의 상대적인 가치나 효용의 평가로 출발하고 있다.

⑥ **최소비용분석**

㉠ **정의** : 어떤 보건의료사업이나 치료의 비용을 측정하여 가장 비용이 적게 드는 대안을 찾는 방법을 말한다. 각 사업을 수행한 후의 결과 수준은 동일한 것으로 가정하고 있다.

㉡ **방법** : 보건의료사업 시행에 소요되는 제반비용을 추계한 후 최소의 비용이 소요되는 대안을 선택한다.

㉢ **실례** : 맹장염 수술, 내시경같이 다소 시간이 소요되는 진료와 간이수술 진료소에서 입원 없이 치료를 받을 경우 최소비용분석을 통하여 보다 더 경제적인 방법을 선택할 수 있다.

Check

01 **비용이 가장 적게 들면서 결과에 초점을 두고 질병회복이나 건강 등의 결과로 표시하는 기획방법은?**

① CEA ② PPBS

③ 델파이 ④ CBA

해설) 비용-효과분석은 주어진 목적 달성을 위한 여러 가지 서로 다른 방법을 비교하여 그중 가장 효과가 큰 방법을 찾아내도록 한다. CBA가 가지고 있는 가장 큰 문제인 편익의 화폐화가 요구되지 않는 이점 때문에 CEA는 실제 분석에서 CBA보다 더 자주 이용된다.

정답 ①

02 **보건사업을 시행할 경우 건강증진상의 효과를 질보정수명(QALY)으로 측정하여 사업 대안 간의 경제성을 비교하고자 할 때 가장 적합한 분석방법은?**

① 비용효용분석　　② 비용효율분석
③ 비용효과분석　　④ 비용최소화분석

해설 **비용효용분석** : 산출물은 단수 혹은 복수이며, 종류 및 양이 사업대안 간에 동일할 필요가 없으며, 효용은 건강일수(healthy days) 혹은 질보정수명(QALY)으로 측정된다.

정답 ①

03 **건강증진사업의 효과를 화폐가치로 환산하여 분석하는 방법은?**

① 비용효과분석　　② 비용효용분석
③ 비용편익분석　　④ 비용분담분석

해설 **비용편익분석** : 서로 대안이 될 수 있는 여러 계획 중에서 가장 타당성이 있는 방법을 판단하는 데 이용하는 방법이다. 즉, 계획에 대한 비용과 편익을 각각 측정하여 사회적 · 경제적 관점에서 가장 많은 순편익이 되는 방안을 찾아내는 분석기법이 비용편익분석이다.

정답 ③

04 **다음 글에 해당하는 경제성 평가방법으로 옳은 것은?**

> 동일한 예산하에서 '치매노인 의료비 지원사업'보다는 '영유아 예방접종사업'이 건강한 생존수명 연장에 더 큰 기여를 할 것으로 예측되어 '영유아 예방접종사업'을 시행하기로 결정하였다.

① 비용효과분석　　② 비용효용분석
③ 비용편익분석　　④ 생존분석

해설 건강한 생존연수로 측정이 되므로 비용효용분석에 속한다.

정답 ②

(2) 계획집행과정에서의 여러 방법

① 과업평가검사기법(PERT ; Program Evaluation and Review Technique)

㉠ 불확실한 상태하에서 기획과 통제를 하는 데 사용되는 모형으로 집행계획을 일목요연하게 이행시키기 위한 계획방법이다.

㉡ 먼저 프로젝트의 주요 활동을 확인하고 그 활동들을 진행도표로써 순서대로 번호를 붙여 나열하고 각 활동의 소요시간을 정한다.

㉢ 집행기간이 불확실한 상황에 대하여 확률적인 접근을 통하여 평가하며, 비정형적인 의사결정방법에 효과적이고 유용한 방법이다.

㉣ PERT의 기본원칙

ⓐ **공정원칙** : 모든 행동이 반드시 완성되어야 한다.

ⓑ **단계의 원칙** : 선행단계 성립 후 다음 단계를 착수해야 한다.

ⓒ **활동의 원칙** : 모든 활동은 선행활동과 후속활동을 가진다.

ⓓ **연결의 원칙** : 앞 단계로 돌아갈 수 없다는 일방통행의 원칙이다.

② **주경로 기법**(CPM ; Critical Path Method)

㉠ PERT와 매우 유사하나 주로 정형적인 의사결정기법에 사용되며 프로젝트 완성을 위한 하나의 완성시간만을 결정한다는 것이 다른 점이다.

㉡ 복잡한 일을 단순화하거나, 실제업무를 집행하는 데 있어서 유용한 방법이다.

㉢ 주경로가 제시간 내에 완성되지 않으면 다른 활동들을 시작할 수 없으므로 제시간 내에 끝날 수 있도록 관리자는 비용과 편익분석으로 프로젝트 진행을 효율적으로 운영하여야 한다.

㉣ PERT와 CPM은 모두 계획, 일정표 작성, 통제의 3가지 기능을 가지고 있다.

③ **나뭇가지 결정론**(Decision Tree)

㉠ 복잡한 문제의 해결책을 찾을 때, 각 대안과 관련되는 부수적인 결정까지도 미리 종합적으로 고려하여 계획집행을 결정하도록 하는 것이다. 즉, 몇 개의 의사결정이 연속되는 경우, 첫 단계의 의사결정에 의하여 실제 상황에 대한 정보를 입수한 후, 이 정보를 감안하여 다음 단계의 의사결정을 하는 다단계 의사결정과정이다.

㉡ 관련자들이 모여서 토의하는 것이 좋으며, 의사결정이 몇 단계를 거치면서 이루어지는 경우 마치 나뭇가지처럼 결정이 가지를 이루게 된다. 의사결정의 확률은 과거의 경험적 데이터, 의사결정자들의 주관적 판단, 전문가의 견해 등 혼합적으로 사용하게 된다.

④ **게임이론**(Game Simulation) : "내가 살기 위해서는 반드시 상대방이 죽어야 하는" 유형의 내기를 제로섬 게임이라 하고, "너도 살고 나도 사는" 유형의 내기를 비제로섬 게임이라 한다. 이런 이론에 입각하여 계획집행을 결정하는 것을 게임이론이라고 한다.

⑤ **선형계획**(Linear Programming)

㉠ **개괄**

ⓐ 고전적이고 분석적인 OR기법이다.

ⓑ 실제로 직선모양의 성질을 지니고 있는 상호관계와 과정들을 포함하는 모든 문제에 적용 가능하다.

ⓒ 일차방정식이나 일차부등식들의 체계들로 이루어져 이러한 일차방정식이나 일차부등식을 최대화하거나 최소화되어지는 목적함수를 형성한다.

㉡ **의의** : 비용의 최소화와 효과의 극대화를 위한 자원의 최적 적합점을 추구한다.

⑥ **계획-사업-예산-체계**(PPBS ; Planning – Programming – Budgeting – system)

美 국방성에서 만들어 1965년에 모든 행정부서에 적용하도록 한 바 있으며, 사업목표달성을 위한 자원배정을 능률적으로 하기 위한 계획방법이다.

⑦ **운영기구**(OR ; Operation research) : 제2차 세계대전 당시 군사작전상의 문제를 해결하기 위해 고안한 것으로 살아있는 생물체와 같이 체계, 봉사, 집행, 사업, 운영 등을 고안하는 기법이다.

⑧ **체계분석**(SA ; System analysis) : 정책결정 수립과정을 향상토록 하는데 목적이 있는 것으로, 정책결정권자에게 각종 사업의 경비와 그 가치에 관하여 정확하고 신뢰할 만한 정보를 제공하는 데 있다. PPBS나 OR의 1차 단계적 의미가 크다.

⑨ **과학적 관리기법** : 문제해결이나 의사결정과정에서 최적대안을 탐색하는 데 과학적 계량적 분석기법(주로 컴퓨터를 활용)을 활용하는 방법이다.

㉠ **관리정보체계**(MIS ; Management Information System) : 행정에 관련된 의사결정에 필요한 정보를 수집 · 가공하여 필요한 정보를 제공해주는 인간과 컴퓨터가 종합된 관리체제

㉡ **전자정보처리시스템**(EDPS ; Electronic Data Processing System) : 컴퓨터에 의한 자료처리를 행하는 것으로 대량의 자료를 신속하게 연산할 수 있고, 기억용량이 무한대에 가까운 이론적 · 객관적 판단능력체계

㉢ **인공두뇌학**(Cybernetics) : 인간이 외부환경의 변화에 대응하면서 불확실한 상황하에 정보를 지속적 · 자동적으로 제어 · 환류해가는 체계나 장치

⑩ **대기행렬모형**(Queuing Model) : 어떻게 하면 기다리지 않도록 적절하게 서비스를 공급할 수 있는가를 제시하는 기법으로, 고객의 도착, 서비스시간 등이 분명하지 않을 경우 최적의 서비스시설 수, 도착률을 설정하여 고객의 정체 및 흐름의 상태를 파악하게 된다. 보건소 또는 의료기관에 재원하는 환자들의 대기시간을 측정하고 이를 통해 대기시간을 절약하거나 추가로 필요한 인원의 채용 등과 같은 병원운영에 필요한 방안을 수립하는 데 사용할 수 있다.

⑪ **목표관리 예산제도**(MBO ; Management By Objective)

㉠ 개념

ⓐ 조직목표와 개인목표를 명확하게 설정함으로써 각자의 능력을 개발하고 의욕을 높이며, 또한 각자의 힘을 조직력으로 집중 발휘시킴으로써 효율적인 경영활동을 가능하게 하는 경영기법 및 경영이념이다.

ⓑ 필요에 따라서는 목표를 수정함으로써 외부의 변화에 신속하게 대응하는 다이나믹한 조직활동이 가능하다.

㉡ 기대효과

ⓐ 조직민주화 추구

ⓑ 조직구성원의 사기, 만족감 증대

ⓒ 조직운영 시 불분명 · 애매한 것을 이해

ⓓ 책임감 증진

ⓔ 팀워크의 구축

ⓕ 조직의 약점 도출 및 보완

ⓖ 관료제의 부정적 측면 제거

㉢ 선행조건
ⓐ 민주화의 선행
ⓑ 분권화
ⓒ 자기관리
ⓓ 상관의 이해력
ⓔ 하의상달의 원칙 확립
ⓕ 성과에 따른 보상체계의 확립

㉣ 장점
ⓐ Y이론적 관리방식(조직목표와 개인목표의 조화)
ⓑ 관료제의 역기능 보완(조직의 변화와 쇄신추구로 조직 동태화에 기여)
ⓒ 평가 · 환류기능 중시
ⓓ **조직목표 명확화** : 조직활동 집중, 조직의 효과성 제고
ⓔ 조직 내 의사소통 활성화, 구성원 간 상호이해 증진, 조직내부 갈등의 건설적 해결 중시
ⓕ 참여관리를 통한 조직의 인간화 도모, 조직구성원의 사기와 직무만족 제고
ⓖ 목표에 입각한 결과측정이 객관적으로 용이

㉤ 단점
ⓐ 장기적 · 질적 목표보다 단기적 · 양적 · 유형적 목표에 치중
ⓑ **폐쇄체계적 성격** : 환경이 불확실하고 유동적인 곳에서는 효용 제약
ⓒ 권위주의적 · 집권적 조직에서는 업무분담이나 참여관리 곤란
ⓓ 시간 · 노력의 과다 소모
ⓔ 목표의 명확한 설정 및 성과측정 곤란
ⓕ 지나치게 세밀한 서류작업의 번거로움
ⓖ **비신축성** : 관리자가 목표 변경 주저

Check

01 보건사업 기획 과정에 사용되는 방법에 대한 설명으로 옳은 것은?

① Program Evaluation and Review Technique은 사업에 필요한 활동들의 상호 연관성 및 소요시간을 보여줌으로써 사업수행을 조정하고 통제하는 방법이다.
② Planning Programming Budgting System은 프로그램의 전년도 예산집행결과를 기준으로 소폭의 변화만을 가감하여 예산을 편성하는 방법이다.
③ Basic Priority Rating System은 건강문제의 상대적 크기를 기준으로 사업의 우선순위를 결정한다.
④ Golden Diamond 방법은 건강문제에 대한 주민 관심도 및 사업의 효과를 추정해 사업의 우선순위를 결정한다.

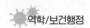

해설 ② 단기적인 예산과 장기적인 계획을 합리적으로 결합시켜 의사결정의 일원성을 확보함으로써 예산의 절약과 능률성 같은 자원배분의 최적을 기하려는 기획중심의 예산제도이다.
③ 다이아몬드 방식 ④ BPRS

정답 ①

02 다음 중 1950년대 Peter Drucker가 회장으로 있던 GE사에서 처음 적용한 관리방법으로, 각각의 부하가 상관과 상호협의를 통해 단기간에 달성할 수 있고 측정가능한 목표를 설정하고, 이를 수행한 후 달성한 목표에 따라 업적평가와 보상이 주어지는 것은?

① Delhi Method ② MBO
③ PERT ④ TGM

해설 MBO : 조직목표와 개인목표를 명확하게 설정함으로써 각자의 능력을 개발하고 의욕을 높이며, 각자의 힘을 조직력으로 집중 발휘함으로써 효율적인 경영활동을 가능하게 하는 경영기법이다.

정답 ②

03 목표관리의 특성에 관한 설명으로 옳지 않은 것은?

① 인간에 대한 긍정적인 철학과 참여적 관리정신을 반영하고 있다.
② 관리자로 하여금 전략적 기획과 전술적 기획을 통합할 수 있도록 돕는 도구이다.
③ 목표설정과정을 체계화한 것으로, 목표설정으로부터 시작해 기획과 통제를 통합하기 위한 기법이다.
④ 계량화하기 어려운 업무의 경우에도 그 성과에 대한 적절한 보상이 이루어질 수 있게 보장하는 방법이다.

해설 MBO의 경우 목표설정 시 계량화가 가능한 목표만을 설정한다.

정답 ④

04 계획예산제도(PPBS)의 장점은?

① 예산과 계획의 밀착화 기능
② 행정재량의 확대
③ 자원배분의 합리화
④ 효과성

해설 PPBS는 장기기획과 단기예산의 특징을 지니며 이는 예산과 계획의 밀착화 기능을 한다.

정답 ①

CHAPTER

02 보건의료정책

1 개념

(1) 정책결정의 의의

정책결정이란 바람직한 사회상태를 이룩하려는 정책목표와 이를 달성하기 위해 필요한 정책수단에 대하여 권위있는 정부기관이 공식적으로 결정한 기본방침을 말한다.

① 정책구성의 4요소

㉠ 정책대상 : 편익향유 집단과 비용부담 집단

㉡ 정책목표

㉢ 정책수단

㉣ 정책주체

② 정책의 성격

㉠ 주체는 정부

㉡ 공공문제 해결이나 목표달성과 관련

㉢ 행동방침

㉣ 권위있는 결정의 산물

㉤ 미래지향성

(2) 정책의 특성

① 목표지향적

② 행동지향성

③ 미래지향성

④ 변화지향성

⑤ 공익지향성

⑥ 정치지향성

Point

❀ 보건정책의 특성

① **시장경제원리 적용의 한계**
② **국가경제력과의 밀접한 연관성** : 경제개발단계에서 보건정책은 우선순위가 그다지 높지 않다.
③ **정책파급효과에 따른 정부의 개입** : 보건의료서비스는 외부효과를 가지고 있기 때문에 보건정책은 국민 모두에게 지대한 영향을 준다.
④ **형평성 강조(효율성 제한)** : 보건정책은 인간생명을 다루어야 하는 위험의 절박성 때문에 효율성보다는 형평성이 강조된다.
⑤ **보건의료서비스 요구의 급속한 증가** : 소득과 의식수준의 향상으로 인해 보건의료서비스에 대한 국민들의 요구가 급속히 증가하고 있다.
⑥ **구조적 복잡성** : 보건의료부문은 학교교육, 건강보험, 참여주체의 다양성, 재원 등 구조적으로 연결고리가 다양하다.

(3) 보건정책 수립 시 고려할 사항

① 인구의 성장, 인구구조, 인구동태
② 경제개발의 수준 및 단계
③ 지배적인 주된 가치관
④ 보건의료제도
⑤ 국민의 건강상태(전염성 질환과 영양상태, 만성 퇴행성 질환, 사고, 환경오염, 스트레스, 정신질환, 노인건강 등)
⑥ 사회구조와 생활패턴

Point

❀ 국가의 정책적 역할

① **규제자** : 각종 정책을 제시하고 그에 필요한 규제자의 역할을 함. ← 독점성과 외부효과
② **정보제공자** : 정책에 필요한 보건의료정보를 제공하는 역할을 함. ← 정보의 비대칭
③ **보건의료서비스 제공** : 보건정책을 펴기 위해 직접 의료서비스를 제공하기도 함. ← 독점성
④ **재정원(재정지원자)** : 보건정책에 필요한 재정을 제공함. ← 공공재
⑤ **보건의료자원 제공자** : 정책목표를 달성하기 위해 각종 보건의료자원을 직접 제공함.
⑥ **보험자** : 보건정책의 구현을 위하여 보험자의 역할을 함. ← 불확실성

2 정책의 유형

(1) 일반적인 정책의 유형

① 분배정책

㉠ 국가가 국민의 일부분에게 이익과 서비스를 분배해 주는 정책으로, 수혜집단은 특정 대상인 반면 비용부담 집단은 일반국민이다.

ⓛ 정면대결 가능성이 적고 갈라먹기식 일수록, 정경유착이 심할수록 분배정책이 높게 된다.
ⓒ 수혜집단은 다른 집단이 얼마만큼의 수혜를 받고 있는지에 대체로 무관심하기 때문에 상호 간의 경쟁이 치열하지는 않다.
ⓔ 무의촌 보건진료, 정부의 도로건설, 기업에 대한 수출보조금, 하천 및 항만사업, 지방단체의 국고보조금

② 규제정책

㉠ 환경오염, 독과점, 공공요금, 기업활동 등에 대한 규제와 같이 특정한 개인이나 집단의 재산권 행사나 행동의 자유를 구속, 억제하여 반사적으로 다른 사람을 보호하려는 정책이다.
ⓛ 규제정책에 있어서는 상실집단과 수혜집단 사이의 갈등이 분명하고 치열하게 된다. 대부분 비용부담은 특정 개인 또는 집단이지만 수혜집단은 국민 전체이므로 성공적인 규제정책을 위해서는 공권력이 필요하게 된다.
ⓒ **보호적 규제정책** : 보험수가에 의한 의료비 규제, 최저임금제, 소비자 보호정책, 환경규제정책으로 비용의 부담자와 수혜자가 뚜렷이 구분되기 때문에 이들 간의 이해관계가 첨예하게 대립될 수 있다.
ⓔ **경쟁적 규제정책** : 많은 이권이 걸려있는 서비스나 용역을 특정한 개인이나 기업체, 단체에게 부여하면서 이들에게 특별한 규제장치(적정 요금수준, 운항횟수, 서비스의 질에 대한 기준의 설정 등)를 부여하는 정책이다. **예** 항공기 산업, 이동통신사업자의 선정
ⓜ **자율적 규제정책** : 규제대상이 되는 당사자에게 그 소속활동에 대하여 스스로 규제기준을 설정하고 그 집행까지도 위임하는 경우로 의사와 변호사 등과 같은 전문직업의 면허제도를 들 수 있다. 명백한 상실집단이 존재하지 않으며 정책을 둘러싼 갈등도 심각하지 않게 된다.

③ 재분배정책

㉠ 소득, 재산, 권력, 권리 등을 국민의 모든 계층에 평등하게 재분배하기 위한 정책이다.
ⓛ 가진 자는 상실집단이 되고 못 가진 자는 수혜집단이 된다. 따라서 가진 자의 사전반발을 차단하기 위해 대통령이나 측근에 의하여 결정이 이루어지는 소수 중심의 결정가능성이 높아지게 된다.
ⓒ 누진소득세제도, 영세민 취로사업, 임대주택의 건설, 세액공제나 감면

④ **추출정책** : 환경으로부터 인적, 물적 자원을 거두어들이는 정책으로 거두어들이는 양과 방법, 누가 부담할 것인가가 중요한 문제가 된다. **예** 공중보건의 제도, 방위성금, 징병제도 등

⑤ **상징정책** : 체제의 통합과 안정 등을 위하여 상징을 조작하고 유출시키는 정책으로, 이를 통해 국민들 사이에 정치체제 및 정부의 정통성에 대한 인식을 좋게 하거나 정부정책에 대한 순응을 확보할 수 있다. **예** 경복궁 복원, 88 올림픽

⑥ **구성정책** : 정부기관의 신설이나 변경, 선거구 조정 등과 관련된 정책으로 선진국처럼 안정된 국가에서는 이 정책이 관심을 끌지 못하나, 우리나라의 경우 정부의 기본구조에 대한 기본틀이 완전히 정착되지 못한 국가에서는 중요한 정책에 속한다.

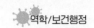

유형	의미	특징	예
분배정책	국민들에게 이익 또는 서비스를 배분하는 정책	• 세부 사업별로 분배 • 나누어 먹기식 정책 • 승자와 패자 간의 정면대결 없음	• 사회간접자본 확충 • 무의촌지역 해소 정책
규제정책 (보호적, 경쟁적, 자율적 규제)	일부집단에 대해 재산권 행사, 행동의 자유를 구속, 억제해 대다수 사람을 보호	• 공권력 행사 • 개개인의 자유권리 제한 • 피해자의 반발, 갈등	• 불공정거래 규제 • 과대광고 규제 • MRI설치 규제
재분배정책	고소득층으로부터 저소득층으로의 소득이전을 목적으로 하는 정책	• 계급대립적 성격 • 재산 자체의 평등한 소유 지향	• 소득세, 누진세 적용 • 사회보험료 차등 부과
추출정책	민간부문에서 자원을 추출하는 정책		• 장병인력 추출 • 비상시 의료자원 동원
상징정책	이념에 호소하거나 미래의 업적이나 보상을 약속하는 정책		• 재해의연금 모금 • 정치인의 행사

(2) Almond & Powell의 분류

① **추출정책** : 조세, 병역 등과 같이 인적 · 물적 자원을 추출해내는 산출활동과 관련된 정책을 말한다. 예 토지수용, 방위성금

② **규제정책** : 형벌, 의무, 면허 등 개인 · 집단행동에 대하여 정부가 가하는 통제와 관련된 정책을 말한다.

③ **배분정책** : 정부가 개인, 집단에게 재화나 용역, 지위, 신분, 서비스, 기회 등의 가치를 배분하는 산출활동과 관련된 정책을 말한다. 예 저수지, 고속도로 건설 등

④ **상징정책** : 정당성의 확보나 국가적 위신을 위한 정책으로서, 교육 · 문화 · 이데올로기와 관련된 정책을 말한다.

3 일반적인 정책과정의 단계(정책과정 순서)

> 정책의제 설정 단계 → 정책결정(정책형성과 채택) → 정책집행 → 정책평가 단계

(1) 정책의제 설정 단계

① **개념** : 문제의 정부 귀속화, 문제를 정부가 채택하는 과정

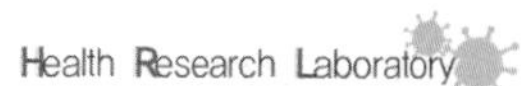

② 과정

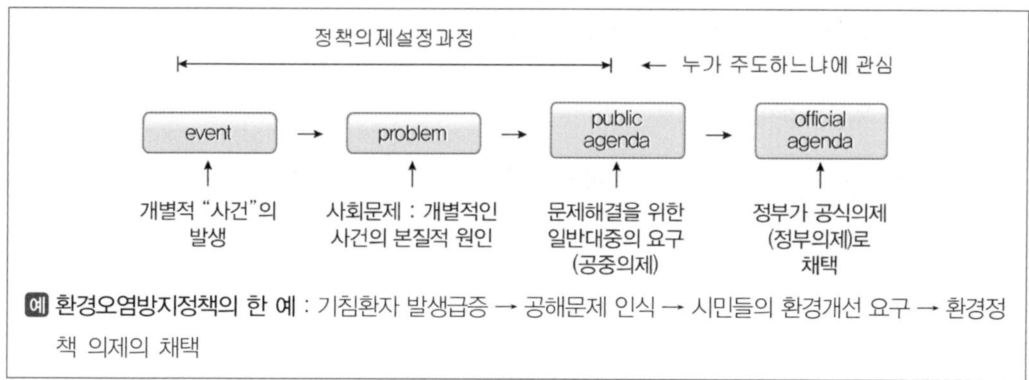

③ 정책의제 형성에 영향을 미치는 요인

㉠ **문제의 성격** : 구체성 · 사회적 중요성 · 기간의 적시성 · 선례의 존재

㉡ 관계집단의 크기 및 응집력

㉢ **응집력의 정도** : 확인(동일)집단 > 관심집단 > 관심대중 > 일반대중

ⓐ **확인집단** : 동질의식이 존재 예 종교집단

ⓑ **관심집단** : 이해관계가 있는 집단 예 최저임금제에 대한 노조집단

ⓒ **관심대중** : 사회전체에 대해 관심이 있는 사람들 예 경실련 등

④ **주도집단에 따른 의제설정과정**(Cobb) : 일반적 과정은 사회문제 → 사회적 이슈 → 공중의제 → 정부의제(공식의제) 순이다.

㉠ 외부주도형

ⓐ 정부 밖에 있는 집단이 압력을 가하여 사회문제를 해결해 줄 것을 요구하는 형태로 선진국 정치체계에서 나타나는 유형이다.

ⓑ 설정과정은 사회문제 → 공중의제 → 정부의제 순이다.

ⓒ **대표적인 정책** : 낙동강 수질오염 개선, 벤처산업 육성, 금융실명제, 양성평등채용 목표, 그린벨트지정 완화

㉡ 동원형

ⓐ 정책결정자가 새로운 정책이나 사업계획을 먼저 채택하고 사후적으로 관심과 지지의 확산을 도모하는 모형이다. 이러한 정책을 효율적으로 집행하는 데 필요한 공중의 관심과 지원을 확보하기 위해 공중의 동원이 요청된다고 하는 모형으로 후진국가에서 나타난다.

ⓑ 설정과정은 사회문제 → 정부의제 → 공중의제 순이다.

ⓒ **대표적인 정책** : 가족계획사업, 새마을 운동, 의료보험제도 실시, 서울 올림픽 유치, 이라크파병, 행정수도 이전계획 등

㉢ 내부접근형(음모모형)

ⓐ 정부 내의 관료집단이나 정책결정자에게 쉽게 접근할 수 있는 외부집단에 의해 주도되어 문제를 정책의제화하는 모형이다.

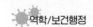

ⓑ 동원형과 비교하여 쉽게 정부의제화된다는 점에서 유사하다.
ⓒ 설정과정은 사회문제 → 정부의제 순이다.
ⓓ **대표적인 정책** : 전투경찰대 설치, 국방부의 무기구매, 마산수출자유지역 지정, 이동통신사업자 선정

구분	외부주도형	동원모형	내부접근형
전개방향	외부 → 내부	내부 → 외부	내부 → 내부
공개성	높다	중간	낮다
참여도	높다	중간	낮다
공공의제 성립	구체화, 확산단계	확산단계	공공의제 불성립
정부의제 성립	진입단계	주도단계	주도단계
사회문화적 배경	평등사회	계층사회	불평등사회

Point

무의사결정론(Non-decision Making Theory)

사회의 문제에 대해 정책과정이 진행되지 못하도록 막는 행동이다. 정책형성과정에서 이슈에 대한 논란을 조장하여 많은 가치가 개입되게 만들어서 의사결정을 이루어지지 못하게 하는 방식으로 나타나기도 한다. 또한 예산배정을 안하든지 아예 집행을 못하게 방해하는 등 성책집행단계에시도 무의사결성이 나타나는 경우가 존재한다.

예 문민정부의 민영화 정책 : 각종 세미나 · 공청회를 통해 논란만 일으키고 실제 수행은 안함

(2) 정책결정(정책형성과 채택)

① **문제인지** : 정책결정의 첫 단계로 사회에서 일어나는 사건이나 상황에 대한 요구를 인식하고 개선 또는 해결할 문제임을 인정하는 단계이다.
② 목표설정
③ **정보수집과 분석** : 정보수집과 분석 시 다음 사항을 고려한다.
④ 대안의 작성
⑤ 대안의 비교, 분석
⑥ **대안의 평가** : 대안의 비교평가 기준으로는 기대성과 실행가능성이 있다.
⑦ **대안의 선택** : 목표를 가장 효율적으로 달성하게 하는 대안을 최종적으로 선택하는 단계

Point

정책의 오류

① **제1종 오류** : 옳은 가설을 기각하는 오류, 즉 정책효과가 있는데도 불구하고 정책을 채택하지 않는 오류
② **제2종 오류** : 틀린 가설을 선택하는 오류, 즉 정책효과가 없는데도 불구하고 정책을 채택하는 오류
③ **제3종 오류** : 정책문제를 잘못 인지하는 경우로 메타오류라고도 한다.

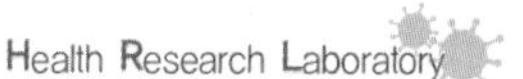

(3) 정책집행

(4) 정책평가 : 정책집행이 이루어진 후 주어진 목표를 달성했느냐의 정도를 측정하는 단계

Check

01 **보건기획단계 중 가장 먼저 해야 하는 단계는?**

① 현황진단 ② 최적 대안의 선택
③ 현황분석 ④ 목표설정

해설 문제인지 – 목표설정 – 현황진단(상황진단) – 대안선택 – 집행 – 평가
정답 ④

02 **시청 앞에서 매일 집회로 인해 시청 주변의 상인들이 장사를 못하고 문을 닫아야 하고 시민들은 교통혼잡을 호소하여 정부에서는 집회관련법을 제정하기로 하였다. 이에 시청 주변 상인들은 자신들에게 유리한 정책이 수립될 수 있도록 전략과 수단을 동원하고 있다. 이는 다음의 정책과정 중 어느 과정에 해당하는가?**

① 정책결정과정 ② 정책의제 형성과정
③ 정책집행과정 ④ 정책회환과정

해설 집회관련법을 제정하기로 하였으니 이미 정책의제 형성과정 다음 단계인 정책결정과정이라 할 수 있다.
정답 ①

03 **많은 사회문제 중 정부의 관심대상으로 주목받아 해결되어야 할 문제로 채택되는 단계는 다음의 정책과정 중 어느 과정에 해당하는가?**

① 정책결정과정 ② 정책의제 형성과정
③ 정책집행과정 ④ 정책회환과정

해설 정책의제 형성과정은 문제를 정부가 채택하는 과정이다.
정답 ②

04 **Cobb가 제시한 의제설정 과정 중 내부접근형의 특징으로 올바르게 조합된 것은?**

> 가. 고위관료가 준비한 정책내용을 그대로 집행하게 된다.
> 나. 집행을 반대할 사람에게는 숨기려 한다.
> 다. 국방부의 무기구매, 이동통신사업자 선정 등이 이에 속한다.
> 라. 선진 · 다원화된 정치체계에서 주로 나타난다.

① 가, 나, 다 ② 가, 다
③ 나, 라 ④ 가, 나, 다, 라

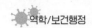

해설 선진국 또는 다원화된 정치체계에서 주로 나타나는 형은 외부주도형이다.

정답 ①

05 **정부는 일을 통한 빈곤탈출을 위하여 간병서비스 등 보건복지서비스 분야 일자리 창출을 위한 기본계획을 수립하여 일자리를 8만 명으로 확대하였다. 그러나 장애인을 위한 일자리 창출에는 제한이 있어 이를 시정하기 위한 조치가 필요하다고 판단하고 조치를 취하였다. 이는 다음의 정책과정 중 어느 과정에 해당하는가?**

① 정책결정과정 ② 정책의제 형성과정
③ 정책평가과정 ④ 정책회환과정

해설 **정책평가과정** : 정책집행이 이루어진 후 주어진 목표를 달성했느냐의 정도를 측정하는 단계이다.

정답 ③

06 **다음의 밑줄 친 내용에 해당하는 정책결정과정의 단계는?** 2021. 서울 7급

> 지난 1년간 만 0세부터 6세의 영유아를 대상으로 의료이용 시 본인부담금을 보장해주는 보장성 강화 정책에 대한 논의가 이루어져 왔다. 이 과정에서 지급대상, 수혜범위 등에 대하여 다양한 대안들이 제시되고 대립되었으나, <u>소득수준과 상관없이 전 영유아들을 대상으로 연간 최대 100만원까지 입원시비스에 한하여 본인부담금을 지원해주기로 하였다.</u>

① 정책의제형성 ② 정책결정
③ 정책집행 ④ 정책평가

해설 **정책결정과정** : 정책의제설정과정 → 정책결정 → 정책집행 → 정책평가
① 정책의제설정과정 : 문제를 정부가 채택하는 과정
② 정책결정 : 정책형성과 채택
③ 정책집행
④ 정책평가 : 정책집행이 이루어진 후 주어진 목표를 달성했느냐의 정도를 측정하는 단계

정답 ②

07 **로위(T. Lowi)가 분류한 정책 유형 중 구성정책(constitutional policy)의 예로 가장 옳지 않은 것은?** 2021. 서울 7급

① 군인 퇴직연금 정책 ② 벤처기업 창업지원금
③ 공직자 보수 책정 ④ 정부의 새로운 기구 신설

해설 로위(T. Lowi)의 분류
① **배분 정책** : 국민들에게 권리 · 편익 · 서비스를 배분하는 정책 예 무의촌 보건 진료, 정부의 도로 건설, 기업에 대한 수출 보조금, 하천 및 항만 사업, 지방단체의 국고 보조금
② **규제 정책** : 특정한 개인이나 일부 집단에 대해 재산권 행사나 행동의 자유를 구속 · 억제하여 다수를 보호하는 정책(직 · 간접 규제)으로, 정부 정책 중 가장 많은 영역을 차지하고 있다. 이슈에 따라 정치적 연합의 구성원에 차이가 있고, 규제의 수혜자와 피해자(비용부담 집단) 사이에 갈등이 심각하다.

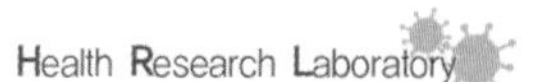

③ **재분배 정책** : 고소득층으로부터 저소득층으로의 소득 이전을 목적으로 하는 정책으로, 누진과세, 영세민 취로 사업이나 임대주택의 건설 등이 이에 속한다.
④ **구성 정책** : 정부기관 신설이나 변경, 선거구 조정, 공직자 보수와 군인 퇴직연금 등 구조에 관한 정책이다.

정답 ②

4 정책과정의 참여자

(1) 의의

정책과정은 정책의제 설정, 결정, 집행, 평가의 일련의 연속된 과정으로 이루어지며, 정책과정에서 나오는 일련의 산출물(정책문제, 정책, 정책산출, 평가내용 등)은 모든 국민에게 영향을 미친다. 따라서 이해관계인들이 자신의 이해관계를 반영하기 위해 이 과정에 참여하는 것은 민주정치체제에서 당연한 일이다.

(2) 공식적 참여자, 비공식적 참여자

① 공식적 참여자
  ㉠ 의회
  ㉡ 행정수반과 비서실
  ㉢ 각급 행정기관
  ㉣ 사법부

② **비공식적 참여자** : 정당, 이익집단, 일반국민, 전문가 및 학자, 언론기관 등
  ㉠ **정당** : 정권획득을 목적으로 결성되어 정책과정에 참여하며, 집권여당은 준공식적 참여를 하게 된다.
  ㉡ **각종 이익집단** : 공통의 이익을 위하여 결성된 집단으로서 압력의 역할과 정책입안 역할을 한다.
  ㉢ NGO(비정부기구) : 공익목적을 위해서 자발적으로 결성된 시민들의 결사체로서 정책과정에 비공식적으로 참여하나 영향력은 비교적 큰 편이다.
  ㉣ 전문가 및 학자
  ㉤ **언론기관과 각종 매체** : 일반국민과 정책과정 참여자들 간에 의사전달을 담당하여 간접적으로 정책과정에 참여하나 그 영향력이 매우 크다.
  ㉥ **일반국민** : 개인으로서 혹은 대중으로서 정책과정에 참여하는 경우가 있다.

5 정책결정의 이론모형

Point

※ **개인적 차원, 조직적 차원, 체제적 차원의 모형**

① **개인적 차원의 모형** : 만족모형, 합리모형
② **조직적 차원의 모형** : 회사모형, 쓰레기통모형
③ **체제적 차원의 모형** : 점증모형, 최적모형, 혼합주사모형

(1) 합리모형(Rationality Model)

① 의의

㉠ 정책결정자가 고도의 이성과 합리성에 근거하여 결정하고 행동한다고 보며, 목표달성을 위해 합리적 대안을 탐색 · 선택한다고 보는 이상적 · 규범적이며 완벽주의 이론이다.

㉡ 인간을 합리적 사고방식을 따르는 경제인으로 전제하면서, 정책결정자는 전지전능한 존재라는 가정하에 목표달성의 극대화를 위한 합리적 대안을 탐색 · 추구하는 이론이다.

㉢ 총체적인 대안의 작성과 비교 · 분석(주로 비용편익분석, 비용효과분석 등의 과학적 관리법을 사용), 인간은 이성과 합리성에 근거하여 결정하고 행동한다는 이론으로 주어진 목표달성을 위하여 최대한의 노력을 한다는 경제인과 같은 합리적인 인간을 전제로 한다. → 경제적 합리성

㉣ 일정한 순서와 기준에 따라 단계적으로 모든 사회비용과 가치를 분석하고 이를 비교하여 최선의 행동방안을 선택한다.

㉤ Ostrom이 제시하였으며 1930년대까지 지배적인 이론이었다.

② 특징

㉠ 결정권자를 전지전능한 존재로 파악

㉡ 총체적인 문제의 인지 및 명확한 목표 설정

㉢ 총체적인 정보와 자료의 수집

㉣ **총체적인 대안의 작성과 비교 · 분석** : 주로 비용편익분석, 비용효과분석 등의 과학적 관리법을 사용 → 경제적 합리성 추구

㉤ 최적의 합리적 대안의 선택

(2) 만족모형(Satisfying Model)

① 의의

㉠ Simon과 March에 의해 사회심리적으로 접근된 이론으로서, 인간의 인지능력 · 시간 · 비용 · 정보의 부족 등으로 모든 가능한 대안을 탐색할 수 없다. 따라서 만족모형에 있어서 대안의 선택은 최적대안이 아니라 주관적으로 만족스러운 대안을 선택하게 된다. → 제약된 합리성(Bounded Rationality)

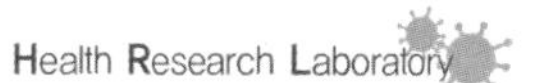

㉡ 개인의 심리적 제약요인을 고려하고 있다는 점에서 개인적 · 행태론적 의사결정모형 또는 인지모형이며, 현실적 · 실증적 모형이라고 할 수 있다.

② 특징

㉠ 인간의 주관적 만족감에 근거하여 제한된 합리성을 추구한다.

㉡ 대안의 총체적인 탐색 및 분석은 불가능하며, 따라서 순차적 순서에 입각하여 만족수준에 이르는 대안을 선택한다.

㉢ 최적대안의 선택은 불가능하며, 결정자를 충족시키는 만족수준의 대안을 선택한다. 즉, 만족모형은 여러 대안을 무작위적이고 순차적으로 탐색하여 현실적인 만족수준에 이른 대안을 발견하고 선택하는 모형이다.

(3) 점증모형(Incremental Muddling Model)

① 의의

㉠ Lindblom과 Wildavsky가 주로 제창한 정책결정의 현실적 · 실증적 모형으로, 윌다브스키는 점증모형을 예산과정의 분석에 적용하였다.

㉡ 이 모형은 인간의 지적능력의 한계와 정책결정수단의 기술적 제약을 인정하고, 정책결정과정에 있어서의 대안의 선택이 종래의 정책이나 결정의 점진적 · 순차적 수정 내지 약간의 향상으로 이루어지며, 정책수립과정을 '그럭저럭 헤쳐 나가는(Muddling Through)' 과정으로 고찰한다.

㉢ 기존 정책에 이미 투자된 상당액의 매몰비용(Sunk Cost) 때문에 정책결정자는 정책대안을 고려함이 없이 기존의 질서체계에 거의 무리없이 받아들여진 대안들을 선택한다.

㉣ 점증모형은 정치적 다원주의의 입장을 취하여 경제적 합리성보다 정치적 합리성을 중요시한다. 점증주의는 정치적으로 편리한 방도이다. 왜냐하면 새로운 대안이나 정책의 결정에 수반되는 갈등과 혼란을 감소시킴으로써 정치체제 그 자체의 유지에도 유리한 점을 제공해주기 때문이다.

② 특징

㉠ 만족모형에 근거하여 출발한다.

㉡ 현재보다 약간 나은 상태에서 대안의 선택이 이루어진다.

㉢ 소수의 신규사업 및 대안만을 검토한다.

㉣ 정치적 합리성을 추구한다.

㉤ 다원화된 선진사회에 적합하다.

㉥ 목표와 수단의 구분을 꺼린다.

(4) 혼합주사모형(Mixed Scanning Model)

① 의의

㉠ Etzioni가 주장한 이론으로 합리모형과 점증모형에 대한 비판과 변증법적 통합을 통하여 고안해낸 이론이다. 즉, 합리모형의 비현실성과 점증모형의 보수성을 탈피하여 양자의

장점을 합치자는 이론이다.

㉡ Etzioni는 합리모형은 전체주의 사회체제에, 점증모형은 민주주의 사회체제에 적합한 모형이라 보고, 혼합모형은 능동적 사회에 적용되어야 할 전략이라고 주장하였다.

② 내용

㉠ 기본적 결정이나 위기상황 시의 결정에는 합리모형이 적용된다.

㉡ 세부적, 지엽적 결정이나 안정된 상황에서의 결정에는 점증모형이 적용된다.

(5) 최적모형(Optimal Model)

① 의의 : Dror가 제창한 모형으로, 경제적 합리성과 아울러 직관 · 판단력 · 창의력과 같은 초합리적 요인을 고려하는 거시적인 정책결정모형이다.

② 특징

㉠ 최적모형은 계량적이 아닌 질적 모형이지만 계량적 평가를 중시한다.

㉡ 경제적 합리성과 직관, 판단, 영감, 육감과 같은 초합리성을 동시에 고려한다.

㉢ 대안의 탐색 · 선택에 있어서 경제적 합리성을 중요시한다. 그러나 과거의 선례가 없는 문제이거나 매우 중요한 문제의 해결을 위한 비정형적 결정에 있어서는 경제적 합리성 이외에 초합리성을 중시한다.

㉣ 정책결정구조의 계속적인 환류작용(검토 · 개선)을 강조한다.

㉤ 결정능력의 향상을 위해 정책집행의 평가와 환류작용에도 중점을 둔다.

(6) 쓰레기통모형(Garbage Can Model)

① 의의

㉠ 쓰레기통모형은 조직을 급변하는 환경속의 불안하고 유동적인 존재로 간주하여, 이러한 조직들은 실제의 정책결정이 일정한 규칙에 따르는 것이 아니라 쓰레기통처럼 뒤죽박죽, 불규칙하게 결정에 도달한다고 본다.

㉡ 문제, 해결책, 선택기회, 참여자의 4가지 요소가 우연히 동시에 한 곳에서 모여지게 될 때 의사결정이 성립된다고 평가하는 이론으로서, 복잡하고 급격한 변화 및 혼란한 상황 속에서의 조직의 현실적 결정행태에 관한 이론모형이다. 주창자로는 J. March, M. cohen, Olsen 등이 있다.

㉢ 대학과 친목단체에서 보여지는 의사결정의 양식이다.

㉣ 중요한 결정은 날치기나 김빼기에 의하여 결정되게 된다.

② 특징

㉠ 동태적인 현대사회에 적합한 의사결정모형이다.

㉡ 정책결정과정이 쓰레기통모형에 의하여 이루어질 겨우 정책집행은 실패하기가 쉽다.

(7) 공공선택이론모형

① 의의

㉠ 합리모형의 일종으로 1960년 J. Buchanan, G. Tullock이 중심이 되어 연구한 것으로써, 정책에 대한 정치 경제학적 연구이며, Ostrom에 의하여 체계화되었다.

㉡ Hobbes, Spinoza 등의 사상을 배경으로 하여 Buchanan, Tullock, K. Arrow 등의 경제학자들의 연구로부터 출발하였으며, 행정학에서는 V. Ostrom, E. Ostrom 부부에 의하여 도입되었다. 특히 이들은 Wilson식 패러다임을 비판하고 새로운 접근방법으로써 공공선택이론을 민주적 패러다임으로 소개하고 있다.

② 내용

㉠ 전통적인 정부관료제는 공공서비스의 독점적 공급으로 인해 시민의 요구에 민감하게 반응을 보일 수 없는 제도적 장치이며, 공공서비스를 독점적으로 공급하고, 소비자인 시민의 선택을 억압한다(정부실패).

㉡ 따라서 공공재를 분권화된 시장체제에서 배분토록 한다.

㉢ 이때의 정부는 공공재의 생산자로, 시민은 공공재의 소비자로 규정한다. 공공정책을 공공재와 공공서비스를 사회에서 합리적으로 배분할 수 있는 수단으로 파악하며, 그 배분점으로 파레토의 최적점을 추구한다(경제수학적 공식을 활용하기에 연역적 방법이라 불린다).

㉣ 시민의 편익을 극대화할 수 있는 서비스의 생산과 공급은 공공부문의 시장경제화를 통해 가능하다. 즉, 공공서비스를 제공할 때 시민 개개인의 선호와 선택을 존중하고, 경쟁을 통해서 서비스를 생산 · 공급하게 함으로써 행정의 대응성을 제고할 수 있다(공공부문의 내부시장화).

(8) Allison모형(집단의사결정모형)

① **의의** : 1960년대 초 쿠바의 미사일 사건과 관련된 미국의 외교정책과정을 분석한 후 정부의 정책결정과정을 설명하고 예측하기 위한 분석틀로서 3가지 의사결정모형을 제시하였다. Allison은 조직 내 집단의 응집력의 수준에 따라 조직의사결정의 방식이 서로 달라질 수 있다고 하였다.

② 내용

㉠ **제1모형**(합리적 행위자 모형, 수장의 결정권) : 국가 또는 정부를 잘 조정되어 있는 유기체로 간주하여, 국가목적이나 목표를 극대화시키는 정책을 대안으로 선택한다고 하여 합리모형을 재구성한 것이라 할 수 있다.

㉡ **제2모형**(조직과정모형, 수직적 분산과 하위조직의 기능적 권위) : 국가 또는 정부를 느슨하게 연결된 반독립적인 하위조직들의 집합체로 보며, 이들 하위조직에 의해 작성된 정책대안을 최고지도층은 거의 수정하지 않고 정책으로 채택한다고 가정한다. 만족모형 · 점증모형 · 혼합주사모형과 유사점을 가지고 있다.

㉢ **제3모형**(관료정치모형, 수평적 분포기능) : 정부의 정책결정은 참여자들 간의 갈등과 타

협, 흥정에 의하여 이루어지고 있어, 결국 정치적 활동으로 간주하고 있어 쓰레기통모형과 유사하다 할 수 있다. 가장 중요한 역할을 하는 것은 정책결정자의 능력이며, 이 능력은 그의 권력과 조직에서의 위치에 따라서 결정된다.

Allison 모형(집단의사결정모형)

구분	합리모형	조직과정모형	관료정치모형
조직관	조정과 통제가 잘된 유기체	느슨하게 연결된 하위조직들의 연합체	독립적 · 개인적 행위자들의 집합체
결정권의 분포상태	수장	수직적 분산(하위조직의 경우 기능적 권위가 큼)	수평적 분산
행위자의 목표	조직전체 목표	조직전체 목표 + 하위조직 목표	조직전체 목표 + 하위조직 목표 + 개별적 행위자들의 목표
목표의 공유도	매우 강하다	약하다	매우 약하다
정책결정의 일관성	항상 일관성을 유지	자주 바뀐다	거의 일치하지 않는다
결정의 규칙	수장의 명령이나 공식적인 지침	표준운영절차(SOP)에 대한 프로그램 목록에서 대안추출	정치적 게임의 규칙에 따라 타협, 흥정, 지배

정책이론모형

이론모형	주장학자	이념	내용
합리모형	Ostrom	완전한 경제적 합리성	전지전능한 정책결정자가 목표달성의 극대화를 위해 합리적인 선택을 실시
만족모형	Simon	제한된 합리성	현실적 대안 선택
점증모형	Lindblom	정치적 합리성	점진적 수정 혹은 향상
혼합주사모형	Etzioni	합리 + 점증모형	합리모형의 비현실성과 점증모형의 보수성을 탈피하여 양자의 장점을 혼합
최적모형	Dror	초합리성	선례가 없는 새로운 정책결정에 많이 사용
쓰레기통모형	Cohen & March	조직화된 무질서하에서의 의사결정	대학, 연구소와 같은 조직화된 혼란 상황하에서 의 의사결정
집단의사결정모형	Allison	집단의사결정	국가의 정책결정과정을 설명

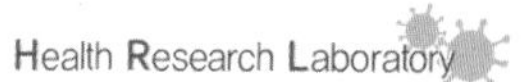

Check

01 **정책결정의 이론모델로서 옳지 않은 내용은?**

① 합리모델 – 인간의 전지전능을 전제로 합리적 선에서 결정
② 만족모델 – 현실적으로 만족하는 수준에서 결정
③ 최적모델 – 직관력에 의한 결정이 아닌 일반적인 합리성으로 결정
④ 점증모델 – 현실을 인정하고 이보다 다소 향상된 수준에서 결정

해설 최적모델은 합리+초합리모형으로 의사결정권자의 직관력에 의한 의사결정이 발생한다.

정답 ③

02 **고도로 불확실한 조직상황과 조직구성원의 응집력이 아주 약한 상태에서 이루어지는 의사결정을 가장 잘 설명하고 있는 모형은?**

① 만족모형 ② 쓰레기통모형
③ 혼합주사모형 ④ 점증모형

해설 **쓰레기통모형** : 문제, 해결책, 선택기회, 참여자의 4가지 요소가 우연히 동시에 한 곳에서 모여지게 될 때 의사결정이 성립된다고 평가하는 이론이다. 조직을 급변하는 환경 속의 불안하고 유동적인 존재로 간주하여, 이러한 조직들은 실제의 정책결정이 일정한 규칙에 따르는 것이 아니라 쓰레기통처럼 뒤죽박죽, 불규칙하게 결정에 도달한다고 본다.

정답 ②

03 **공공선택이론에 관한 설명으로 옳지 않은 것은?**

① 시장실패에서 출발하지만 정부실패도 인정한다.
② 지나치게 공평한 재원의 배분만 강조한 나머지 효율성을 저해하는 문제가 있다.
③ 분석의 단위는 개인이며, 개인은 자기이익을 중심으로 행동하는 사람들이다.
④ 정부서비스의 공급에서 시민의 선택을 존중해야 한다는 민주적 정치이론이나 경제이론이다.

해설 ②는 정부실패를 의미한다.

정답 ②

04 **다음의 정책결정 이론모형 중 정책결정이 어떻게 이루어져야 하는가와 관련된 규범적 방향을 설정하고 있는 모형은?**

① 만족모형 ② 합리모형
③ 연합모형 ④ 점증모형

해설 **합리모형** : 정책결정자가 고도의 이성과 합리성에 근거하여 결정하고 행동한다고 보며, 목표달성을 위해 합리적 대안을 탐색·선택한다고 보는 이상적·규범적이며 완벽주의 이론이다.

정답 ②

05 **다음 중 만족모형과 가장 관련이 깊은 것은?**

① 경제적 합리성 ② 제한적 합리성
③ 초합리적 요소의 강조 ④ 합리모형 + 점증모형

해설 ① 합리모형 ③ 최적모형 ④ 혼합주사모형

정답 ②

06 **Allison의 집단적 의사결정이론에 관한 설명으로 옳지 못한 것은?**

① 관료정치모형에서는 결정에 참여하는 사람들의 응집성이 특히 강하다고 보았다.
② Model 2는 표준운영절차(SOP)를 중요시하였다.
③ 쓰레기통모형은 관료정치모형과 유사하다.
④ 조직과정모형은 March의 회사모형과 유사하다.

해설 관료정치모형은 쓰레기통모형과 유사하며 응집성이 매우 약한 편이다.

정답 ①

07 **개인적 차원의 정책결정 모형에 대한 설명으로 옳지 못한 것은?** 2022. 충북보건연구사 보건학

① 합리모형은 인긴의 세한된 합리성을 전제로 하고 있다.
② 최적모형은 경제적 합리성과 초합리성을 고려하고 있다.
③ 점증모형은 현존정책을 수정보완한다.
④ 만족모형은 현실적으로 만족할 만한 수준에서 의사결정한다는 이론이다.

해설 합리모형은 정책결정자가 고도의 이성과 합리성에 근거하여 결정하고 행동한다고 보는 완벽주의 이론이다. 반면 인간의 제한된 합리성을 전제로 하는 이론은 만족모형에 해당된다.

정답 ①

6 보건정책 평가기준

(1) 효과성(Effectiveness)

효과성이란 정책의 목표나 목적에 대한 업무의 달성도, 즉 목표달성도를 의미하며, 능률성의 의미보다 넓은 개념이다. 그러나 계량화하기에는 많은 제약점이 수반되어 불확실성이 존재한다.

(2) 능률성(Efficiency)

산출 대 투입의 비율이 능률성이며, 이 능률성은 제한된 자원과 수단을 사용하여 산출의 극대화를 기하는 것을 의미하는 경제학적, 정태적, 공학적 개념이다.

(3) 대응성(Responsiveness)

정책이 특정집단의 요구나 선호, 가치를 만족시키는 정도를 대응성이라고 한다. 이 대응성의 기준은 수혜자의 만족도를 평가하는 기준이 된다.

(4) 만족도(Satisfaction)

정책결정자들이 자신들이 추진하는 정책에 대한 일반국민의 광범위한 지지를 얻는 것을 말한다. 즉, 수혜자의 욕구충족 정도를 의미한다.

(5) 형평성(Equity)

비용과 편익이 상이한 집단 간에 공정하게 배분되고 있는가에 대한 기준을 말한다. 형평성은 정치적 합리성을 측정하는 주요한 기준이 된다.

(6) 민주성 및 참여성(Democracy & Participation)

① **민주성** : 민주성이란 정책의 여러 과정에 국민의 참여를 확대시키고 여론을 충실하게 반영시키며 집행에 있어서도 국민의 의사를 충분히 고려하는 것이다.
② **참여성** : 참여성은 정책결정과정과 정책수행과정 및 정책평가과정에 다수의 국민들이 참여하여 그들의 요구가 참작되는 것을 의미한다.

(7) 적정성(Adequacy)

프로그램의 규모가 수요에 비추어 볼 때 알맞은 것이냐를 판단하는 기준으로 문제의 해결 정도를 의미한다. 적정성은 문제해결을 위한 수단의 충분성을 의미하며 적절성의 하위개념이다.

(8) 적절성

문제해결을 위해 사용된 수단이나 방법들이 바람직한 수준에서 이루어졌는가를 평가하는 기준이다.

(9) Suchman이 제시한 평가항목

① **업무량**(effort) : 효과에 관계없이 목표달성을 위해 수행된 업무의 질과 양을 측정 평가하는 것
② **성과**(performance) : 목표달성을 위한 활동이 기대했던 만큼의 변화를 초래했는가를 측정하는 것
③ **적정성**(adequacy of performance) : 성과가 총필요량을 얼마나 충족시켰느냐를 평가하는 것
④ **효율성**(efficiency) : 동일량의 업무와 비용의 투자로 어떤 방법이 업무수행에 가장 큰 효과를 가져오는가에 대한 투자효과의 개념
⑤ **과정**(process) : 사업의 운영과정에 있어서 어떻게 하면, 또는 왜 성패를 결정하느냐 하는 요인분석이므로 몇 개의 대안 중 어느 운영방법이 주어진 여건하에 가장 적합하느냐 하는 문제와 평가 시 결론지어진 성공 또는 실패를 초래한 관련 요인들을 규명하는 2개 차원이 됨

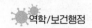

⑽ 의료의 질적 평가(Donabedian)

Point

❀ 의료의 질 구성요소(Donabedian)

1. **효능(efficacy)** : 보건의료의 과학과 기술을 가장 바람직한 환경(예 실험실)하에서 사용하였을 때 건강을 향상시키는 능력을 의미한다.
2. **효과성(effectiveness)** : 건강수준의 향상에 기여한다고 인정된 진료행위의 수행 정도로, 효능과는 대조적으로 의료서비스를 제공하는 실제의 일상적인 환경에서 성취할 수 있는 건강수준의 향상을 의미한다.
3. **효율성(efficiency)** : 특정 건강수준을 획득하는 데 사용된 비용을 측정하는 것으로 특정 의료서비스가 동일한 효능과 효과를 보였을 때 비용이 적게 든 서비스가 보다 효율적이라고 평가한다.
4. **적정성(적절성, optimality)** : 적정성은 비용에 대한 상대적인 의료의 효과 또는 편익을 말한다. 편익에서 비용을 뺀 값이 최댓값을 갖는 지점에서 의료의 적정성이 가장 높게 된다.
5. **수용성(acceptaility)** : 의료의 효과에 대한 환자와 환자 가족의 기대를 말한다. 수용성의 속성은 다음과 같다.
   ① 접근성
   ② 환자와 의료제공자와의 관계
   ③ 쾌적한 환경
   ④ 의료의 효과에 대한 환사의 선호도
   ⑤ 의료비용에 대한 환자의 선호도
6. **합법성(legitimacy)**
7. **형평성(equity)**
8. **지속성(continulity)**

① **구조(structure)적 접근** : 진료가 행해지는 환경에 대한 평가방법으로 간접평가이다.
   ㉠ 사전적인 방법이며 보건의료과정에 들어오는 투입물, 즉 보건의료인력, 시설 및 장비와 같은 자원이 표준을 만족시키는지 평가하는 것이다.
   ㉡ **신임제도** : 정부기관이나 민간조직이 평가항목을 미리 제시하고 의료기관이 이를 충족하고 있는지를 평가하고 인정하는 과정이다.
   ㉢ 면허제도
   ㉣ **자격증이나 회원증 제도** : 민간기관이나 협회가 개인에게 일정한 수준의 자격을 갖추었음을 인정해 주는 과정이다.
   ㉤ **물질적 자원** : 시설, 장비, 재원
   ㉥ **인적 자원** : 직원의 규모와 자격
   ㉦ **조직구조** : 의료진의 조직, 동료 감시의 방법, 진료비의 청구방법

② **과정(process)적 접근**
   ㉠ 의료제공자와 환자들 간에 혹은 이들 내부에서 일어나는 행위에 관한 평가로, 환자가 진

료받는 과정에서 실제로 행해지는 직접평가이다. 의료의 질 평가에 있어서 주된 관심 영역이다.

ⓛ **내부 및 외부평가** : 내부평가는 의료기관이 자발적으로 관리하는 활동이며, 외부평가는 전문가협회, 교육기관, 법적 기구, 연구집단 또는 상업화된 기업과 같은 기관 외부에 있는 단체들이 평가자가 된다.

ⓒ **의료이용도 조사**(UR) : 보험자에게 제출하는 진료비 청구명세서나 의무기록 등을 통해 제공된 의료서비스가 진료에 필수적인지, 적정한 수준과 강도, 비용으로 서비스가 제공되었는지를 조사하는 방법이다. **예** 미국의 동료 심사위원회(PRO)

ⓔ **임상진료 지침** : 질병별 또는 의료서비스별로 시행 기준과 과정에 대한 원칙을 표준화하여 지침을 개발하고, 진료행위가 설정된 지침에 따라 수행되었는지를 검토하는 과정이다.

ⓜ 보수교육

ⓑ **진료의 본질 행위** : 환자들에게 바람직한 태도를 취하였는가 하는 인간관계의 문제까지 포함한다.

ⓢ 적절한 치료, 진단, 투약, 수술 등이 행하여졌는가를 조사한다.

③ **결과(outcome)적 접근**

ⓖ 선행되는 의료행위에 의한 현재 혹은 미래의 건강상태에 이르기까지 건강을 구성하는 제반요소에 대한 평가를 의미한다. 즉, 환자와 인구집단의 건강상태에 미치는 진료효과를 평가한다.

ⓛ 신체적인 것만이 아니고 사회적 · 심리적인 요소와 환자의 만족도도 포함된다. → 간접요인

ⓒ **측정의 어려움**

ⓐ 건강상태의 변화는 아예 측정이 곤란할 수도 있고, 경우에 따라서는 오랜 시간이 지난 후에야 나타나기도 하며, 의료 외적인 많은 요인들이 영향을 미친다.

ⓑ 현재의 건강상태와 그 이전에 시행된 진료와의 관계를 늘 명확히 밝혀낼 수 있는 것은 아니다.

ⓔ 결과를 측정하는 유일한 척도는 없다.

ⓜ **고객만족도 조사, 의료서비스 평가** : 각 의료기관이 제공한 의료서비스의 질적 수준 평가자료나 환자만족도 조사 등을 공개 배포함으로써 의료기관이 자체적으로 서비스 질을 높이도록 유도하는 방법이다.

ⓑ **진료결과 평가** : 이환율, 사망률, 합병증 등의 지표를 공표하는 것이다.

Point

❀ 의료의 질적 평가

구조	인적 자원	직원의 규모와 자격
	물적 자원	시설, 장비, 재원
	조직구조	의료진의 조직, 동료 감시의 방법, 진료비의 청구방법
과정	진단	검사
	치료	투약, 수술
	기타	의뢰, 지속성, 진료의 질
결과	중간 산물	진료의 양
	건강수준의 변화	이환율, 사망률, 재발률, 기능회복
	만족도	환자, 의료제공자

(11) 논리모형에 따른 평가유형

보건사업은 투입-변환-산출의 시스템적 과정을 따른다. 보건사업 평가도 이러한 시스템적 과정에 따라 구분할 수 있는데, 투입에 해당하는 구조평가, 변환과정에 해당하는 과정평가, 산출에 해당하는 결과평가로 구분한다.

① **구조평가** : 사업의 투입부문에서의 평가를 말한다. 즉, 사업의 철학이나 목적에 비추어 사업내용과 기준의 적절성을 확인하는 과정으로 '사업목표가 명확하고 구체적이며 측정가능한가', '일정, 인력, 예산 등이 각 단계별로 구체적으로 제시되었는가', '사업대상의 범위나 규모가 적절한가', '사업을 전개할 조직구조, 담당인력, 물적 자원에 대한 준비는 충분한가' 등에 대해 평가하는 것이다.

② **과정평가** : 사업에 투입될 인적, 물적 자원이 계획대로 실행되고 있는지, 사업이 일정대로 진행되는지, 사업의 모든 측면은 모니터링되어 사업 속에 피드백되어 반영되는지를 확인하는 평가과정이다.

③ **결과평가** : 초기에 설정한 단기 및 장기사업 목표가 얼마나 달성되었는가를 평가하는 과정으로서 사업의 단기적 효과로써 사업대상자의 지식, 태도, 신념, 가치관, 기술, 행동의 변화를 측정할 수 있고 장기적 효과로써 이환율, 유병률, 사망률 등의 감소로 측정할 수 있다. 또한 사업에 대한 대상자 만족도, 사업담당자의 만족도 등도 측정할 수 있다.

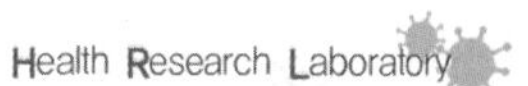

Check

01 다음 의료의 질 관리방법 중 과정측면의 질 접근관리법은?

① 고객만족도 조사 ② 면허자격제도
③ 의료감사 ④ 의료기관 신임제도

해설 ① 결과평가 ② 구조평가 ④ 구조평가
정답 ③

02 도나베디안의 의료의 질 향상 접근방법을 구조, 과정, 결과로 구분할 때 과정에 해당하는 것은?

① 면허와 자격증 인증제도 ② 의료기관 신임제도
③ 의무기록 조사 ④ 환자 만족도 조사

해설 ① 구조평가 ② 구조평가 ④ 결과평가
정답 ③

03 보건사업 평가대상을 구조, 과정, 결과로 구분할 때 구조평가에 해당하는 것은?

① 질적인 보건서비스
② 비용-편익
③ 보건서비스 만족도
④ 재원, 시설 등의 적절성

해설 ① 결과평가 ② 결과평가 ③ 결과평가
정답 ④

7 우리나라 보건정책의 문제점

(1) 정책수립을 위한 조직과 인력의 폐쇄성과 전문의식 부족

(2) 중앙집권적 의사결정

(3) 정책형성과정의 폐쇄성

(4) 정책평가기능의 취약성

(5) 다른 정책분야보다 보건정책분야의 예산배정 우선순위 저하

(6) 보건정책집행의 비탄력성

(7) 보건정책 집행결과의 환류성향 부족

(8) 보건의료인단체들에 의한 정책의 일관성 훼손

CHAPTER

03 재무행정과 예산

1 재무행정의 정의

(1) 정의

국가, 지방자치단체, 공공 기관이 공공 정책을 수행하는 데 필요한 재원을 동원 · 관리 · 운용하며 또한 이를 위한 정책을 결정하고 수행하는 것

(2) 재무행정의 3대 요소

① 세입 예산
② 세출 예산
③ 공채발행

(3) 재무행정의 5대 원칙

① **양출 제입의 원칙** : 지출을 먼저 책정한 다음 일정한 조세 수입을 고려한다는 원칙
② **수지 균형의 원칙** : 조세 수입과 경비 지출을 일치하여야 한다는 원칙
③ **능력 부과의 원칙** : 국민의 부담 능력에 따라 조세를 부과한다는 원칙
④ 보험료 불가침의 원칙
⑤ 강제 징수의 원칙

2 재무행정의 기능

(1) 자원배분의 조정

(2) 소득의 재분배

(3) 경제 안정화

Point

재정과 예산의 관계

재정은 예산보다 넓은 개념이다.

1. **재정** : 국가 또는 지방공공단체가 공적 권력 작용이나 경제적 행위 등에 의하여 금전을 획득하고 이를 공공 목적에 지출해 나가는 과정
2. **예산** : 이러한 금전 활동을 규율하기 위한 경제의 예정적 계획

3 예산의 의의

예산이란 일정 기간 내에 요구된 사업들에 대한 소요 자원과 가용 자원을 추계하여 수치로 나타낸 계획서이다.

(1) 일정 기간이란 회계 연도를 의미하며, 주로 1년 단위이다.

(2) 요구된 사업들이란 정부가 작성하고자 하는 행정 목표를 의미하며, 대개는 사업이나 프로젝트와 같은 사업의 형태로 나타난다.

(3) 소요 자원과 가용 자원의 추계란 수입과 지출에 대한 예정적 계획을 의미한다.

(4) 수치로 나타내어진다는 것은 단순한 정책 방향이 아닌 구체적이고 세밀하게 짜여진 계획이라는 뜻이다.

(5) 계획서(Plan)란 정부가 의도하는 정책 방향을 알려 주는 나침반과 같은 안내서라는 의미이다.

4 예산의 기능

(1) 재정 통제 기능

당초 근대 예산제도는 의회(입법부)의 행정부에 대한 민주적 통제 수단으로 발전하였다.

(2) 정치적 기능

고도의 정치적 성격을 가지는 예산은 정치적 과정을 통하여 현실적으로 가치를 배분하고 국민의 이해관계를 조정하는 기능을 가지고 있어 현대 행정국가에서 특히 강조되고 있다.

(3) 경제적 기능

① 경제 안정화 기능 : 경제가 불경기일 때와 호경기일 때에 적절한 정책을 통해 경제의 안정과 발전을 도모한다. 이는 특히 선진국에서 중요한 정책이다.

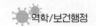

② **경제성장 촉진 기능** : 개발도상국의 경제 성장을 위한 자본형성기능을 말한다.

③ **소득재분배 기능** : 소득재분배를 위한 조치로써, 예를 들면 조세 면에서 소득세나 주민세에 누진율을 적용해 고소득자에게 세금을 무겁게 부과하거나, 지출 면에서 생활 무능력자에게 보조금을 지불하는 것을 말한다.

④ **자원 배분 기능** : 보건행정 목표의 달성을 가능한 한 극대화시키기 위한 합리적인 자원 배분의 수단으로서의 기능을 수행한다.

(4) 관리적 기능

중앙 예산기관은 각 부처의 사업 계획의 검토, 평가와 이에 소요되는 경비의 사정을 통하여 계획과 예산을 일치시킨다는 점에서 관리적 기능을 갖는다.

(5) 계획 기능

예산의 계획 기능이란 조직의 목표를 결정하고 이 목표를 성취하기 위하여 투입될 자원을 결정하고 자원을 배정하여 사용하기 위한 정책들을 결정하는 일련의 과정을 말한다.

(6) 법적 기능

예산은 입법부가 행정부에 대하여 새성권을 부여하는 하나의 중요한 형식으로써 예산상의 결정이 법률의 형식을 갖는 경우도 있고 그렇지 않은 경우도 있다. 국회를 통과한 예산은 행정부의 행위를 구속하게 되며, 행정부는 국회가 의결한 대로 예산을 운영할 의무를 지게 된다.

(7) 감축 기능

경제 불황으로 자원의 부족과 예산을 절감하기 위해서 정부 지출을 감축하는 관리 기능을 말한다. 즉, 저 성장시대에는 불필요한 정부 지출을 줄여 작은 정부를 지향하게 되므로 예산의 감축 기능이 강조된다.

5 예산의 원칙

예산의 원칙이란 넓은 의미로는 예산의 편성 · 심의 · 집행 · 결산 및 회계검사 등 예산의 전 과정에서 준수되어야 하는 원칙이라고 볼 수 있으며, 좁은 의미로는 예산의 편성 · 집행 과정에서 준수되어야 하는 원칙을 의미한다. 예산 원칙은 전통적 원칙에서 현대적 예산 원칙으로 변천해 왔다. 전통적 예산 원칙은 입법부 우위의 예산 원칙으로서 행정부의 재량권 통제를 위해 중시된 통제 지향적 예산 원칙을 말하고, 현대적 예산 원칙은 행정부 우위의 예산 원칙으로써 행정부의 책임과 신축적인 운영이 강조되는 관리지향 · 계획지향적인 예산 원칙을 말한다.

(1) 전통적 예산의 원칙(Neumark의 원칙)

① **공개성**(Publicity)**의 원칙** : 예산의 전 과정을 국민에게 공개해야 한다는 원칙으로, 정부의 투명성 확보에 그 목적이 있다. 그러나 국가 예산 중에는 국방비, 정보비 등 그 내역을 공개적으로 밝힐 수 없는 경우나 전시 · 안전 보장 등의 이유로 행정부에 부여하는 신임 예산의 경우는 공개성 원칙의 예외로 인정하고 있다.

> **Point**
>
> **신임 예산**
>
> 의회가 예산의 총액만 정해 주고 그 예산의 구체적 용도는 행정부가 결정하여 지출하도록 하는 제도로서, 전시 등 비상시는 지출을 요하는 항목이나 금액을 미리 예측할 수 없을 뿐만 아니라 수시로 필요한 신규 사업을 위한 예산을 즉시 마련해야 하기 때문에 행정부의 재량에 맡긴다.

② **완전성**(Comprehensiveness)**의 원칙**(포괄성 · 총괄성의 원칙) : 모든 국가의 세입과 세출은 예산에 계상되어야 한다는 원칙으로, 예산 전체를 명료하게 할 뿐 아니라 예산에 대한 국회와 국민의 통제를 용이하게 한다는 데 그 목적이 있다. 예외로는 순계 예산과 기금이 있다.

◆ **순계 예산** : 예산을 계상함에 있어 경비를 공제한 순 세입 또는 순 세출만을 계상하는 것을 말한다.

③ **명료성**(Clarity)**의 원칙** : 예산은 합리적으로 분류되고, 금액이 정확히 계상되며, 수입과 지출의 근거와 용도를 명확히 함으로써 국민에게 쉽게 이해될 수 있어야 한다는 원칙이다.

④ **단일성**(Unity)**의 원칙** : 예산은 구조면에서 복수 예산이 아닌 하나로 존재해야 한다는 원칙이다. 예외로는 추가경정 예산, 특별 회계, 기금이 있다.

⑤ **한정성**(Definition)**의 원칙** : 예산은 사용하는 목적, 범위 및 기간에 있어서 명확한 한계가 있어야 한다. 따라서 목적 외 사용 금지, 계상된 금액 이상의 지출 금지, 회계 연도 경과 지출 금지 등을 주된 내용으로 한다. 예외로는 목적 외 사용으로 이용과 전용이 있으며, 계상된 범주를 이탈한 사용으로 예비비, 회계 연도 독립의 법칙의 예외로 이월, 계속비가 있다.

⑥ **사전 승인**(Prior Authorization)**의 원칙** : 예산이 집행되기 전에 입법부에 의하여 먼저 심의 · 의결되어야 한다는 원칙이다. 즉, 예산의 집행은 의회가 의결한 범위 내에서 행하여져야 한다는 것이다. 예외로써 사고 이월, 준예산, 전용, 예비비 등이 있다.

⑦ **통일성**(Non Affection)**의 원칙** : 모든 수입은 한 곳으로 합쳐지고 지출은 지출 계획에 따라야 한다는 원칙이다. 즉, 특정의 세입을 특정한 세출에 충당하여서는 안 된다는 것이다. 예외로는 목적세, 특별회계 예산, 기금 등이 있다.

⑧ **엄밀성**(Exact)**의 원칙**(정확성의 원칙) : 예산 추계가 가능한 한 정확해야 한다는 것이다. 예산은 사전 예측에 불과해 예산이 결산과 완전히 일치할 수는 없지만 예산과 결산이 지나치게 불일치해서는 안 된다는 원칙이다.

Point

❀ 전통적 예산원칙과 예외

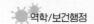

전통적 예산 원칙	예외
공개성의 원칙	신임 예산
완전성의 원칙	순계 예산, 기금
명료성의 원칙	–
단일성의 원칙	특별 회계, 추가경정 예산, 기금
한정성의 원칙	사용 목적(이용, 전용), 사용 범위(예비비), 사용 기간(이월, 계속비)
사전 승인의 원칙	준 예산, 전용, 사고 이월, 예비비
통일성의 원칙	특별 회계, 목적세, 기금
엄밀성의 원칙	–

(2) 현대적 예산의 원칙(H. Smith의 원칙)

① **행정부 사업 계획**(Executive Programming)**의 원칙** : 입법부의 통제보다는 행정부의 국가 운영에 대한 사업 계획이 우선되어야 한다는 원칙이다. 행정부가 국민적 여망에 부응하는 사업 계획을 스스로 수립하기 위해 활용해야 하는 수단이 예산이라는 것이다.

② **행정부 재량**(Executive Discretion)**의 원칙** : 행정부는 합법성보다는 효과성에 치중한 예산 운영을 할 필요가 있다는 것이 행정부 재량의 원칙이다.

㉠ **보고**(Reporting)**의 원칙** : 예산의 편성 · 심의 · 집행은 각 행정 기관의 재무 보고 · 업무 보고에 근거를 두어야 한다. 이 원칙은 맹목적이고 자의적인 예산 관리를 배척하고 정확한 정보와 현실성 있는 상황을 토대로 한 원칙이다.

㉡ **적절한 예산 수단**(Adequate Budget Tools)**의 원칙** : 예산 책임을 수행하는 데 필요한 예산기관과 예산배정 제도, 예비비 제도 등 제도적 수단을 갖추어야 한다는 원칙이다.

㉢ **다원적 절차**(Multiple Procedures in Budgeting)**의 원칙** : 현대 정부의 다양한 기능을 수행하기 위해서는 필연적으로 다양한 절차가 수반되어야 한다. 지나치게 전통적인 예산의 원칙이나 관습에 얽매이지 말고 보다 신축적으로 대응하기 위해 다양한 절차를 활용해야 한다는 것이다.

㉣ **시기 신축성**(Flexibility in Timing)**의 원칙** : 예산은 정책이나 사업의 성격 상 예산 기간의 신축적 운영이 필요하다. 3~5년 정도 걸쳐 편성되는 계속비는 그러한 예이다.

Point

❀ 예산 집행의 신축성 유지 방법

1. 예산의 이용과 전용
   ① **예산의 이용** : 장 · 관 · 항 간의 상호 융통을 말하며 국회의 승인을 얻는 것에 한한다.
   ② **예산의 전용** : 행정 과목인 세항 · 목 사이의 상호 융통을 말하며, 국회의 사전 승인까지는 필요하지 않으나 기획재정부장관의 승인을 요한다.

2. **예산의 이체** : 정부 조직 등에 관한 법령의 제정, 개정 또는 폐지로 인하여 그 직무 권한에 변동이 있는 경우 예산 집행에 관한 책임 소관을 변경시키는 것이다.
3. **예산의 이월** : 당해 연도 내에 사용하지 못한 예산을 다음 연도의 예산으로 넘겨 사용하는 것이다.
4. **예비비** : 예측할 수 없는 예산 외의 지출 또는 예산 초과 지출에 충당하기 위해서 계상된 경비로서 총액으로 국회의 의결을 받아야 한다.
5. **계속비** : 완성에 수년을 요하는 공사나 제조 및 연구개발 사업에서는 경비의 총액을 정하여 미리 국회의 의결을 얻은 범위 내에서 수 년도에 걸쳐 지출할 수 있는 경비이다.
6. **예산의 긴급배정** : 기획재정부장관은 필요한 경우에 대통령령이 정하는 바에 의하여 회계 연도 개시 전에 예산을 배정할 수 있다. 예를 들어 외국에서 지급하는 경비 · 여비 · 정보비, 경제정책상 조기 집행을 필요로 하는 공공사업비, 선박에 속하는 경비 등이 이에 속한다.
7. **국고채무 부담행위** : 국가가 채무를 부담하는 행위로써, 예를 들면 2년 이상 소요되는 건물을 임차하는 경우 국가가 금전 급부 의무를 부담하게 된다.
8. **수입대체 경비** : 국가가 특별한 역무를 제공하고 그 제공을 받은 자로부터 비용을 징수하는 경우, 수입의 범위 안에서 관련 경비의 총액을 지출할 수 있는 경우를 말한다.
9. **총괄 예산** : 구체적으로 용도를 제한하지 않고 포괄적인 지출을 허용하는 예산제도이다.
10. **대통령의 재정, 경제에 대한 긴급 명령** : 국가가 재정, 경제상의 중대한 위험에 처한 경우 국회의 승인을 얻지 않고 대통령은 긴급 명령을 내릴 수 있다.

ⓜ **상호 교류적 예산 기구**(Two-Way Budget Organization)**의 원칙** : 중앙 예산기관과 각 행정기관의 예산 담당자들이 정보와 상호 교류 및 업무의 협조를 통한 예산 운용을 해야 한다는 원칙이다.

③ **행정부 책임**(Executive Responsibility)**의 원칙** : 행정부는 국회의 의도를 충분히 반영시켜 예산을 경제적으로 집행할 책임이 있다는 원칙으로, 행정부가 스스로에게 책임을 지는 것을 의미하며 이는 재량에는 반드시 책임이 수반된다는 논리에서 나온 것이다. 현대적 예산 원칙 중 가장 중요한 원칙이라고 할 수 있다.

6 예산의 종류

(1) 회계 형태에 따른 분류

① 일반회계

㉠ 일반회계 예산은 정부의 강제적 수입원인 조세 수입을 주재원으로 하여 일반적인 정부활동에 관한 총수입과 총지출을 망라하여 편성한 예산을 말한다. 흔히 예산하면 이 일반회계를 의미한다.

㉡ 일반회계 예산은 국가의 고유 기능을 수행하기 위해 필요한 예산이므로 그 세입은 원칙적으로 조세 수입을 재원으로 하고 그 밖의 과태료 등 세외 수입과 이월금, 차입금 등이 포함된다.

② 특별회계

㉠ 특별회계 예산이란 특정한 세입으로 특정한 목적을 수행하기 위해 계상된 예산이다.

㉡ 특별회계는 예산 단일의 원칙, 예산 통일의 원칙에 대한 예외이다.

㉢ 특별회계는 법률로 설치하며 국회의 심의를 받는다.

㉣ 특별회계는 원칙적으로 이를 설치한 소관 부처가 관리한다.

㉤ 보건복지부의 경우는 「국립의료원 특별회계법」에 의한 국립의료원 특별회계가 있다.

㉥ 일반회계와의 차이

ⓐ 특별회계 설치에 관한 법률 적용

ⓑ 발생주의 회계 원칙 적용

ⓒ 원가계산제 · 원가상각제 채택

ⓓ 예산 집행의 신축성 인정

③ 기금

㉠ 정부는 사업운영 상 필요할 때에는 법률로써 정하는 경우에 한해 별도의 기금(FUND)을 설치할 수 있다.

㉡ 이 기금은 일반회계나 특별회계와는 달리 예산 외(Off Budget)로 운영할 수 있다.

㉢ 보건복지부의 소관 기금으로는 국민연금기금, 국민건강증진기금, 응급의료기금이 있다.

Point

일반회계, 특별회계, 기금의 비교

구분	일반회계	특별회계	기금
설치 사유	모든 국가 재정 활동	특정 사업 운영, 특정 자금 보유 운영, 특정 세입으로 특정 세출에 충당	특정 목적을 위해 특정 자금을 적용할 필요가 있을 때
재원 조달 및 운용 형태	공권력에 의한 조세 수입과 무상적 급부의 제공이 원칙	일반회계와 기금의 운용 형태 혼재	부담금 · 출연금 등 다양한 수입원을 토대로 융자사업 등 유상적 급부를 제고
운용계획 확정 · 집행	• 정부가 예산편성권을 가지며 국회가 심의 · 확정함 • 집행 과정에서도 합법성에 입각한 통제가 가해짐	좌동	• 기금관리 주체자 계획 수립 후 경제 기획원 장관과의 협의, 국무회의 심의 및 대통령 승인으로 확정 • 국회 상임위원회에 보고 및 출석 · 답변 의무 있음(국회 통제×) • 집행 과정에서 합목적 차원에서 탄력성 보장 • 여유 자금의 투융자 특별회계 예탁 의무
세입과 지출의 연계	원칙적으로 특정한 세입과 세출의 연결 배제	특정한 세입과 세출의 연결	좌동
정부 세입 세출 예산에 포함 여부	포함	포함	불포함

(2) 예산의 성립 시기에 따른 분류

① 본예산

㉠ 당초 예산이라고도 하며, 정상적인 절차를 거쳐 편성 · 심의 · 확정된 최초의 예산을 말한다.

㉡ 본 예산은 회계 연도 개시 90일 전까지 국회에 제출하고, 국회는 회계 연도 개시(매년 1월 1일) 30일 전까지 이를 의결한다.

㉢ 예산이 성립된 후에 불가피한 사유에 의해서 집행 상 수정이 필요한 경우를 대비하여 생겨난 예산이 수정 예산과 추가경정 예산이다.

② 수정예산

㉠ 수정예산이란 예산안이 국회에 제출된 이후 본예산이 성립되기 이전에 부득이한 사유로 인하여 그 내용의 일부를 변경하고자 할 경우는 국무회의의 심의를 거쳐 대통령의 승인을 얻어 수정예산안을 국회에 제출하고 이를 확정시키는 예산을 말한다.

㉡ 수정예산은 예산 금액의 합계를 증가시키지 못한다.

㉢ 우리나라는 1970년과 1981년도 예산의 경우 수정예산이 제출된 바 있다.

③ 추가경정 예산

㉠ 추가경정 예산이란 예산안이 국회를 통과하여 예산이 성립된 이후 예산에 변경을 가할 필요가 있을 때에 이를 수정 · 제출하여 국회의 심의를 거쳐 성립되는 예산이다.

㉡ 추가경정 예산은 예산이 국회를 통과하여 성립한 다음에 변경하는 것인데 비해, 수정예산은 예산이 국회를 통과하기 전에 수정하는 제도이다.

㉢ 추가경정 예산은 일반적으로 약식으로 심의되고 있어 본예산을 심의할 때 삭감된 항목의 부활이 가능하다.

㉣ 추가경정 예산은 본예산을 집행하는 과정에서 예산 변경의 사유가 발생하였을 때 편성한다는 점과 국회의 심의 · 의결을 받아야 한다는 특징이 있다. 본예산과 별개로 성립 · 집행되므로 예산 단일성 원칙의 예외가 된다.

(3) 예산 불성립 시의 분류

① 잠정 예산

㉠ 잠정 예산은 회계 연도 개시 전까지 예산이 국회에서 의결되지 못했을 경우, 몇 개월분에 해당하는 일정한 금액을 국고로부터 지출할 수 있도록 허가해 주는 제도이다.

㉡ 영국, 캐나다, 일본에서 잠정 예산 제도를 취하고 있다.

② 가 예산

㉠ 가 예산은 회계 연도 개시 이전에 예산이 국회의 의결을 거치지 못할 경우 최초 1개월분의 예산을 국회의 의결로 집행할 수 있도록 하는 제도이다.

㉡ 잠정 예산과의 차이점은 1개월 동안이라는 제한이 있다는 점이다.

㉢ 프랑스에서는 가 예산제도를 취하고 있으며, 우리나라 제1공화국에서도 사용한 경험이 있다.

③ 준예산

㉠ 준예산이란 새로운 회계 연도가 개시될 때까지 예산이 국회에서 의결되지 못하면 정부가 국회에서 예산안이 의결될 때까지 전년도 예산에 준하는 경비를 지출할 수 있게 하는 제도이다.

㉡ 준예산 제도가 적용되는 경비는 헌법이나 법률에 의해 설치된 기관 또는 시설의 유지비, 법률상 지출 의무가 있는 경비, 이미 예산으로 승인된 사업의 계속을 위한 경비 등이다.

㉢ 준예산에 의해 집행된 예산은 당해 연도의 예산이 성립되면 예산에 의하여 집행된 것으로 간주한다.

㉣ 독일과 우리나라에서는 준예산 제도를 취하고 있다.

Point

❀ 준예산, 잠정 예산, 가 예산 비교

구분	준예산	잠정 예산	가 예산
기간 제한	제한없음	몇 개월(4~5개월)	1개월
국회 의결	불필요	필요	필요
사전 의결 원칙	예외 적용	원칙 적용	원칙 적용
지출 항목	한정적	• 전반적 : 영국, 미국 • 한정직 : 일본	전반적
채택 국가	우리나라, 독일	영국, 캐나다. 일본	프랑스(제3, 4공화국)
우리나라 적용 여부	1960년 이래 채택하였으나 실제 사용한 적은 없음	채택 없음	제1공화국 때 채택 사용

7 보건예산과정

예산은 전년도에 편성 심의를 거쳐 당해 회계 연도 1월 1일에 시작하여 12월 31일까지 집행이 완료되고, 다음 연도에 결산 및 회계 검사가 이루어지는 일련의 과정을 거치게 된다. 이러한 예산의 편성, 심의, 집행, 회계 검사의 과정을 예산 과정이라고 한다. 따라서 통상 3년이라는 기간이 소요된다. 예산 과정은 정치적인 투쟁 과정으로, 합리적인 자원 배분을 위한 과학적 · 체계적 과정과 동태적(신축적) · 순환적 과정을 거치는 것이 예산 과정의 특징이다.

◆ **정치적 투쟁 과정 사례** : 예산을 요구하는 보건복지부(중앙관서)는 더 많은 예산을 소비하는 소비자로서, 중앙 예산기관(기획재정부처)은 예산을 대폭 삭감하기 위해서, 보건복지부장관(중앙관서의 장)은 보건복지의 수문장으로서 자신의 목표를 달성하고자 투쟁하며, 국회는 국가예산의 감시자로서의 역할을 수행하는데, 이는 치열한 정치적 투쟁 과정이라고 할 수 있다.

(1) 예산의 편성

① 예산의 편성이란 정부가 다음 회계 연도에 수행할 정책 · 사업을 금액으로 표시한 계획을 작성하는 과정을 말한다.

② 예산 총액은 주로 예산편성 과정에서 확정되므로 다양한 정치 집단들은 이 과정에서 보다 많은 예산을 확보하기 위한 정치적 투쟁을 전개한다.

(2) 예산의 심의

① 예산 심의란 의회가 행정부에서 수행할 사업 계획의 효율성을 검토하고 예산을 확정하는 것을 말한다.

② 국회가 예산을 심의한다는 것은(예산 심의의 기능)

㉠ 국가 기획 및 사업 계획의 수준을 결정하고,

㉡ 정부의 재정 규모와 지출 예산의 총액을 확정하며,

㉢ 행정부를 통제 · 감독하는 기능을 수행하고,

㉣ 한정된 재원의 합리적 배분이라는 성격을 갖는다.

(3) 예산의 집행

예산의 집행이란 예산이 심의 · 확정된 후 예산에 계상된 세입 · 세출뿐만 아니라 예산이 성립된 후 일어나는 세입 · 세출 전부를 포함한 정부의 모든 수입과 지출을 실행하는 행위를 의미한다.

Point

예산의 집행 절차

1. **예산 배정** : 각 부처에서 예산을 사용할 수 있는 권리를 부여하는 것으로써 예산 배정이 이루어져야 계약 등 지출원인 행위 가능
2. **자금 배정** : 각 부처에서 자금을 사용할 수 있는 권리를 부여하는 것으로써 자금 배정이 이루어져야 예산집행 가능
3. **자금 집행** : 각 부처의 사업담당부서는 자금 계획의 범위 내에서 기획재정부 국고국으로부터 자금을 받아 집행
   ① **지출 원인 행위** : 세출 예산에서 지출하기로 결정된 행위
   ② 지출

(4) 예산의 결산

예산의 결산이란 한 회계 연도 동안의 수입과 지출의 실적을 확정적 계수로써 표시하는 행위이며, 정부의 수입과 지출에 관한 사후적 재무 보고이며, 회계 검사를 받기 위하여 회계 기록과 자료를 정리하는 활동이다.

(5) 회계 검사

① 회계 검사는 예산 과정 중 마지막으로 수행되는 과정으로 조직의 재정적 활동 및 그 수입 · 지출의 결과에 관하여 사실을 확증 · 검증하는 행위를 의미한다.

② 즉, 회계 검사는 회계 기록을 대상으로 하고, 제3자가 하여야 하며, 회계 기록의 정확성 여부에 관한 검증 절차이며, 회계 기록의 적정성 여부에 관한 비판적 검증으로써 검사자의 의견이 표시되어야 한다.

③ 회계 검사는 예산 집행에 대한 사후 통제이지만 가장 강력하고 본격적인 통제이다.

8 예산제도

Point

예산의 기능 및 발달사

예산의 기능	통제 중심	관리 중심	계획 중심	감축 기능
미국 행정부	1920년대	1947년 트루먼 정부	1965년 존슨 정부	1979년 카터 정부 (1983년 한국)
예산제도	LIBS(품목별 예산)	PBS(성과주의 예산)	PPBS(계획 예산)	ZBB(영기준 예산)
결정 이론	점증 모형, 정치적 접근법		합리주의적 결정 이론(총체 주의)	

(1) 품목별예산제도(LIBS ; Line Item Budgeting System)

① **개념** : 품목별예산제도란 지출의 대상이 되는 물품 또는 품목(인건비, 물건비, 여비 등)을 기준으로 하는 예산제도를 말한다.

② **특성**

㉠ **통제 중심 예산** : 입법부의 행정부에 대한 통제 용이, 세출 예산의 엄격한 통제 확보

㉡ **입법부 우위 예산** : 합법성에 치중하는 전통적 회계 검사에 유용

㉢ 회계 책임의 명확화

③ **장점**

㉠ 회계책임이 분명하고, 공무원의 자유재량의 여지가 제한되므로 종합적 · 개별적인 통제가 가능하다.

㉡ 지출의 합법성을 평가하는 회계 검사에 용이하다.

㉢ 지출 전 사전 통제가 가능하므로 중앙 예산기관의 통제가 용이하다.

㉣ 차기 연도의 예산편성을 용이하게 한다.

④ **단점**

㉠ 세부적인 지출에 초점을 두기 때문에 전체적인 사업을 알 수 없다.

㉡ 지나친 세분화로 인해 행정 활동의 자유를 제약하고 예산의 신축성을 저해할 우려가 있다.

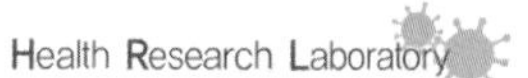

㉢ 정부 사업의 전모를 파악하기 어렵기 때문에 정책 형성에 유익한 자료를 제공하지 못한다.
㉣ 예산 항목에만 관심을 가져 정책이나 사업의 우선순위를 소홀히 하기 쉽다.
㉤ 포괄적 성격을 지닌 총괄 계정에는 적합하지 않다.

(2) 성과주의예산제도(PBS ; Performance Budgeting System)

① **개념** : 사업 계획을 세부 사업으로 분류하고 각 세부 사업을 '단위 원가 × 업무량 = 예산액'으로 표시해 편성하는 예산으로, 정부가 구입하는 물품보다 정부가 수행하는 업무에 중점을 두는 관리지향적 예산제도이다.

② **특성**
㉠ 수단보다는 목적 · 사업을 중시(예산 절약에 기여)
㉡ 관리 중심
㉢ 행정부의 재량 행위 확대
㉣ 행정부의 사업 계획 수립 용이
㉤ 국민이 이해하기 용이

③ **장점**
㉠ 예산의 절약과 능률을 강조하는 통제지향적인 품목별예산제도에 비해 성과주의예산제도는 사업과 정책의 성과를 우선으로 하는 성과지향적인 제도이다.
㉡ 업무 단위와 업무량 측정 등 계량화를 가능하게 하여 관리의 효율성과 능률성을 향상시킨다.

④ **단점** : 행정업무 상 업무 단위의 선정이 곤란한 것이 대다수이다.

(3) 계획 예산제도(PPBS ; Planning Programming Budgeting System)

① **개념** : 계획의 과정별 · 업무별로 예산을 편성하는 방식을 취하는 예산제도이다. 즉, 단기적인 예산과 장기적인 계획을 합리적으로 결합시켜 의사결정의 일원성을 확보함으로써 예산의 절약과 능률성 같은 자원 배분의 최적을 기하려는 기획 중심의 예산제도이다.

② **특성**
㉠ 합리주의적 결정 이론
㉡ 장기적인 기획 능력 제공(통상 3~5년)
㉢ 수직적 · 중앙집권적, 경직성, X이론
㉣ 상의하달식 의사 전달(의사 전달의 일원성)
㉤ 최고관리자층 중시(막료 중심)
㉥ 목표 · 정책 중시(장기성, 거시적 결정, 개방 체제)
㉦ 과학적, 객관성 중시(System Analysis 분석, Benefit/Cost 분석, Efficiency/Cost 분석)

③ **장점**
㉠ 장기적 사업 계획 및 재정 계획 수립 등 예산의 계획 기능 강조
㉡ 예산 배분의 기준으로 효과성 강조

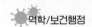

㉢ 체제의 정치(투입-과정-산출)에 부합되는 예산제도

㉣ 과학적 분석 기법 활용 가능

④ 단점

㉠ 사업에 대한 비용 · 편익 분석이 곤란

㉡ 유능한 인재의 부족

(4) 영기준예산 제도(ZBB ; Zero Base Budget)

① 개념 : 정부기관의 모든 사업활동에 전 회계 연도의 예산을 고려하지 않는 영기준을 적용하여 계속 사업 · 신규 사업을 막론하고 그 능률성 · 효과성과 사업의 계속 · 축소 · 확대 여부를 새로 분석 · 평가하고 사업의 우선순위를 결정하여 이에 따라 예산을 편성 · 결정하는 예산제도를 말한다.

② 특성

㉠ '계속 사업 + 신규 사업'을 비교 · 분석하여 우선순위를 결정

㉡ 수평적, 분권적, 참여적, 민주성, Y이론

㉢ 하의상달식 의사 전달, 신축성, 다원성

㉣ 정치적인 우선순위 고려

㉤ 단기성, 미시적, 폐쇄 이론(내부 강조)

㉥ 결과 · 산출 중시(사업 중시)

㉦ 자원난 시대에 대비가 용이

㉧ 조세 부담 증가 억제

③ 장단점

장점	단점
• 재원의 합리적 배분 • 재정 운영 · 자금 배정의 탄력성 • 사업의 효율성 향상 • 관리자의 참여 확대 • 관리 수단의 제공 • 조세 부담 증가 방지 및 감축 예산을 통한 자원난 극복	• 시간과 노력의 과중 • 사업의 축소 · 폐지 곤란 • 목표 설정 기능 · 계획 기능 위축 • 관료들의 자기방어 • 자료 부족과 분석 · 평가의 곤란 • 소규모 조직의 희생 • 분석 기법의 적용 한계

(5) 일몰 예산제도(SLB ; Sunset Law Budgeting)

① 영기준예산제도의 효과적 운영을 위한 제도로, 특정한 행정기관이나 사업이 일정 기간(3~7년)이 지나면 자동적으로 폐쇄되게 하는 예산제도를 말한다.

② 영기준예산제도와의 비교

㉠ 유사점

ⓐ 사업의 계속 여부를 검토하기 위한 재심사를 실시한다.

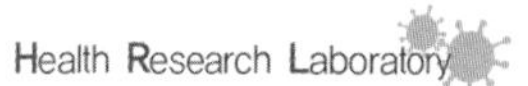

ⓑ 자원의 합리적 배분에 기여하며 감축 관리의 일환이 된다.

㉡ 차이점

ZBB	Sun-Set Law
• 예산 편성에 관련된 행정부 과정 • 중하위 계층까지도 심사 • 매년 검토	• 예산의 심의와 통제와 관련된 입법부 과정 • 행정의 최상위 계층의 주요 정책 심사 • 검토 주기가 3~7년

(6) 자본예산제도(CBS ; Capital Budget System)

자본예산제도란 정부 예산을 정책이나 절차상의 편의를 위해 경상지출과 자본지출로 나누고, 경상지출은 수지 균형을 원칙으로 하여 경상수입으로 충당하며, 자본지출은 적자재정이나 공채 발행으로 충당하는 복식예산제도이다.

(7) 목표관리 예산제도(MBO ; Management By Objective)

① 개념

㉠ 조직 목표와 개인 목표를 명확하게 설정함으로써 각자의 능력을 개발하고 의욕을 높이며, 또한 각자의 힘을 조직력으로 집중 발휘시킴으로써 효율적인 경영 활동을 가능하게 하는 경영 기법 및 경영 이념이다.

㉡ 필요에 따라서는 목표를 수정함으로써 외부의 변화에 신속하게 대응하는 다이내믹한 조직 활동이 가능하다.

② 기대 효과

㉠ 조직민주화 추구

㉡ 조직구성원의 사기, 만족감 증대

㉢ 조직 운영 시 불분명 · 애매한 것을 이해

㉣ 책임감 증진

㉤ 팀워크의 구축

㉥ 조직의 약점 도출 및 보완

㉦ 관료제의 부정적 측면 제거

③ 선행 조건

㉠ 민주화의 선행

㉡ 분권화

㉢ 자기 관리

㉣ 상관의 이해력

㉤ 하의상달의 원칙 확립

㉥ 성과에 따른 보상체계의 확립

④ 장점

㉠ Y이론적 관리 방식(조직 목표와 개인 목표의 조화)

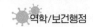

㉡ 관료제의 역기능 보완(조직의 변화와 쇄신 추구로 조직 동태화에 기여)
㉢ 평가 · 환류 기능 중시
㉣ **조직 목표 명확화** : 조직 활동 집중, 조직의 효과성 제고
㉤ 조직 내 의사소통 활성화, 구성원 간 상호 이해 증진, 조직 내부 갈등의 건설적 해결 중시
㉥ 참여 관리를 통한 조직의 인간화 도모, 조직구성원의 사기와 직무 만족 제고
㉦ 목표에 입각한 결과 측정이 객관적으로 용이

⑤ 단점
㉠ 장기적 · 질적 목표보다 단기적 · 양적 · 유형적 목표에 치중
㉡ **폐쇄체계적 성격** : 환경이 불확실하고 유동적인 곳에서는 효용 제약
㉢ 권위주의적 · 집권적 조직에서는 업무 분담이나 참여 관리 곤란
㉣ 시간 · 노력의 과다 소모
㉤ 목표의 명확한 설정 및 성과 측정 곤란
㉥ 지나치게 세밀한 서류 작업의 번거로움
㉦ **비신축성** : 관리자가 목표 변경 주저

Point

예산제도의 비교

구분	품목별 예산	성과주의 예산	계획 예산	영기준 예산	목표관리 예산
기준 방향	통제	관리	기획	의사결정	관리
범위	투입	투입 · 산출	투입 · 산출 · 효과 · 대안	대안	투입 · 산출 · 효과
핵심 기술	회계 기술	관리 기술	경제학 · 기획 기술	관리와 기획 기술	관리 기술의 상식화
중요 정보	지출 대상	기관 활동	기관 목적	사업 계획의 목적 또는 기관의 목적	사업 계획의 효과성
정책결정 방식	점증적	점증적	체제적	참여적, 포괄적	분권화
기획 책임	일반적으로 부재	분산적	중앙	분권화	포괄적이지만 분배적
예산기관의 역할	재정적 적절성	능률	정책	정책의 우선순위화	사업 계획의 효과성과 능률

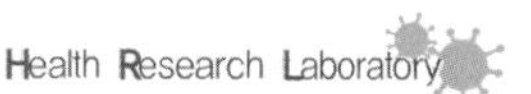

Check

01 **다음 전통적 예산의 원칙 중 정부는 국민들에게 필요 이상의 돈을 거두어서는 안되며 계획대로 명확하게 지출해야 한다는 원칙은?**

① 공개성의 원칙 ② 완전성의 원칙
③ 통일성의 원칙 ④ 정확성의 원칙

해설 **정확성(엄밀성)의 원칙** : 예산추계가 가능한 한 정확해야 한다는 것이다. 예산은 사전 예측에 불과해 예산이 결산과 완전히 일치할 수는 없지만 예산과 결산이 지나치게 불일치해서는 안 된다는 원칙이다.

정답 ④

02 **단기적인 예산과 장기적인 계획을 하나로 결합하여 의사결정의 일원성을 확보함으로써 예산의 절약과 능률성 같은 자원배분의 최적을 기하려는 예산제도는?**

① 성과주의예산제도 ② 영기준예산제도
③ 계획예산제도 ④ 품목별예산제도

해설 **계획예산제도** : 단기적인 예산과 장기적인 계획을 합리적으로 결합시켜 의사결정의 일원성을 확보함으로써 예산의 절약과 능률성 같은 자원 배분의 최적을 기하려는 기획 중심의 예산제도이다.

정답 ③

03 **전통적 예산의 원칙이라 할 수 없는 것은?** 2021. 충남보건연구사

① 사전승인의 원칙 ② 완전성의 원칙
③ 사업 계획의 원칙 ④ 통일성의 원칙

해설 **전통적 예산의 원칙과 현대 예산원칙**

전통적 예산 원칙	현대적 예산 원칙
• 공개성의 원칙 • 완전성의 원칙 • 명료성의 원칙 • 단일성의 원칙 • 한정성의 원칙 • 사전 승인의 원칙 • 통일성의 원칙 • 엄밀성의 원칙	• 행정부 사업계획의 원칙 • 행정부 재량의 원칙 – 보고의 원칙 – 적절한 예산수단의 원칙 – 다원적 절차의 원칙 – 시기 신축성의 원칙 – 상호 교류적 예산기구의 원칙 • 행정부 책임의 원칙

정답 ③

04 **다음에서 설명하는 예산제도는?** 2021. 서울 7급

미국의 파히르(Pyhrr)에 의해 창안되어 1969년 텍사스 인스트루먼츠에서 처음 도입된 제도로 카터 대통령에 의해 1977년부터 미연방정부에 도입하게 되었으나 레이건 행정부 때 폐기되었다. 각 부서에서 추진해오던 사업이나 과거의 관행을 전혀 고려하지 않기 때문에 점증주의적 예산편성 방식에서 벗어날 수 있으며, 조직구성원 모두의 참여를 유도할 수 있다.

① 계획 예산제도 ② 영기준 예산제도
③ 품목별 예산제도 ④ 성과주의 예산제도

해설 **영기준 예산제도**(ZBB ; Zero Base Budget) : 정부기관의 모든 사업활동에 전 회계 연도의 예산을 고려하지 않는 영기준을 적용하여 계속 사업 · 신규 사업을 막론하고 그 능률성 · 효과성과 사업의 계속 · 축소 · 확대 여부를 새로 분석 · 평가하고 사업의 우선순위를 결정하여 이에 따라 예산을 편성 · 결정하는 예산제도를 말한다.

정답 ②

05 고전적 예산의 원칙이 아닌 것은? 2019. 경남보건연구사

① 한정성의 원칙 ② 정확성의 원칙
③ 통일성의 원칙 ④ 사후승인의 원칙

해설 **고전적 예산의 원칙** : 공개성의 원칙, 완전성의 원칙, 명료성의 원칙, 단일성의 원칙, 한정성의 원칙, 사전승인의 원칙, 통일성의 원칙, 정확성의 원칙

정답 ④

06 예산의 원칙과 예외 적용이 바르게 연결된 것은? 2018. 경남보건연구사

① 완전성의 원칙 – 순계예산, 기금
② 공개성의 원칙 – 신임예산, 준예산
③ 명료성의 원칙 – 석자, 총액계상예산
④ 사전승인의 원칙 – 추가경정예산, 사고이월

해설 전통적 예산원칙과 예외

전통적 예산 원칙	예외
공개성의 원칙	신임예산
완전성의 원칙	순계예산, 기금
명료성의 원칙	–
단일성의 원칙	특별회계, 추가경정 예산, 기금
한정성의 원칙	사용 목적(이용, 전용), 사용 범위(예비비), 사용 기간(이월, 계속비)
사전 승인의 원칙	준예산, 전용, 사고 이월, 예비비
통일성의 원칙	특별회계, 목적세, 기금
엄밀성의 원칙	–

정답 ①

07 회계연도 개시 이전에 예산이 국회의 의결을 거치지 못할 경우 최초 1개월분의 예산을 국회의 의결로 집행할 수 있는 제도는? 2017. 경남보건연구사

① 가예산 ② 잠정예산
③ 준예산 ④ 추가경정예산

해설 **가예산** : 회계연도 개시 전까지 예산이 국회에서 의결되지 못했을 경우, 최초 1개월분의 예산을 국회의 의결로 집행할 수 있도록 하는 제도이다.

정답 ①

CHAPTER

04

보건경제

1 보건의료의 수요와 공급

(1) 기본개념

① **의료욕구**(Wants)**와 의료요구**(Needs)

㉠ 의료욕구(Wants)는 소비자가 신체적 이상을 느끼면서 의료서비스에 대한 소비의 필요성을 갖게 될 때 만들어지는 순수한 신체적 반응에 해당한다.

㉡ 반면에, 의료요구(Needs)는 현존하는 의료지식에 근거하여 의사, 간호사, 한의사, 약사와 같은 전문의료인이 판단하기에 소비자가 의료서비스를 이용할 필요가 있다고 할 때 성립되며, 이것은 소비자의 주관보다는 전문의료인의 판단에 의존한다.

㉢ **의료욕구**(Wants)**와 의료요구**(Needs) **간의 관계**

ⓐ 대부분의 경우 의료욕구와 의료요구는 일치하나 그렇지 않은 경우도 발생한다. 예를 들어 예방접종같은 예방보건서비스는 요구되지만 욕구되지는 않으며, 반대로 일반 감기치료는 소비자에 의한 욕구는 있지만 요구되지는 않기 때문이다.

ⓑ **의료욕구와 의료요구의 차이** : 정보의 비대칭, 외부효과, 개인 간의 가치, 민감도 차이

② **의료수요**(Demand)

㉠ 소비자들이 특정 가격 수준에서 구입하고자 하는 보건의료서비스의 양(실제 구입한 양은 아님)을 말한다.

㉡ 표출된 필요 또는 가상된 수요를 의미한다.

③ **의료이용**(Utilization) : 실제적으로 의료를 이용하는 것을 의미한다.

④ **미충족 의료**

㉠ 인지된 필요성은 느끼나 접근도 혹은 소득 등의 이유로 진료를 못 받는 경우

㉡ **주요 요소** : 경제성과 지리적 제한

Point

의료이용의 장벽

① **경제적 장벽** : 의료비의 경제적 부담으로 의료이용의 가장 큰 영향요인이 된다.
② **시간적 장벽** : 의료기관에 가는 시간, 대기시간, 진료시간, 공휴일 진료시간
③ **거리적 장벽** : 교통불편 등으로 거리적 접근의 불편, 농어촌 의료취약지역에 거주하는 경우
④ **조직적 장벽** : 사회체제나 의료체제 내에서 존재, 의료기관 상호연계 부족, 이해 부족
⑤ **심리적 또는 개인적 장벽** : 연령, 성, 사회문화적 요소(미혼여성의 산부인과 방문에 대한 선입견)

(2) 의료수요의 결정요인

의료수요 = F(유병요인, 사회 · 문화 · 인구적 요인, 경제적 요인, 공급요인)

① 유병요인

㉠ 연령

ⓐ 의료이용과 연령은 U자형의 관계로 나타나는데, 이러한 관계는 거의 모든 자료에서 입증되고 있다.

ⓑ U자형 가설에 의하면 신생아기 및 유아기에는 높은 의료이용을 보이다가 나이와 함께 이용량이 하락하여 10대 후반에서 20대 초반에 가장 낮은 이용을 나타내고, 20대 후반부터 나이와 함께 수요가 꾸준히 증가하는 경향을 보인다.

ⓒ 20대 후반과 30대 초반에 걸쳐 조그만 돌출이 있는 것은 여성의 임신과 출산으로 인해 증가된 의료이용 때문이다.

㉡ 성별

ⓐ 남자에게는 만성 기관지염, 폐기종, 천식을 포함하는 호흡기 질환이나 감염성 피부염 등이 여자보다 많다.

ⓑ 여자에게는 빈혈증, 고혈압, 정신신경성 질환, 자궁염을 포함하는 비뇨생식기계 질환이 남자보다 많다.

② 사회 · 문화 · 인구적 요인

㉠ 결혼 유무

ⓐ 가정에서 자신을 따뜻하게 돌봐줄 배우자를 가진 기혼자는 입원치료의 기회를 줄일 수 있을 것이다.

ⓑ 결혼 상태별 사망률도 대체로 이혼의 경우가 가장 높고, 그 다음은 미혼, 사별, 배우자가 있는 경우 순으로 나타난다.

ⓒ 혼자 살게 되면 여자보다 남자가 훨씬 더 사망률이 높다.

㉡ 가족구성원 수

ⓐ 형제 수가 적을수록 영양 및 발육상태가 양호하고 모성의 연령이 20세 이후인 경우는 연령이 적을수록 아이들의 발육이 좋게 나타나 의료수요가 줄어든다.

ⓑ 향후 핵가족화가 더욱 진행될수록 의료수요는 증가할 것으로 예상된다.

㉢ 교육

ⓐ 교육수준이 의료수요에 미치는 영향은 단정적으로 말하기 어렵다.

ⓑ 우선 교육수준이 높을수록 건강에 대한 의료의 영향을 잘 알기 때문에 건강상실을 예방하기 위해 의료서비스를 찾을 것이다.

ⓒ 반면에, 학력이 높을수록 소득이 높다면 건강상실에 따르는 손실이 크기 때문에 가정에서의 건강생활에 더욱 적극적이 되어 의료시장에서의 수요는 줄어들 것이다.

ⓓ 이것은 교육수준과 의료수요 사이의 역의 관계를 보여준다. 특히 감염병과 같은 급성병 치료에는 더욱 두드러진다.

㉣ 새로운 의료영역

ⓐ 현대 사회의 경쟁시스템은 정신적 스트레스와 정서불안을 가중시키고 있으며, 근무환경의 악화로 인한 신종 직업병들은 이와 관련된 새로운 의료분야를 출현시킨다.

ⓑ 최근에는 점차 사라지던 감염병들조차 속속 돌아오고 있다.

ⓒ 용모와 같은 감각적 측면을 중시하는 현대적 경향은 성형외과나 건강클리닉에 대한 수요를 증대시킨다.

ⓓ 현대인의 무분별한 성생활로 인해 AIDS와 같은 신종 감염병의 예방과 치료분야에 대한 의료수요도 증가하고 있다.

㉤ 질병양상의 변화

ⓐ 시대 흐름과 함께 질병의 양상도 크게 변하여 감염병의 시대를 보내고 성인병의 시대를 맞이하고 있다.

ⓑ 성인병은 그 직접적인 발생원인이 단순하지 않고 복합적이며 발생시기 역시 정확하게 알 수 없다. 그리고 성인병은 일단 발병하면 치료기간이 장기적이며 치료효과도 불확실할 뿐만 아니라 합병증의 가능성도 높다.

ⓒ 성인병의 시대에는 고가 의료장비나 첨단의술에 대한 의료수요가 증가하게 된다.

③ 경제적 요인

㉠ 소득 : 대체로 소비자의 소득이 증가하면 수요도 증가하는 것으로 알려져 있다.

㉡ 화폐가격

ⓐ 화폐가격이란 우리가 의료를 구입할 때 직접 지불해야 하는 비용을 의미한다.

ⓑ 의료보험이 적용되는 항목의 경우 본인 부담률에 따라 소비자가 부담하는 가격이 달라질 수도 있다. 의료수가가 인상된다 해도 의료보험조합이 지불하는 비중이 커지면 소비자가 직접 지불하는 순가격은 줄어들 수도 있기 때문이다. 그러므로 의료수가가 인상되어도 소비자가 직접 지불하는 순가격이 낮아지면 의료수요가 증가할 수도 있다.

㉢ 시간가격 : 소비자는 의료를 이용하는 데 소요되는 교통시간이나 병원에서의 대기시간과 같은 시간가격까지 고려한다.

㉣ 대체재의 존재

ⓐ 상호 관련성이 있는 재화 간의 관계는 다음의 두 가지로 나뉜다.

㉮ 보완재(Complementary Goods) : 어떤 재화를 소비할 때 함께 소비되는 재화로써, 이러한 관련성을 가지는 재화들로는 커피와 설탕, 페니실린과 주사기, 외과의사의 의료서비스와 외과간호사의 서비스 등이 있다.

㉯ 대체재(Substitute Goods) : 어떤 재화의 소비가 다른 재화의 소비를 대체할 수 있는 재화로서, 어떤 두 재화가 대체재 관계에 있을 때 한 재화의 가격이 하락하

면 다른 재화의 수요는 감소한다. 예를 들어 효과가 비슷한 두 가지 감기약이 있다고 한다면, A약의 가격이 상승하면 B약의 수요는 증가할 것이다(A약의 가격이 올라갈 때 B약의 가격은 일정해야 한다는 가정하에서).

ⓑ 보건의료분야에서는 간호사의 서비스와 간호조무사의 서비스가 대체관계에 있다고 볼 수 있는데, 보건의료분야에도 양질의 대체재가 존재한다면 소비자의 의료이용에 변화가 생길 수도 있을 것이다.

ⓒ 만약 보건진료원이나 가정간호사, 그리고 학교보건사업이나 산업장보건사업 등 1차 보건의료제도가 제대로 조직되어 운영된다면 2·3차 의료에 대한 수요가 감소될 것이고 전체 의료 이용량도 줄어들 것이다.

④ **공급요인**

㉠ 소비자 무지가 존재하기 때문에 의료수요의 결정에서 공급자에 의한 유인수요 역시 그 비중이 적지 않다.

㉡ 의사 수나 병상 수의 증가도 의료이용 증대에 영향을 미친다.

⑤ **지리적 요인** : 지역 특수병, 풍토병 등

⑥ **의료체계적 요인**

㉠ 접근도, 진료비 지불방법, 의료제도 형태 등

㉡ **사례** : 1989년 전 국민 의료보험 도입 이후 의료이용이 급격히 증가하였다.

Point

보건의료서비스 이용의 촉발 요인(Zola)

① 이혼이나 실직 등과 같이 대인관계에 위기가 발생하는 경우 기존의 증상을 떠올리게 된다.
② 질병으로 인하여 사회적 또는 인간적 관계에 불편이 발생하는 경우
③ 타인이 병원에 가 볼 필요가 있다고 인정하거나 권유하는 경우
④ 직업적·신체적 활동이 방해를 받는다고 느끼는 경우
⑤ 며칠 더 기다려 보고 그래도 증상이 호전되지 않으면 진찰을 받아보겠다고 하는 경우

예측모형을 이용한 의료이용 결정 요인(Anderson)

① **개인속성 요소** : 성, 연령, 결혼상태, 교통수준 등
② **서비스 획득 요소** : 의료보장, 생활수준, 월평균 소득, 거주지 등
③ **의료욕구 요소** : 이환 여부, 주관적 건강상태, 건강염려 태도 등
④ **건강행위 요소** : 흡연, 음주, 운동, 수명, 스트레스 등

(3) 의료수요의 탄력성

① 경제이론의 기본개념

㉠ 수요와 공급의 법칙

ⓐ 경제학은 만족할 줄 모르는 인간 욕망에 대해 지구상의 유한한 자원을 배분하는 방법을 탐구하는 학문이다.

ⓑ 시장가격은 공급량과 수요량이 같아지는 균형점(E ; Equilibrium)에서 결정된다.

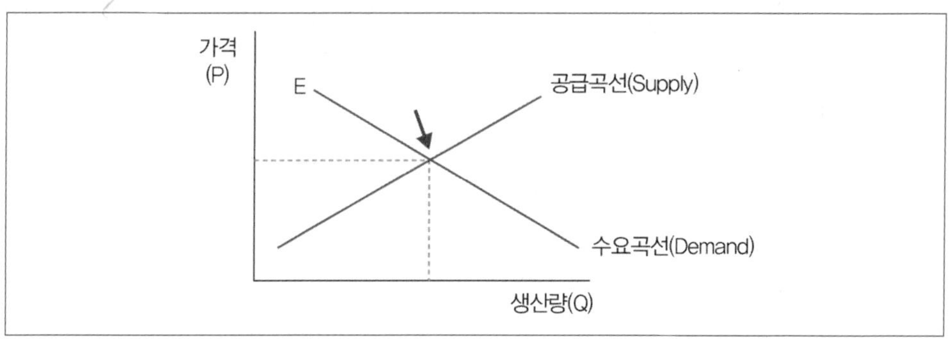

㉡ 기회비용

ⓐ 재화와 용역에 대한 인간의 욕망은 무한하다. 때문에 한정된 자원을 배분하는 방식이 필요하다.

ⓑ 따라서 생산량과 시간과 자본이 한정된 경우에 어느 일정 재화와 용역을 선택하여 생산을 증가시키는 것은 다른 부문의 일정한 비용이나 희생을 초래하게 되는데, 이러한 비용을 기회비용이라고 한다. 즉, '그렇게 하지 않았더라면 ~할 수 있었을 텐데 ……'의 경우를 통틀어 기회비용이라고 할 수 있다.

㉢ 한계수입과 한계비용

ⓐ 기업은 수입을 극대화하고 비용을 극소화함으로써 총이윤을 극대화하려는 욕구를 갖는다.

ⓑ 단 하나라도 더 판매하여 이윤을 얻을 수 있는 기회가 주어진다면, 기업은 그 상품을 생산해야 한다. 결국 추가 판매로부터 얻어지는 한계수입(MR ; Marginal Revenue)과 생산에 들어간 한계비용(MC ; Marginal Cost)이 같아져 한계이윤이 0이 되는 균형점까지 생산한다.

㉣ 한계효용

ⓐ 효용은 제품이 소비자에게 주는 가치를 나타내는 용어이다.

ⓑ 한계효용(MU ; Marginal Utility)은 제품 한 단위를 더 가질 경우에 얻는 유용성이나 효용을 뜻한다. 그러다 일정 시점에 이르면 소비자는 완전히 만족해 한 단위 더 얻는 것에 아무런 가치도 느끼지 못하게 된다.

② 수요의 가격탄력성

㉠ 탄력성의 개념

ⓐ 일반적으로 가격이 낮아지면 수요가 증가하고, 반대로 가격이 높아지면 수요는 감소할 것이다. 이와 같이 가격변화에 대한 구매자의 이러한 반응 또는 민감도를 탄력성(Elasticity)이라고 부른다.

ⓑ 소비자들이 가격변화에 매우 민감할 때 그들의 수요를 탄력적이라고 하며, 반대로 소비자들이 가격변화에 민감하지 않을 때 비탄력적이라고 표현한다.

ⓒ 의료서비스나 담배와 같은 필수품은 일반적으로 가격 비탄력적인 품목에 해당한다. 예를 들어 맹장염에 걸린 환자는 의사가 원하는 대로 돈을 지불하며, 니코틴 중독자도 마찬가지로 담배가격 인상을 받아들인다.

㉡ 수요의 가격탄력성

ⓐ 수요의 가격탄력성은 가격변화에 대한 수요량 변화의 반응 정도를 나타내는 수치이다.

ⓑ 수요의 가격탄력도 = 수요량의 변화율 / 가격의 변화율
= (△Q/Q / △P/P)

ⓒ 예를 들어 A라는 보건소에서 지금까지 한 건에 3,000원 하던 간염검사가격을 한 건당 3,250원으로 인상하자 검사 건수가 1,200건이었던 것이 1,150건으로 감소했다면, 이때 수요의 가격탄력성은 탄력성(Elasticity) = △Q/Q / △P/P = (50÷1,200 / 250÷3,000)=0.5로서 가격의 변화율에 비해 수요량의 변화율이 1보다 낮아 비탄력적이라고 볼 수 있다.

㉢ 탄력성에 대한 해석

ⓐ 탄력성=0 : 가격이 변화할 때 수요량은 전혀 변화하지 않는 경우(완전비탄력적)

ⓑ 0<탄력성<1 : 수요량의 변화율이 가격변화율보다 작은 경우(비탄력적)

ⓒ 탄력성=1 : 수요량의 변화율이 가격변화율과 동일한 경우(단위탄력적)

ⓓ 1<탄력성<∞ : 수요량의 변화율이 가격변화율보다 큰 경우(탄력적)

ⓔ 탄력성=∞ : 가격이 어느 수준에 있다면 소비자들이 얼마든지 구매할 용의가 있는 경우(완전탄력적)

㉣ 수요의 가격탄력성과 소비자의 총지출과의 관계

ⓐ 수요의 가격탄력성 < 1 : 수요량의 변화율이 가격변화율보다 작은 경우(비탄력적)

㉮ 가격 하락 시 : 총지출액 감소

㉯ 가격 상승 시 : 총지출액 증가

ⓑ 수요의 가격탄력성=1 : 수요량의 변화율이 가격변화율과 동일한 경우(단위탄력적)

㉮ 가격 하락 시 : 총지출액 불변

㉯ 가격 상승 시 : 총지출액 불변

ⓒ 수요의 가격탄력성 > 1 : 수요량의 변화율이 가격변화율보다 큰 경우(탄력적)

㉮ 가격 하락 시 : 총지출액 증가

㉯ 가격 상승 시 : 총지출액 감소

③ 수요의 가격탄력성과 보건의료제도

㉠ 병원 서비스 및 의사 서비스는 일반적으로 가격 비탄력적이지만 모든 가격대에서 동일하지는 않다. 돈이 많은 사람이라면 보건의료 가격에 비탄력적이기 때문에 가격에 관계없이 구매할 가능성이 높다. 그러나 저소득계층의 경우 높은 본인부담가격에 대해서는 의료서비스의 수요탄력성이 높게 된다.

ⓐ 우리나라의 경우 본인 부담률은 병원 외래의 경우 43.1% 수준이며, 입원의 경우도

45.1%에 이르러 OECD 국가들 중에서 상위 수준에 속한다.

ⓑ 병원 서비스 및 의사 서비스는 일반적으로 가격 비탄력적이기 때문에 건강보험제도의 개선으로 본인 부담률이 감소될 경우에 의료서비스의 수요는 다소 증가할 것이나 비탄력적 수요로 인하여 그 폭은 크지 않을 것이라고 유추해 볼 수 있다. 즉, 정부가 가격하락이나 본인 부담률 하락 등의 건강보험제도 개선을 통해 소비자의 의료이용을 제고하고자 한다면 그 정책의 효과는 크게 기대하기 어려울 것이다.

ⓒ 그러나 의료제도의 목표 중 하나가 소외계층의 건강보호라면 낮은 본인 부담률이 올바른 선택이 될 것이다. 왜냐하면 소득계층별로 볼 때 저소득 계층은 의료서비스의 수요탄력성이 크기 때문에 본인 부담률 하락으로 인한 가격하락은 상대적으로 그들의 의료서비스 이용을 증대시켜 건강증진의 효과가 클 것이기 때문이다.

ⓛ 보건의료수요 추계의 한계

ⓐ 시장에서 통용되는 의료가격이 수요와 공급의 법칙에 의해 결정된 가격이라기보다 정부나 보험 당국에 의해 통제되는 최고가이므로 의료이용량을 이용하여 의료수요를 추계한다는 것은 현실적으로 불가능하다.

ⓑ 실제로 수요곡선이 존재한다고 하더라도 보건의료수요는 소비자 무지에 의하여 수요량 자체가 공급자인 의료인에 의해 영향을 받기 때문에(유인수요 존재) 측정된 수요곡선이 올바른 수요곡선인지 확신할 수 없다.

ⓒ 의료를 필요로 하는 상황이 덜 위급할수록 대체재의 존재 또는 그것이 지니는 의미가 커지고 수요곡선의 탄력성도 커지는 보건의료의 특성이 있다. 예를 들어 심장마비나 큰 교통사고의 경우는 의료를 대신할 대체재는 존재할 수 없어 의료수요에 대한 가격탄력성이 완전비탄력적이게 되지만, 정기적인 치아검진이나 성형수술과 같은 경우는 상황에 대처할 수 있는 시간적 여유도 있고 여러 대체 방안들이 존재할 수 있어 의료수요에 대한 가격탄력성이 탄력적일 수 있다.

ⓓ 의료나 교육 등과 같은 사회적 재화의 경우에는 각 개인 수준에서의 수요 외에도 외부로부터의 수요가 존재한다. 외부수요의 예로는 자선단체에서 운영하는 비영리병원, 국가에서 실시하는 의료보호사업, 심장병 수술을 위한 기금 등이 있다.

(4) 보건의료시장의 경쟁 구조

① 경쟁적 시장구조의 기본개념 이해

㉠ 순수 경쟁(Pure Competition)

ⓐ 순수 경쟁 상태에서는 유사한 대체재를 공급하는 수많은 경쟁자가 존재하며, 판매활동이 가격에 아무런 영향을 주지 못한다.

ⓑ 수많은 수요자와 공급자들은 거래하면서 경합을 벌이고, 가격은 시장에서의 수요와 공급이라는 힘에 의해 결정된다. 금, 밀, 옥수수 등이 이러한 범주에 해당된다. 특히 공급자들은 경매장과 유사한 시장에서 결정된 가격을 그대로 받아들이는 가격 수용자가 된다.

Point

❀ 완전시장 경쟁의 조건

① 동질의 상품을 취급하는 경우, 팔 사람과 살 사람의 수가 많아 아무도 그 가격에 어떤 영향도 미칠 수 없을 것
② 팔 사람, 살 사람 모두가 시장에 관하여 완전한 지식을 가지고 있을 것
③ 모든 생산요소의 완전 가동성이 존재할 것
④ 새로운 기업이 기존 기업과 동일비용으로 그 사업에 참가할 수 있을 것

㉡ 순수 독점(Pure Monopoly)
ⓐ 특정한 한 상품을 판매하는 공급자가 한 사람이라고 하면 그는 순수 독점의 지위에 있다고 할 수 있다.
ⓑ 만일 외국의 에이즈 치료제 제약회사가 배타적인 특허를 갖고 있을 경우 치료제를 생산하는 데 드는 비용은 얼마 안 되지만 매우 높은 수준의 가격을 마음대로 책정할 수 있을 것이다. 이럴 경우 정부규제만이 이러한 외국 제약회사의 횡포에 대한 유일한 억제책이 된다.
ⓒ 독점이 유지되려면 소비자들이 대신 구매할 수 있는 비슷한 대체재가 없어야 한다.

㉢ 과점(Oligopoly)
ⓐ 대체재가 거의 없는 한 상품에 대해 소수의 공급자가 있을 때 과점상태가 성립된다.
ⓑ 경쟁자가 소수인 상태에서 가격경쟁이 일어나지 않는다면 시장가격은 높게 유지될 수 있다.
ⓒ 그러나 그들이 가격담합을 하지 않고 가격전쟁을 벌인다면 가격은 낮아질 수도 있다(항공회사의 경우).

㉣ 독점적 경쟁(Monopolistic Competition)
ⓐ 차별화될 수 있는 제품이 많고 공급자도 많은 시장에서는 독점적 경쟁상태가 된다.
ⓑ 복사집들의 경우 복사하는 것은 동일하지만 서비스는 가지각색이다(친절 서비스, 가격 서비스 경쟁 등).

② 보건의료에 대한 국가개입의 필요성
㉠ 시장기능의 실패
㉡ **건강의 총체적 특성** : 많은 종류의 활동이 건강과 연관되어 있으며 건강은 모든 활동의 출발점이 되기도 한다.
㉢ **다차원적 필요** : 건강문제는 정치적, 경제적, 사회적, 물리적, 문화적, 개인적 요인에 의해 영향을 받고 있다.
㉣ 건강권의 대두
㉤ 의료의 공공재적 특징

③ 정부개입 유형
㉠ 수요(소비)규제 정책

ⓐ 불필요한 의료이용이나 과잉이용을 규제
ⓑ 진단과 검사, 처치를 하는 데 있어서 효과적이지 않거나 상대적으로 비싼 의료장비 등의 사용을 억제하는 정책이나 진료비 중 본인에게 일부 부담시키는 정책
ⓒ 보건의료분야의 효율성을 저해하는 것 방지
ⓓ 보험급여의 조건, 본인일부 부담액, 급여대상 범위, 진료지역 등에 영향을 미쳐 수요에 개입하는 정책

㉡ 수요촉진 정책
ⓐ 정부가 적극적으로 국민의 삶의 질을 향상시키기 위해 최첨단의 의료장비를 광범위하게 사용하도록 권장하고 촉진하는 정책
ⓑ CT, MRI와 같이 비싸지만 질병치료에 필수적인 고가 의료장비를 전 국민이 활용할 수 있도록 보험급여화 정책을 실시
ⓒ 노인에 한해서 의치의 보험급여화
ⓓ 국민건강보험을 통하여 수요를 직접 촉진하는 정책

㉢ 공급규제 정책
ⓐ 의료공급자 또는 의료기기 생산자에 대해 규제
ⓑ 의료시설이나 장비의 과잉투자 억제정책, 의료비 심사정책이나 의료장비 생산과정에 개입하는 정책
ⓒ 대도시 의료기관의 병상 증설을 억제하는 행위

㉣ 공급촉진 정책
ⓐ 소비자의 의료이용 접근도를 제고시키기 위해 공급영역에서 촉진정책을 통하여 개입
ⓑ 의료취약지역에 대한 의료시설의 확충, 취약지역에 의료기관 개설 시 세금 감면, 금융지원 등의 재정정책

◆ **수요와 공급부문 동시개입형의 보건의료정책** : 사회주의 국가의 보건의료정책

④ 국가의 역할

㉠ 규제자
ⓐ 의료문제 전반에 대하여 보다 적극적으로 개입한다.
ⓑ 보건의료서비스 가격을 통제한다.
ⓒ 고가 의료장비의 중복 투자나 병상 과잉공급을 규제한다.
ⓓ 진료비 심사를 강화하는 정책을 실시한다.

㉡ 정보 제공자
ⓐ 정부는 보건의료에 대한 지식과 정보를 소비자에게 제공함으로써 소비자의 무지를 보완한다.
ⓑ 병원에서 제공한 서비스의 양과 질에 대한 평가 결과를 공개한다.
ⓒ 보건의료서비스의 공급자와 소비자 사이의 불균형적 정보에서 야기되는 문제를 정부가 해결한다.

ⓒ 보건의료서비스 제공자

ⓐ 정부는 경찰병원, 보훈병원, 공무원 전용병원 등을 건립하여 직접적인 제공자의 역할도 하고 있다.

ⓑ 의료취약지역에 공공병원을 직접 건립하거나 보건기관을 확충하여 지역주민들의 건강문제를 해결한다.

ⓔ 재정자원

ⓐ 의료취약지역에 병원 건립을 위해 금융이나 세제상의 지원정책을 실시한다.

ⓑ 우리나라의 경우 국민의 약 2~3% 정도가 의료급여 대상자이다.

ⓜ **보건의료자원 제공자** : 무의촌에 공중보건의를 파견하거나, 병원을 건립하거나, 고가 의료장비를 정부가 구입하여 여러 의료기관이 공동으로 사용하도록 하는 등 정부는 의료자원 전반에 공급자의 역할을 수행하고 있다.

ⓑ **보험자** : 보건의료서비스의 원활한 배분을 위해 정부는 건강보험제도를 주관하는 보험자의 역할을 수행하고 있다.

(5) 병원행태 모형

① 이윤극대화 모형

ⓐ 영리추구 병원은 이윤이 극대화되도록 설비에 대한 투자를 하고 가격을 책정할 것이며 생신량을 정한다.

ⓐ 이들 각 병원들은 생산하는 보건의료서비스의 질이 서로 다르고 각 병원마다 어느 정도 전문화가 되어 있기 때문에 각자가 독점력을 갖고 있다.

ⓑ 따라서 각 병원은 한계수익(MR)이 한계비용(MC)보다 더 큰 서비스를 제공하여 이익을 극대화하기를 기대하고 있다. 또한 각 병원은 한계수익과 한계비용이 일치하는 점, 즉 한계이윤이 0이 될 때까지 진료서비스를 제공하게 된다.

ⓛ 예측되는 결과

ⓐ 의료보험의 확대 실시 등으로 수요가 증가하거나 혹은 수요의 가격탄력성이 하락할 때, 이윤극대화 병원은 가격을 상승시키게 된다.

ⓑ 재료비의 상승이나 고용 의사 · 간호사 등 의료인력의 임금수준이 상승하면, 이윤극대화 병원은 높은 가격을 책정하고 진료의 양을 오히려 감소시킴으로써 이윤을 극대화하게 된다.

ⓒ 이윤극대화 병원은 생산요소의 최적 결합을 통하여 비용 극소화를 시도한다. 이윤 증대를 위한 시설에의 투자를 증가시키고, 비효율적인 생산활동이나 비효율적인 경영요소를 제거시킨다.

ⓒ 우리나라의 경우

ⓐ 우리나라의 병원은 이윤을 추구하기는 하나, 의료서비스의 가격이 행정 당국에 의해 규제되기 때문에 이윤극대화를 완전히 추구한다고 보기는 어렵다.

ⓑ 그러나 고가 의료장비는 이윤극대화 모형의 적용이 가능하다.

② **Newhouse 비영리 모형**(양-질 균형모형)

㉠ **의미** : 비영리 병원은 진료서비스의 양과 질을 동시에 추구한다. 즉, 재정이 허용하는 범위 내에서는 좋은 질의 서비스를 가능한 한 많이 제공하고자 한다. 그러나 한정된 재정하에서는 질을 높이려면 양을 줄여야 하고, 양을 많게 하려면 질의 수준을 낮추어야 한다. 따라서 병원운영책임자는 이의 균형점을 찾아야 한다는 주장이 Newhouse 비영리 모형이론이다.

㉡ 예를 들어 의료보험의 확대 실시나 국민소득의 증가로 소비자의 기호가 의료서비스의 양보다는 질을 강조하는 쪽으로 변한다면, 병원운영자는 진료의 질을 높이고 그 대신 진료량을 줄이는 방향으로 운영할 것이다.

③ **수입극대화 모형**(효용극대화 모형)

㉠ **의미**

ⓐ 이윤보다는 수입의 극대화를 통하여 시장점유율을 높이고, 고정방문 환자가 많게 하는 등 병원의 특성 및 존재를 알려 장기적으로 병원 규모의 확대를 꾀하는 이론모형이다.

ⓑ 이 모형은 이윤을 전혀 고려하지 않는 것이 아니고, 최소 이윤의 제약조건 아래 수입극대화를 추구한다는 모형이다.

㉡ 보다 많은 환자의 유치를 중요한 병원경영 목표로 하는 것이 수입극대화 모형의 실례이다. 이는 보건의료서비스 생산에는 고정비용의 비중이 높고, 한계수입이 한계비용을 초과하며, 통제 가격이 시행되기 때문이다.

㉢ **전제**

ⓐ 환자유치 및 생산요소에 대한 투자 결정에 있어, 병원들은 서로 독립적으로 행동하기보다는 상호 의존적인 관계에 있다.

ⓑ 통제 가격(진료비)하에서 병원의 수입극대화는 곧 판매량 극대화를 의미한다.

ⓒ 단기적으로는 수입극대화를 꾀하면서 시설, 장비 및 인력에 대한 투자를 통하여 병원 규모의 확장을 꾀하고, 장기적으로는 이윤의 극대화를 추구한다고 볼 수 있다.

④ **격차극소화 모형**

㉠ **의미** : 격차극소화 모형은 새로운 장비나 기술에 대한 투자 결정에 있어서, 해당 의료장비나 의료기술이 가져다 줄 이윤에 대한 전망보다는 새로운 고객의 확보, 병원의 명성, 고급기술을 이용한다는 자부심 등을 더 중요하게 고려한다는 현실을 설명한다.

㉡ **특성** : 시설투자 등 제반사항에 대한 의사결정을 할 때, 비슷한 수준의 다른 병원들의 행태를 염두에 두는 상호의존성을 강조하는 것이 특징이다.

㉢ **예측되는 결과**

ⓐ 고급장비나 시설, 고급인력의 투입은 서비스의 질의 향상을 가져오게 하나, 의료서비스의 비인간화, 즉 기술이 인술을 대체하는 현상을 야기할 수 있다.

ⓑ 장비나 시설에 필요 이상의 투자가 이루어질 수 있다. 그 결과 고급 생산요소에 대한 투자회수율을 높이고자 이들에 대한 이용을 늘리게 되어 가벼운 질병을 전문의가 보

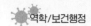

거나 고가 의료장비의 사용률을 높인다.

ⓒ 전시성이 강한 장비나 시설로 대체된다.

ⓓ 새로운 의료기술이나 의료장비의 도입이 보통 대형병원이나 대학병원에서 먼저 이루어지므로 대규모 대학병원이 다른 종류의 병원보다 여러 측면에서 우위를 갖는다.

Check

01 **다음 중 새로운 장비나 기술에 대한 투자결정에 있어서 해당 의료장비나 의료기술이 가져다 줄 이윤에 대한 전망보다는 새로운 고객의 확보, 병원의 명성, 고급기술을 이용한다는 자부심 등을 더 중요하게 고려한다는 병원형태 모형은?**

① 격차극소화 모형

② 수입극대화 모형

③ 이윤극대화 모형

④ Newhouse 비영리모형

해설 **격차극소화 모형** : 새로운 장비나 기술에 대한 투자결정에 있어서, 해당 의료장비나 의료기술이 가져다 줄 이윤에 대한 전망보다는 새로운 고객의 확보, 병원의 명성, 고급기술을 이용한다는 자부심 등을 더 중요하게 고려한다는 현실을 설명한다.

정답 ①

참고문헌

김기훈 외 13인 공제(2007). 공중보건학. 정문각

김동석 외 17인 공제(2011). 공중보건학. 수문사

강공언 외 3인 공제(2013). 공중보건학. 고려의학

강신묵 외 10인 공제(2009). 공중보건학. 정문각

김은주 외 11인 공제(2013). 공중보건학. 보문각

대한예방의학회(2021). 예방의학과 공중보건. 계축문화사

민경애, 김철규(2021). 보건연구사 기출문제 뽀개기. 스쿠르지

보건복지부(2020). 2020 보건복지 백서

법제처 : 의료법 외(2021)

안윤옥, 이무송(2008). 보건통계학의 이해. 정문각

안진아, 2021 보건연구사. 하이앤북

양봉민(2006). 보건경제학. 나남출판

윤순녕 외 11인 공제(2010). 보건프로그램 개발 및 평가. 수문사

질병관리청. 2020 질병관리백서. 2020

한국역학회(2021). 고디스 역학. 범문에듀케이션

통계청. KOSIS국가통계포털(http://kosis.kr/). 2021

보건연구사 **역학/보건행정**

증보2판 발행 2023년 10월 20일
편저자 김희영
펴낸이 노소영
펴낸곳 도서출판 마지원
등록번호 제559-2016-000004
전화 031)855-7995
팩스 02)2602-7995
주소 서울 강서구 마곡중앙로171

http://blog.naver.com/wolsongbook

ISBN | 979-11-92534-22-0 (13510)

정가 32,000원